国家出版基金项目
NATIONAL PUBLICATION FOUNDATION

“十三五”国家重点出版物出版规划项目

结构性心脏病影像学

Imaging of Structural Heart Disease

国家出版基金项目
NATIONAL PUBLICATION FOUNDATION

"十三五"国家重点出版物出版规划项目

结构性心脏病影像学

Imaging of Structural Heart Disease

主　编　葛均波　方唯一　曲新凯

北京大学医学出版社

JIEGOUXING XINZANGBING YINGXIANGXUE

图书在版编目（CIP）数据

结构性心脏病影像学 / 葛均波，方唯一，曲新凯主编．—北京：北京大学医学出版社，2019.6

ISBN 978-7-5659-2055-4

Ⅰ.①结… Ⅱ.①葛… ②方… ③曲… Ⅲ.①心脏血管疾病-影像诊断 Ⅳ.①R540.4

中国版本图书馆 CIP 数据核字（2019）第 188281 号

结构性心脏病影像学

主　　编：葛均波　方唯一　曲新凯

出版发行：北京大学医学出版社（电话：010-82802495）

地　　址：（100191）北京市海淀区学院路 38 号　北京大学医学部院内

电　　话：发行部 010-82802230；图书邮购 010-82802495

网　　址：http://www.pumpress.com.cn

E-mail：booksale@bjmu.edu.cn

印　　刷：北京信彩瑞禾印刷厂

经　　销：新华书店

责任编辑：高　瑾　　**责任校对**：靳新强　　**责任印制**：李　啸

开　　本：889 mm×1194 mm　1/16　　**印张**：19　　**字数**：550 千字

版　　次：2019 年 6 月第 1 版　2019 年 6 月第 1 次印刷

书　　号：ISBN 978-7-5659-2055-4

定　　价：150.00 元

二维码资源扫描说明

在观看二维码视频资源之前，请您刮开下面二维码，使用 微信扫码激活。

本册图书激活二维码

温馨提示：每个激活二维码只能绑定一个微信号。

更多优质服务请微信扫码关注“北京大学医学出版社心血管图书官方微信号”。

关注北医社心血管
图书官方微信号

葛均波简介

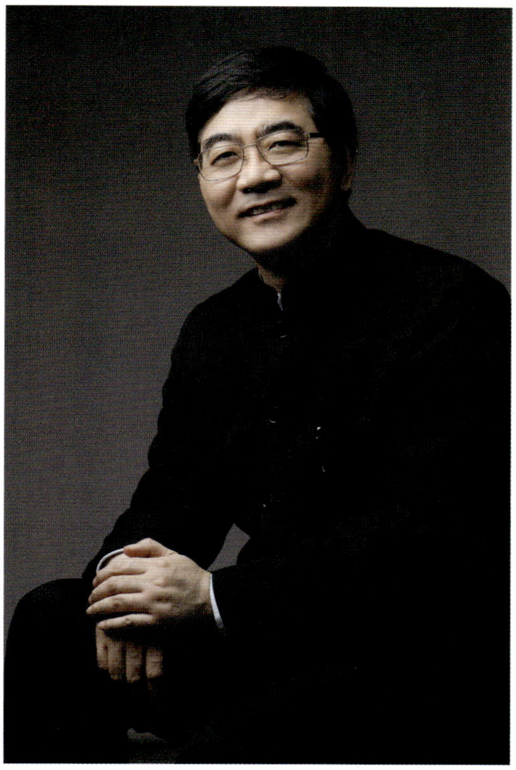

中国科学院院士，现任复旦大学附属中山医院心内科主任，上海市心血管临床医学中心主任，上海市心血管病研究所所长，复旦大学生物医学研究院院长，复旦大学泛血管医学研究院院长，教育部“心血管介入治疗技术与器械”工程研究中心主任，中华医学会心血管病学分会前任主任委员，中国医师协会心血管内科医师分会会长，中国心血管健康联盟主席，世界心脏联盟常务理事，美国心血管造影和介入学会理事会理事，美国心脏病学会国际顾问。被授予“全国五一劳动奖章”“谈家桢生命科学奖”“转化医学杰出贡献奖”和“白求恩奖章”等荣誉称号。长期致力于心血管疾病诊疗策略的优化与技术革新，在血管内超声技术、新型冠状动脉支架及介入瓣膜研发、复杂疑难冠状动脉疾病介入策略、冠状动脉疾病细胞治疗等领域取得了一系列成果。他先后承担了20余项国家和省部级科研项目，作为通讯作者发表SCI或SCI-E收录论文300余篇，主编英文专著1部、中文专著19部。担任《内科学》（第8版）、《实用内科学》（第15版）教材的主编工作，*Cardiology Plus* 主编、*Herz* 副主编。作为第一完成人获得国家科学技术进步奖二等奖、国家技术发明奖二等奖、教育部科技进步奖一等奖、中华医学科技奖二等奖、上海市科技进步奖一等奖等科技奖项10余项。

方唯一简介

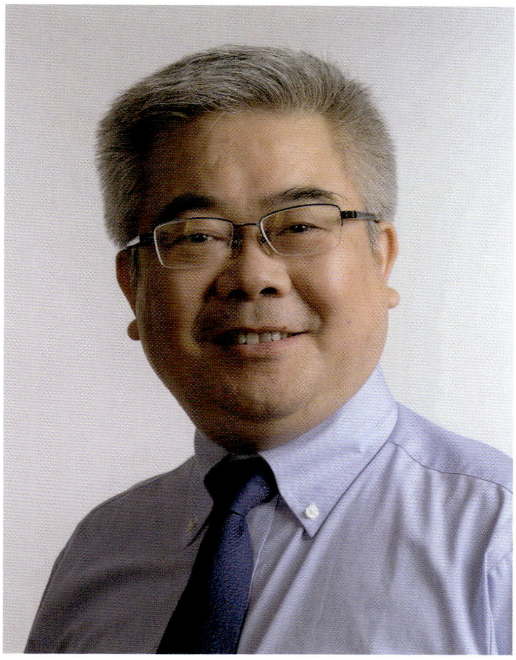

上海复旦大学附属华东医院心内科名誉主任、主任医师、教授，上海交通大学医学院博士研究生导师（上海交通大学附属胸科医院前心内科主任）。FACC、FESC。

中华医学会心血管病专业委员会常委兼继续教育工作委员会副主任委员。

中国医师协会胸痛专业委员会副主任委员。

中华医学会上海市心血管专业委员会顾问，前任主任委员；上海市医学会理事。

中国医学救援协会心脏急救专业委员会副主任委员。

中国心血管健康联盟秘书长；中国胸痛中心联盟副主席；中国胸痛中心专家委员会执行主任兼中国胸痛中心质控中心主任。

安徽合肥高新心血管病医院院长。

曾获："全国卫生系统先进工作者""上海市卫生系统先进工作者""大连市优秀专家"等称号，"国务院特殊津贴专家"获得者。

曾任《中华医学杂志》《中国介入心脏病学杂志》《中国心血管病研究杂志》《中华老年多器官疾病杂志》《国际循环》等杂志编委；曾任卫生部"国家考试中心"专家委员会专家，卫生部和国家卫健委"心脏介入治疗培训与考核"专家指导组成员，国家卫健委专科医师培训基地认证工作组副组长。

编者名单

主　编　葛均波　方唯一　曲新凯

编　委（按姓名汉语拼音排序）

曹云山（甘肃省人民医院）
陈　茂（四川大学华西医院）
陈秀玉（中国医学科学院阜外医院）
方唯一（复旦大学附属华东医院）
冯　沅（四川大学华西医院）
葛均波（复旦大学附属中山医院）
关韶峰（复旦大学附属华东医院）
何　璐（西安交通大学附属第一医院）
李　铭（复旦大学附属华东医院）
李　茜（四川大学华西医院）
李怡坚（四川大学华西医院）
刘夙璇［海军军医大学第一附属医院（上海长海医院）］
刘　薇（临沂市人民医院）
毛定飚（复旦大学附属华东医院）
欧知宏（临沂市人民医院）
潘文志（复旦大学附属中山医院）
潘　欣（上海交通大学附属胸科医院）
齐　琳（复旦大学附属华东医院）
曲新凯（复旦大学附属华东医院）
舒先红（复旦大学附属中山医院）
宋开友（临沂市人民医院）
苏　晞（武汉亚洲心脏病医院）
王　玺（四川大学华西医院）
魏　薪（四川大学华西医院）
熊恬园（四川大学华西医院）
徐亚伟（上海市第十人民医院）
杨　剑（空军军医大学西京医院）
张玉顺（西安交通大学附属第一医院）
赵世华（中国医学科学院阜外医院）
赵仙先［海军军医大学第一附属医院（上海长海医院）］
赵振刚（四川大学华西医院）
周文霞（四川大学华西医院）
周　星（甘肃省人民医院）

前　言

随着材料学的发展，结构性心脏病学近十年有了很大的发展，过去很多只能依赖外科开胸的手术如二尖瓣成型、二尖瓣置换、主动脉瓣成型与置换等手术，现在很大程度上可以采用介入微创的方法顺利完成，大大地减轻了患者的痛苦。目前，我国结构性心脏病的介入治疗已达到国际先进水平，正逐步从一线顶级的三甲医院向二线水平的三甲医院推广，使更多的患者获益。

继之而来，要学习和掌握好结构性心脏病的介入治疗技术，需打好临床基本功。其中，熟练掌握心脏的各种影像学知识并能在临床实践中娴熟应用，对于疾病的全面认识、手术方法的选择、手术路径的设计、围术期的管理等，都是必不可少的。

本书正是为此设计和编撰的。本书的作者都是在结构性心脏病介入治疗领域中有丰富实战经验的专家。总论章节包涵了超声心动图、心脏CT、心脏MRI和心导管检查技术等内容。各论章节则分别介绍了二尖瓣、主动脉瓣、肺动脉瓣、左心耳、心室壁瘤等的介入影像学知识，涵盖了结构性心脏病学的各方面内容。虽然人体心脏的基本结构是相同的，但是不同的结构性疾病发生于每一个患者身上其结构的变化一定是各不相同的，因此，编写一本心脏结构影像学的专著提供给临床作参考，是十分必要的。本书各章内容图文并茂，一些章节还配有视频资源，具有较强的实用性和可读性，很值得年轻的临床医师和从事心脏病介入治疗工作的中青年骨干收藏学习。

方唯一　于上海

2019年6月15日

目　录

第一篇　总　论

第二篇　各　论

第一篇 总 论

1 结构性心脏病概述

（曲新凯　关韶峰　葛均波　潘文志）

第一节　结构性心脏病流行病学

一、先天性心脏病的流行病学

先天性心脏病（CHD）主要指胚胎发育早期心脏及大血管形成障碍，或出生后应关闭的通道未能闭合而引起的心脏及大血管的局部解剖结构异常的疾病[1]。

CHD是最常见的先天性缺陷。国外报道CHD在所有先天性缺陷中约占1/3。围产儿中CHD的发病率报道不一，整体发病率区间为4‰～50‰，平均发病率在8‰[2]。最近一项系统分析显示，不同地域报道的平均发病率有所不同，亚洲地区为9.3‰，欧洲为8.2‰，而北美最低，为6.9‰[3]。早年的文献中CHD发病率较低，为4‰～5‰，近年的文献报道发病率逐年增加，维持在12‰～14‰甚至更高[4]，其原因可能是早年检测手段不够成熟，仅统计了大型心脏中心的严重CHD，近年发病率高的研究多为对所有新生儿进行常规检测，并将很多微小的室间隔缺损或轻度肺动脉瓣狭窄等轻微CHD纳入其中。

室间隔缺损（VSD）是当代最常见的CHD，不少研究对查体中没有闻及杂音的新生儿也进行超声检查，而不少微小的VSD通常在1年内闭合，因此如对所有新生儿进行超声筛查，CHD的发病率会偏高。

动脉导管未闭（PDA）也是常见的CHD，其发生率和胎龄相关。早产儿动脉导管未闭发生率明显高于足月儿，微小的PDA未闭常在1年内闭合，而正常新生儿在出生时1周内也可有短暂的导管开放，因此，如果研究中纳入过多早产儿或于出生后1周内检查，可能均会高估动脉导管未闭的发生率。

房间隔缺损（ASD）在CHD中也较常见，但由于不少新生儿可能存在左向右分流的卵圆孔未闭，对ASD诊断标准的严格程度对发病率会有影响，通常以缺损在5 mm以上且伴有右心室扩张作为诊断标准。和室间隔缺损一样，随着超声心动图的普及，房间隔缺损的发病率也逐年增加。

肺动脉瓣狭窄（PS）在新生儿期易和生理性肺动脉区杂音相混淆，PS的诊断标准既往有争议，影响PS发病率统计。近年来，超声心动图血流速度超过120 cm/s就可明确新生儿合并PS。随访期间PS的发病率可发生变化，因部分轻度PS患儿随着年龄增长压力阶差逐渐正常，也有部分轻度PS患儿压力阶差逐渐增大变为重度PS。

尽管随着超声心动图的广泛应用，报道中CHD发病率整体逐渐增高，但重症CHD和发绀型CHD的发病率却基本稳定，也侧面佐证多年来CHD真实发病率仍相对稳定。国外相关报道中CHD的发病率见表1-1所示。

表 1-1　不同报道中先天性心脏病的发病情况

病变	研究数	均数	标准差	低 1/4 区间	中位数	高 1/4 区间
室间隔缺损	43	3570	2878	1757	2829	4482
动脉导管未闭	40	799	1399	324	567	782
房间隔缺损	43	941	1043	372	564	1059
房室间隔缺损	40	348	165	242	340	396
肺动脉瓣狭窄	39	729	731	355	532	836
主动脉瓣狭窄	37	401	543	161	256	388
主动脉缩窄	39	409	246	289	356	492
法洛四联征	41	421	188	291	356	577
d- 大动脉转位	41	315	115	231	303	388
右心室发育不良	32	222	199	105	160	224
三尖瓣闭锁	11	79	52	24	92	118
Ebstein 畸形	5	114	138	38	40	161
肺血管瘘	11	132	123	76	83	147
左心室发育不良	36	266	216	154	226	279
永存动脉干	30	107	71	61	94	136
双腔右心室	16	157	103	82	127	245
单心室	23	106	70	54	85	136
完全性肺静脉异位引流	25	94	46	60	91	120
所有发绀型 CHD	37	1391	590	1078	1270	1533
所有 CHD	43	9596	7484	6020	7669	10 567
二叶式主动脉瓣	10	13 556	13 049	5336	9244	13 817

中国CHD的流行病学资料相对较少。“中国出生缺陷防治报告”指出CHD在中国先天性缺陷中所占比例为26.7%（2011年）[5]。2000—2011年我国数据显示围产期先天性心脏病发生率整体呈上升趋势。2011年全国先天性心脏病发生率为2000年的3.56倍，城市为4.41倍，农村为2.97倍。中国部分地区横断面研究显示CHD患病率在2‰～8‰，如北京市报道的CHD发病率为2.04‰（1997—2006年），武汉市CHD发病率为2.19‰（2008—2009年），普遍低于国外同期水平。其原因可能和筛选医师的经验、入选人群以及超声心动图未被广泛应用有关。近期一项应用超声心动图确诊先天性心脏病的2011—2012年多中心横断面研究显示，新生儿CHD发病率为8.98‰，其中男性为7.15‰，女性为11.11‰。室间隔缺损是最常见的CHD（3.3‰），房间隔缺损（1.7‰）、动脉导管未闭（0.78‰）和肺动脉瓣狭窄（0.73‰）也是常见的CHD[6]。法洛四联症（0.47‰）和大动脉转位（0.35‰）则是常见发绀型CHD。早产儿、低体重儿中CHD发病率增加且重症CHD更多。

CHD已是中国出生缺陷相关的婴儿疾病和死亡的主要原因，也是婴幼儿残疾的主要原因。武汉市的统计表明CHD死亡占5岁儿童死因的16.4%，是5岁以下首位死亡原因[7]。因此预防和早期治疗CHD形势刻不容缓。

目前为止，CHD的病因还不是很清楚。少数CHD是由于染色体畸变及单基因突变引起，大多数是多基因遗传病。CHD是胚胎在心脏和血管发育的过程中，在单基因和多基因异常的基础上，遇到各种环境致畸因素所引发的，是遗传和环境因素共同作用的结果。近年来，遗传方面的研究有了较大的进展，环境因素方面的影响受到了更多的关注。胚胎心脏发育的关键时期是孕 2 ～ 8 周，在这段时间内，心脏大体结构和房室间隔形成，此时也是心脏缺陷形成的最高风险时期。在心脏发育的不同阶段出现异常情况将会发展为不同类型的 CHD。在怀孕后前 3 个月这段敏感时期内，孕妇若暴露于危险环境因素，加之遗传因素的影响，可能会造成子代心血管畸形。

较多学者认为 CHD 是由于遗传因素、环境因素以及二者的相互作用而引起的，然而大多数的 CHD 病因并不很清楚。由非遗传因素引起的 CHD 约占心脏畸形类型的 30%[8]，由遗传及环境因素共同作用所致的 CHD 占总数的 75% ～ 90%[9]。

因此，孕妇应避免应用对胎儿有害的药物，避免放射暴露等有害接触。有家族史者应进行遗传学检查。接种风疹疫苗预防宫内胎儿感染，普及胎儿超声检查等均有望减少 CHD 发生。

二、心脏瓣膜疾病流行病学

心脏瓣膜疾病（VHD）是常见的心脏病，近年来由于经皮主动脉瓣置换和经皮瓣膜修复的应用，重新引起关注。从 20 世纪 50 年代开始，发达国家 VHD 的主要病因已经从风湿性 VHD 转变为退行性变。而在不少发展中国家，特别是经济欠发达地区，VHD 的病因依然是风湿性的。

我国近年来随着经济的发展，VHD 病因也发生了很大的变化[10]，20 世纪 50 年代的门诊心脏病患者，接近 1/3 是风湿性心脏病患者，在 40 岁以下的 VHD 患者中有一半比例是风湿性心脏瓣膜疾病。其中 98% 的患者累及二尖瓣，主要的瓣膜病损为二尖瓣狭窄（MS）。而近年来的报道显示，风湿性心脏病在 VHD 病因中的占比逐渐下降，而退行性病变的比例逐渐升高，在老年患者中已经占据首位病因。广东省人民医院一项研究显示近 5 年 VHD 的病因发生了明显变化，风湿性心脏病发病率从 2009 年的 42.8% 降低至 2013 年的 32.8%（$P < 0.001$），而退行性心脏瓣膜疾病发病率从 8.8% 增加到 14.5%（$P < 0.001$），缺血性瓣膜疾病发病率从 9.2% 增加到 11.3%（$P = 0.003$），先天性心脏瓣膜疾病发生率从 9.0% 增加到 12.3%（$P < 0.001$）。而对于老年 VHD 患者，退行性病变已成为第一大原因。其原因可能和经济快速发展以后，风湿热得到了早期干预和控制，而人口的老龄化的加剧使得退行性病变的发生率逐渐增加[11]。

浙江大学第二医院住院或门诊患者中进行的一项单中心调查表明[12]，在 2010 年 1 月至 2015 年 12 月经超声心动图检查的患者中，严重二尖瓣关闭不全（MR）检出率最高（0.68%），次之为二尖瓣狭窄（MS，0.38%），主动脉瓣狭窄（AS，0.28%），主动脉瓣关闭不全（AR，0.27%）。严重 MR 与 AS 患病率随年龄增长显著增加，MR 患病率在 18 ～ 44 岁、45 ～ 54 岁、55 ～ 64 岁、65 ～ 74 岁和 75 岁以上患者中分别为 0.40%、0.62%、0.64%、0.86% 和 0.89%（$P < 0.001$）；AS 患病率相应年龄段为 0.07%、0.18%、0.23%、0.41%、0.56%（$P < 0.001$）。而 MS 患病率却随年龄增加而减少，在上述各年龄组中分别为 0.40%、0.64%、0.45%、0.24% 和 0.14%（$P < 0.001$）。AR 患病率与年龄并不相关。从病因方面分析，MS 最常见病因为风湿性。而主动脉瓣退行性改变是老年人 AS 的最常见原因，在 75 岁以上老年患者中占 71.8%；二叶主动脉瓣则是 AS 另一常见原因，尤其在较年轻患者中相对多见。风湿性心脏病在 65 岁以下患者中也较常见。在 65 岁以下患者中，风湿病是重度 AR 的常见病因，而≥ 65 岁患者中，最常见病因是退行性改变。原发 MR 最常见病因是二尖瓣脱垂（占 50.0%），其次为风湿性（30.8%）。

另一项基于上海中山医院住院患者的单中心调查显示严重 AS 检出率，＜ 40 岁患者中为 0.17%，40 ～ 64 岁患者中为 0.37%，65 ～ 85 岁患者中为 0.43%，≥ 85 岁患者中为 0.47%；主动脉瓣钙化的检出率亦随年龄增长而显著增加，在上述年龄组中分别为 0.41%、10.60%、50.64% 和 82.75%（$P < 0.001$），其中严重钙化 AS 的检出率在≥ 65 岁、65 ～ 84 岁和≥ 85 岁患者中分别为 0.17%、0.15% 和 0.34%，提示 AS 发生率随年龄

增长而增加。

我国基于医院患者调查的AS和MR检出率明显低于欧美国家基于人群调查显示的患病率，而MS的检出率则明显高于欧美人群[13]。美国基于人群的调查研究显示经年龄标化的AS检出率为0.4%，在＜65岁患者中＜0.2%，65～74岁患者中为1.3%，≥75岁患者中为2.8%。MR检出率为1.7%，在上述各年龄段分别为＜1.0%、6.4%和9.3%，最常见病因为二尖瓣脱垂。美国基于人群研究显示的MS检出率仅为0.1%，明显低于我国基于医院调查的检出率，以上反映我国和西方社会VHD病因谱仍存在较大差异。

中国医学科学院阜外医院牵头的“十二五”国家重大疾病注册登记项目“中国老年瓣膜性心脏病住院患者队列研究”（China-DVD）是我国首个心脏瓣膜疾病全国前瞻性队列研究，该研究于2016年9—12月进行，入选60岁以上的中度以上心脏瓣膜疾病或感染性心内膜炎，或有既往瓣膜干预史的患者，全国69家医院参与，共登记了8929例患者，并随访1年。研究结果显示，66%患者为单瓣膜疾病，34%患者为复合瓣膜疾病，其中二尖瓣反流最常见，其次是三尖瓣关闭不全、主动脉瓣关闭不全、主动脉瓣狭窄。一半的主动脉瓣疾病是由于瓣膜退行性变引起的，并且随着年龄的增长而增加，二尖瓣关闭不全的主要病因包括退行性变、功能性、风湿性和缺血性，但我国心脏瓣膜疾病患者退行性变的总体比例明显低于欧洲患者，而二尖瓣狭窄主要还是风湿性。而性别差异在瓣膜疾病类型分布上存在明显差异：男性患者中主动脉瓣狭窄（5.8% *vs*. 3.8%）、主动脉瓣反流（13.2% *vs*. 6.5%）、二尖瓣反流（13.5% *vs*. 11.7%）的比例高于女性，而女性患者中二尖瓣狭窄的发生率明显高于男性（4.8% *vs*. 1.8%）。

全球心脏瓣膜疾病的流行病学研究较少，2001年进行的欧洲心脏瓣膜疾病调查[14]，于欧洲92个医院4个月入选了5001例中度以上心脏瓣膜疾病患者，2017年进行的第二次调查入选了7247例重度心脏瓣膜疾病患者，其中主动脉瓣狭窄最常见，退行性变是首要病因。美国人群流行病学研究显示美国标化的心脏瓣膜疾病发病率为1.8%，社区数据显示中度以上心脏瓣膜疾病发病率为2.5%，而且患病率随年龄增长而增加，其中二尖瓣关闭不全最常见。

瑞典研究人员最近发表的研究采用瑞典全国登记中心登记的2003—2010年间瑞典大部分医院中所有第一诊断为VHD的患者，并且评估了每种VHD年龄分层和性别分层的发病率以及调整后的合并症类别[15]，其结果显示在瑞典人群中，每100 000人中VHD的年发生例数为63.9例，主动脉瓣狭窄（AS，47.2%），二尖瓣反流（MR，24.2%）和主动脉瓣反流（AR，18%）占据了大部分的VHD诊断。大部分VHD诊断人群为中老年人（≥65岁的人口占68.9%），但肺动脉瓣疾病发病高峰人群为新生儿。AR、AS和MR的发生率在男性中较高，而且在早年诊断更频繁。女性二尖瓣狭窄（MS）发生率较高，风湿热较为罕见。一半的AS病例同时伴有动脉粥样硬化性血管疾病（48.4%），而二尖瓣疾病和三尖瓣关闭不全患者伴随心力衰竭和心房颤动常见。

在大多数发展中国家，风湿性VHD仍是VHD主流，南非报道的VHD发病率中72%为风湿性心脏病。风湿性VHD的患病率和社会经济状况高度相关，包括与营养不良、居住环境拥挤等有关，对急性风湿热的预防、筛查和早期治疗对减少风湿性VHD发病率很有益处。

（曲新凯　关韶峰）

第二节　结构性心脏病介入治疗进展

结构性心脏病（structural heart disease）是近年心脏病领域涌现出来的一个新概念，它泛指一大类先天性或获得性的以心脏和大血管结构异常为主要表现的心脏疾病，如传统定义的先天性心脏病（先心病）、心脏瓣膜疾病和心肌病等。在过去20年中，结构性心脏病介入治疗取得了突破性进展，介入治疗已成为结构性心脏病的主要治疗手段之一，结构性心脏病的介入治疗也被称为心脏介入治疗的第四次革命。本节对其相关进展进行总结。

一、　传统介入治疗技术

传统的介入治疗技术主要包括简单先心病的介入治疗以及瓣膜成形术。目前，介入封堵治疗已成为常见、简单先心病（房间隔缺损、室间隔缺损、动脉导管未闭）的常规、成熟治疗手段，其成功率达到98%左右，严重并发症发生率低于0.2%，死亡率约0.02%[16]。特别是，室间隔缺损在欧美国家并没有大规模开展，欧美国家没有上市的器械，而我国大量临床经验显示，使用在我国获批上市的国产封堵器行室间隔缺损封堵治疗是安全、可靠的，我国学者在这方面也发表了具有国际影响力的文献[17]。卵圆孔未闭（PFO）是常见的心脏病，既往其介入治疗存在争议，临床研究结果互不一致。新近发表的3个大型研究显示，对于伴发不明原因脑梗死的PFO，介入治疗可以显著降低患者再发脑梗死的风险[18-20]。经皮球囊扩张术已成为肺动脉瓣狭窄的首选标准治疗方法，也是二尖瓣狭窄患者的首选治疗手段。全世界完成了数量庞大的经皮二尖瓣球囊扩张术（PBMV），证实了其良好的即刻疗效，远期疗效也可以接受，欧美国家指南均将PBMV推荐为二尖瓣狭窄的首选治疗。我国PBMV成功率较高（95%以上），并发症发生率低（心脏压塞0.75%，严重二尖瓣反流0.28%）。我国中华医学会心血管病学分会结构性心脏病学组、中国医师协会心血管内科医师分会也颁布了《中国经皮球囊二尖瓣成形术指南2016》，将瓣膜形态良好、无禁忌证的重度二尖瓣狭窄患者列为PBMV的Ⅰ类适应证[21]。

二、导管瓣膜治疗术

1. 经导管主动脉瓣置换术

导管主动脉瓣置换（TAVR）是近年来结构性心脏病介入治疗领域最重要的进展，引领着结构性心脏病介入治疗的发展。该项技术首先在外科手术高风险、病情极危重的患者中开展，再逐渐向外科手术风险较低、病情较平稳的人群拓展。起初指南推荐外科手术禁忌或高危的主动脉瓣狭窄（aortic stenosis，AS）患者为TAVR适应证。但在PARTNER Ⅱ S3、SURTAVI、NOTION多项中/低危组研究公布令人振奋的研究结果之后，TAVR已经成为新近指南推荐的治疗中危主动脉瓣病变患者的可靠方式。针对低危人群的第一个随机对照研究NOTION 6年随访结果显示，TAVR不劣于外科手术。新近公布的LRT是针对外科手术低危患者人群开展的TAVR研究[22]。术后30天随访时，TAVR组致残性卒中发生率为0%，术后中度及重度瓣周漏发生率为0.5%[23]。正在开展的纳入低危患者的PARTNER 3、Evolut R low Risk、NOTION 2等大规模随机对照研究结果也即将问世，应用TAVR治疗全病患人群的前景正离我们越来越近。技术方面，于TCT公布的SOLVE-TAVI也明确显示，无论对于球囊扩张型瓣膜（Edward S3）还是自膨胀型瓣膜（Medtronic Evolut R），植入技术已日趋成熟，两者的随机对照研究VARC-2相关终点指标也无明显差异，同时，SOLVT-TAVI也证实采用局麻镇静的极简式TAVI理念具有与全麻手术相仿的安全性。

2. 二尖瓣反流的介入治疗

二尖瓣反流介入治疗技术可以分为两类：一类是经导管二尖瓣修复术（transcatheter mitral valve repair，TMVR），另一类是经导管二尖瓣植入术（transcatheter mitral valve implantation，TMVI）。TMVR 按技术原理可以分为以下几类：①经导管缘对缘二尖瓣修复术，以 MitraClip 为代表性；②经导管二尖瓣环成形术，包括直接瓣环成形术（代表产品：Cardioband）及间接瓣环成形术；③经导管二尖瓣人工腱索的植入（代表产品：NeoChord）；④心室瓣环重构术（iCoapsys）。虽然经导管二尖瓣技术产品繁多（50 种以上），但大多数尚处于临床早期阶段，部分产品进入临床试验后结果不佳未再跟进。目前获得欧洲共同体 CE 认证的只有 MitraClip、Carrillon、Mitralign、Cardioband 及 NeoChord，而获得美国食品和药物管理局（FDA）认证的只有 MitraClip。MitraClip 也是目前唯一在全世界得到广泛应用、商品化的二尖瓣介入治疗产品。

截至目前，全球已经开展 80 000 余例 MitraClip（Abbott，USA）手术，许多中心已经积累较多的手术经验。2017 年欧洲《心脏瓣膜疾病管理指南》[24]、2014 年美国《AHA/ACC 心脏瓣膜疾病患者管理指南》[25]，把外科手术高危或禁忌［胸外科医师协会（STS）评分＞ 8 分］、解剖合适、预期寿命超过 1 年的症状性重度原发性 MR 作为 MitraClip 适应证（推荐类别Ⅱ b，证据等级 B）。MitraClip 的里程碑研究 EVEREST Ⅱ研究[26]显示 MitraClip 在改善 MR 方面劣于传统外科手术，但安全性更高，在改善临床终点方面两者效果类似。COPAT 研究证实对于心力衰竭合并重度以上功能性二尖瓣反流患者，相对于单纯的根据指南推荐最优药物治疗（GDMT），MitraClip ＋ GDMT 可以显著降低 2 年随访期间再入院发生率（35.8% *vs.* 67.9%），并显著提高生存率（46.1% *vs.* 29.1%），患者的 KCCQ 生活质量评分及心功能也得到明显改善，同时 MitraClip 也显示出了极佳的安全性（1 年免除器械相关并发症概率 96.6%）[27]。其他二尖瓣修复技术（应用 Cardioband、NeoChord、Mitralign）得到初步临床研究支持，也是较有前景的技术，但仍需严格的大型临床试验证实。我国自主研发的两款介入二尖瓣修复器械 ValveClamp（上海捍宇医疗）及 MitralStitch（杭州德晋医疗）也初步显示了其可行性。

由于大多数二尖瓣反流患者的二尖瓣瓣环未明显钙化，所以用于经导管主动脉瓣置换（TAVR）的瓣膜并不能用于 TMVI。用于这些患者的自体瓣中瓣手术才是真正意义上的 TMVI，也是目前心血管介入治疗研究的热点之一。2012 年 6 月 12 日，丹麦哥本哈根 Rigshospitalet 大学附属医院完成了世界首例人体 TMVI，植入的是 CardiAQ Valve Technologies 公司的 CardiAQ 瓣膜[28]。现约有 20 多种 TMVR 可用瓣膜正处于研发之中，其中 9 种已进入临床试验阶段。Abbott 公司的 Tendyne，Medtronic 公司的 Interpid，Neovasc 公司的 Tiara、Fortis 和 CardiAQ 这 5 种瓣膜较成熟且有早期临床研究结果。就现有临床数据来看，TMVI 的效果还不够理想。经导管心血管治疗（transcatheter cardiovascular therapeutics，TCT）2015 年会上公布的植入 Tendyne、Interpid、Tiara、Fortis 和 CardiAQ 瓣膜研究中患者术后 30 天的死亡率为 25% ～ 38.5%。而在 TCT 2016 年会上公布的早期临床研究结果显示[29]，CardiAQ 瓣膜植入患者术后 30 天死亡率高至 50%，Fortis 瓣膜植入患者术后 30 天死亡率也达 38%。2018 年 TCT 会议上公布 Tendyne 100 例临床研究结果，虽然手术成功率为 97%，30 天死亡率为 6%，然而 1 年死亡率却高达 28%，心血管死亡率达 21%。相对于 TAVR，TMVR 面临更多的问题及挑战，原因在于二尖瓣复合体的解剖结构更为复杂，安全性方面也值得关注，TMVR 距广泛用于临床还有较长距离，还面临诸多挑战。瓣膜血栓、瓣膜支架的耐磨性、左心室流出道梗阻等问题都是颇具挑战性的难题[30]。

3. 经导管三尖瓣治疗

Mitraclip 系统是最初为治疗二尖瓣反流而设计的，现在也适用于治疗三尖瓣反流。Mitralign 系统模拟 Kay 外科手术，经颈静脉途径，在瓣环内植入两个垫片，通过锁定装置将两个垫片收紧，使三尖瓣前后叶隆起，折叠三尖瓣隔瓣瓣环，导致三尖瓣双瓣化。FORMA 修复系统旨在保留瓣叶的接合，此手术从左锁骨下静脉进入，使用在锁骨下静脉和右心室壁内的锚定装置，将一圆柱状隔离装置固定。该隔离装置位于三尖瓣瓣口，当 TV 闭合时，隔离装置可与瓣叶的表面接合，堵住反流口，从而减少反流量。2018 年初，Edward 公司生产的 Cardioband 瓣环植入系统，获得了欧盟 CE 认证，被允许应用于三尖瓣反流的介入治疗，成为首个获批的三尖瓣介入治疗产品。国外的 NaviGate 和国产的 LuX-Valve 均已完成一些病例的植入，初步证实了技术的安全性和可行性。

4. 经皮肺动脉瓣植入术

经皮肺动脉瓣植入术（PPVI）是最先应用于临床的经导管瓣膜置换技术。它不仅能纠正右心室流出道（right ventricular outflow tract, RVOT）狭窄，也可处理肺动脉瓣反流（pulmonary regurgitation, PR）。该技术是经外周静脉途径，通过导管将人工带瓣膜支架植入自体肺动脉瓣处，代替已失去功能的肺动脉瓣，以达到治疗目的。Medtronic 公司的 Melody 经导管肺动脉瓣膜和 Edwards 公司的 SAPIEN 瓣膜，两者均为球囊扩张型瓣膜，它们是最早研发也是目前最成熟的瓣膜系统。中国拥有大量的接受跨瓣补片后并发 PR 的法洛四联症（TOF）患者，他们的 RVOT 内径远远大于 22 mm，且多在 29 mm 以上，成熟的 Melody 和 SAPIEN 瓣膜基本不适合我国患者，而适用于扩张 RVOT 的 Harmony 瓣膜系统至今还在进行临床试验，且目前只有一种尺寸，入选条件苛刻，无法满足我国大量 TOF 患者的临床需求。因此，中国自主研发了适合中国患者的自膨胀型肺动脉瓣膜 Venus-P，并在国内外开展多中心临床试验，其结果初步得到国内外同行的认可[31-32]。

三、经导管左心耳封堵

近年来，经导管左心耳封堵术（LAAC）在非瓣膜性心房颤动（NVAF）患者的卒中预防方面取得长足进步，尤其是 PROTECT-AF、PREVAIL 研究的 5 年随访结果、EWOLUTION 注册研究结果公布之后，进一步奠定了 LAAC 在 NVAF 患者脑卒中预防中的地位。美国最新的《心房颤动管理指南》首次将高脑卒中风险、长期抗凝存在禁忌的心房颤动患者行 LAAC 列为Ⅱ b类适应证（证据等级 B）[33]。

LAAC 技术相对于不少心脏介入技术起步较晚，但发展迅速，欧洲于 2009 年起开始常规应用于临床，目前世界上大多数发达国家和发展中国家均已经常规开展 LAAC。自 2014 年初经中国药械局批准应用于临床以来，截至 2018 年 3 月，中国大陆全国范围内已开展了近 5000 例经皮左心耳封堵术。根据 2018 年 4 月第二十一届全国介入心脏病学论坛暨第九届宁夏国际心血管病论坛会议资料，有 3 种封堵器在中国 200 余家医院常规使用，这其中包括 150 家医院植入 Watchman 封堵器 3600 余例，70 家医院植入 ACP 封堵器 900 余例，42 家医院植入 LAmbreTM 封堵器 355 例。

EWOLUTION 是一项前瞻性的多中心注册研究，对 1025 例心房颤动患者植入 Watchman 左心耳封堵装置进行卒中预防。这些纳入的患者中，39% 的患者有大出血史或出血倾向，49% 的患者 CHA2DS2-VASc 评分 ≥ 5 分，40% 的患者 HAS-BLED 评分≥ 3 分，73% 的患者有口服抗凝药（OAC）禁忌。试验结束时，器械植入成功率为 98.5%，完全封堵率为 99.8%。1 年随访结果显示，和基于 CHA2DS2-VASc 评分的卒中预期发生率（7.2%）相比，EWOLUTION 试验中，缺血性卒中发生率为 1.1%，风险下降 84%。与基于 HAS-BLED 评分的预期出血发生率（5.0%）相比，EWOLUTION 试验中，大出血发生率 2.6%，风险下降 48%。由此可见，经导管左心耳封堵术不仅减少缺血事件，同样可预防出血事件[34]。作为一种预防性手术，其临床获益与随访时间的长短密切相关。PREVAIL 试验和 PROTECT-AF 试验 5 年随访结果的 meta 分析（individual patient-lvel meta，IPD）共纳入了 1114 名患者，平均随访时间约 47 个月左右。结果显示，Watchman 左心耳封堵术在降低缺血性卒中发生率方面与华法林疗效相当，在降低出血性卒中、心血管死亡、全因死亡以及术后出血发生率方面优于华法林[35]。

四、经皮左心室重建术

急性心肌梗死若没有及时得到再灌注治疗，可导致心室重构、心脏扩大及心力衰竭，有些患者还会出现室壁瘤。尽管目前国际上在药物和器械治疗方面已取得了很大进展，心力衰竭的总死亡率和住院率仍无法令人满意。治疗效果主要（虽然不完全）取决于左心室体积和几何形状的改善。外科心室重建手术（SVR）通过开胸手术封闭室壁瘤，早期结果显示前景良好，但创伤大，效果不够理想，该技术一直存在着争论。近年来，一种可经导管置入的Parachute器械系统（国内翻译为“降落伞”，美国CardioKinetix公司）被发明，使用该系统可通过介入的方法完成左心室重建术。该装置由含氟聚合物（聚四氟乙烯）薄膜覆盖在一个镍钛合金锥形框架上，该装置可以放置到左心室心尖部并将梗死的心肌与左心室隔离。其作用原理包括通过改变左心室形态减少左心室底部室壁的张力、用柔软的Parachute装置替代僵硬的心肌瘢痕从而增加心室顺应性、消除室壁瘤矛盾运动，从而达到减少心室舒张末压力、减少左心室容积及增加心排血量的血流动力学效果，最终使患者心功能提高，症状改善，理论上也可能改善远期生存。中国进行的PARACHUTE研究评价了3个月临床和超声心动图结果，该研究入组31例中国连续患者。手术成功率达97%，器械或手术相关MACE率为3%。3个月时左心室收缩末期容积指数（LVESVi）与基线相比明显下降[（53.4 ± 17.4）ml/m^2 *vs*.（78.2 ± 20.3）ml/m^2，$P < 0.05$][36]。国产类似器械为Heartech，其临床试验正在进行中。

微创左心室室壁瘤折叠减容术（Revivent）是近年来发展起来的，以微创方式处理左心室室壁瘤的新术式，针对心肌梗死后并发室壁瘤的心力衰竭患者。这一技术以外科左胸前微创切口和介入右侧颈内静脉为手术入路，在心脏不停跳的状态下，利用导丝在心脏中来回穿梭“铺设轨道”后，像束紧口袋一样，将两个锚定垫片精准置于室壁瘤边缘，一左一右、一内一外，两面夹击，使室壁瘤折叠夹闭，如此重复操作2～3次，将患者左心室重新塑造至接近正常的形状与尺寸，起到有效减容心室、提高心脏收缩效率、改善心功能的目的。世界上第1例微创心室折叠减容术于2014年前在欧洲实施，迄今全世界共开展了145例。厦门大学附属心血管病医院率先在中国（即欧洲以外地区）开展了这项技术。

五、总结及展望

总之，结构性心脏病传统介入技术成熟，安全有效。结构性心脏病新技术层出不穷、创新源源不断，是目前心脏病学发展最迅速的领域。主动脉瓣、肺动脉瓣介入已经成熟，二尖瓣介入正在成长进步，三尖瓣介入被证实可行，心脏瓣膜正步入介入治疗时代。对于合适的人群，左心耳封堵安全有效，技术推广迅速，将成为某些人群优选的治疗手段。左心室重建、室壁瘤折叠技术可行，但尚需更多研究证据。中国结构性心脏病介入起步较晚，但发展迅速，目前已形成自己的特色。

（葛均波　潘文志）

参考文献

[1] 中华医学会儿科学分会心血管学组，中国医师协会儿科医师分会先天性心脏病专家委员会. 胎儿先天性心脏病诊断和围产期管理专家共识. 中华儿科杂志，2015，10：728-733.

[2] Julien I.E Hoffman and Samuel Kaplan. The incidence of congenital heart disease.J Am Coll Cardiol，2002，1890-900.

[3] van der Linde D，Konings EE，Slager MA，et al. Birth prevalence of congenital heart disease worldwide：a systematic review and meta-analysis. J Am Coll Cardiol，2011：2241-7.

[4] Liu Y，Chen S，Zühlke，et al. Global birth prevalence of congenital heart defects 1970—2017：updated systematic review and meta-analysis of 260 studies. Int J Epidemiol，2019 Feb 19. pii：dyz009. doi：10.1093/ije/dyz009.

[5] 中华人民共和国卫生部. 中国出生缺陷防治报告（2012）. www.gov.cn/gzdt/att/att/site 1/20120912.

[6] Bernard Iung，Alec Vahanian. Epidemiology of valvular

heart disease in the adult. Nat Rev Cardiol，2011：162-172 .

[7] Zhao QM，Liu F，Wu L，et al. Prevalence of Congenital Heart Disease at Live Birth in China. J Pediatr，2019，204：53-58. doi：10.1016/j.jpeds.

[8] 王琦光，朱鲜阳 . 先天性心脏病遗传学研究进展实用儿科临床医学杂志，2012，27（1）：57-60.

[9] Kathy JJ，Adolfo C，Jeffrey AF，et al. Nominherited risk factors and congenital cardiovascular defects. Circulation，2007，115：2995-3014.

[10] 国家心血管病中心 . 中国心血管病报告 2016. 北京：中国大百科全书出版社，2016：167-168.

[11] Nkomo VT，Gardin JM，Skelton TN，et al. Burden of valvular heart diseases：a population-based study. Lancet，2006：1005-1011.

[12] Hu P，Liu XB，Liang J，et al. A hospital-based survey of patients with severe valvular heart disease in China. Int J Cardiol，2017：244-247.

[13] Liu FZ，Xue YM，Liao HT，et al. Five-year epidemiological survey of valvular heart disease：changes in morbidity，etiological spectrum and management in a cardiovascular center of Southern China J Thorac Dis，2014：1724-1730.

[14] Iung B，Baron G，Butchart EG，et al. A prospective survey of patients with valvular heart disease in Europe：The Euro Heart Survey on Valvular Heart Disease. Eur Heart J，2003：1231-1235.

[15] Pontus Andell，Li X，Martinsson A，et al. Epidemiology of valvular heart disease in a Swedish nationwide hospital-based register study. Heart，2017：1696-1703.

[16] 蒋世良 . 中国先天性心脏病介入治疗现状 . 中国实用内科杂志，2013，4：259-262.

[17] Yang J，Yang L，Yu S，et al.Transcatheter versus surgical closure of perimembranous ventricular septal defects in children：a randomized controlled trial.J Am Coll Cardiol，2014，63（12）：1159-1168.

[18] Mas JL，Derumeaux G，Guillon B，et al. Patent Foramen Ovale Closure or Anticoagulation vs. Antiplatelets after Stroke. N Engl J Med，2017，377（11）：1011-1021.

[19] Søndergaard L，Kasner SE，Rhodes JF，et al；Gore REDUCE Clinical Study Investigators.Patent Foramen Ovale Closure or Antiplatelet Therapy for Cryptogenic Stroke.N Engl J Med，2017，377（11）：1033-1042.

[20] Saver JL，Carroll JD，Thaler DE，et al. RESPECT Investigators. Long-Term Outcomes of Patent Foramen Ovale Closure or Medical Therapy after Stroke. N Engl J Med，2017，377（11）：1022-1032.

[21] 中华医学会心血管病学分会结构性心脏病学组，中国医师协会心血管内科医师分会 . 中国经皮球囊二尖瓣成形术指南 2016. 中华医学杂志，2016，96：2854-2863.

[22] Søndergaard L，Ihlemann N，Capodanno D，et al. Durability of Transcatheter and Surgical Bioprosthetic Aortic Valves in Patients at Lower Surgical Risk. J Am Coll Cardiol，2019，73（5）：546-553.

[23] Ron Waksman，Toby Rogers，Rebecca Torguson，et al. Transcatheter Aortic Valve Replacement in Low-Risk Patients With Symptomatic Severe Aortic Stenosis. Journal of the American College of Cardiology，2018，72（18）：2095-2105.

[24] Helmut Baumgartner，VolkmarFalk，Jeroen J，et al. Guidelines on the management of valvular heart disease（version 2017）：The Task Force for the Management of Valvular Heart Disease of the European Society of Cardiology（ESC）and the European Association for Cardio-Thoracic Surgery（EACTS）. Eur Heart J，2017，38（36）：2739-2791.

[25] Nishimura RA，Otto CM，Bonow RO，et al. 2014 AHA/ACC guideline for the management of patients with valvular heart disease：executive summary：a report of the American College of Cardiology/American Heart Association Task Force on Practice Guidelines. J Am Coll Cardiol，2014，63（22）：2438-2488.

[26] Feldman T，Foster E，Glower DD，et al；EVEREST II Investigators.Percutaneous repair or surgery for mitral regurgitation. N Engl J Med，2011，364：1395-1406.

[27] Stone GW，Lindenfeld J，Abraham WT，et al；COAPT Investigators. Transcatheter Mitral-Valve Repair in Patients with Heart Failure. N Engl J Med，2018，379（24）：2307-2318.

[28] Sondergaard L. CardiAQ program update：featuring the world's first successful transcatheter mitral valve implant［abstract］. Presented at the Transcatheter Cardiovascular Therapeutics annual meeting；October 22-26，2012；Miami，Florida. https：//www.tctmd.com/sites/default/files/efs/public/2012-10/114961.pdf.

[29] Gregg W. Stone. Transcatheter Mitral Repair and Replacement：State-of-the Art 2016. Presented at the Transcatheter Valve Therapies annual meeting 2016. https：//www.tctmd.com/sites/default/files/efs/public/2016-10/135565.pdf.

[30] 潘文志，周达新，葛均波 . 经导管二尖瓣置换术的应用现状与展望 . 上海医药，2017，38（3）：11-15.

[31] Morgan G，Prachasilchai P，PromphanW，et al. Medium-Term Results of Percutaneous Pulmonary Valve Implantation using The Venus P-valve™：international

experience. EuroIntervention, 2018. pii: EIJ-D-18-00299.

[32] Zhou D, Pan W, JilaihawiH, et al. A self-expanding percutaneous valve for patients with pulmonary regurgitation and an enlarged native right ventricular outflow tract: one-year results. EuroIntervention, 2018. pii: EIJ-D-18-00715.

[33] Craig T. January, L. Samuel Wann, Hugh Calkins, et al. 2019 AHA/ACC/HRS Focused Update of the 2014 AHA/ACC/HRS Guideline for the Management of Patients With Atrial Fibrillation: A Report of the American College of Cardiology/American Heart Association Task Force on Clinical Practice Guidelines and the Heart Rhythm Society. Circulation, 2019, 16 (8): e66-e93.

[34] Boersma LV, Ince H, Kische S, et al; EWOLUTION Investigators. Efficacy and safety of left atrial appendage closure with WATCHMAN in patients with or without contraindication to oral anticoagulation: 1-Year follow-up outcome data of the EWOLUTION trial. Heart Rhythm, 2017, 14 (9): 1302-1308.

[35] Reddy V Y, Doshi S K, Kar S, et al. 5-Year Outcomes After Left Atrial Appendage Closure: From the PREVAIL and PROTECT AF Trials. Journal of the American College of Cardiology, 2017, 70: 2964-2975.

[36] Yang YJ, Huo Y, Xu YW, et al. Percutaneous Ventricular Restoration Therapy Using the Parachute Device in Chinese Patients with Ischemic Heart Failure: Three-Month Primary End-point Results of PARACHUTE China Study. Chin Med J (Engl), 2016, 129 (17): 2058-2062.

2 超声心动图在结构性心脏病介入治疗中的应用

（舒先红）

超声心动图（transthoracic echocardiography，TTE）已经成为评价结构性心脏病不可缺少的诊断工具，它无创、简便，可以在床旁和手术室进行，不但可以直观反映心脏的结构形态，而且能够实时显示其生理活动情况，动态评估心功能。随着结构性心脏病介入治疗的不断发展，尤其是近年来经导管主动脉瓣置入术、经导管二尖瓣夹合术、经导管房间隔和室间隔缺损封堵术、动脉导管未闭封堵术以及瓣周漏封堵术等手术的开展和不断兴起，超声心动图在结构性心脏病介入术前筛选临床病例、术中监测和引导、术后即刻评价疗效以及术后随访方面都发挥着不可或缺的作用[1]。

一、超声心动图新技术的优势

经食管超声心动图（transesophageal echocardiography，TEE）是心脏超声进展的里程碑，它可以避开肋骨与肺组织等阻挡，在左心房后方对心脏进行近距离探查，透声窗好，图像清晰，且不会影响手术野，特别是对于高龄、肥胖、经胸透声不佳者，以及术中监测，具有无可比拟的优点[2]。

三维经胸超声心动图（three-dimensional transthoracic echocardiography，3DTTE）是超声心动图的一次巨大飞跃，是心脏超声诊断的又一里程碑。自 1961 年 Baum 等第一次描述三维超声显像的概念，以及 Dekker 等在 1974 年首次对动物心脏进行超声三维重建以来，三维超声诊断技术得到了迅速发展，从三维重建到实时经胸三维超声心动图，尤其是实时经食管三维超声心动图的出现，为临床和介入手术提供了更多、更快、更准确、更丰富的信息和数据。与二维超声心动图相比，三维超声心动图可以客观地再现心脏结构的立体形态和空间位置，大大简化了医生的思维重建过程，易于被广大医生理解和接受，便于介入医生和超声医师之间的沟通。三维超声心动图能够从不同方向和不同角度显示病变部位及其与毗邻结构的关系，全方位观察心脏结构、病变性质及功能异常改变，精确显示和量化评价心脏结构，实时立体显示心脏间隔缺损、狭窄管腔的部位和形态以及毗邻组织结构的相互关系，同时还能评估心脏结构在心动周期中的实时动态变化，实时显示心腔中的导管头、鞘以及封堵器等装置的部位、方向、路径，对心导管的定位与定向进行引导和监测，评估球囊、封堵装置在心腔中的部位以及与周边组织的相互关系，让手术医生在术前对疾病的解剖和病理生理改变有充分的认识，在术中三维超声心动图还能够模拟手术野，更准确地引导介入治疗各种结构性心脏病。

三维经食管超声心动图（three-dimensional transesophageal echocardiography，3DTEE）将三维超声和经食管超声心动图相结合，图像清晰，分辨率高，在介入术中发挥着得天独厚的作用，它能够快速显示心脏结构的空间形态，引导房间隔穿刺，定位封堵器、夹合器等介入器械和装置，指导封堵器释放，评估瓣膜反流和瓣周漏程度及部位、监测心包积液等手术并发症，及时准确地评估手术疗效，具有显著的优势[3]，3DTEE 对于二尖瓣夹合术更是必不可少的工具。最新技术将虚拟光源和伪彩色与 3DTEE 相结合，让 3DTEE 图像更加形象逼真，达到“心腔镜”的显示效果。

将 3DTEE 与数字减影血管造影（DSA）相结合的融合显像，是 3DTEE 的又一重要进展，能够在同一显示屏上同时显示 3DTEE 图像，以及心导管和介入装置的 DSA 图像，让介入医师更加准确无误地判定导管、房室间隔、球囊、瓣膜、封堵器、支架的位置，非常可能成为介入治疗结构性心脏病的必备技术。

心腔内超声是在导管顶端镶嵌微型超声换能器，再沿着导管通过静脉或动脉插至心血管的某个位置对腔内结构进行显示。由于是在心血管腔中探测，声能影响小，所以分辨率高，可以获得常规体外超声扫描无法实现的图像质量，为临床选择适宜的介入疗法、装置、支架以及球囊等，监测手术过程，评估手术即刻疗效，又提供了一个有效的新工具。

二、超声心动图新进展

随着医学影像学的快速发展及材料加工行业的逐渐成熟，3D 打印技术逐渐被应用到骨科、口腔科、整形外科等医疗领域。目前应用的图像数据大多通过 CT 或 MRI 建立。但 CT 检查具有辐射性、价格昂贵，且部分患者对造影剂过敏；MRI 检查耗时较长。因此，基于 CT 或 MRI 的 3D 打印技术在心脏领域的临床应用受到一定限制。而三维超声心动图无创、快速，不需要造影剂，结合三维超声心动图与 3D 打印技术可以构建一个真实的三维立体结构，不仅能够准确地观察心脏结构，精准定制个体化的心脏瓣膜和封堵器，提供心脏结构体外血流动力学仿真模拟，还可以为介入医师提供体外手术演练及风险评估的机会，为介入医师模拟手术从而使其优化手术方案，这对于缩短手术时间，降低手术并发症发生率，提高成功率具有极其重要的价值[4]。已有报道显示基于心脏超声数据的 3D 打印模型，指导介入医师制定双叶左心耳，成功地进行了左心耳封堵术[5]。

目前已可将虚拟现实（virtual reality，VR）与可视化技术相结合，对心脏超声数据进行三维可视化重建，模拟传统的内窥检查过程，将视点置入心腔内实现漫游和动态观察，在计算机屏幕上生成具有内窥镜仿真效果的可视化图像。虚拟内窥镜作为一种崭新的可视化无创伤性技术，对于结构性心脏病术前模拟介入、制订手术计划及手术导航有着巨大的应用前景。

实现基于人工智能的三维心脏超声影像智能处理技术，通过将心脏超声影像数据与人体配准，实现心脏的增强现实显示，可直观显示心脏及各重要解剖结构运动轨迹，提供介入手术现场的增强现实（augmented Reality，AR）效果，精准进行介入手术导航，从而降低手术的难度，提高手术成功率，且无 X 射线辐射，必将成为心脏超声引导结构性心脏病介入治疗的发展方向。

三、超声心动图在结构性心脏病介入治疗中的应用

随着介入心脏病学的不断发展，超声心动图已成为心脏介入治疗中不可缺少的评价手段，尤其在结构性心脏病介入术前正确诊断和筛选病例、术中实时监测和引导、术后即刻评价疗效以及术后随访方面都发挥着其他影像学方法无法比拟的重要作用。

（一）超声心动图在房间隔缺损介入治疗中的应用

在房间隔缺损（ASD）的封堵术前，经胸超声心动图（TTE）和经食管超声心动图（TEE）于多切面观察房间隔，诊断 ASD 的类型，同时观察缺损大小、房间隔残端的情况及其软硬度，与相邻瓣膜的关系，以及房间隔的总长度，以判断封堵器是否可以充分展开。对拟行介入封堵的继发孔型房间隔缺损，除主动脉后方残端可短小甚至缺如外，其余各残端硬边应满足 ≥ 5mm，以提高介入封堵手术的成功率（图 2-1）。彩色多普勒可直观显示房间隔缺损的分流（图 2-2）。对二维超声难以区分的小 ASD 及多孔型 ASD，利用彩色多普勒可以提高诊断敏感性以及对 ASD 数量的准确识别。频谱多普勒可显示心房水平分流的方向、速度及波形等。利用连续多普勒，根据简化

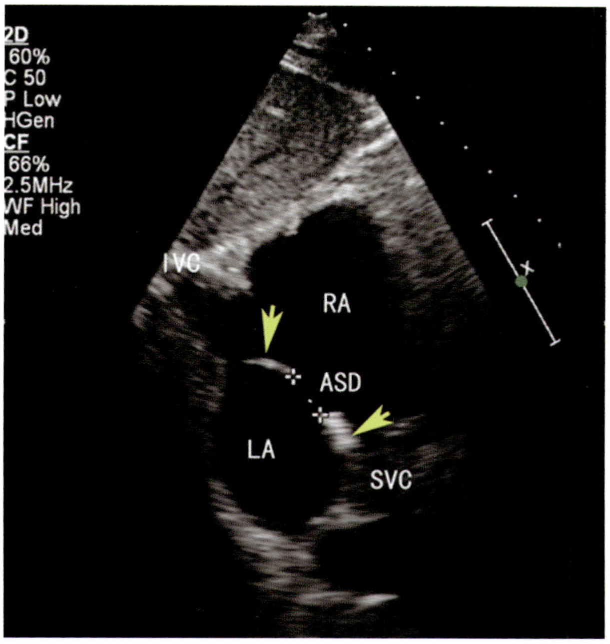

图 2-1　剑突下双心房腔静脉长轴切面显示 ASD 与上下腔静脉关系

左箭头指向 ASD 与下腔静脉距离，右箭头指向 ASD 与上腔静脉缘距离。IVC：下腔静脉；SVC：上腔静脉；ASD：房间隔缺损；LA：左心房；RA：右心房

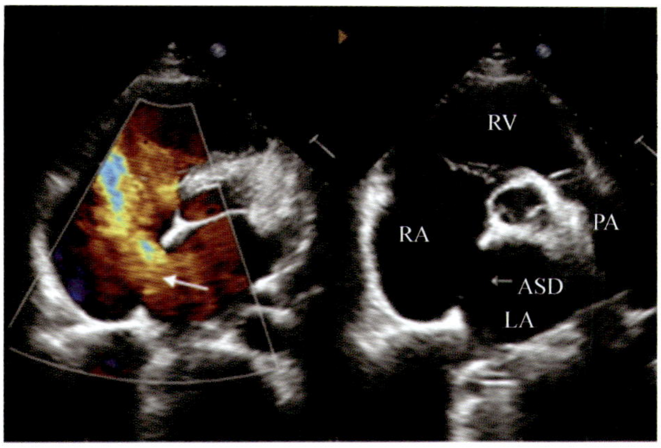

图 2-2　胸骨旁大血管短轴切面，二维超声显示房间隔中段回声失落（右图，箭头所示），彩色多普勒血流显像示该处左向右分流（左图，箭头所示红色血流）

RA：右心房，RV：右心室；PA：肺动脉，ASD：房间隔缺损，LA：左心房

的 Bernoulli 方程（$\Delta P = 4V^2$，V 为最大反流速度），通过三尖瓣反流可估测三尖瓣跨瓣压差即右心房室间收缩压差。在无右心室流出道梗阻及肺动脉瓣、肺动脉远端狭窄的情况下，肺动脉收缩压（PASP）＝三尖瓣跨瓣压差（ΔP）＋右心房压（RAP）。右心声学造影能够用来评价心房水平存在的左向右或右向左分流[6-8]。三维成像可以立体显示房间隔、缺损及周围结构[9]，特别是对于 ASD 残端的显示、多孔型 ASD 的甄别以及不规则 ASD 形态的显示方面（图 2-3，视频 2-1）。在 ASD 介入封堵过程中，可应用 TTE 或 TEE 多切面观察导管及鞘管的走行及位置、封堵器的位置，引导释放左右伞面，确保左右伞面分居房间隔两侧，平行排列通过腰部相连，并且两侧伞面有效包夹残存房间隔，无残余分流[10]（图 2-4）。封堵术后，应用超声心动图定期随访观察封堵器的位置、形态，有无封堵器移位，有无残余分流，心腔大小，肺动脉压力和心功能等。

（二）超声心动图在室间隔缺损介入治疗中的应用

在室间隔缺损（VSD）封堵术前，应用 TTE 和 TEE 及彩色多普勒显像对 VSD 进行准确评估，包括缺损的数量、位置、大小、VSD 分流情况（图 2-5，视频 2-2）、有无左心室负荷过重表现，了解 VSD 与三尖瓣、主动脉瓣及肺动脉瓣的关系，同时观察有无主动脉瓣脱垂及反流、右心室流出道梗

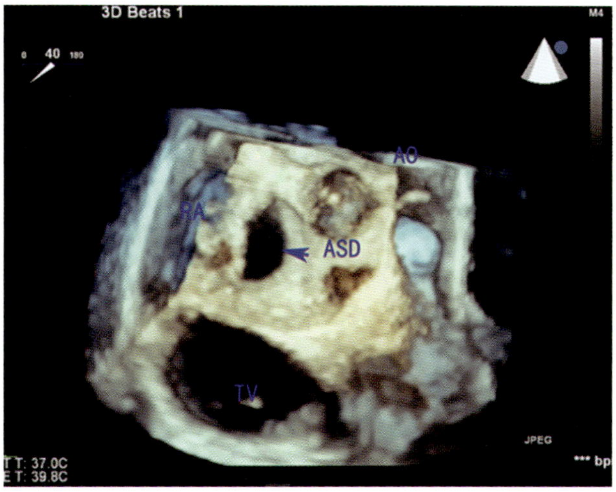

图 2-3　三维 TEE 示左心房面观察继发孔型 ASD，为卵圆窝中央不规则缺损

RA：右心房；TV：三尖瓣；AO：主动脉；ASD：房间隔缺损

视频 2-1　三维超声显示房间隔缺损封堵器

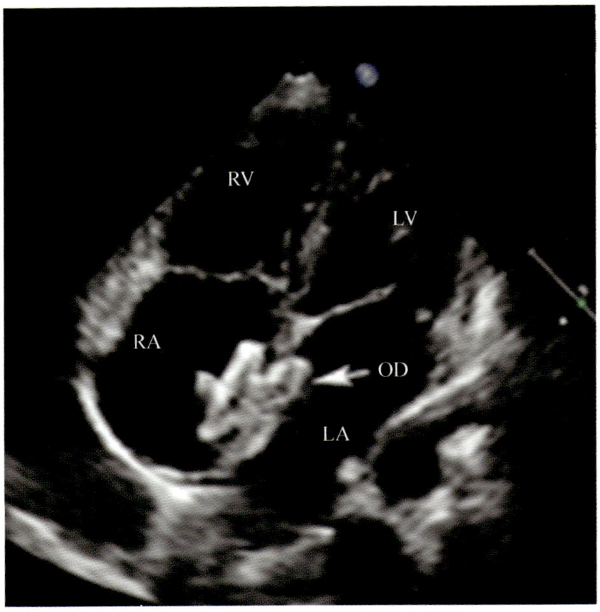

图 2-4 胸骨旁四腔心切面显示封堵器，位置固定

LA：左心房；LV：左心室；RA：右心房；RV：右心室；OD：封堵器

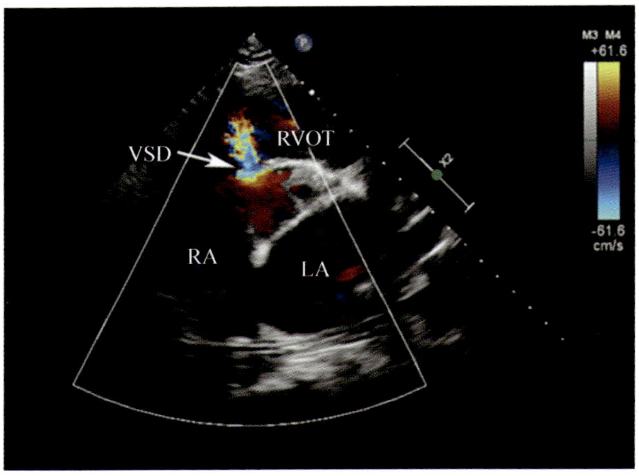

图 2-5 大动脉短轴切面显示膜部室间隔缺损，彩色多普勒示该处心室水平左向右分流（箭头所示）

LA：左心房；RA：右心房；RVOT：右心室流出道；VSD：室间隔缺损

视频 2-2 大动脉短轴切面显示膜部室间隔缺损，彩色多普勒示该处心室水平左向右分流

阻、三尖瓣反流，以及对肺动脉压力进行测定。频谱多普勒超声可以测量 VSD 分流口处左向右分流的最大速度，显示为收缩期高速分流频谱，并可估测肺动脉压力。术前应用超声心动图对 VSD 进行全面评估，可确定适合进行介入封堵术治疗的患者，并选择适合于该患者治疗的封堵器类型、型号等，增加手术的成功率并减少并发症的出现[6-8]。封堵术中，超声能够引导导管通过 VSD，在不同切面观察封堵器的位置和形态，使封堵器腰部嵌在 VSD 处并出现腰征，应用彩色多普勒观察有无心室水平残余分流，还应仔细观察封堵器与主动脉瓣、三尖瓣、肺动脉瓣的位置关系，有无影响瓣膜闭合以及有无瓣膜反流[11]（图 2-6）。术后应常规随访超声心动图检查，随访内容包括观察封堵器的位置、形态，有无封堵器移位，是否对周围组织造成影响，以及肺动脉压力、腔室大小和心功能等。

（三）超声心动图在动脉导管未闭介入治疗中的应用

在经导管动脉导管未闭（PDA）封堵术前，首先应通过超声心动图对 PDA 进行准确评估，观察 PDA 的形态特征、测量 PDA 直径及长度等重要参数以协助选择封堵器类型和型号；频谱多普勒可显示连续性左向右的分流频谱，同时应仔细观察和分析因血流动力学改变引起的继发征象，进一步筛选出适合行经导管介入封堵的 PDA 患者[7，12]（图 2-7，视频 2-3）。超声心动图在术中可以引导导丝及封堵器移动的方向、程度，清晰地观察到封堵器在心脏大血管内的位置以及植入后局部形态结

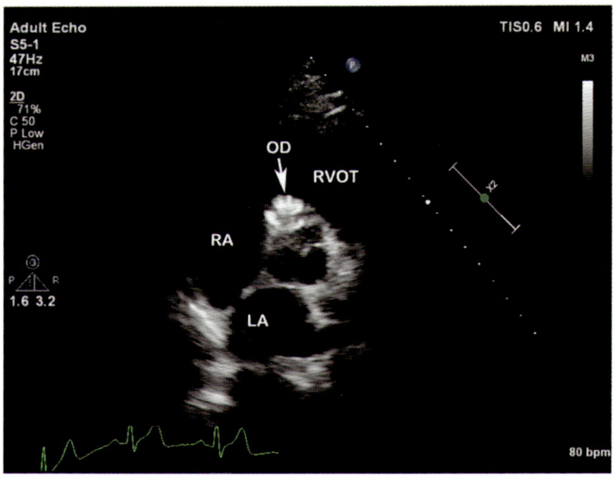

图 2-6 胸骨旁大血管短轴切面示膜部 VSD 封堵术后，封堵器位置固定

LA：左心房；RA：右心房；RVOT：右心室流出道；OD：封堵器

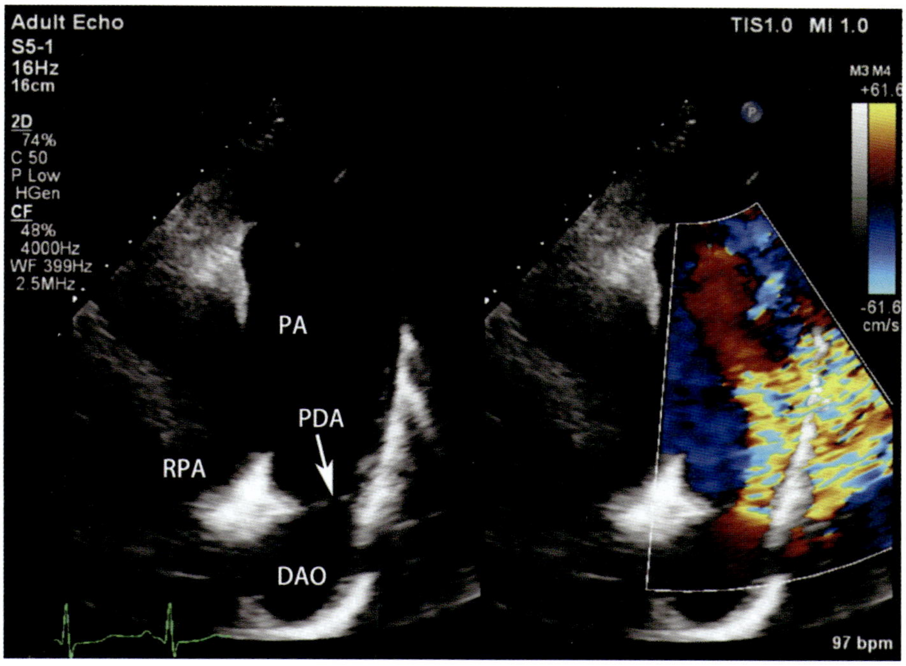

图 2-7　胸骨旁大血管短轴切面示 PDA 分流。动脉导管左向右分流时，肺动脉内见自降主动脉流向肺动脉的五彩镶嵌湍流

DAO：降主动脉，PA：肺动脉，PDA：动脉导管未闭，RPA：右肺动脉

视频 2-3　胸骨旁大血管短轴切面示 PDA 分流。动脉导管左向右分流时，肺动脉内见自降主动脉流向肺动脉的五彩镶嵌湍流

构，实时观察封堵物植入部位及牢固程度，并通过彩色多普勒观察有无残余分流及通过频谱多普勒显示肺动脉内血流频谱的变化[12-13]（图 2-8）。

（四）超声心动图在经皮二尖瓣病变介入治疗中的应用

近年来，经皮二尖瓣病变介入治疗进展迅速，2003 年基于外科缘对缘缝合手术原理的一种导管装置 MitraClip 系统被发明，并应用于临床[14-15]。2012 年 5 月 26 日复旦大学附属中山医院完成国内首例经导管二尖瓣夹合术。目前二尖瓣夹合术的主要适应证包括：①功能性或者器质性中、重度二尖瓣反流；②具有症状，或者有心脏扩大、心房颤动或肺动脉高压等并发症；③左心室收缩末内径≤ 55 mm、左心室射血分数（LVEF）＞ 25%；④二尖瓣开放面积＞ 4.0 cm^2；⑤二尖瓣初级腱索不能断裂；⑥前后瓣叶 A2、P2 处无钙化，无严重瓣中裂；⑦二尖瓣反流束主要来源于 A2、P2 之间；⑧瓣膜解剖结构合适：对于功能性二尖瓣反流患者，二尖瓣关闭时，瓣尖接合处长度≥ 2 mm，瓣尖接合处相对于瓣环深度＜ 11 mm；对于二尖瓣脱垂患者（呈连枷样改变），连枷间隙＜ 10 mm，连枷宽度＜ 15 mm。由此可见，术前 TTE 和 TEE 的诊断和筛选患者是非常重要的。TTE 和 TEE 可通过多切面显示二尖瓣瓣叶各扇区，评价二尖瓣反流的机制、程度及部位，并确定瓣膜运动异常的扇区，3DTEE 还可通过二尖瓣的“三维外科视野”立体显示二尖瓣前后叶（图 2-9）。可采用心脏超声彩色多普勒显像结合二尖瓣反流束的长度、宽度和面积等参数，以及左心房和左心室的大小等因素对二尖瓣反流程度进行半定量评估[16]。在术中，TEE 能够引导房间隔穿刺，引导导管和夹合器进入左心房，指导夹合器在二尖瓣上方定位（图 2-10，视频 2-4），引导夹合器进入左心室，指引夹合器钳夹和释放[16-18]。在术后，需要定期进行常规经胸超声心动图检查，

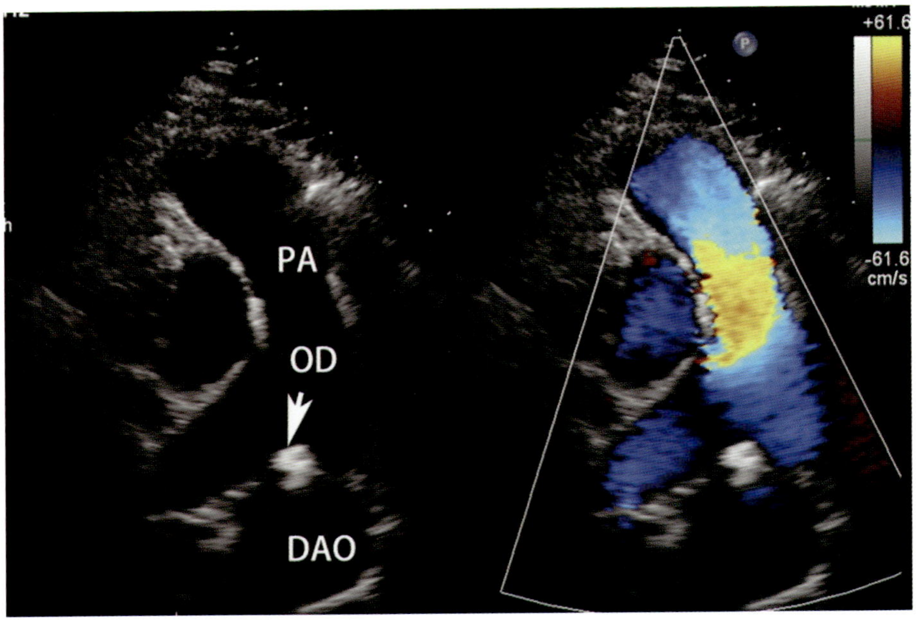

图 2-8　PDA 封堵术后，TTE 于大血管短轴切面显示降主动脉与肺动脉分叉处见一封堵器，彩色多普勒未测及残余分流。箭头所示为封堵器

PA：肺动脉；DAO：降主动脉；OD：封堵器

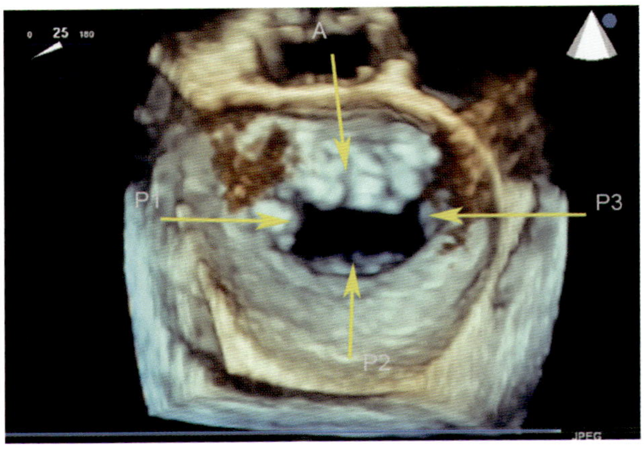

图 2-9　三维经食管超声心动图的“外科视野”从左心房向左心室观察二尖瓣，完整显示二尖瓣前后叶（箭头所示）

随访内容包括：二尖瓣反流程度及跨瓣压差、夹合器位置是否移位或脱落、心腔大小、肺动脉压力、肺静脉血流、残余房间隔缺损大小及分流、左心室射血分数等情况。如果经胸超声心动图不能明确，则需要进行经食管超声心动图检查。

（五）超声心动图在主动脉瓣狭窄介入治疗中的应用

主动脉瓣狭窄是常见的心脏瓣膜疾病，在体

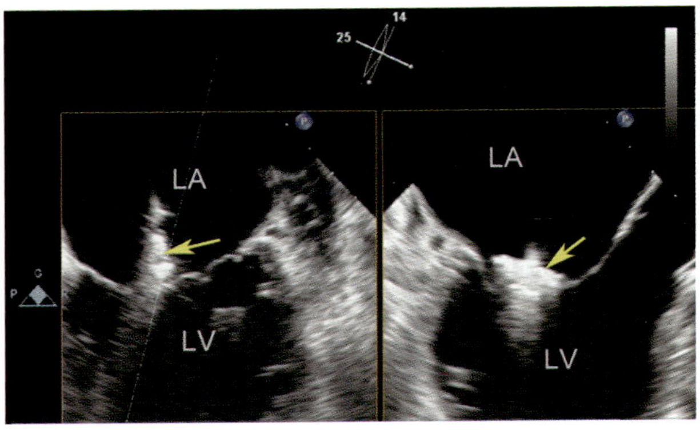

图 2-10　经食管双平面（左图为二尖瓣交界处双心腔切面，右图为左心室长轴切面）显示夹合器与二尖瓣前后叶垂直（箭头所示）

LA：左心房；LV：左心室

视频 2-4　TEE 双平面显像引导夹合器在左心房定位

外循环心脏停跳下行主动脉瓣置换术已经成为严重主动脉瓣狭窄的主要治疗手段，但手术创伤大、并发症发生率高。2002 年，Cribier 完成第一例

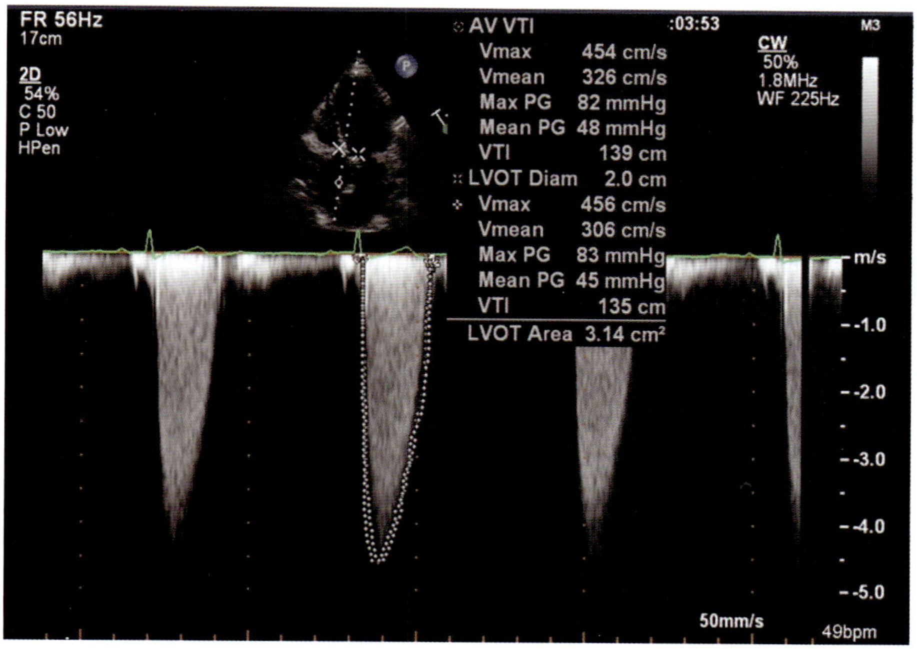

图 2-11 心尖五腔心切面，连续波多普勒估测主动脉瓣狭窄最大流速、最大跨瓣压差、平均跨瓣压差

经导管心脏瓣膜置换术（transcatheter aortic valve implantation，TAVI），2010 年，葛均波院士成功完成国内首例 TAVI。目前 TAVI 得到快速发展，超声心动图在 TAVI 术前筛选、术中监测和引导及术后评价方面起着重要的作用。TAVI 的主要适应证是重度主动脉瓣狭窄，其超声定量参数是平均跨瓣压差（AVPGmean）＞ 40 mmHg 或前向最大流速（Vmax）＞ 4m/s，以及主动脉瓣口面积（AVA）＜ 1.0 cm^2（或有效瓣口面积＜ 0.6 cm^2/m^2）（图 2-11）。术前，TEE 和 TEE 还需要评价的指标包括：左心室舒张末期内径（LVDD），左心室收缩末期内径（LVDS），室间隔厚度，主动脉瓣瓣叶数量、增厚和钙化的程度，主动脉瓣环内径，左心室流出道内径，主动脉根部内径，升主动脉近端内径，主动脉窦高度以及窦管交界处直径，主动脉瓣环距左、右冠状动脉开口的距离，左心室流出道与主动脉之间的角度，左右心室心功能等（图 2-12，图 2-13）[1，19-20]。在术中，需再次应用超声心动图测量主动脉瓣瓣环和根部内径，观察主动脉根部，评价钙化严重程度、冠状动脉开口部位，以协助选择更合适的人工生物主动脉瓣的尺寸。超声心动图还能够引导人工瓣植入和释放，评价瓣膜反流和瓣周漏（图 2-14，图 2-15，视频 2-5）。在术后，应用超声心动图随访人工生物瓣的位置和功能、左右心室的功能及其他情况，包括观察人工生物瓣支架固定情况，定量人工生物瓣跨瓣压差及反流部位和程度，定量左右心室功能，同时评价二尖瓣的形态、活动及反流程度[21-22]。

（六）超声心动图在经皮左心耳封堵术中的应用

近年来，经皮左心耳封堵术进展迅速，逐渐

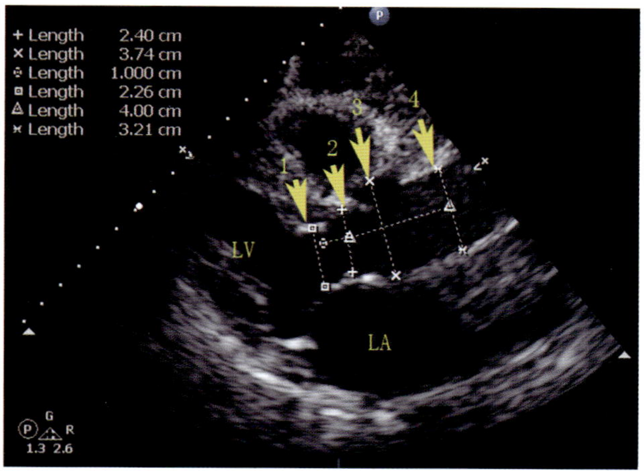

图 2-12 胸骨旁长轴切面，显示左心室流出道直径（箭头 1），主动脉瓣环直径（箭头 2），主动脉根部内径（箭头 3），升主动脉近端内径（箭头 4）

LA：左心房；LV：左心室

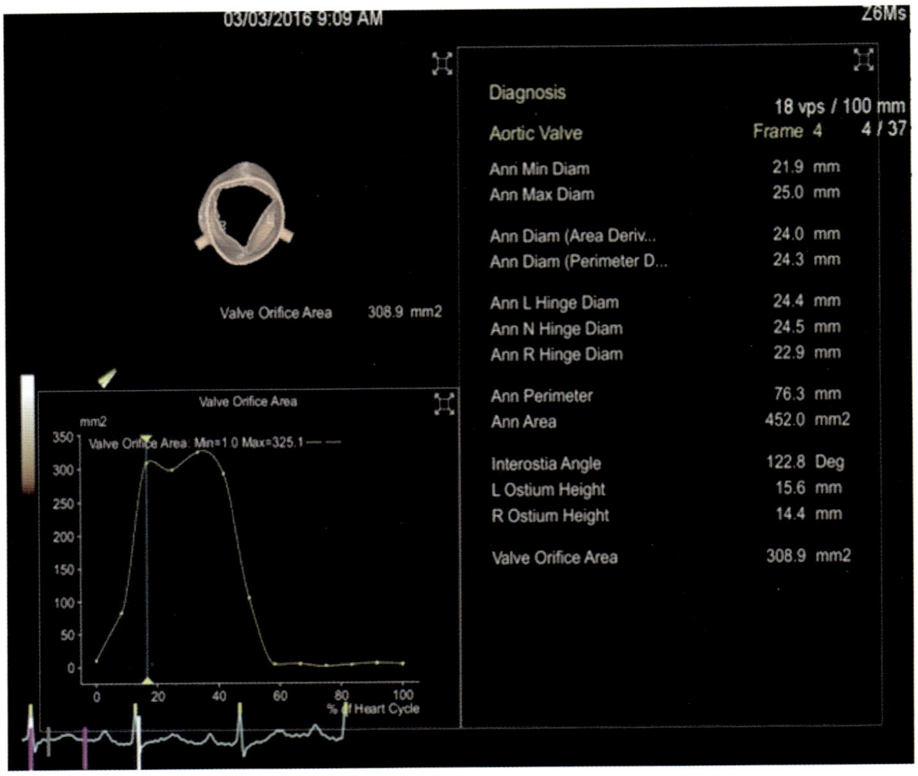

图 2-13　三维经食管超声心动图定量评价主动脉瓣环最大径、最小径，主动脉瓣环周长和面积，左冠窦、右冠窦和无冠窦高度以及左、右冠状动脉开口高度

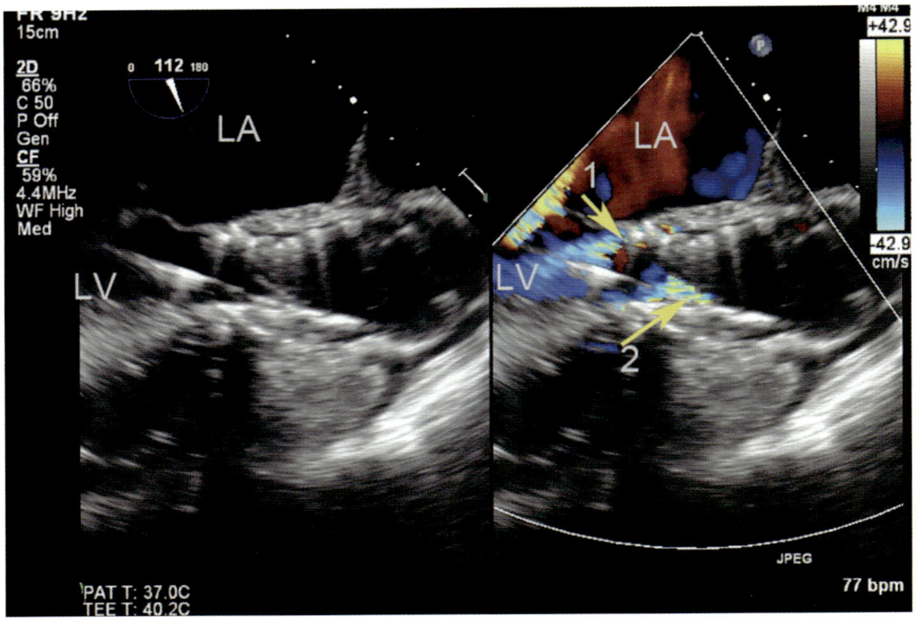

图 2-14　食管中段左心室长轴切面，人工生物瓣植入术后，彩色多普勒示轻微至轻度瓣周漏（箭头 1）及轻微主动脉瓣反流（箭头 2）

LA：左心房；LV：左心室

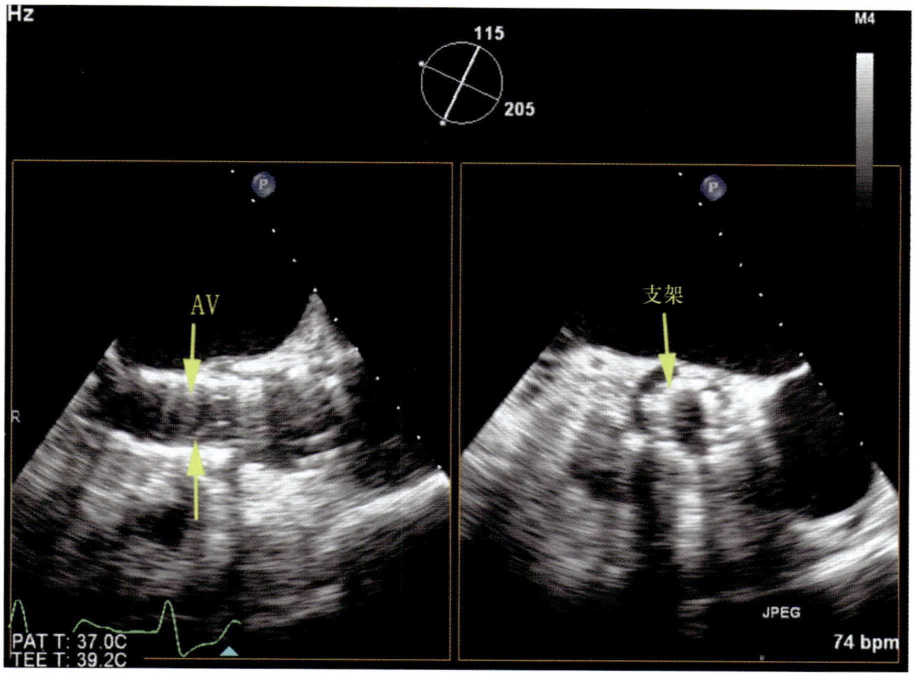

图 2-15 食管中段双平面，左图为左心室长轴切面，显示人工主动脉瓣支架固定，瓣膜开放不受限（箭头所示）；右图为主动脉瓣水平短轴切面，显示人工生物主动脉瓣与主动脉根部的关系（箭头所示）

视频 2-5 TEE 双平面显示人工瓣膜位置良好

成为抗凝治疗预防心房颤动血栓栓塞的一种替代疗法[23]。超声心动图在经导管左心耳封堵术前的作用包括确定左心房、左心耳内无血栓，评价左心耳的大小、形态、耳垂的数目，测量左心耳口大小和深度（图 2-16），了解心脏外周心包积液和室壁运动的情况，评价左右心功能等。在术中，TEE 的作用包括引导房间隔穿刺以及导管鞘交换，监测封堵器的植入、位置、牢固性和密闭性，以及监测并发症（图 2-17，图 2-18，视频 2-6）。在术后，要进行超声心动图随访检查，内容包括评价封堵器是否稳定和移位、是否侵入其周围结构，评价封堵器的左心房面是否有血栓形成，应用彩色多普勒监测是否有残余分流及其程度，监测心腔内是否有血栓，测量左心房大小，并与术前进行比较，评价房间隔穿刺部位的心房水平残余反流及其程度，评价二尖瓣血流，确定封堵器有无影响二尖瓣功能，评价肺静脉尤其是左上肺静脉的血流，确定封堵器有无堵塞肺静脉开口[24-25]。总之，经导管左心耳封堵术的成功与否，与术前超声精确评价左心耳大小形态、术中超声正确引导封堵器定位释放和监测并发症，以及术后超声定期随访密切相关。

四、展望

心脏超声新技术的发展和应用，为结构性心脏病的精准诊断、术中引导和监测，以及术后随访，提供了更有效的方法，被誉为心脏介入医生的“第三只眼睛”，有望在一些结构性心脏病介入治疗术中取代 X 线检查，成为无创无辐射的引导介入治疗的显像工具。

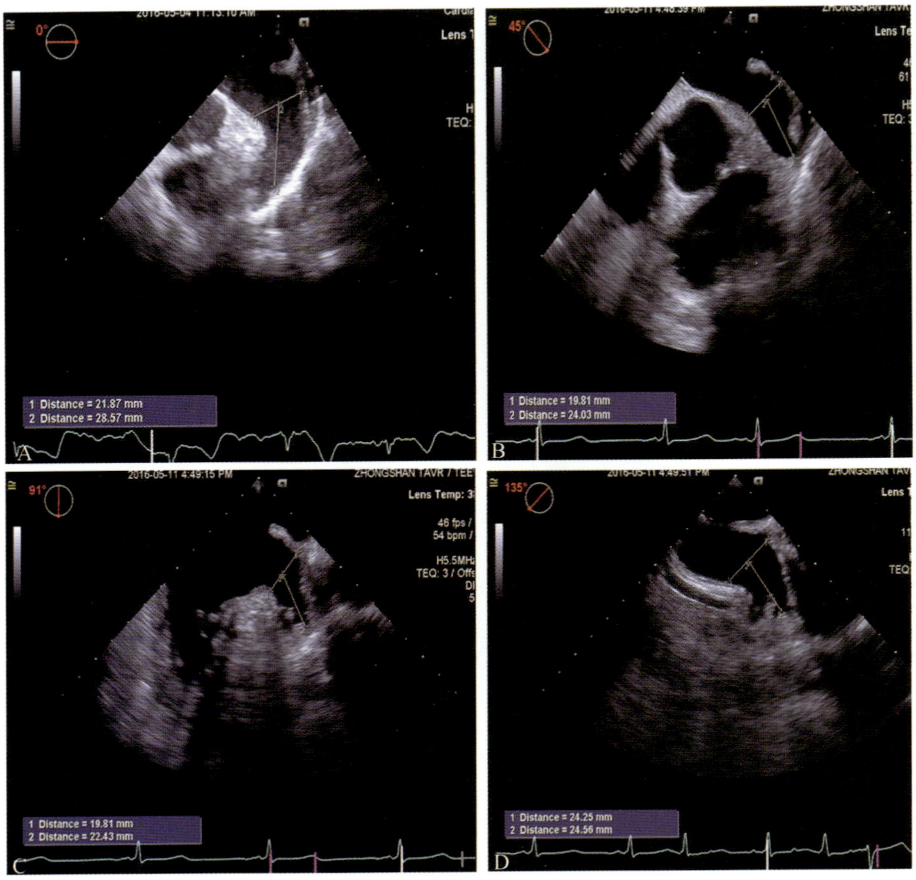

图 2-16 **A**. 0° 时左心耳口的大小及左心耳的深度；**B**. 45° 时左心耳口的大小及左心耳的深度；**C**. 90° 时左心耳口的大小及左心耳的深度；**D**. 135° 时左心耳口的大小及左心耳的深度

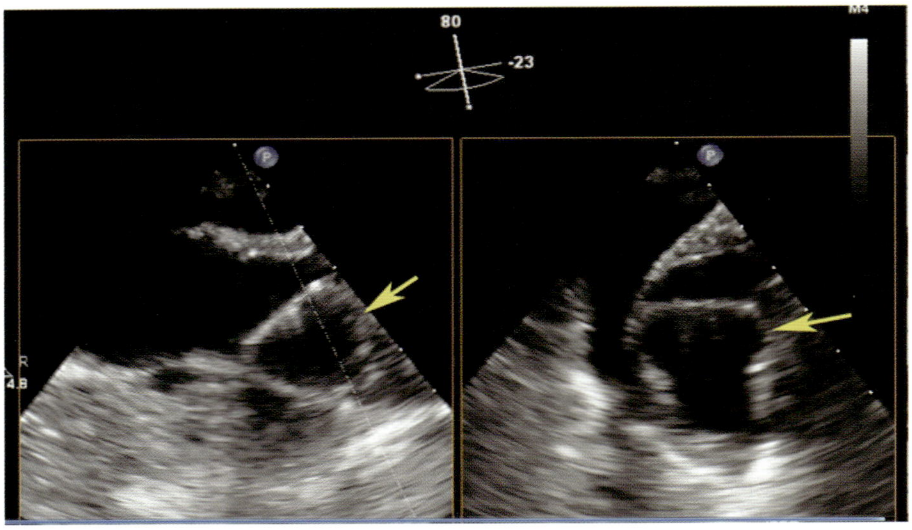

图 2-17 TEE 双平面显示封堵器在左心耳内的位置（箭头所示）

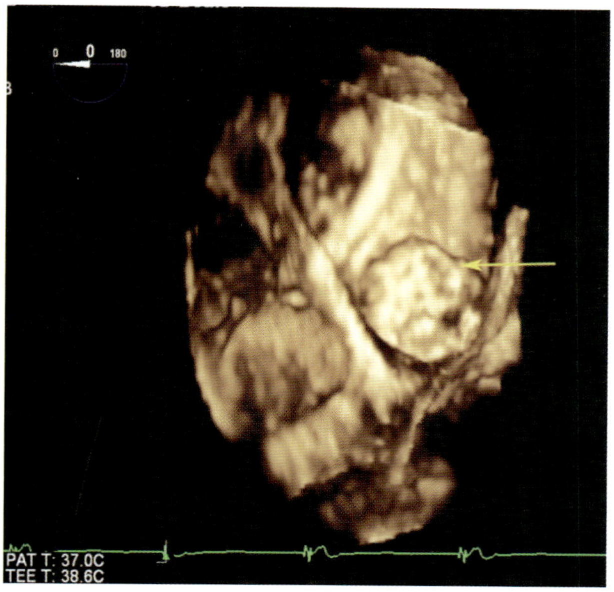

图 2-18　3DTEE 立体显示封堵器（箭头所示）在左心耳内的位置，以及封堵器与周围结构的关系

视频 2-6　TEE 显示封堵器位置良好，彩色多普勒未测及封堵器边缘处异常血流

参考文献

[1] 潘翠珍，舒先红．超声心动图在经导管心血管治疗中的应用．上海：上海科技出版社，2017：93-99.

[2] Mahmood F，Shernan SK. Perioperative transoesophageal echocardiography：current status and future directions. Heart，2016，102（15）：1159-1167.

[3] Khalique OK，Hahn RT. Role of echocardiography in transcatheter valvular heart disease interventions. Curr Cardiol Rep，2017，19（12）：128.

[4] 周燕翔，胡伟，郭瑞强．基于超声数据的 3D 打印技术在心脏领域的应用进展临床超声医学杂志，2018，20（8）：547-550.

[5] Fan Y，Kwok KW，Zhang Y，et al. Three-dimensional printing for planning occlusion procedure for a double-lobed left atrial appendage. Circ Cardiovasc Interv，2016，9（3）：e003561.

[6] 高伟，胡大一，华益民．常见先天性心脏病介入治疗中国专家共识二、室间隔缺损介入治疗．介入放射学杂志，2011，20（2）：87-92.

[7] Carole A. Warnes，Roberta G. Williams，Thomas M. Bashore，et al. ACC/AHA 2008 Guidelines for the management of adults with congenital heart disease：executive summary. J Am Coll Cardiol，2008，118：2395-2451.

[8] Helmut Baumgartner，Philipp Bonhoeffer，Natasja M S De Groot，et al. ESC Guidelines for the management of grown-up congenital heart disease（new version 2010）. European Heart Journal，2010，31：2915-2957.

[9] John Simpson，Leo Lopez，Philippe Acar，et al. Three-dimensional echocardiography in congenital heart disease：an expert consensus document from the European Association of Cardiovascular Imaging and the American Society of Echocardiography. European Heart Journal-Cardiovascular Imaging，2016，17：1071-1097.

[10] Frank E. Silvestry，Meryl S. Cohen，Laurie B. Armsby，et al. Guidelines for the echocardiographic assessment of atrial septal defect and patent foramen ovale：from the American Society of Echocardiography and Society for Cardiac Angiography and Interventions. Am Soc Echocardiogr，2015，28：910-958.

[11] Wang S，Zhuang Z，Zhang H，et al. Perventricular closure of perimembranous ventricular septal defects using the concentric occluder device. Pediatr Cardiol，2014，35（4）：580-586.

[12] Alban-Elouen Baruteau，sébastien Hascoët，Julien Baruteau，et al. Transcatheter closure of patent ductus arteriosus：past，present and future. Archives of Cardiovascular Diseases，2014，107：122-132.

[13] Bentham JR，Thomson JD，Gibbs JL. Transcatheter closure of persistent ductus arteriosus in adults. J Interv Cardiol，2012，25（5）：501-504.

[14] Maisano F，La Canna G，Colombo A，et al. The evolution from surgery to percutaneous mitral valve interventions：the role of the edge-to-edge technique. J Am Coll Cardiol，2011，58：2174-2182.

[15] Ted Feldman，SaibalKar，Michael Rinaldi，et al. Percutaneous mitral repair with the mitraclip system. J Am Coll Cardiol，2009，54：686-694.

[16] 潘翠珍，潘文志，周达新．二尖瓣反流介入治疗的超声心动图评价中国专家共识．中华超声影像学杂志，2019，28（1）：1-6.

[17] Nina C. Wunderlich1，Robert J. Siegel. Peri-interventional echo assessment for the MitraClip procedure. European Heart Journal-Cardiovascular Imaging，2013，14：935-949.

[18] Wallenborn J，Herrmann S，Hansen M，et al. Systematic Echocardiographic Evaluation of Mitral Valve Regurgitation for Transcatheter Edge-to-Edge Repair

.Echocardiography，2016，33（7）：1069-1079.

[19] Namal Wijesinghe，Jian Ye，Josep Rodes-cabau，et al. Transcath-eter aortic valve implantation in patients with bicuspid aortic valve stenosis. JACC cardiovasc interv，2010，3（11）：1122-1125.

[20] Arnold C. T. Ng，Victorial Delgado，Frank van derkley，et al. Comparison of aortic root dimensions and geometries before and after transcatheter aortic valve implantation by 2-and 3-dimensional transesophageal echocardiography and multislice computed tomography. Cir Cardiovasc imaging，2010，3（1）：94-102.

[21] AHA/ACC. 2014 AHA/ACC Guideline for the management of patients with valvular heart disease：executive summary a report of the American College of Cardiology/American Heart Association Task Force on Practice Guidelines. J Am Coll Cardiol，2014，63：2438-2488.

[22] 葛均波、周达新、潘文志.经导管心脏瓣膜治疗术.上海：上海科技出版社，2013，6：43-60.

[23] Calkins H1，Kuck KH，Cappato R，et al. 2012 HRS/EHRA/ECAS expert consensus statement on catheter and surgical ablation of atrial fibrillation：recommendations for patient selection，procedural techniques，patient management and follow-up，definitions，endpoints，and research trial design. Heart Rhythm，2012，9（4）：632-696.e21.

[24] Xavier Freixa，Apostolos Tzikas，Ayax sobrino，et al. Left atrial appendage closure with the AmplatzerTm Cardiac Plug：Impact of shape and devicesizing on follow-up leaks.International Journal of Cardiology，2013，168：1023-1027.

[25] Nina C Wunderlich，Roy Beigel，Martin J Swaans，et al. Percutaneous interventions for left atrial appendage exclusion.options，assessment，and imaging using 2D and 3D Echocardiography. JACC：cardiovascular imaging，2015，8（4）：472-488.

3 CT在结构性心脏病介入治疗中的应用

（毛定飚 齐 琳 李 铭）

结构性心脏病是近年心血管疾病领域提出的一个新概念，2005年由德国法兰克福的Horst Sievert医生首先提出，泛指一大类先天性或获得性的以心脏和大血管结构异常为主要表现的心血管疾病。广义的结构性心脏病是指除原发心电疾患（因某些电生理异常而发生的室性心动过速/心室颤动）和循环疾病（部分高血压、稳定型心绞痛、急性冠脉综合征）以外，任何心脏结构的异常，任何与心脏和大血管结构有关的疾病。而狭义的结构性心脏病是指解剖异常引起的心脏结构改变所造成的心脏的病理生理变化。包括：①先天性心脏病：室间隔缺损（VSD）、房间隔缺损（ASD）、动脉导管未闭（PDA）等；②心脏瓣膜疾病：二尖瓣、三尖瓣、主动脉瓣、肺动脉瓣等疾病；③心肌病：肥厚型心肌病、扩张型心肌病、致心律失常型右心室心肌病等；④心肌梗死后室间隔穿孔、室壁瘤、瘢痕心肌等。本章主要讨论CT在结构性心脏病介入治疗中的应用。

一、CT与其他影像学技术的对比

CT扫描速度快（一些不能忍受长时间平卧的患者也可接受）；扫描范围大，可进行全主动脉CT血管造影（CTA）成像；扫描模式简单，对操作者依赖性低；时间和空间分辨率高，无重叠结构，可任意角度进行三维重建，能客观清晰地显示结构性心脏病的位置、形态、房室连接、房室与大血管连接的空间位置关系，以及某些结构性心脏病时出现的细小和畸形的异常血管。心脏CT可用于计算心输出量、心室容积、射血分数等。冠状动脉CTA能反映先天性心脏病时合并的冠状动脉起源、走行异常，评估动脉粥样硬化及狭窄程度，在一定程度上替代常规冠状动脉造影。胸部CTA可覆盖整个心脏及大血管，有利于了解纵隔和气道的改变，当先心病或冠心病患者因血管异常扩张或血管通路异常而压迫气管时，CT可提供准确信息而无需气管镜。同时CT能显示邻近的肺实质和间质、纵隔、心包等结构，可以为部分结构性心脏病患者提供病因诊断的信息。在有MRI禁忌证的患者中，CT也可作为MRI的替代技术（表3-1）。CT的局限在于：①存在一定的辐射损伤。②难以评估瓣膜的运动模式，也不可用于评估血流模式和湍流。③对某些结构，如腱索、房间隔和室间隔膜部的评价存在局限性[1]。CT技术的进展主要包括：①使用可变螺距和低千伏技术减少心脏CT检查时患者所接受的辐射剂量[1]。② FFR_{CT}（fractional flow reserve）可以从结构和功能两个方面评估冠状动脉狭窄程度，具有提供冠状动脉病变解剖学和血流动力学改变的临床潜力[2]。③CT心肌灌注成像（CT myocardial perfusion imaging，CTP）可准确反映心肌血流动力学变化，评价心肌灌注分布、心室功能，得到心肌的生理学和功能学信息[3]。

二、CT在结构性心脏病介入治疗中的应用

近年来，伴随着新技术的出现和新器械的发明，结构性心脏病介入治疗获得长足发展，已从

表 3-1 已知或可疑成人先天性心脏病美国放射学会（ACR）适宜性标准

放射学程序	等级	评价	相对辐射水平
X 线胸片	9	通常是程序进行的第一步	+
经胸静息超声心动图	9	通常是执行的第一个步骤之一	−
静脉注射造影剂的 MRI 心功能检查	9	这一程序是对经胸超声心动图的补充。对于声窗不佳的患者，可能是一种替代方案	−
无静脉注射造影剂的 MRI 心功能检查	8	这一程序是对经胸超声心动图的补充，可作为静脉注射造影剂 MRI 心脏功能检查的一种替代。对于声窗不佳的患者，这可能是一种替代超声心动图的方法	−
经食管超声心动图	7	这是对经胸超声心动图的补充	−
静脉注射造影剂的 CT 心功能检查	7	该方法是对经胸超声心动图的补充，可作为 MRI 心功能检查的替代手段。此程序提供有关心室功能和心脏解剖的信息，但与 MRI 不同，不提供关于血流的信息	++++
静脉注射造影剂的 CT 冠状动脉检查	7	该方法是对经胸超声心动图的补充，可作为 CT 和 MRI 心功能检查的一种替代方法，尤其是在冠状动脉解剖有问题的情况下。这项技术可提供解剖学或心室功能解剖学信息，但它不能提供关于血流的信息	+++
静脉注射造影剂的胸部 MRA	7	这一检查是对经胸超声心动图的补充，如果只需大血管解剖信息，而不需要关于心内解剖、心功能和血流的信息，则可作为 MRI 心功能检查的替代。有时，它可能是无静脉注射造影剂 MRI 心功能检查的补充。	−
胸部 CTA	6	此方法是对经胸超声心动图的补充，如果只需要大血管的解剖信息，而不需要关于心内解剖、心功能和血流的详细信息，则可作为 CTA 心功能检查的替代	+++
无静脉注射造影剂的胸部 MRA	6	此方法是对经胸超声心动图的补充，可作为静脉注射造影剂的胸部 MRA 或 CTA 的一种替代方法	−
冠状动脉造影和心室造影	6	该方法是对经胸超声心动图、经食管超声心动图、MRI 心功能、CT 心功能、胸部 CTA、胸部 MRA 的补充。可能是冠状动脉 CTA 的另一种选择	+++
Tc-99m 左心室造影	4		+++

等级注解：1，2，3 通常不适宜；4，5，6，可能适宜；7，8，9 通常适宜
CTA：CT 血管造影；MRA：磁共振血管造影

先心病封堵术和瓣膜球囊成形术扩展到经导管瓣膜植入术、瓣膜修复术、左心耳封堵术、左心室减容术等。这些新技术在提高临床疗效的同时，减少了手术创伤和风险，未来发展前景广阔。

结构性心脏病介入治疗发展如此迅速，离不开心血管影像学的进步。多种影像学方法为结构性心脏病介入治疗的成功提供了准确信息，在整个诊疗过程（包括术前评价和适应证选择、术中监测、术后随访等）中保驾护航。CT 在其中发挥巨大作用。

1. 基于心脏解剖和功能的 CT 评价

心脏大血管的解剖结构和功能的准确评价是结构性心脏病介入治疗的前提。CT 的成像模式简单、对操作者依赖性低、空间分辨率高、可充分显示病变细节以及邻近结构的解剖，临床应用广泛。

在房间隔缺损封堵术中，CT 可清楚显示缺损的位置、精准测量缺损的宽度，以及房间隔缺损与右上肺静脉、三尖瓣、冠状窦、上腔静脉、下腔静脉和主动脉瓣的距离[4]。此外还可显示有无合并肺静脉畸形引流、二尖瓣和三尖瓣病变、房

间隔瘤、卵圆孔未闭等（图3-1和图3-2）。术后可显示封堵器的位置、有无残余分流等。

封堵器应用于卵圆孔未闭（patent foramen ovale，PFO）治疗（图3-3），其适应证为：① PFO伴有或不伴有房间隔瘤，Valsalva呼吸时彩超证实有右向左分流；② PFO合并不明原因的脑栓塞或颅外血栓栓塞；③ PFO合并不明原因的短暂性脑缺血发作（TIA）或颅内缺血性病变；④ PFO合并静脉系统血栓引起脑梗死患者；⑤有先兆偏头痛合并PFO的患者。与单纯抗血小板治疗对比，经皮封堵PFO具有成本效益[5]。

主动脉瓣狭窄是一种常见的心脏瓣膜疾病，在老年人群中发病率越来越高。当出现严重症状时，如果没有手术或经导管主动脉瓣置换术，其预后很差。目前，经导管主动脉瓣置换术（TAVR）被认为是外科主动脉瓣置换术的一种可行的替代方法。TAVR的术前计划中，主动脉环层面的三维CT成像是必不可少的程序[6]。通过CT成像评估冠状动脉、主动脉及外周血管条件，根据患者个体化条件精细测量和预测，选择最适宜的系统和瓣膜类型、最合适的球囊类型和尺寸、最可能的瓣膜尺寸和备选尺寸、最适合的辅助材料，有助于减少血管通路损伤、反流、冠状动脉阻塞等手术并发症（图3-4和图3-5）。CT评估的关键点在于：①通过对瓣环、瓣叶的形态、钙化与纤维化程度等的评估，确定锚定区域及锚定力；②冠状动脉方面，医师应对其开口的高度和位置、周围结构毗邻关系、有无支架、术中是否会阻塞等情况充分评估；③左心室及流出道方面，应观察左心室腔大小、心肌肥厚程度、血栓、室壁瘤、憩室等，确定流出道有无狭窄；④升主动脉并发症的预防重点在于预防动脉夹层，升主动脉直径＞50 mm时，并发症发生率明显增加，原则上更适宜外科手术。升主动脉明显钙化、附壁血栓等情况也需关注[7-9]。在TAVR术后患者中，CT能很好地反映瓣膜的位置、假性动脉瘤、主动脉硬化等，是超声心动图的重要补充[10]。CT可早期发现人工瓣膜和主动脉瓣根部介入术后并发症，在直接检测假体小叶血栓形成方面优于超声心动图，CT也可显示瓣叶因血栓造成的运动功能减退[11]。

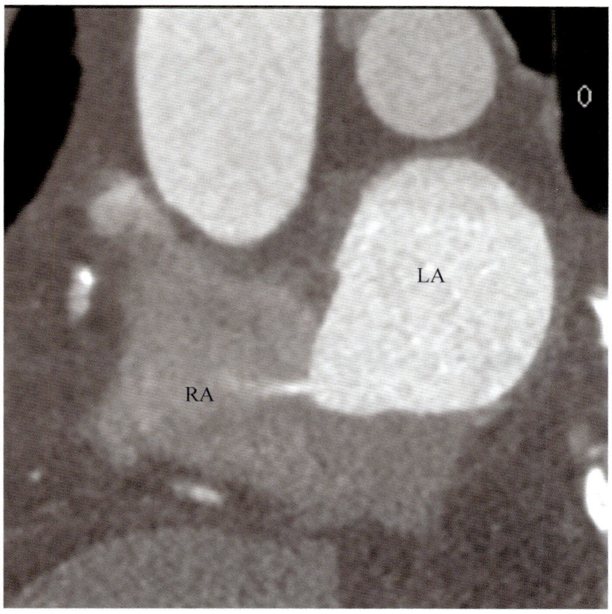

图3-1 中央型房间隔缺损合并房间隔瘤，有左向右分流

LA：左心房；RA：右心房

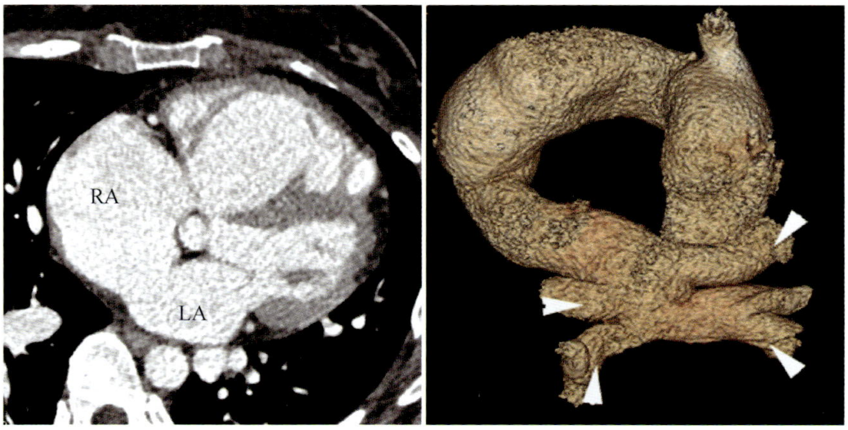

图3-2 房间隔缺损合并完全型心上型肺静脉畸形引流

A. 巨大的房间隔缺损，左心房无肺静脉连接；**B.** 四支肺静脉汇合后引流入上腔静脉。LA：左心房；RA：右心房

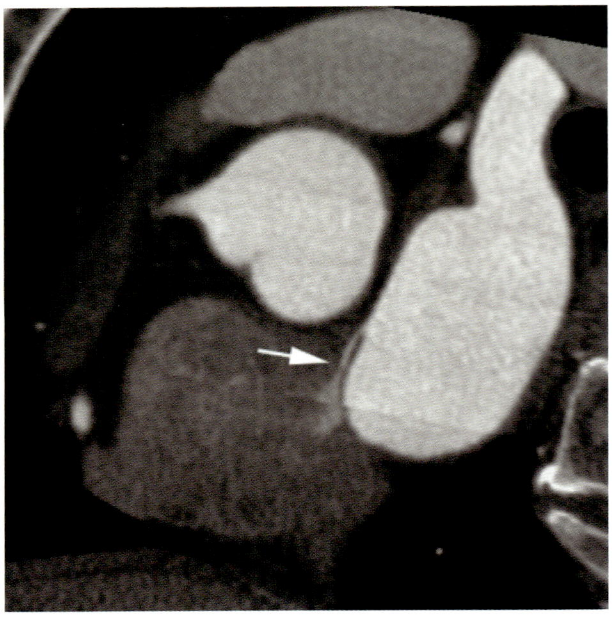

图 3-3　卵圆孔未闭合并左向右分流

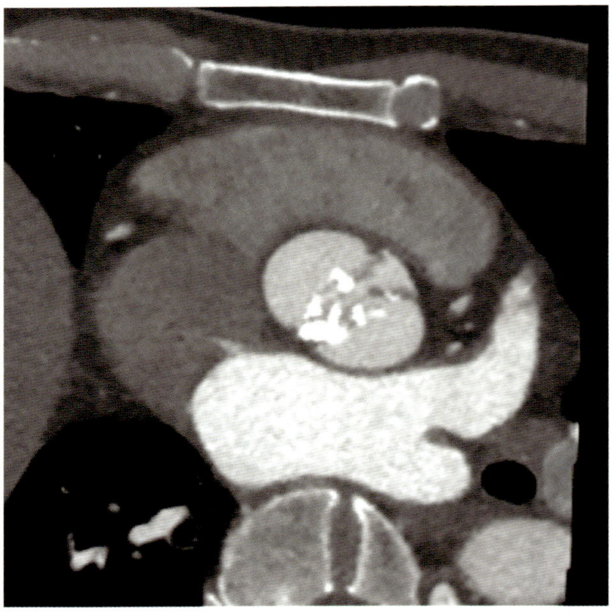

图 3-4　二叶式主动脉瓣，瓣膜增厚、钙化、粘连，瓣口开放面积缩小（该例合并卵圆孔未闭）

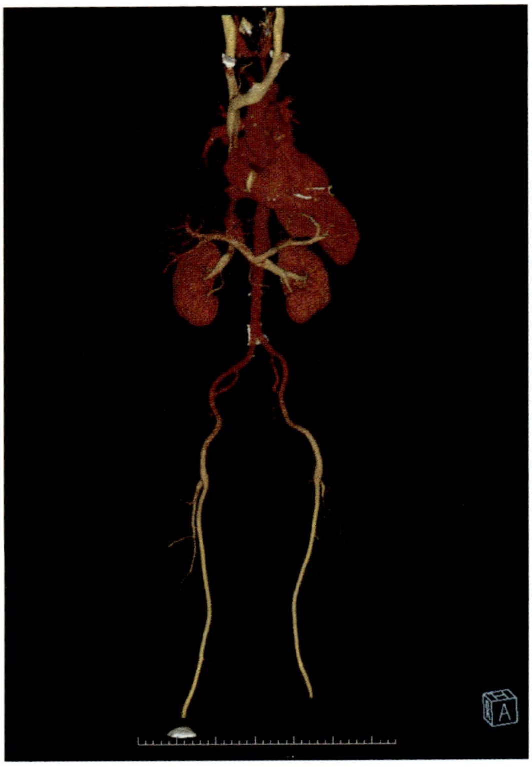

图 3-5　全主动脉 CTA 成像

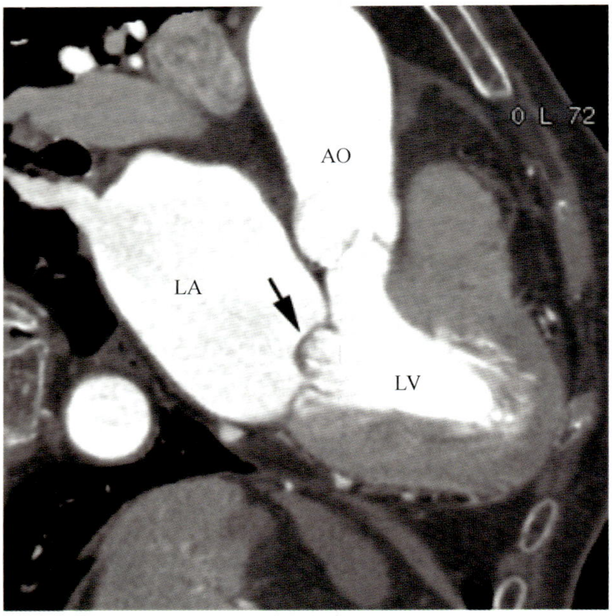

图 3-6　二尖瓣前叶脱垂致二尖瓣关闭不全、反流
LA：左心房；AO：主动脉；LV：左心室

不同于瓣叶修复，Cardioband 系统通过介入途径在二尖瓣环植入可调节大小的成形环，用以修复由于瓣环扩张导致的二尖瓣反流。术前需进行 CT 扫描，以评价其解剖学可行性（图 3-6）。可利用 CT 排除二尖瓣环钙化，并测量二尖瓣后环的长度，了解手术通路血管的情况，测量二尖瓣环与左回旋支的距离以评估左回旋支受损的风险，还可预测在手术过程中植入锚的最佳透视平面[12]。

三尖瓣病变以反流为主，可以是先天性三尖瓣下移畸形（Ebstein 畸形），也可继发于左心瓣膜疾病、房间隔缺损或心肌病（图 3-7）。作为完全慢性心力衰竭的标志，它的出现往往提示预后不良。然而，临床上单纯的三尖瓣手术少见，手术风险和病死率较高。因此，微创介入治疗三尖瓣疾病是非常具有吸引力和前景的技术。近年来，

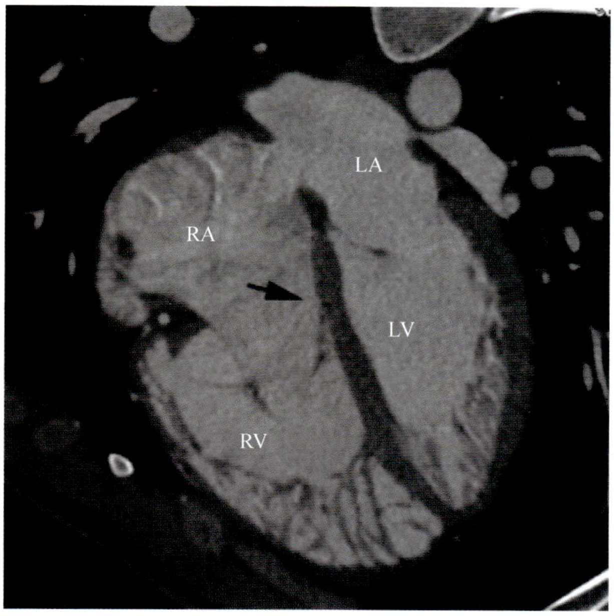

图 3-7 房间隔缺损合并三尖瓣下移畸形（箭头示隔瓣附着点位置下移），右心房、室扩大

LA：左心房；LV：左心室；RA：右心房；RV：右心室

经导管治疗严重三尖瓣反流的方法不断推出，包括瓣叶边缘对合、瓣环成形、异位瓣膜（腔静脉）功能替代及三尖瓣置换等技术。CT可在其中发挥重要作用，主要有以下几点：①对三尖瓣形态的精确测量，包括最大前后径、间隔侧径、周长、面积和右心室几何学测量，还有三尖瓣至右心室心尖部的最大距离测量。②放置区域的几何学测量，CT图像可用来识别一个安全的放置区域。③了解邻近结构的解剖关系。CT影像在评估右冠状动脉、乳头肌等周围结构时具有重要意义。④血管通路评估。当计划腔静脉功能替代时，CT影像可帮助了解肝静脉与下腔静脉的关系，防止肝静脉阻塞瓣膜。经颈静脉通路时，需了解颈静脉、锁骨下静脉、腋静脉、上腔静脉的走行和大小[13-14]。

微创心室折叠减容术（Revivent TC^{TM} System）是一种经导管的心室减容系统，通过将心肌梗死后前壁的瘢痕组织与正常的心肌组织隔离，从而减少心室腔容积及室壁张力，尽可能恢复心室的圆锥状态，以达到提升心室收缩效率、改善心脏功能的目的。术前计划需要CT（尤其是MR禁忌者）来识别瘢痕区域，了解室壁运动异常（图3-8），识别存活心肌面积，测量左心室容积及心功能，观察瓣膜运动[15]。

心房颤动是最常见的持续性心律失常，发病率不断上升，已成为全球性健康问题。心房颤动的发生与年龄增加、高血压、心力衰竭、心肌梗死、睡眠呼吸暂停综合征、肥胖、酗酒等有关。心房颤动可导致卒中、血栓栓塞和心力衰竭。在非瓣膜病性心房颤动和口服抗凝药禁忌患者中，经皮介入封堵左心耳已成为减少栓塞性卒中的替代疗法，并被证实与标准华法林治疗效果相当。利用CT的三维成像可提供左心耳和邻近重要结构（包括二尖瓣和肺静脉）空间定位的容积评估（图3-9）。CT成像不仅适用于术前计划，也可用于评价封堵器的位置、术后并发症等[16-17]。导管消融并肺静脉隔离是治疗持续性心房颤动的一种可行的治疗方法。CT成像可提供左心房、肺静脉和邻近结构的详细解剖信息，帮助制订手术计划，并减少并发症。术后并发症如肺静脉狭窄、心房-食管瘘、心包积血等在CT上也可得到很好显示。

肥厚型心肌病（hypertrophic cardiomyopathy，HCM）被认为是常染色体显性遗传病，致病基因目前发现大于11个，400个位点被认为与疾病有

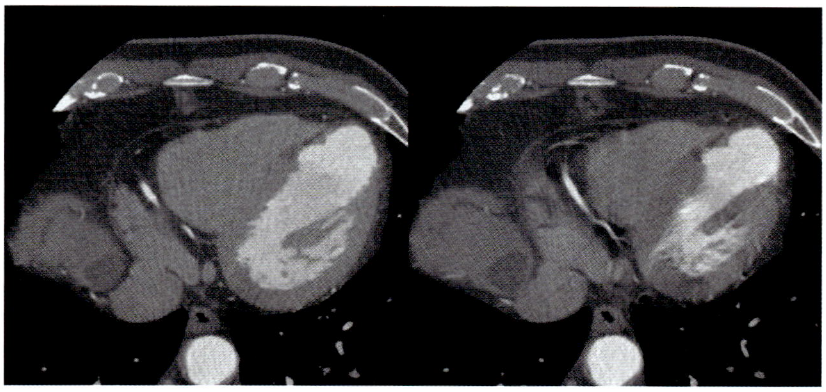

图 3-8 左心室前壁、间壁变薄，收缩期无运动并向外膨出

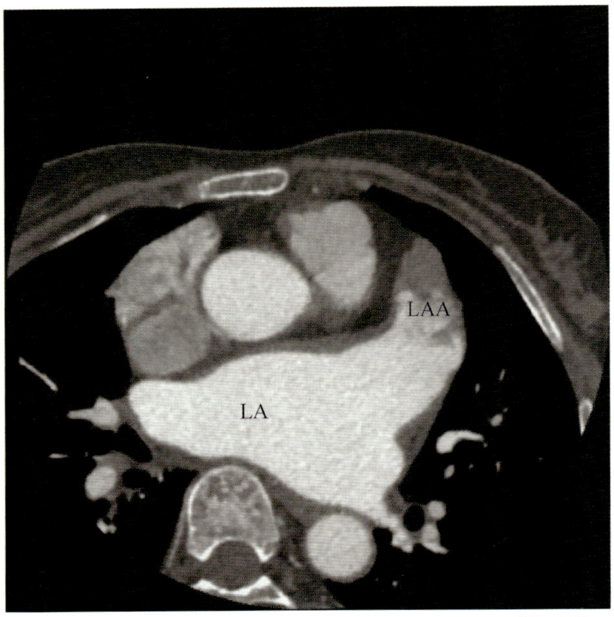

图 3-9　心房颤动患者，左心房扩大，左心耳血栓形成

关。其病理生理表现为①在收缩期，肥厚的室间隔肌凸入心室腔，使处于左心室流出道的二尖瓣前叶与室间隔靠近而向前移位，引起左心室流出道狭窄与二尖瓣关闭不全。②肥厚的心肌舒张期顺应性下降。③由于心肌需氧超过冠状动脉血供，室壁内冠状动脉狭窄，心室壁内张力增高，引起心肌缺血。CT 表现：左心室明显肥厚，室间隔为主（大于 15 mm），左心室流出道狭窄，二尖瓣前叶收缩期前移靠近室间隔，可并发心肌桥（图 3-10）。本病主要与运动员心脏以及主动脉瓣狭窄、高血压引起的心肌改变鉴别。运动员心脏是运动员经长期训练后的生理适应性结果，一般心室厚度不超过 15 mm。主动脉瓣狭窄有明显的主动脉瓣增厚、钙化、粘连。增强心脏 CT 能全面评估 HCM，CT 延迟强化检测 HCM 患者心肌纤维化的准确性与延迟强化 MR 相仿，当存在 MR 禁忌时，CT 可作为一种替代手段[18]。心肌延迟强化结果与猝死具有关联性，对于心室壁厚度达 30 mm 的患者，风险以线性方式增加，而且在年轻患者中似乎具有更大的预后价值[19]。流出道梗阻的 HCM 患者进行射频消融治疗，可使左心室流出道压力梯度降低。

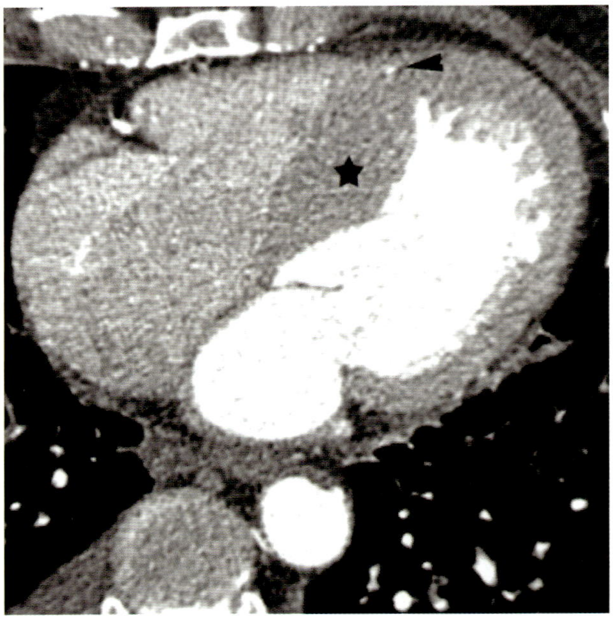
图 3-10　左心室室间隔明显增厚，合并左前降支心肌桥

2. 基于密度区分心脏各种组织和病变能力的 CT 评价

CT 密度分辨率高，基于密度可准确区分心脏的各种组织和病变，主要包括血管及瓣膜的钙化、血栓、脂肪、心肌瘢痕组织等。

首先，MSCT 能通过识别粥样硬化斑块来筛查冠心病，这是目前其他无创性影像手段难以实现的，在结构性心脏病介入术前可部分替代常规冠状动脉造影[1]。

主动脉瓣钙化是 TAVI 术后发生栓塞的危险因素之一[20]。微创心室折叠减容术前，根据多层螺旋 CT 所显示的左心室心尖部血栓、室壁瘤严重钙化（图 3-11）、左心室壁厚度小于 3 mm 的患者需排除，因其具有较高的全身栓塞和设备并发症发生风险[21]。

除钙化外，CT 对脂肪成分的识别也具有优势。心包脂肪组织（pericardial adipose tissue，PAT）可分为两个部分：即脏层心包以内的心外膜脂肪组织（epicardial adipose tissue，EAT）和壁层心包以外的心周脂肪组织（paracardial adipose tissue）。组织学证据发现脂肪可直接浸润心房心内膜下，并在免疫介导下形成纤维化，造成心内膜与心外膜传导系统之间的电分离；另一方面 EAT 可通过多种炎症因子或氧化应激作用于心房肌导致基质改变；此外，迷走神经过度兴奋也被认为与心房颤动的发生和维持密切相关，而支配心房的心脏神经丛就主要分布于心房外脂肪垫中[22]。鉴于 EAT 与

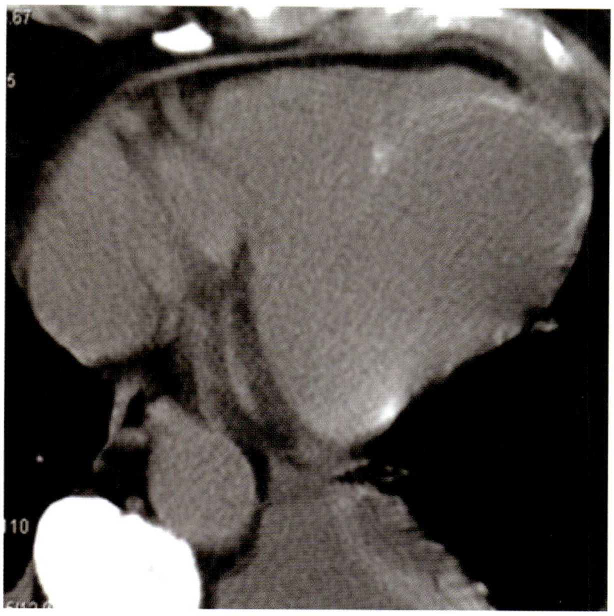
图 3-11　左心室室壁瘤弥漫钙化

心房颤动的相关性，利用CT重建EAT图像（图3-12），并引入心房颤动射频消融成为一种新的治疗尝试。有团队将EAT与当前热点的转子学说和破裂电位为基础的心房颤动个性化消融治疗相结合：心房的复杂破裂电位被认为与心房颤动基质相关，而时域信号经傅里叶变换转为频谱分析得到的主导频峰则被认为与心房颤动的维持有关[23]。

致心律失常型右心室心肌病（arrhythmogenic right ventricular cardiomyopathy，ARVC）是一种常染色体显性遗传的心肌疾病，表现为右心室逐渐扩大，室壁变薄，心肌组织逐渐为脂肪组织或纤维脂肪组织所替代和填充（随疾病进展可累及左心室壁），直至心室颤动等恶性心律失常。心肌组织成分的变化为右心室功能障碍和心律失常提供了一种力学基础，CT可在分析右心室组织成分方面提供帮助（图3-13）。而且，心脏CT能提供三维右心室成像、高分辨率的右心室解剖结构评估以及精确的功能评估，无需几何假设。病理解剖证实纤维、脂肪组织一般由心外膜向心内膜进展，因此电生理检查发现ARVC的室性心动过速基质多位于心外膜。ARVC患者与非ARVC患者脂肪分布不同，右心室后外侧壁是ARVC最具特征性的区域[24]。ARVC患者中，MDCT图像上的心外膜脂肪分布与三维标测电解剖图的心室局部异常电活动分布存在较好的关联性，有指导消融靶点的潜在意义[25]。

3. CT影像与3D打印技术的整合

近年来，3D打印技术在结构性心脏病介入治疗中的应用受到关注，而3D打印的基础是心血管影像3D数据。

TAVI术前3D打印主动脉根部复合体的模型能协助解剖结构的显示，还具有预测瓣周反流的

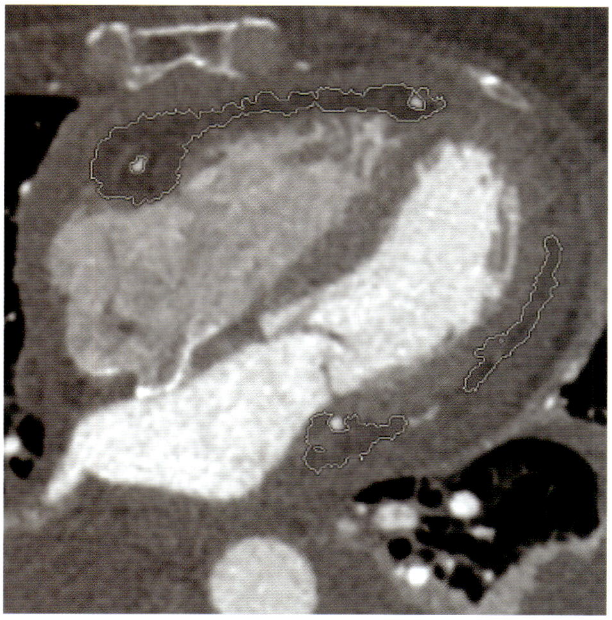
图 3-12　白线圈内即为心外膜脂肪组织

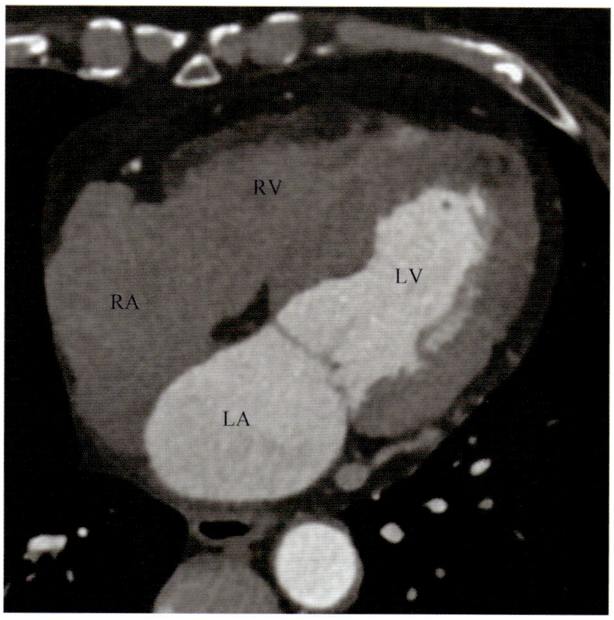

图 3-13　ARVC患者，脂肪浸润右心室游离壁和左心室心尖部

LA：左心房；RA：右心房；LV：左心室；RV：右心室

能力[26]。

Obasare 等利用 CT 舒张期图像（心动周期的 70% ～ 80%）进行 3D 打印制作左心耳模型，术前预测封堵器的大小和定位，可帮助简化操作、缩短时间。CT 在术后还可用于判断是否存在封堵器移位、周围残余漏、封堵器表面血栓形成等[27]。

在梗阻性肥厚型心肌病的治疗中，3D 打印不仅对术前评估、手术计划和实际操作有帮助，在医患沟通方面也可起作用[28]。

在结构性心脏病介入治疗中，3D 打印对各种病变解剖的可视化、瓣膜及封堵器大小的选择、手术路径的选择、瓣膜的最佳位置等均有应用价值[29]。

4. CT 与其他影像技术的融合

在结构性心脏病介入治疗过程中，经常需要同时获得多方面数据，而单一影像学方法往往顾此失彼，难以满足手术需要。因此，对多种影像学技术进行融合，使之优势互补可发挥更大的作用。

在 TAVI 术中，将术前获得的 CTA 数据与 X 线透视下的影像进行融合，可提高操作人员对手术的信心和手术安全性[9]。在术前将超声心动图与 CT 图像融合，对手术也有指导作用[30]。

Thakkar 等利用 CTA 数据进行静脉窦型房间隔缺损的 3D 打印，并在术中与 X 线透视图像融合指导手术[31]。

在对先天性心脏病和获得性肺静脉狭窄患者进行介入治疗时，将术前采集的 CT 或 MR 图像中的解剖标志覆盖于实时透视图上进行 3D 配准，具有可行性和空间准确性，有助于缩短手术时间、减少辐射量和造影剂剂量[32]。

5. 展望

随着结构性心脏病介入治疗新方法、新材料的不断涌现，对心血管影像学也提出了更高的要求。CT 一方面需在降低辐射剂量及减少造影剂用量的基础上提升显示能力[33]，另一方面还需实现与其他技术的融合以扬长避短，将大大提高结构性心脏病临床诊断效率，进一步促进介入治疗的发展。

参考文献

[1] Woodard PK，Ho VB，Akers SR，et al；Expert Panel on Cardiac Imaging. ACR appropriateness criteria® known or suspected congenital heart disease in the adult. J Am Coll Radiol，2017，14：S166-S176.

[2] Driessen RS，Danad I，Stuijfzand WJ，et al. Comparison of coronary computed tomography angiography，fractional flow reserve，and perfusion imaging for ischemia diagnosis. J Am Coll Cardiol，2019，73：161-173.

[3] Nishiyama H，Tanabe Y，Kido T，et al. Incremental diagnostic value of whole-heart dynamic computed tomography perfusion imaging for detecting obstructive coronary artery disease. J Cardiol，2018 Dec 27. pii：S0914-5087（18）30348-4.doi：10.1016/j.jjcc.2018.12.006. [Epub ahead of print]

[4] Yamasaki Y，Nagao M，Kawanami S，et al. One-stop shop assessment for atrial septal defect closure using 256-slice coronary CT angiography.Eur Radiol，2017，27：697-704.

[5] Hildick-Smith D，Turner M，Shaw L，et al. Evaluating the cost-effectiveness of percutaneous closure of a patent foramen ovale versus medical management in patients with a cryptogenic stroke：from the UK payer perspective.J Med Econ，2019，22：131-139.

[6] Expert Panel on Cardiac Imaging and Vascular Imaging：Leipsic JA，Blanke P，Hanley M，et al. ACR appropriateness criteria® imaging for transcatheter aortic valve replacement. J Am Coll Radiol，2017，14（11S）：S449-S455.

[7] Latsios G，Spyridopoulos TN，Toutouzas K，et al. Multi-slice CT（MSCT）imaging in pretranscatheter aortic valve implantation（TAVI）screening. How to perform and how to interpret.Hellenic J Cardiol，2018，59：3-7.

[8] Chiocchi M，Forcina M，Morosetti D，et al. The role of computed tomography in the planning of transcatheter aortic valve implantation：a retrospective analysis in 200 procedures. J Cardiovasc Med（Hagerstown），2018，19：571-578.

[9] Vernikouskaya I，Rottbauer W，Seeger J，et al. Improved Registration of 3D CT Angiography with X-ray Fluoroscopy for Image Fusion During Transcatheter Aortic Valve Implantation. J Vis Exp，2018，（136）. doi：10.3791/57858.

[10] Suchá D，Chamuleau SA，Symersky P，et al. Baseline MDCT findings after prosthetic heart valve implantation

provide important complementary information to echocardiography for follow-up purposes. Eur Radiol, 2016, 26: 997-1006.

[11] Soschynski M, Capilli F, Ruile P, et al. Post-TAVI follow-up with MDCT of the valve prosthesis: technical application, regular findings and typical local post-interventional complications. Rofo, 2018, 190: 521-530.

[12] Maisano F, Taramasso M, Nickenig G, et al. Cardioband, a transcatheter surgical-like direct mitral valve annuloplasty system: early results of the feasibility trial. Eur Heart J, 2016, 37: 817-825.

[13] Asmarats L, Puri R, Latib A, et al. Transcatheter tricuspid valve interventions: landscape, challenges, and future directions. J Am Coll Cardiol, 2018, 71: 2935-2956.

[14] Ancona F, Stella S, Taramasso M, et al. Multimodality imaging of the tricuspid valve with implication for percutaneous repair approaches. Heart, 2017, 103: 1073-1081.

[15] Kitamura M, Schmidt T, Kuck KH, et al. Heart failure interventions targeting impaired left ventricles in structural heart disease. Curr Cardiol Rep, 2018, 20 (2): 8. doi: 10.1007/s11886-018-0950-6.

[16] Donal E, Lip GY, Galderisi M, et al. EACVI/EHRA expert consensus document on the role of multi-modality imaging for the evaluation of patients with atrial fibrillation.Eur Heart J Cardiovasc Imaging, 2016, 17: 355-383.

[17] Eng MH, Wang DD. Computed tomography for left atrial appendage occlusion case planning. Interv Cardiol Clin, 2018, 7: 367-378.

[18] Lei Zhao, Xiaohai Ma, Mark C De Lano, et al. Assessment of myocardial fibrosis and coronary arteries in hypertrophic cardiomyopathy using combined arterial and delayed enhanced CT: comparison with MR and coronary angiography. Eur Radiol, 2013, 23: 1034-1043.

[19] Al-Khatib SM, Stevenson WG, Ackerman MJ, et al. 2017 AHA/ACC/HRS Guideline for management of patients with ventricular arrhythmias and the prevention of sudden cardiac death: a report of the American College of Cardiology/American Heart Association Task Force on Clinical Practice Guidelines and the Heart Rhythm Society. J Am Coll Cardiol, 2018, 72 (14): e91-e220.

[20] Aggarwal SK, Delahunty Rn N, Menezes LJ, et al. Patterns of solid particle embolization during transcatheter aortic valve implantation and correlation with aortic valve calcification. J Interv Cardiol, 2018, 31: 648-654.

[21] Klein P, Agostoni P, van Boven WJ, et al. Transcatheter and minimally invasive surgical left ventricular reconstruction for the treatment of ischaemic cardiomyopathy: preliminary results. Interact Cardiovasc Thorac Surg, 2018 Sep 17. doi: 10.1093/icvts/ivy259.

[22] Hatem SN, Redheuil A, Gandjbakhch E.Cardiac adipose tissue and atrial fibrillation: the perils of adiposity.Cardiovasc Res, 2016, 109: 502-509.

[23] Guillem MS, Climent AM, Rodrigo M, et al. Presence and stability of rotors in atrial fibrillation: evidence and therapeutic implications.Cardiovasc Res, 2016, 109: 480-492.

[24] Cochet H, Denis A, Komatsu Y, et al. Automated quantification of right ventricular fat at contrast-enhanced cardiac multidetector CT in arrhythmogenic right ventricular cardiomyopathy. Radiology, 2015, 275: 683-691.

[25] Komatsu Y, Jadidi A, Scher F, et al. Relationship between MDCT-imaged myocardial fat and ventricular tachycardia substrate in arrhythmogenic right ventricular cardiomyopathy.J Am Heart Assoc, 2014, 3 (4): e000935.

[26] Ripley B, Kelil T, Cheezum MK, et al. 3D printing based on cardiac CT assists anatomic visualization prior to transcatheter aortic valve replacement. J Cardiovasc Comput Tomogr, 2016, 10: 28-36.

[27] Obasare E, Mainigi SK, Morris DL, et al. CT based 3D printing is superior to transesophageal echocardiography for pre-procedure planning in left atrial appendage device closure. Int J Cardiovasc Imaging, 2018, 34: 821-831.

[28] Guo HC, Wang Y, Dai J, et al. Application of 3D printing in the surgical planning of hypertrophic obstructive cardiomyopathy and physician-patient communication: a preliminary study.J Thorac Dis, 2018, 10: 867-873.

[29] Otton JM, Birbara NS, Hussain T, et al. 3D printing from cardiovascular CT: a practical guide and review. Cardiovasc Diagn Ther, 2017, 7: 507-526.

[30] Khalil A, Faisal A, Lai KW, et al. 2D to 3D fusion of echocardiography and cardiac CT for TAVR and TAVI image guidance. Med Biol Eng Comput, 2017, 55: 1317-1326.

[31] Thakkar AN, Chinnadurai P, Breinholt JP, et al. Transcatheter closure of a sinus venosus atrial septal defect using 3D printing and image fusion guidance.

Catheter Cardiovasc Interv，2018，92：353-357.

[32] Suntharos P，Setser RM，Bradley-Skelton S，et al. Real-time three dimensional CT and MRI to guide interventions for congenital heart disease and acquired pulmonary vein stenosis. Int J Cardiovasc Imaging，2017，33：1619-1626.

[33] Talei Franzesi CR，Ippolito D，Riva L，et al. Diagnostic value of iterative reconstruction algorithm in low kV CT angiography（CTA）with low contrast medium volume for transcatheter aortic valve implantation（TAVI）planning：image quality and radiation dose exposure. Br J Radiol，2018，91（1092）：20170802.

4 CMR技术进展及其在结构性心脏病介入治疗中的应用

（赵世华　陈秀玉）

结构性心脏病（structural heart disease，SHD）是一类非冠状动脉病变所致且能够借助介入手段治疗的先天性或获得性心脏病的统称，主要包括先天性心脏病（房间隔缺损、室间隔缺损、动脉导管未闭）、心脏瓣膜疾病以及肥厚型心肌病等[1]。心血管磁共振成像（cardiovascular magnetic resonance imaging，CMR）凭借多参数、多平面、多序列成像的特点以及良好的组织对比度，不仅是无创性评估心脏结构及功能的金标准，而且能同时对血流动力学及心肌组织特征进行“一站式”评估，能够为结构性心脏病的临床诊断及治疗提供更多元的视角和更全面的信息[2-4]。

一、CMR主要成像技术及进展

1. 心脏形态及功能学评估

心脏电影序列（CINE）成像：最常用的采集方法是稳态自由进动梯度回波（balanced steady state free precession，SSFP）电影序列，被认为是目前无创性评估心脏结构及功能的金标准。扫描层面一般采用左心室两腔心、四腔心、左心室流出道及左心室短轴等层面（图4-1）。旨在观察心脏整体和节段性运动以及房室瓣、主动脉瓣、肺动脉瓣启闭等，并获得左、右心室舒张末/收缩末容积、射血分数、每搏量、心输出量、心肌质量等参数。该序列的主要优点是单次成像速度快、心肌血池对比度高。主要缺点是定位复杂，需要患者反复屏气配合，总耗时较长，尤其不适用于屏气困难或依从性差的患者。

2. 磁共振血流成像

（1）2D FLOW：即二维相位对比流速编码电影（phase-contrast velocity-encoding cine，PC-VEC），是目前CMR评估心腔及大血管血流动力学的常规扫描序列（图4-2），不但可以无创评估瓣膜的狭窄和反流，估算先天性心脏病的异常分流，还可以定量评估肥厚型心肌病左、右心室流出道流速，并计算压差，判断有无流出道梗阻及梗阻程度。主要缺点是必须针对每一个目标切面定位，例如

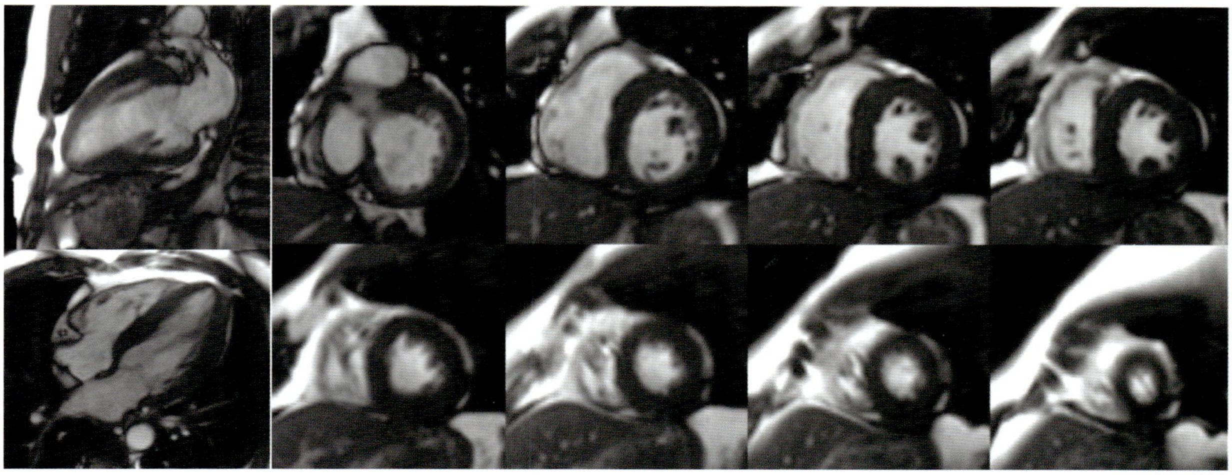

图4-1　心脏二腔心、四腔心及八层短轴SSFP电影序列

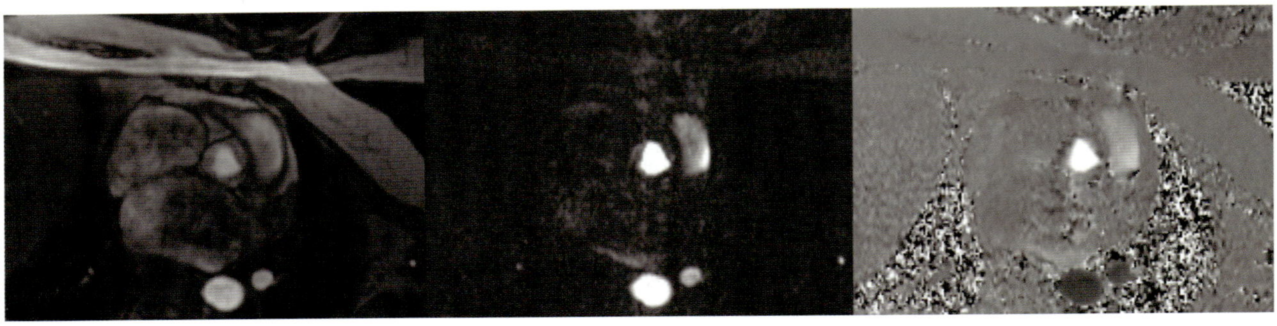

图 4-2　垂直于主动脉瓣层面的 PC-VEC 电影，从左至右依次是解剖图、幅值图和相位图，正常主动脉瓣为三瓣，开放呈三角形

同时存在主动脉瓣及肺动脉瓣病变，若想评估这两个瓣膜的血流情况，必须分别对两个瓣膜进行定位扫描，操作复杂且费时。

（2）4D FLOW：又称三维相位对比流速编码电影，与传统的 2D FLOW 相比，4D FLOW 可同时从三个相互垂直的方向进行速度编码，能一次扫描即获得整个扫描范围内任意切面的血流动力学信息。2015 年 4D FLOW 专家共识[5]推荐其临床适应证包括心脏瓣膜疾病（狭窄或反流），心内分流或侧支（如房间隔缺损、室间隔缺损、动脉导管未闭等），复杂先天性心脏病（如单心室、法洛四联症等），主动脉病变（主动脉瘤、缩窄、夹层）及肺动脉高压等。借助 4D FLOW 后处理软件，不仅可以直观显示心腔及大血管的异常血流模式，例如湍流和涡流，还能够进一步定量分析感兴趣区内流速、流量、峰值流速、反流指数等常规参数，以及壁剪切力、相对压差、能量及动能等高级血流动力学参数（图 4-3）。

3. 心肌纤维化成像

（1）钆对比剂延迟强化（late gadolinium enhancement，LGE）：被认为是目前无创性评估心肌局灶性纤维化（心肌瘢痕）的金标准。通常采用心电门控屏气相位敏感反转恢复 Turbo FLASH 序列，通过设定反转恢复时间（TI 值），选择性地抑制正常心肌信号，而心肌纤维化呈高信号（图 4-4）。扫描切面与心脏电影一致，一般包括左室两腔心、四腔心及 8 ～ 10 层心室短轴切面。主要优点是正常心肌与纤维化对比度高，主要缺点是该序列为半定量技术，需要正常心肌做对照，无法准确评估心肌间质性或弥漫性纤维化。

（2）T1 mapping 和细胞外间质容积分数（extracellular volume fraction，ECV）：目前多采用改进的 Look-Lock 反转恢复序列（modified look and locker inversion recovery sequence，

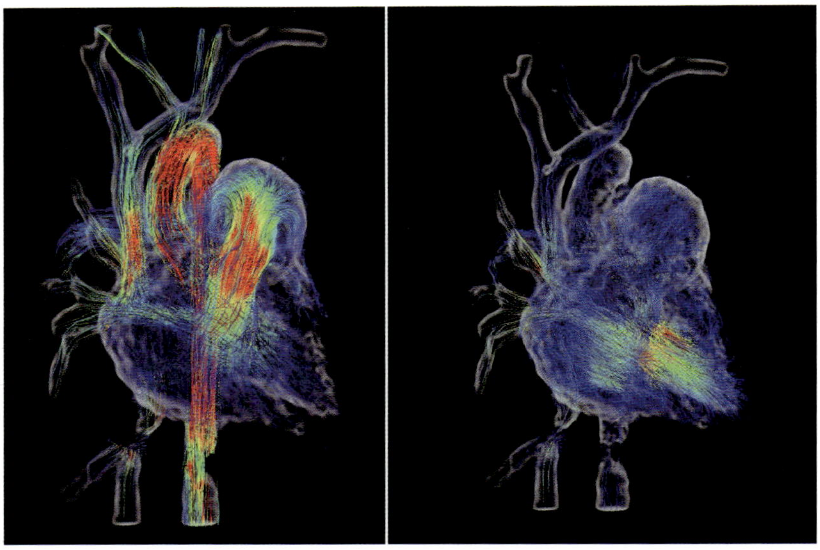

图 4-3　4D FLOW 三维直观显示心腔及大血管血流，左图为心室收缩期，右图为心室舒张期

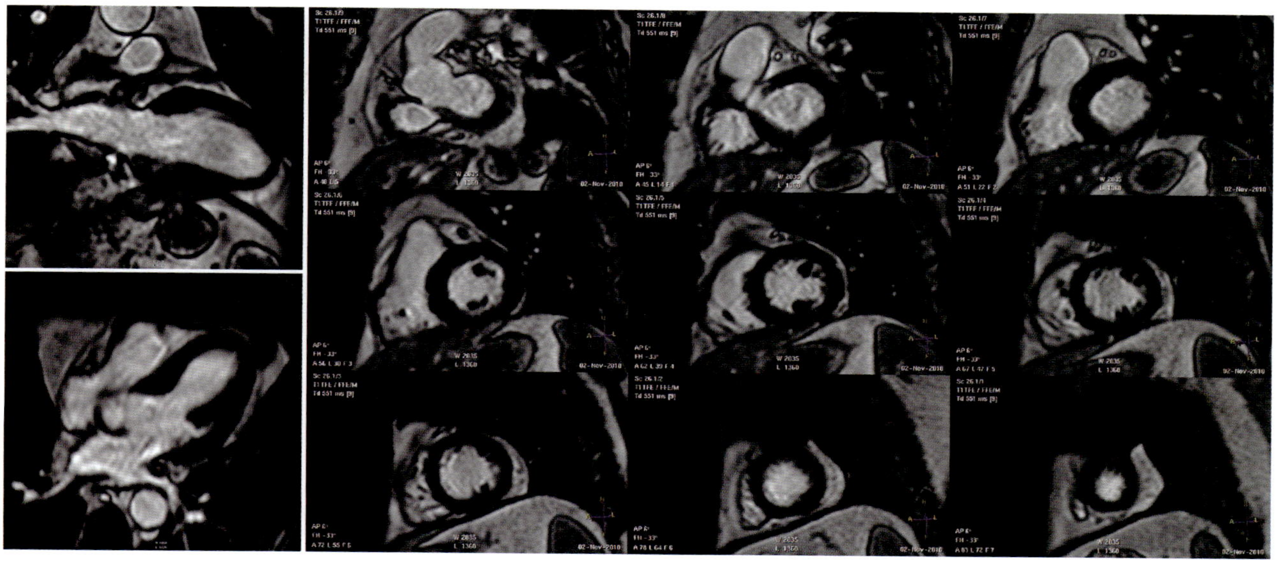

图 4-4 钆对比剂延迟强化（正常心脏），正常心肌为均匀一致的低信号

MOLLI），具有 TI 探测的高速采集、多样对比功能和高组织对比度、高空间分辨率及大范围空间覆盖的优点。不同于 LGE，T1 mapping 可以直接测量心肌的 T1 值（图 4-5），无需正常心肌组织做对照，尤其适用于结构性心脏病及各类非缺血性心肌病间质纤维化的定量评估[6]。

二、CMR 成像技术在结构性心脏病中的应用

1. 先天性心脏病

尽管目前 CMR 并不是先天性心脏病的一线首选检查方法，但作为心脏结构和功能无创性检查的“金标准”，它能够全面和准确地显示心脏房室解剖结构、房室连接和心室大血管连接关系，大血管的空间位置等，并能够准确评价心功能尤其是右心功能改变。此外，还能一站式提供血流动力学和心肌组织特征信息，有效补充超声心动图和导管造影的不足[7-9]。

（1）结构及功能评估：CMR 自旋回波技术（横轴位、冠状位和矢状位）能够初步显示先天性心脏病形态学变化，如房室腔位置和大小、大动脉位置及其连接关系等。在此基础上，采用 SSFP 电影序列有针对性地选择层面可进一步明确房室连接以及心室大动脉连接关系、心腔大小、室壁厚度、心室类型，以及有无心内或心外分流，有无流出道狭窄等（图 4-6）。此外，SSFP 电影序列还可以进一步评估左、右心功能。

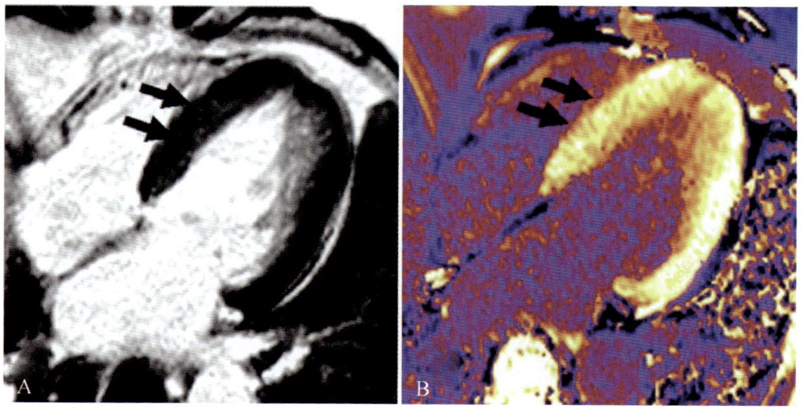

图 4-5 心尖肥厚型心肌病

T1 mapping 示室间隔 T1 值升高（箭头），而 LGE 阴性，提示 T1 mapping 技术对心肌间质纤维化更敏感

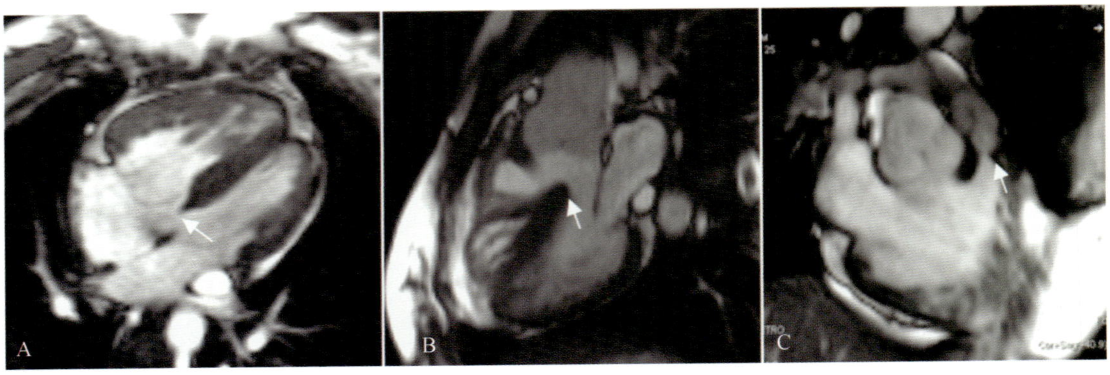

图 4-6　法洛四联症

图 A、B、C 依次为 SSFP 电影四腔心、左心室流出道和右心室三腔心层面，**A** 图显示右心增大、右室壁肥厚、室间隔缺损（箭头）以及右心室收缩功能减低；**B** 图显示主动脉骑跨（箭头）；**C** 图示肺动脉瓣和右心室流出道狭窄（箭头）

（2）血流评估：对于心内、心外分流性先天性心脏病如室间隔缺损，采用常规二维 PC-VEC 电影还可以进一步定量评估流速、分流量等（图 4-7）。而 4D FLOW 技术尤其适用于分流部位难以确定的先天性心脏病[10]（图 4-8）。

（3）心肌纤维化评估：先天性心脏病不仅出现心脏结构及功能改变，还可发生心肌重构，主要表现为心肌纤维化。例如三尖瓣下移畸形伴重度关闭不全患者会出现右心增大，右室壁变薄，右心室心肌纤维化（图 4-9）。无论是左心室还是右心室，一旦出现心肌纤维化，则意味着患者预后不佳[11]。

2. 心脏瓣膜疾病

心脏瓣膜疾病主要表现为瓣膜狭窄和（或）关闭不全，以及先天性发育异常，如主动脉瓣二瓣畸形[12]。虽然 CMR 效价比和便捷性不及超声，但其大视野、优异的空间分辨力，能够有效地克服超声的某些不足，例如声窗受限、远近场回声弱以及操作者依赖性等。应用 CMR 电影序列可直接观察瓣膜开放及关闭；应用血流成像能够进一步定量评估峰值流速及反流指数，判断瓣膜狭窄及关闭不全的程度；应用电影序列还能够评估瓣膜病变引起的继发性心脏结构及功能异常；而应用 LGE 及 T1 mapping 技术则能够进一步评估心肌纤维化程度，对患者进行危险分层及预后评估[13]。

（1）瓣膜形态评估：瓣膜狭窄时，通过 SSFP 电影序列既可直接观察瓣膜开放程度，亦可测量瓣口最大开放面积，定性 / 半定量评价狭窄程度（图 4-10）。瓣膜关闭不全时，CMR 电影既可以通过观察反流束的长（宽）度与范围定性评估反流量，亦可通过测量瓣口反流束的面积定量评估反流程度。一般认为反流量位于瓣口周围者为微量

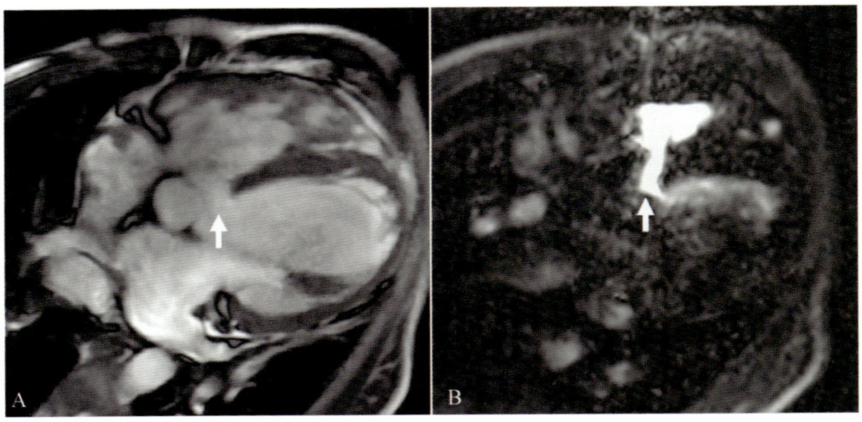

图 4-7　室间隔缺损

A 图是 SSFP 四腔心电影序列，显示左、右心室增大以及室间隔缺损（箭头）；**B** 图为 PC-VEC 电影序列，显示室间隔左向右分流（箭头）

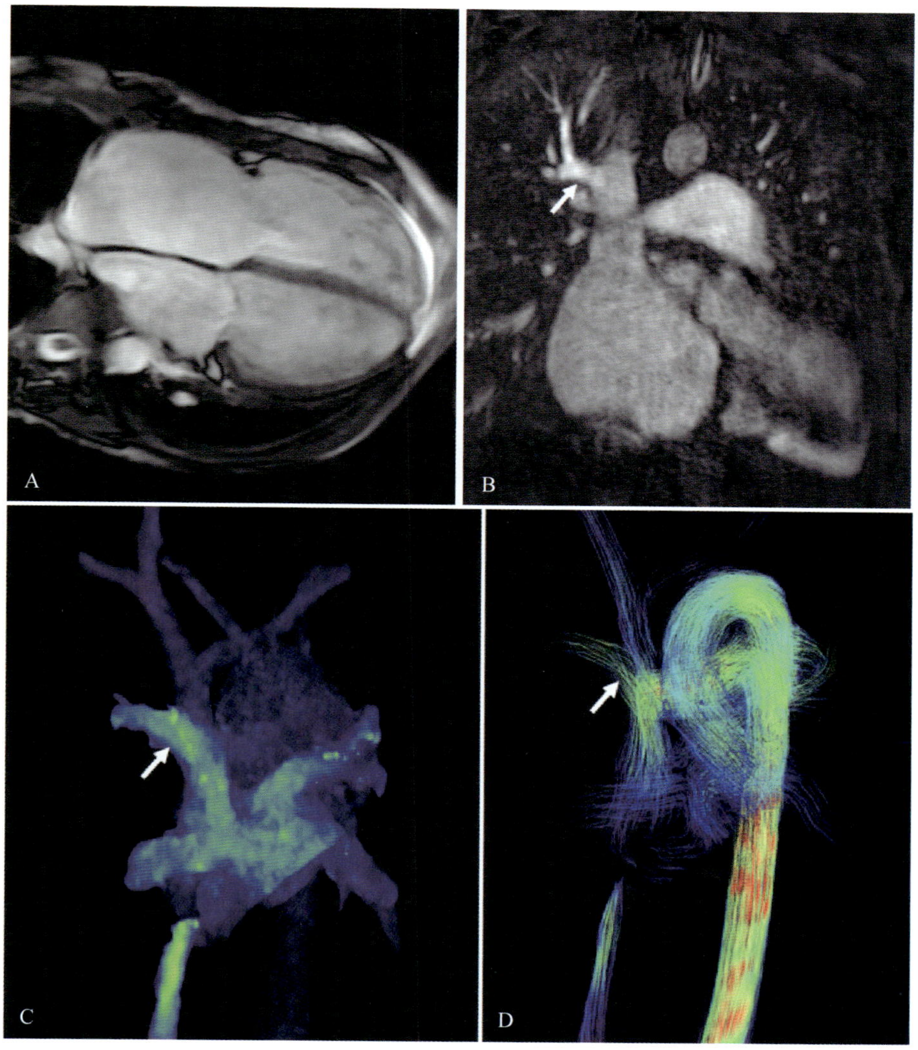

图 4-8 肺静脉异位连接

图 **A** 为四腔心 SSFP 电影序列，提示右心增大，右心功能减低；图 **B** 为 CE-MRA 冠状位重建，提示右上肺静脉引流入上腔静脉（箭头）；图 **C** 和图 **D** 分别为 4D FLOW 流速图和流线图，箭头提示右上肺静脉引流入上腔静脉

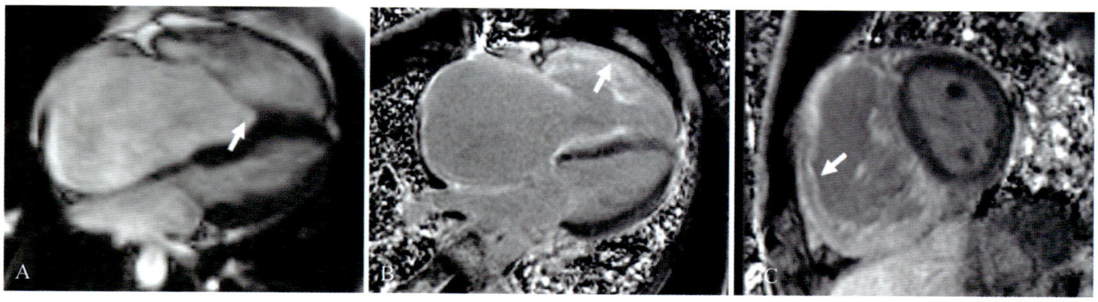

图 4-9 三尖瓣下移畸形

图 **A** 为四腔心 SSFP 电影序列，提示右心增大、右室壁变薄、三尖瓣下移畸形（箭头）；图 **B** 和 **C** 分别为四腔心和短轴 LGE，提示右心室壁广泛纤维化改变（箭头）

反流；反流束至心腔近端 1/3 者为少量反流，至心腔近端 1/2 者为中量反流，至心腔近端大于 1/2 且持续半个心动周期者为大量反流。

（2）瓣膜血流评估：瓣膜狭窄时，应用平面内（in-plane）PC-VEC 电影可初步观察高速湍流所致的信号缺失长度，从而对瓣膜的狭窄

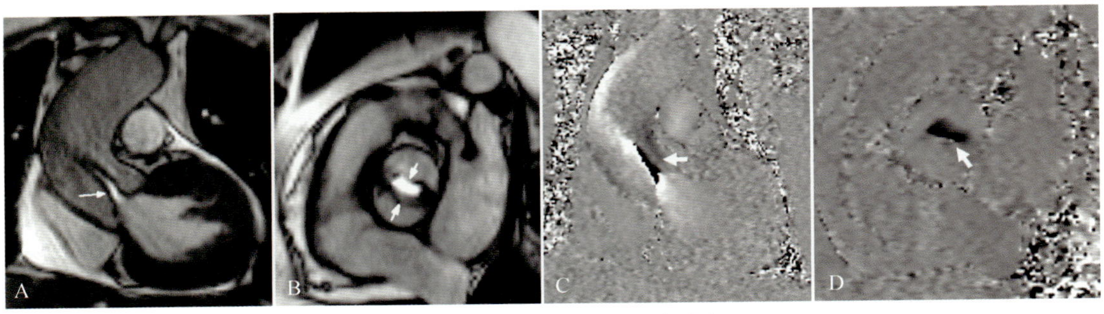

图 4-10　主动脉二瓣畸形伴狭窄

左心室流出道 SSFP 电影序列收缩期（A 图）和主动脉瓣 SSFP 电影序列收缩期（B 图），显示主动脉瓣为二瓣畸形，瓣膜明显增厚，开放受限（箭头，B 图），可见高速喷射性血流信号（箭头，A 图）。C 和 D 分别为 A 和 B 对应切面的 PC-VEC 序列，信号缺失区（箭头，C 和 D 图）系血流通过狭窄的瓣膜口所致，该患者最大峰值流速达 528.4 cm/s，经 Bernoulli 方程计算后跨瓣压差为 111.68 mmHg，提示主动脉瓣重度狭窄

程度进行半定量评估[14]。当然，MR 信号缺失的长度不仅与狭窄程度有关，还与回波时间的长短有关，可重复性较差。而借助平面间（through-plane）PC-VEC 电影则可获得较准确的峰值流速，根据伯努利（Bernoulli）方程，可计算跨瓣压差[15]（图 4-10）。瓣膜关闭不全时，通过血流序列可直接计算反流量与心室舒张末容积的比值，即反流指数。一般认为 0 ~ 15% 为微量反流，15% ~ 20% 为少量反流；20% ~ 40% 为中量反流；大于 40% 为大量反流（图 4-11）。需要指出

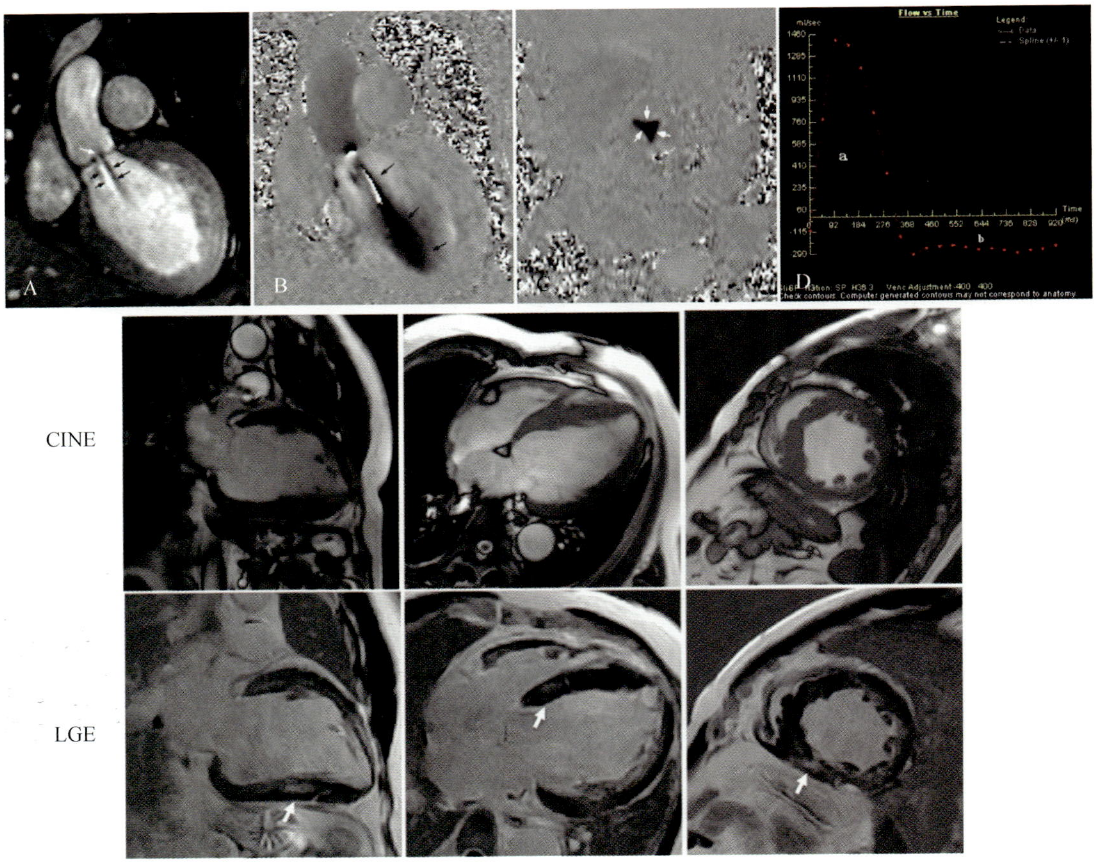

图 4-11　主动脉瓣关闭不全

冠状位左心室流出道 SSFP 电影（**A** 图）及对应层面 PC-VEC 电影（**B** 图），于心室舒张期均可见主动脉瓣反流信号，其中 PC-VEC 所示反流信号（箭头）较 SSFP 电影更粗大，提示更敏感。**C** 图为左心室舒张期垂直于主动脉瓣的 PC-VEC 电影，关闭不全的主动脉瓣口清晰可见，呈三角形（箭头），**D** 图为单个心动周期内主动脉反流量时间变化曲线图，反流指数即为反向血流量除以总的前向血流量，该患者的反流指数为 53.1%，提示为主动脉瓣重度关闭不全。二腔心、四腔心及心脏短轴 CINE 提示左心室继发扩大、室壁增厚、左心功能减低（LVEF = 35%）；对应层面 LGE 则显示左心室壁广泛晕状或斑片状强化（箭头），提示心肌纤维化

的是CMR是目前唯一能够准确定量评估瓣膜反流的影像学方法[16]。相对于二尖瓣和三尖瓣，主动脉瓣和肺动脉瓣形态比较规则，运动幅度也较小，因此在临床实践中，目前利用流速编码的电影序列计算反流量评估主动脉瓣关闭不全明显较二尖瓣、三尖瓣反流更为准确。而对于复合瓣膜疾病，采用4D FLOW序列一次扫描，再通过后处理可以对每个瓣膜进行血流评估，大大地简化了扫描流程。

（3）心功能评估：借助CMR电影序列能够准确地评估心脏瓣膜疾病引起的继发心脏结构及功能改变，例如主动脉瓣关闭不全患者可出现左心室扩大、左室壁增厚或变薄、左心室收缩功能降低等（图4-11）；肺动脉瓣关闭不全患者可出现右心室扩大、右室壁变薄、右心室收缩功能降低等。

（4）心肌纤维化评估：心脏瓣膜疾病所致前或后负荷增大，可引起心脏重构，不仅表现为结构和功能改变，还体现在心肌组织特征改变，主要为心肌间质纤维化及细胞外容积增大，借助LGE和T1 mapping技术可对这些指标做出定量评估[17]（图4-11）。

3. 肥厚型心肌病

肥厚型心肌病（hypertrophic cardiomyopathy，HCM）是以左心室心肌肥厚、舒张功能受损、心肌纤维化以及可能伴随左心室流出道梗阻为主要特征的一种家族单基因遗传性疾病，人群发病率约1/500。超声心动图为其首选影像学诊断工具。2014 ESC指南提出[18]，对于疑诊或确诊的HCM患者，当有如下情况时，建议进一步接受CMR检查：①超声诊断不明确时；②可疑心尖或侧壁肥厚以及合并心尖室壁瘤的患者；③需要进一步评估心肌病变如乳头肌病变以及心肌纤维化等；④需要与其他心肌肥厚的心肌病（心肌淀粉样变等）进行鉴别；⑤室间隔化学消融及切除术术前指导与预后评估。

（1）CMR评估心肌肥厚和心肌质量：采用SSFP电影序列可以测量左心室任意节段室壁厚度并计算心肌质量，尤其对于心尖部或侧壁肥厚、心尖室壁瘤及附壁血栓的诊断，CMR明显优于超声。目前的诊断标准为成人舒张末期最大室壁厚度≥15 mm或有明确家族史患者室壁厚度≥13 mm，并排除其他能引起室壁肥厚的心血管疾病或者全身性疾患（图4-12）。有研究表明左心

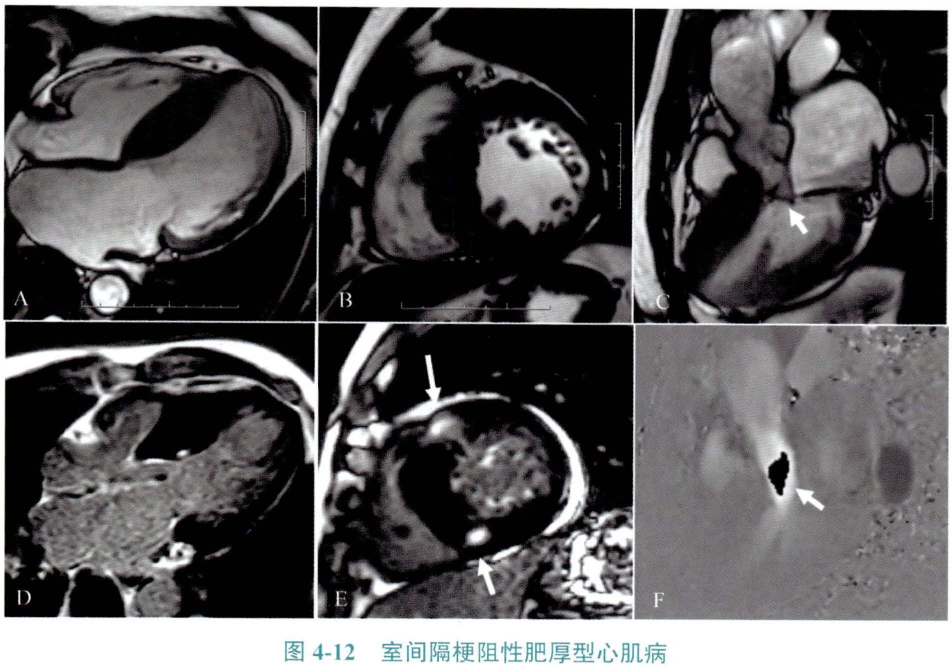

图4-12　室间隔梗阻性肥厚型心肌病

图**A**、**B**、**C**分别为SSFP电影四腔心、短轴位和左心室流出道层面，示室间隔增厚，左心室流出道狭窄以及二尖瓣“SAM”征；**D**和**E**图分别为LGE四腔心和短轴层面，箭头提示HCM最常见的结节状强化；图**F**为左心室流出道PC-VEC电影，箭头提示左心室流出道梗阻形成的高速血流

室最大室壁厚度及心肌质量是 HCM 预后不良的独立预测因子。

（2）CMR 评估左心室流出道梗阻：左心室流出道梗阻在 SSFP 电影序列上表现为收缩末期左心室流出道变窄、流出道喷射性血流以及二尖瓣前叶收缩期前向运动即“SAM”征。应用 PC-VEC 电影序列可测量左心室流出道狭窄处的峰值流速，并推算出相应的压力梯度，当压差≥ 20 mmHg（1 mmHg = 0.133 kPa）具有临床意义，可诊断为梗阻性 HCM（图 4-12）。

（3）CMR 评估左心室舒张及收缩功能：左心室舒张功能减低是 HCM 的一个特征性表现，PC-VEC 电影可通过测量二尖瓣和肺静脉血流流速来评估左心室舒张功能。通常 HCM 患者早期左心室收缩功能保留甚至增强，失代偿期可出现收缩功能降低。

（4）CMR 评估心肌纤维化：LGE 可用于评估 HCM 心肌纤维化，约有 65% 的 HCM 患者会出现 LGE，多表现为肥厚心肌内局灶性或斑片状强化，其中以室间隔右室壁结合部局灶状强化最典型（图 4-12）。采用 T1 mapping 和 ECV 技术则可进一步评估 LGE 无法显示的弥漫性纤维化，表现为 T1 值和 ECV 升高（图 4-13）。大量临床实践表明，心肌纤维化是 HCM 患者发生不良心血管事件最重要的独立危险因素。

（5）术前指导及术后评估：室间隔酒精消融术和 Morrow 切除术是治疗梗阻性 HCM 的两种常用方法，CMR 不仅能够在术前提供全面、准确的解剖学信息，而且在术后疗效评估以及长期随访中发挥重要作用，尤其是对于酒精消融术产生的瘢痕组织的评估具有独一无二的价值[19-20]（图 4-14）。

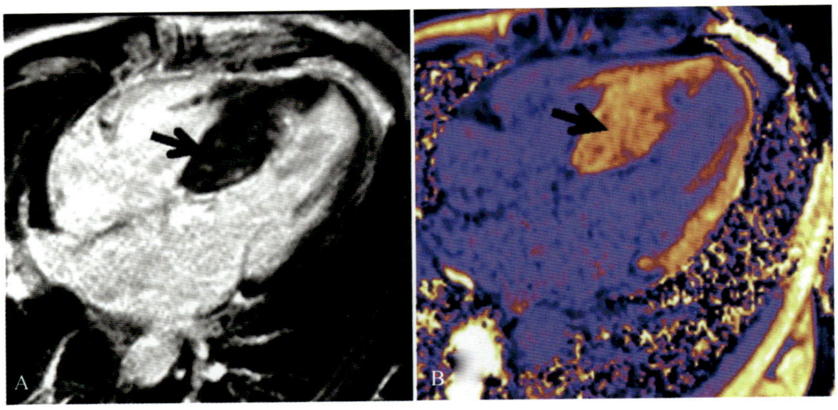

图 4-13　肥厚型心肌病 LGE 和 T1 mapping

对于局灶性纤维化 LGE 和 T1 mapping 一致性良好（三角箭头），然而对于周围心肌弥散性纤维化 T1 mapping 更敏感（长箭头）

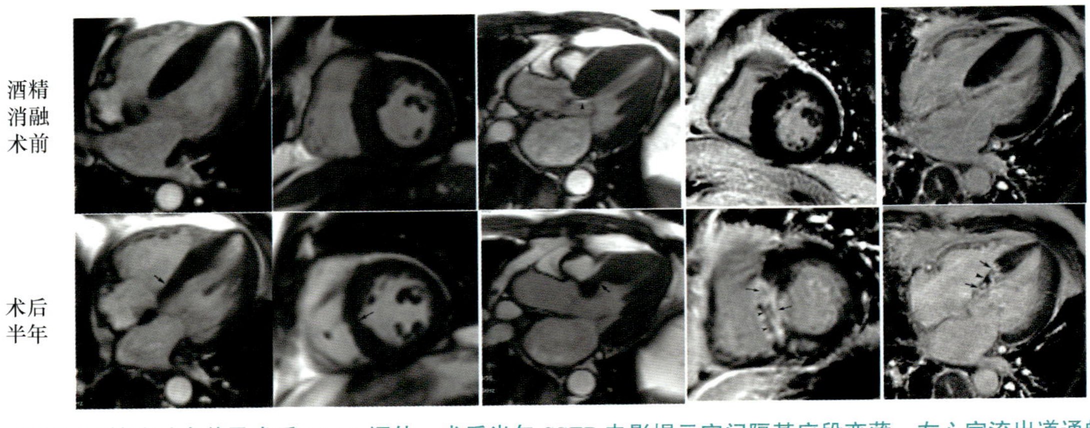

图 4-14　室间隔酒精消融术前及术后 CMR 评估：术后半年 SSFP 电影提示室间隔基底段变薄，左心室流出道通畅，LGE 提示室间隔基底段瘢痕形成

参考文献

[1] DeMaria AN. Structural heart disease？ J Am Coll Cardiol，63：603-604.

[2] Hundley WG，Bluemke DA. ACCF/ACR/AHA/NASCI/SCMR 2010 expert consensus document on cardiovascular magnetic resonance：a report of the American College of Cardiology Foundation Task Force on Expert Consensus Documents. J Am CollCardiol，55：2614-2662.

[3] 赵世华 . 心血管病磁共振诊断学 . 北京：人民军医出版社，2011.

[4] 刘玉清 . 心血管病影像诊断学 . 合肥：安徽科学技术出版社，2000.

[5] 中华医学会心血管病学分会等 . 心肌病磁共振成像临床应用中国专家共识 . 中华心血管病杂志，2015，43（08）：673-681.

[6] Kammerlander AA，Marzluf BA，Zotter-Tufaro C，et al. T1 mapping by CMR imaging：from histological validation to clinical implication. JACC Cardiovasc Imaging，9：14-23.

[7] Muscogiuri G，Secinaro A，Ciliberti P，et al. Utility of cardiac magnetic resonance imaging in the management of adult congenital heart disease. J Thorac Imaging，32：233-244.

[8] Rajiah P，Tandon A，Greil GF，et al. Update on the role of cardiac magnetic resonance imaging in congenital heart disease. Curr Treat Options Cardiovasc Med，19：2.

[9] Sahu A，Slesnick TC. Imaging adults with congenital heart disease Part II：Advanced CMR Techniques，17：6.

[10] Hiratzka LF，Creager MA，Isselbacher EM，et al. Surgery for aortic dilatation in patients with bicuspid aortic valves：a statement of clarification from the American College of Cardiology/American Heart Association Task Force on Clinical Practice Guidelines. J Am Coll Cardiol，2016，67：724-731.

[11] Schicchi N，Secinaro A，Muscogiuri G，et al. Multicenter review：role of cardiovascular magnetic resonance in diagnostic evaluation，pre-procedural planning and follow-up for patients with congenital heart disease. Radiol Med，2016，121：342-351.

[12] Wojakowski W，Baumgartner H. The year in cardiology 2018：valvular heart disease. European Heart Journal，2019：ehy893-ehy893.

[13] Mathew RC，Loffler AI，Salerno M. Role of cardiac magnetic resonance imaging in valvular heart disease：diagnosis，assessment，and management. Curr Cardiol Rep，20：119.

[14] Muzzarelli S，Monney P，O'Brien K，et al. Quantification of aortic flow by phase-contrast magnetic resonance in patients with bicuspid aortic valve. Eur Heart J Cardiovasc Imaging，2014，15：77-84.

[15] Wassmuth R，von Knobelsdorff-Brenkenhoff F，Gruettner H，et al. Cardiac magnetic resonance imaging of congenital bicuspid aortic valves and associated aortic pathologies in adults. Eur Heart J Cardiovasc Imaging，2014，15：673-679.

[16] Liu B，Edwards NC，Pennell D，et al. The evolving role of cardiac magnetic resonance in primary mitral regurgitation：ready for prime time？ Eur Heart J Cardiovasc Imaging，20：123-130.

[17] Schelbert EB，Messroghli DR. State of the art：clinical applications of cardiac T1 mapping. Radiology，278：658-676.

[18] Elliott PM，Anastasakis A，Borger MA，et al. 2014 ESC Guidelines on diagnosis and management of hypertrophic cardiomyopathy：the Task Force for the Diagnosis and Management of Hypertrophic Cardiomyopathy of the European Society of Cardiology（ESC）. Eur Heart J，2014，35（39）：2733-2779.

[19] Lu M，Du H，Gao Z，et al. Predictors of outcome after alcohol septal ablation for hypertrophic obstructive cardiomyopathy：an echocardiography and cardiovascular magnetic resonance imaging study. Circ Cardiovasc Interv，9：e002675.

[20] 杜惠，陆敏杰，尹刚，等 . 磁共振对梗阻性肥厚型心肌病室间隔心肌消融术疗效的预测价值 . 中华心血管病杂志，2014，42（8）：665-669.

5 心导管检查在结构性心脏病介入治疗中的应用

（潘　欣）

心导管技术在结构性心脏病领域有着重要而特殊的地位，根据心导管途径和获取心血管目标压力部位的不同将心导管技术分为右心导管术和左心导管术；实际临床工作中开展最多的仍为右心导管术。一般而言，心导管术可以获取血流动力学数据，右心导管检查是确诊肺高压的“金标准”[1]，也可用于判断先天性心脏病心内/心外分流，并且是心功能不全、肺水肿以及各种类型心肌病和心包疾病鉴别诊断、评估病情和治疗效果的重要手段。在有经验的中心给予患者右心导管检查安全性良好，并发症发生率仅为1.1%，死亡率仅为0.055%[2-3]。

第一节　左心导管术

左心导管术是经动脉途径插入导管获取左侧循环系统信息的导管技术，一般可以记录中心主动脉各段收缩压/舒张压、左心室压。目前临床上常用的主要有选择性冠状动脉造影术、左心室造影术及主动脉造影术。

通过冠状动脉造影术可直接显示冠状动脉病变并确定其部位和程度；左心室造影可显示左心室外形、室壁运动及功能，主动脉造影术可显示升主动脉宽度，了解有无主动脉瘤、主动脉缩窄、主动脉瓣畸形及主动脉瓣狭窄、反流等。

一、左心导管检查的适应证

（1）先天性心脏病或心脏瓣膜疾病外科手术或介入性治疗的术前评估。

（2）主动脉及其分支、周围动脉病变的术前诊断。

（3）心肌病或疑有心包缩窄的病情评价或诊断。

（4）冠状动脉疾病外科/介入性治疗的术前评估和（或）术后疗效评价。

（5）肺血管疾病的侧支血管评估。

（6）危重症患者或术后患者的血流动力学监测。

（7）心电生理检查，如左束支电位检测、左心室标测等。

二、左心导管检查的禁忌证

心导管检查无绝对禁忌证，可根据临床需要、心功能状态、合并症的严重程度、病情控制的程度和安全措施的准备，以及心导管检查获得的血流动力学信息、相关诊断的价值及有创操作可能存在的风险进行综合评估，权衡利弊决定取舍，不少患者于控制感染和风湿活动、纠正心律失常和电解质紊乱后，仍可完成有关检查。具体禁忌证如下：

（1）急性感染性疾病，包括亚急性感染性心内膜炎、急性心肌炎。

（2）活动性风湿病。

（3）严重心律失常，尤其是室性心律失常。

（4）严重的肝肾功能不全，不适宜行心血管造影者。

（5）严重心力衰竭未纠正者。

（6）电解质紊乱未纠正者。

（7）凝血功能障碍未有效控制者。

（8）碘过敏或有显著的过敏体质（造影时禁忌）。

（9）严重动脉粥样硬化伴穿刺插管部位或远端血流减少者需权衡利弊。

（10）其他病情危重或患者不能配合的情况。

三、心导管检查资料的分析

（一）左心系统的压力及其变化的意义

1. 左心房压力

正常左心房平均压为 4 ～ 8 mmHg，以胸前后径中点为零点时测定。心房压力曲线可反映心房内的压力变化，该曲线主要由两个向上的波——a 波和 v 波所构成，此两波间各有向下的倾斜，为 X 倾斜和 Y 倾斜（图 5-1）。a 波是左心房收缩波，出现于心电图 P 波之后、R 波之前（av 波是左心室等容收缩期二尖瓣关闭波，在心电图 R 波之后）。X 倾斜是左心室收缩早期波，v 波是左心房充盈波，其顶峰标志左心室开始舒张，随后二尖瓣开放，压力下降形成 Y 倾斜，在左心室舒张中期其充盈趋向缓慢。左心房压增高常见于二尖瓣狭窄、二尖瓣关闭不全、左心功能不全［收缩和（或）舒张功能不全］、缩窄性心包炎和限制型心肌病等。例如二尖瓣狭窄时整个左心房压力曲线增高，尤以 a 波或 av 波最为显著，v 波多较小，但在伴肺动脉高压的患者中 v 波可能很显著。二尖瓣关闭不全时，左心房压力曲线形态与二尖瓣狭窄不同，v 波高耸，且下降支陡，a 波与 av 波相对较小，v 波与 av 波压力参数相差 5 mmHg 以上。

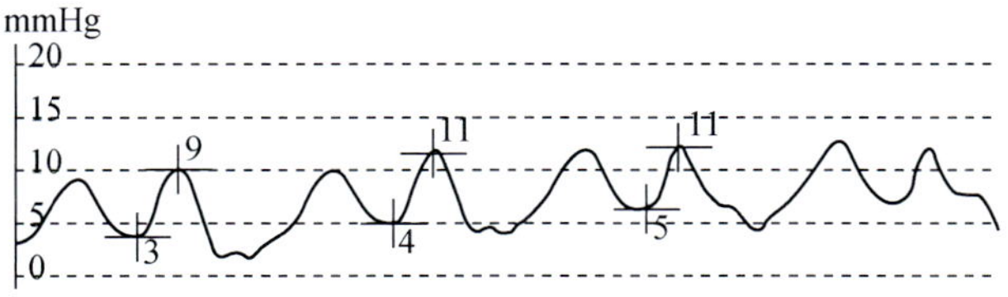

图 5-1　正常左心房压力

2. 肺静脉压力曲线

肺静脉压力曲线（图 5-2）的形态和压力参数与左心房压力曲线相似，除肺静脉狭窄外，其他异常变化的临床意义与左心房压力增高相同。

3. 左心室压力

正常左心室收缩压相当于正常主动脉收缩压，大约为 90 ～ 120 mmHg，舒张压为 0 ～ 10 mmHg。在左心室收缩压前有个向上的波即左心房传来的 a 波，左心室等容收缩期中压力曲线迅速上升，在心电图 S 波之后，压力超过主动脉的舒张压而向主动脉射血，压力继续上升达到高峰，在射血后期略有下降至心电图 T 波末部（图 5-3）。主动脉瓣关闭进入等容舒张期，压力曲线迅速下降，并降至最低水平。此后心室舒张而迅速充盈，压力略升高并维持水平直至下一次收缩。左心室收缩压增高常见于高血压、主动脉瓣 / 左心室流出道狭窄，左心室舒张压增高常见于左心室功能不全、缩窄性心包炎和限制型心肌病等。

4. 主动脉压力

正常主动脉收缩压为 90 ～ 140 mmHg，舒张压为 60 ～ 90 mmHg。正常主动脉压力曲线在心电图 S 波之后，在主动脉瓣开放，左心室射血时迅速上升，有时在达到顶峰之前可出现升支切（凹）迹，曲线顶峰常出现在心电图 T 波开始处，在左心室射血后期压力曲线逐渐下降，至主动脉瓣关闭时，压力曲线略回升，形成切（凹）迹，其后左心室进入舒张阶段，主动脉压力降低至一定水

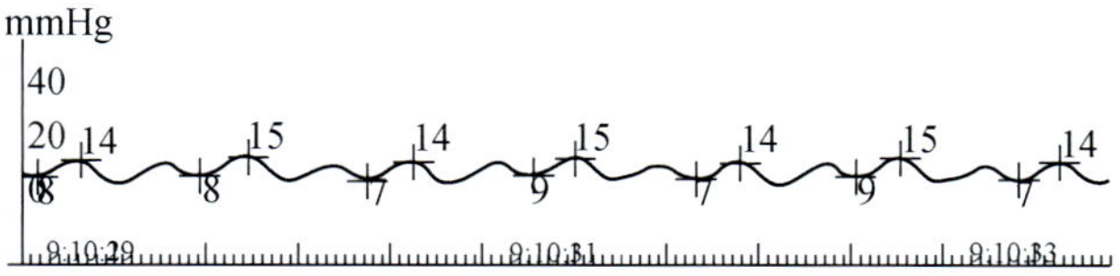

图 5-2　正常肺静脉压力

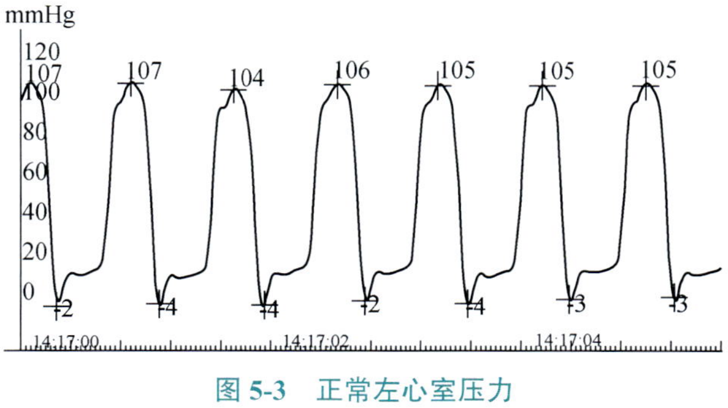

图 5-3　正常左心室压力

平后不再降低，维持到下次左心室射血时再次上升（图 5-4）。各种原因导致主动脉缩窄时，其近端主动脉内压力增高，以收缩压增高更为明显，压力曲线表现为幅度增大、高峰后移、波峰较尖锐及下降支较陡；其远端主动脉内压力明显降低，以收缩压降低更为明显，压力曲线表现为幅度减小、上升缓慢、顶峰后移、波峰变宽且圆钝。连续测压可出现明显的收缩期压差。

5. 心腔及主动脉间压力曲线的连续记录

将心导管依次从左心房撤至左心室、主动脉，或从主动脉缩窄的近端撤至远端连续记录压力曲线，有助于诊断二尖瓣、主动脉瓣或其他部位狭窄。在连续测压时，正常患者主动脉与左心室收缩压相等，但前者舒张压明显高于后者。如左心室收缩压较主动脉收缩压高 10 ～ 20 mmHg 以上，应考虑为主动脉瓣口狭窄，按其狭窄部位可分为三种类型：

（1）主动脉瓣上狭窄：压力曲线提示左心室收缩压增高，导管到达主动脉后收缩压不变，而舒张压升高，当导管撤至主动脉瓣上狭窄区，收缩压下降而舒张压不变，连续测压可出现两次压力阶差：先舒张压增高，后收缩压下降。

（2）主动脉瓣狭窄：压力曲线提示左心室收缩压增高，导管到达主动脉后收缩压下降，舒张压升高，连续测压出现一次压力阶差：收缩压下降同时舒张压增高。

（3）主动脉瓣下狭窄：压力曲线提示左心室收缩压增高，导管到达左心室流出道后，收缩压下降而舒张压不变，导管撤至主动脉后收缩压不变而舒张压升高，连续测压出现两次压力阶差：先收缩压下降，后舒张压增高。

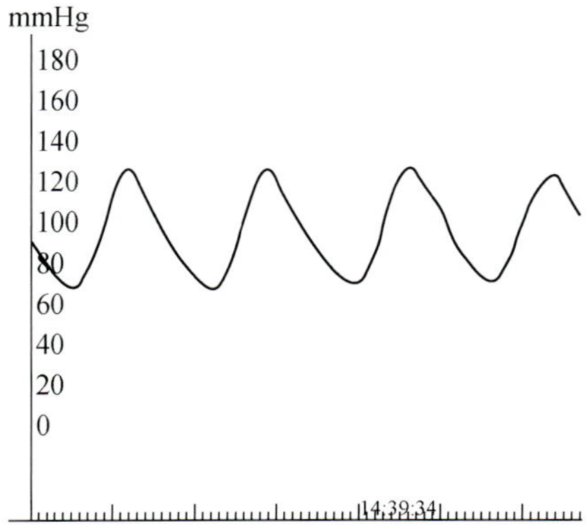

图 5-4　正常主动脉压力

（二）心腔内及主动脉血氧含量的测定及临床意义

正常肺静脉血氧饱和度在 95% 以上，无体肺分流者，左心房血氧饱和度与肺静脉相似，由于左心室接受了小部分心肌和肺实质的静脉血流，故在左心室和主动脉水平血氧饱和度可比左心房、肺静脉略低，但一般不低于 89%。某些左至右分流型先天性心脏病、二尖瓣和（或）主动脉瓣及主动脉病变时，在肺静脉、左心房、左心室的血氧含量并无明显变化，左心腔及大血管内血氧异常多见于严重的肺部疾病、右向左分流型先天性心脏病、左向右分流型先天性心脏病的分流逆转等，若低于 89%，说明该部位有右向左分流存在。

左心系统含氧异常的临床意义主要如下：

（1）肺静脉内血氧饱和度降低：见于严重肺和支气管病变、肺动静脉瘘等疾病。

（2）左心房血氧饱和度降低：见于某些先天性心脏病，如房间隔缺损合并重度肺动脉高压时分流逆转、房间隔缺损伴三尖瓣下移畸形、大血管转位伴房间隔缺损、完全性肺静脉畸形引流伴房间隔缺损、腔静脉畸形引流入左心房、房间隔缺损合并肺动脉瓣和（或）右心室流出道 / 肺动脉狭窄、房间隔缺损合并右心室舒张功能障碍以及肺动脉高压合并卵圆孔开放等。

（3）左心室内血氧饱和度降低：见于法洛四联症、心室双出口、大血管转位伴室间隔缺损、室间隔缺损合并重度肺动脉高压时分流逆转等。

（4）主动脉血氧饱和度降低：见于大血管转位、永存动脉干和半共干、心室双出口、动脉导管未闭或主肺动脉窗合并重度肺动脉高压时分流逆转等。其中，动脉导管未闭合并重度肺动脉高压时分流逆转者临床常表现为差异性发绀，即降主动脉血氧饱和度低于升主动脉；主肺动脉窗合并重度肺动脉高压发生分流逆转时升主动脉血氧饱和度低于左心室。

（三）有关血流动力学参数的计算及其临床意义

根据下列公式和血流动力学参数可反映左心功能及瓣膜情况：

体循环总阻力（SVR）＝主动脉平均压（mmHg）/ 左心排血量（ml/s）×1332

二尖瓣阻力＝［左心房平均舒张压（mmHg）－左心室平均舒张压（mmHg）］/ 左心排血量（ml/s）×1332

主动脉瓣阻力＝［左心室平均收缩压（mmHg）－主动脉平均收缩压（mmHg）］/ 左心排血量（ml/s）×1332

左心室流出道阻力＝［左心室平均收缩压（mmHg）－左心室流出道平均收缩压（mmHg）］/ 左心排血量（ml/s）×1332

阻力单位为 dyn · s · cm^{-5}（达因 · 秒 · 厘米$^{-5}$）或 Wood units（Wood 单位），2013 年第五届国际肺动脉高压会议建议阻力单位统一使用“Wood 单位”，两者之间的比例为 80 : 1。体循环总阻力正常值为 1300 ～ 1800 dyn · s · cm^{-5}（达因 · 秒 · 厘米$^{-5}$）或 16 ～ 23 Wood 单位。左心室后负荷的大小决定了体循环血管总阻力的高低。高血压、主动脉狭窄和外周血管痉挛时，体循环总阻力增高；当左心排血量无明显变化时，外周血管扩张、血压下降则导致体循环总阻力降低。

二尖瓣阻力增加见于二尖瓣狭窄，主动脉瓣阻力增加见于主动脉瓣狭窄，左心室流出道阻力增加见于主动脉瓣下狭窄和梗阻性肥厚型心肌病。

第二节　右心导管术

近年来由于超声心动图、CT/MRI 等影像学技术的快速发展，应用右心导管检查作为心脏病诊断方法的范围已大大缩小。一些常见的先天性心脏病如房间隔缺损、室间隔缺损、动脉导管未闭、房室间隔缺损及法洛四联症等均可应用超声心动图确诊，除了评价血流动力学变化外，一般不再依赖右心导管检查。现阶段右心导管检查内容主要包括压力测定（安静和运动时）、心血管造影（右心房、右心室和肺动脉）和血氧、分流量及心排血量测定等，用于右心血流动力学资料分析[4-5]。

一、右心导管检查的适应证

（1）测量心腔及血管内的压力，了解上下腔静脉、右心房、右心室、肺动脉及肺小动脉的压力变化，若将导管嵌入肺小动脉的末梢部，则可测定“肺动脉嵌顿压”；根据患者病情需要，可选择性地测量某些部位的压力，如门脉高压患者可直接测量肝静脉的压力等。

（2）测定心腔及血管各部位血液的含氧量，判断心腔内和大血管间有无分流，结合各部位的压力，计算其分流量、心排血量、血管阻力等指标，综合分析血流动力学参数。

（3）根据心导管的异常走行途径，必要时进行选择性心血管造影来证实心脏的某些畸形，有助于复杂性先天性心脏病的诊断。

（4）为心包疾病、限制型心肌病以及某些左心系统疾病的诊断和鉴别诊断提供依据。

（5）明确肺动脉高压原因（特别是明确是否存在先天性心脏病），并可作为先天性心脏病合并肺动脉高压的术前检查和评估方法。

（6）对于肺动脉栓塞性疾病，在测定肺血管各部位压力的同时必须进行肺动脉造影以助于进一步明确诊断。

（7）借助右心导管的基本技术，可以进行心腔内心电图、心腔内心音图、射频消融、心脏起搏、心内膜心肌活检、选择性指示剂稀释曲线测定以及瓣膜球囊扩张成形、房间隔缺损介入治疗等操作，危重症患者的血流动力学监测，肺动脉瓣支架植入术后疗效的评估等。

二、右心导管检查的禁忌证

右心导管检查的禁忌证与左心导管检查的禁忌证类似，有些只是相对禁忌，经治疗后仍可完成右心导管检查，可根据临床需要与病情控制的程度及安全措施的准备，权衡利弊决定右心导管检查的时期。

三、心导管检查资料的分析

（一）右心系统的压力及其变化的意义

右心系统的压力曲线应在胸前后径中点位零点时描记，其正常值及变化的意义如下。

（1）腔静脉压力：正常上腔静脉平均压为 3 ～ 6 mmHg，下腔静脉平均压为 5 ～ 7 mmHg。腔静脉压力升高表示腔静脉血液向右心房回流障碍。

（2）右心房压力：正常右心房平均压为 0 ～ 5 mmHg，深吸气时可降至－ 7 mmHg，呼气时可升至 18 mmHg，超过 10 mmHg 即表示右心房压升高。与左心房压力曲线类似，右心房压力曲线也由两个低平向上的 a 波和 v 波所构成，a 波是由于心房收缩所致，在心电图 P 波之后，第一心音（S1）之前。在 a 波下行支上有时有一个向上的小波称为 c 波（或称 av 波），为三尖瓣关闭所引起，在心电图 R 波之后。a 波下行支称为 X 倾斜，在右心室喷血、a 波降至最低点，相当于心电图 T 波开始处，右心室射血后期大量血液由上下腔静脉向右心房回流遂产生 v 波，相当于第二心音（S2）及心电图 T 波稍后处，随后右心室舒张，心房血液向心室充盈，心房内压降低形成 Y 倾斜，以后心房再次收缩又出现 a 波。三尖瓣狭窄、重度肺动脉瓣狭窄、法洛四联症、严重肺动脉高压等患者右心室负荷过重时,a 波可显著增高达 10 mmHg 以上，且持续时间延长，达到 c（av）波处或与之融合，有时可呈双峰。右心室衰竭和三尖瓣关闭不全患者可见 v 波异常，尤其是三尖瓣关闭不全患者由于右心室收缩时血液反流，在右心房压力曲线中可出现向上的波形，称为 S 波，此波与 v 波融合形成一个宽的向上波，酷似右心室的高原波。而慢性缩窄性心包炎时 a 波与 v 波几乎呈同一高度，X 倾斜变浅而 Y 倾斜较为显著使整个右心房压力曲线呈 M 型。

（3）右心室压力：正常右心室收缩压为 18 ～ 30 mmHg，舒张压为 5 ～ 8 mmHg，平均压为 15 mmHg。吸气时右心室压力可降至 15/ － 6 mmHg，呼气时可升至 30/7 mmHg。在心室等容收缩期（指三尖瓣关闭至肺动脉瓣开放之间的时相），压力曲线迅速上升，相当于心电图中 R 波与 S 波之间，第一心音末压力达到最高峰。在右心室射血期，右心室压力维持于高水平而略有下降。至射血完毕，右心室舒张初期肺动脉瓣关闭，压力曲线开始下降，在等容舒张期中，压力曲线迅速下降，其最低水平相当于心电图 T 波的终末第二心音开始之后。此后心室迅速充盈，使压力曲线略有短暂回升，然后维持此水平直至下次心室收缩。

肺动脉瓣狭窄时，由于右心室射血至肺动脉受阻，使右心室压力增高，压力曲线形成顶峰圆钝的所谓等腰三角形。肺动脉高压时，右心室收缩压增高，压力曲线缓慢上升至顶峰，达顶峰后维持片刻，即进入右心室舒张期而使压力曲线下降，故肺动脉高压时右心室压力曲线最高处在射血后期而非射血早期。右心室舒张充盈障碍，如慢性缩窄性心包炎、限制型心肌病、心内膜纤维组织增生症、大量心包积液和右心室衰竭等情况均可造成右心室压力曲线改变，右心室收缩时压力曲线上升的最高峰可高于正常人，波顶较为尖锐，舒张期压力曲线下降，但其最低点未达到零点，然后压力曲线又迅速上升并维持在一定水平直至下一次心室收缩。

（4）肺动脉压力：正常肺动脉收缩压为 18 ～ 30 mmHg，舒张压为 6 ～ 12 mmHg，平均压为 10 ～ 18 mmHg。如肺动脉平均压超过 25 mmHg，则诊断为肺动脉高压。肺动脉压力曲线始于右心室收缩与肺动脉瓣开放，右心室射血使压力曲线迅速上升，达到一定高度后很快略为回降，之后又继续上升，形成收缩期顶峰，在右心室射血完成 2/3 以后，压力逐渐降低，曲线开始下降。当肺动脉瓣关闭时，由于肺动脉壁的收缩作用，压力曲线又略为上升形成一个切（凹）迹，此后右心室舒张，肺动脉压力下降到舒张压水平（图 5-5）。

肺动脉高压时，压力曲线高于正常压力水平，顶峰出现较晚且较圆钝。肺动脉瓣狭窄时肺动脉压力曲线低于正常水平。缩窄性心包炎及限制型心肌病时肺动脉舒张压增高，收缩期波峰与舒张期波底的距离缩小，而收缩压多无明显增高。

（5）肺小动脉嵌顿压：反映左心房的压力，正常平均压为 6 ～ 12 mmHg，超过 12 mmHg 视为增高。

当心导管顶端紧紧嵌入肺小动脉时，所测得压力实质上是由左心房传来的，故其压力曲线与左心房曲线相似，但各波出现略迟。肺小动脉嵌顿压增高常见于二尖瓣狭窄、二尖瓣关闭不全以及所有导致左心室收缩和（或）舒张功能下降的左心系统疾病。二尖瓣狭窄患者整个压力曲线增高，a 波异常高。二尖瓣关闭不全时，左心房反流的 v 波可逆向传导到肺动脉，导致肺小动脉嵌顿压曲线的 a 波和 v 波都增高。

（6）心腔间压力曲线连续记录：通过连续测定并记录相邻两腔室的压力曲线变化，有助于某些心脏瓣膜疾病和血管狭窄的诊断。例如在正常情况下，肺动脉和右心室收缩压相等，而肺动脉舒张压则高于右心室舒张压。当肺动脉瓣狭窄时，肺动脉收缩压和舒张压均显著低于正常，而右心室收缩压明显高于肺动脉收缩压，在肺动脉瓣形成明显的跨瓣压差。正常情况下，右心室舒张时右心室与右心房压力相差不多，而右心室收缩压则明显高于右心房。当三尖瓣狭窄时，右心房压明显增高，在右心室舒张期中右心房压明显高于右心室舒张压，可达 3 ～ 12 mmHg。

（二）心腔内及血管内血氧含量的测定及临床意义

右心导管检查常规抽取血标本部位包括：上、下腔静脉，右心房上、中、下部，右心室流入道、心尖部、流出道，肺动脉主干、左或右肺小动脉及主动脉；测定血氧饱和度（表 5-1）。有左向右分流的患者，混合静脉血氧标本应选取分流所在的上游心腔的血液或者上、下腔静脉血液氧含量的均值（目前尚无统一标准）。血氧含量有两种计算方法，一种是容积百分比（vol%），即在标准状态下每 100 ml 血液所含氧的毫升数，最大含量为 20vol%；另一种是以氧饱和度计算，即所测得血标本的含氧绝对值占血液充分氧饱和后的绝对值的百分数，目前常用血氧饱和度计算血氧含量。

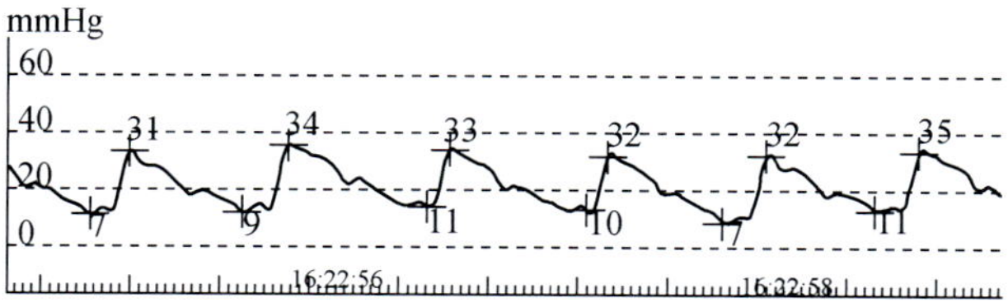

图 5-5　正常肺动脉压力

根据血氧饱和度的异常可初步分析分流部位，具体分析如下：

（1）心房水平左向右分流：当右心房血氧饱和度超过上腔静脉 8%，则表明存在心房水平左向右分流，临床上可见于房间隔缺损、左心室-右心房通道、肺静脉畸形引流入右心房、主动脉窦动脉瘤破入右心房以及室间隔缺损伴三尖瓣关闭不全等。

（2）右心室水平左向右分流：右心室血氧饱和度比右心房高 4% 以上，则表明有心室水平左向右分流存在。临床上可见于室间隔缺损、动脉

表 5-1　正常人体各处血氧饱和度参考值

位置	血氧饱和度（%）
下腔静脉	76 ～ 88（平均 83.0）
上腔静脉	66 ～ 84（平均 76.8）
右心房	72 ～ 86（平均 79.5）
右心室	64 ～ 84（平均 78.5）
肺动脉	73 ～ 85（平均 78.0）
肺毛细血管动脉	95 ～ 99（平均 97.3）
右心房与上腔静脉间的血氧饱和度差	＜ 8
右心房与下腔静脉间的血氧饱和度差	＜ 4
右心室与右心房间的血氧饱和度差	＜ 3
右心室与肺动脉间的血氧饱和度差	＜ 2

导管未闭并肺动脉瓣关闭不全等。

（3）肺水平左向右分流：肺动脉血氧饱和度比右心室高 2% 以上，则表明有肺水平左向右分流的存在。临床上可见于动脉导管未闭、主动脉窦瘤破入肺动脉、冠状动脉畸形引流入肺动脉等。

（4）上腔静脉或下腔静脉水平左向右分流：上腔静脉血氧饱和度超过 84%，下腔静脉血氧饱和度超过 88%，上、下腔静脉血氧饱和度差达 8% 以上，可考虑在上或下腔静脉水平处有左向右分流存在，临床上多见于肺静脉畸形引流入上、下腔静脉所致。

（5）右向左分流：正常情况下，动脉血氧饱和度为 94% ～ 100%，若动脉血氧饱和度低于 89%，提示动脉中混有静脉血，说明存在右向左分流。

右心导管检查获得的一系列血氧含量的对比，对分流型先天性心脏病分流部位的判断有重要价值，但是，由于采血标本的位置和血氧测定技术上的困难和误差，有时也会给临床诊断带来一定的误判。所以，临床诊断需结合多方面的资料综合分析，必要时进行心血管造影，以协助诊断。同时，由于临床影像学诊断技术的进步，一些诊断明确的病例，也不一定都需要进行心导管检查。

（三）有关血流动力学参数的计算及其临床意义

1. 心排血量的计算

心脏每分钟搏出的血量称为心排血量（cardiac output，CO）。因为心排血量的多少与体表面积相关，所以常规使用心脏指数（体表面积对 CO 进行校正）来进行人与人之间的对比。心脏指数的正常值是每分钟每平方米体表面积 2.6 ～ 4.2 L。测量 CO 的常用方法有：指示剂稀释法、温度稀释法和 Fick 法。指示剂稀释法因过于繁琐费时，目前已基本不用，现临床常用的是后两种方法。

（1）温度稀释法：在 20 世纪 50 年代，Fegler 最先提出用热稀释法测量心排血量，直到 20 世纪 70 年代，Swan 和 Ganz 医生用一根特殊的温敏肺动脉导管，证实了这种方法的可靠性和可重复性，从而使热稀释法测量心排血量成为了临床实践标准。根据温敏导管的不同，分为标准热稀释法（20 世纪 50—70 年代）和连续热稀释法（20 世纪 90 年代）。

1）标准热稀释法运用染料 / 指示剂稀释原理，利用温度变化作为指示剂，将一定量的已知温度液体，通过导管（四腔 Swan-Ganz 导管）快速注入右心房，冰冷的液体与心内血液混合，使其温度降低，由内置在导管里的热敏电阻感知到这种温度的下降，得到一条相似的“时间–温度曲线”。标准热稀释法操作要点及注意事项如下：

①正确的注射方法：注射盐水温度比肺动脉内血液温度至少低 10℃；必须在 4 s 内快速平稳地将 10 ml 冰盐水快速注射到漂浮导管的近端腔内（位于右心房），两次注射需间隔 70 s 以上。

②正确的导管位置：导管必须正确位于主肺动脉末端，才能获取准确的心输出量；术者操作时必须采用标准的球囊充气，确定能获取正确的右心房波和肺动脉波形。

③保证数据的准确性：最好由一个人操作，至少用 3 次心排血量值进行加权平均。删除热稀释曲线较差的测量值和（或）报警时的测量值，以及与平均值相差 10% 以上的测定值。

2）连续热稀释法：提供连续心排血量，连续混合静脉氧饱和度，以及连续心室舒张末期容量的监测。其原理是依据热量守恒的定律（改良的 Stewart-Hamilton 公式），利用漂浮导管内置的热敏导丝连续向血液内发放小的脉冲能量，通过肺动脉飘浮导管所记录的肺动脉主干末端处的血温变化发放的能量曲线与血温变化波形之间存在相关解码关系，由此获得冲刷波形—稀释曲线，从而计算出心排血量。

热稀释法相对操作易行，并且不需要抽血采样，可以计算大多数患者的肺循环血流量。但是，存在体肺分流的患者，由于肺动脉血受到心内分流的影响，不能反映混合静脉血的血氧含量，所以热稀释法不能应用于体肺分流的患者。

（2）Fick 法：是根据 Adolph Fick 在 19 世纪 70 年代提出的理论发展起来的。Fick 认为，某个器官对一种物质的摄取或释放，是流经这个器官的血流量和动静脉血中这种物质的差值的乘积。为测量人的 CO，选择肺作为靶器官，设定氧气为被测量的物质。通过计算肺在吸入的空气中摄取的氧气含量和通过肺的动静脉氧浓度差就可以计算肺动脉的血流量。在没有体肺分流时，大多数人肺循环血流量基本等于体循环血流量。因此，应用 Fick 法就可以计算体循环血流量。

Fick 法计算 CO 的公式是：

CO（L/min）= 氧耗量（ml/min）/ 通过肺的动静脉氧浓度差（ml/L）

正常氧耗量指数（每平方米体表面积的氧耗量）为每分钟每平方米 110 ~ 150 ml。通常，男性的氧耗量高于女性，并随着年龄的增长而降低。甲状腺功能亢进、发热、运动时氧耗量升高，相反，甲状腺功能减退、体温过低时氧耗量降低。氧耗量直接测定比较繁琐，临床上常采用体表面积和基础热卡推算法间接测定每分钟氧耗量。

每分钟氧耗量（ml）= 基础热卡（卡）/60× 209× 体表面积（m^2）

基础热卡和体表面积可按年龄、体重和身高查表获得。

然而，研究表明间接测定的氧耗量和计算的氧耗量并不十分相符，所以想通过 Fick 法正确地计算 CO，必须直接计算氧耗量。

计算通过肺的动静脉氧浓度差需要在流入和流出肺的血管（例如肺动脉和静脉）里采集血标本，然后用采集到的血标本分析其氧含量。因为肺静脉血的氧含量与体循环动脉血相似（前提是不存在右向左分流）。这样通常采取体循环动脉血和肺动脉血来通过 Fick 法计算 CO。体循环动脉血和肺动脉血的氧含量可以直接测量，也可以通过血样中氧饱和度和血红蛋白（hemoglobin，Hb）浓度来计算：氧含量 = Hb（g/dl）×1.34（每克 Hb 含 O_2 的毫升数）× 血氧饱和度，其中 1.34 是每克 Hb 的携氧量，因为在 100% 氧饱和状态下，每克 Hb 可以结合的最大 O_2 量为 1.39 ml，正常情况下，红细胞中含有少量不能结合 O_2 的高铁 Hb 以及其他能影响 Hb 与 O_2 结合的因素，如少量 HbCO，因此，1 gHb 实际结合的 O_2 量低于 1.39 ml，通常按 1.34 ml 计算。

所以 Fick 法计算 CO 的公式演变为：

心排血量（CO，L/min）= 氧耗量（ml/min）/（主动脉血氧饱和度－混合静脉血氧饱和度）×1.34Hb（g/dl）×0.1

心排血指数［CI，L/（min · m^2）］= CO/BSA（m^2），BSA 为体表面积。

右心排血量（肺循环血流量，L/min）= 氧耗量（ml/min）/（肺静脉血氧饱和度－肺动脉血氧饱和度）×1.34Hb（g/dl）×0.1

有效肺循环血流量（L/min）= 氧耗量（ml/min）/（肺静脉血氧饱和度－混合静脉血氧饱和度）×1.34Hb（g/dl）×0.1

目前，血氧饱和度的判断尚无统一标准，更多的学者参考以下原则：①体动脉血氧饱和度：多以股动脉血为准。②混合静脉血氧饱和度：没有体肺分流的患者采用肺动脉主干部位的肺动脉血氧饱和度，体肺分流的患者采用上下腔血氧饱和度的平均值或者取分流之前右心腔的血氧饱和度代替之。③肺动脉血氧饱和度：以肺动脉血实测值为准。④肺静脉血氧饱和度：如能直接取到肺静脉血（如右心导管经房间隔缺损进入肺静脉）则以实测值为准。⑤多数情况下不能直接取得肺静脉血氧饱和度，采取以下方法估测：当存在心内分流性先天性心脏病时，如果体动脉血氧饱和度 > 95%，肺静脉血氧饱和度以 100% 计算；如果体动脉血氧饱和度 < 95%，肺静脉血氧饱和度以 95% 为准；当不存在心内分流先天性心脏病（如特发性肺动脉高压等）时，肺静脉血氧饱和度则按左心室血氧饱和度计算。

因此，Fick 法计算 CO 时，当动静脉氧饱和度差很小时，在测量中出现的错误就会被放大。例如，在患者 CO 较低，具有相对较宽的动静脉氧饱和度差时，Fick 法计算出的 CO 最准确；相反，在患者具有相对较窄的动静脉氧饱和度差时，计算 CO 的准确性较差。

尽管 Fick 法曾经被认为是“金标准”，但这种方法具有一定的局限性：

1）测量过程中患者必须处于生理学稳定状态，而大多数测量心排血量的患者都是危重患者，也就是处于“不稳定状态”。

2）氧耗量的测量不够准确：①间接测量的氧耗量是根据正常人年龄、性别和体表面积估算出来的，而患者基础代谢与正常人不同，有创检查时的不适和紧张进一步影响代谢状况，使患者实际氧耗量与估算值不符。②直接测量的氧耗量，由于某些客观因素也会导致患者实际氧耗量产生较大误差，例如：收集的呼出空气不充分造成估算出的氧耗量偏低，从而使计算出的 CO 也低于正常值；收集呼出空气的时机不准确导致估算出的氧耗量不准确；对收集袋内氧含量的分析未能在收集之后立即进行，导致空气可能在袋内外之间弥散；对于使用的极谱分析系统，如果气体感受器测量得不够规范准确，那么计算的氧气和二氧化碳含量就是不正确的；如果吲哚氰绿等物质被输入血液，会使分光光度法测量出的氧饱和度不准确；混合静脉血样被肺毛细血管血液，或是左向右分流的血液所污染，而不是真正意义上的混合静脉血，亦会使结果不准确。③肺血管病患者多数伴有动脉低氧血症，当动脉血氧饱和度 < 95% 时如何估算肺静脉血氧饱和度并无统一标准。④存在影响样本血氧饱和度的因素，如取样位置、注射器中的肝素盐水含量、抽取血标本后的空气含量等。

2. 分流量的计算

正常情况下左、右心排血量相等，当存在左向右或右向左分流时，则两者不等，其分流量可由下列公式计算：

左向右分流量＝右心排血量－有效肺循环血流量

右向左分流量＝左心排血量－有效肺循环血流量

由分流量与体或肺循环之比可求取分流率：

分流量占体循环血流量（左心排血量）的百分率（%）＝分流量（L/min）/ 体循环血流量（L/min）×100

分流量占肺循环血液量的百分率（%）＝分流量（L/min）/ 肺循环血流量（L/min）×100

临床上根据分流量的多少和分流量占体或肺循环血流量的百分率可用于评估分流的严重程度，以判定是否需要手术治疗。

3. 有关肺循环阻力计算的公式

肺总阻力［$dyn \cdot s \cdot cm^{-5}$（达因·秒·厘米$^{-5}$）］＝肺动脉平均压（mmHg）/ 右心排血量（ml/s）×1332

肺小动脉阻力［$dyn \cdot s \cdot cm^{-5}$（达因·秒·厘米$^{-5}$）］＝［肺动脉平均压（mmHg）－肺毛细血管平均压（mmHg）］/ 右心排血量（ml/s）×1332

肺总阻力正常值为 200 ～ 300 $dyn \cdot s \cdot cm^{-5}$，肺小动脉阻力为 47 ～ 160 $dyn \cdot s \cdot cm^{-5}$。肺动脉阻力增高见于各种原因所致肺动脉高压，包括：①大量左向右分流致肺循环血量显著增多性心脏病，如较大的房、室间隔缺损，动脉导管未闭等；②肺血管病变，如特发性肺动脉高压、慢性肺部疾病、肺栓塞等；③继发于左心衰竭、二尖瓣病变等。

四、急性肺血管扩张试验

心导管检查获得基线状态下的血流动力学资料基本能反映患者的疾病严重程度，但是对一些特殊状态的患者需要通过药物、运动负荷等附加试验才能更准确地判断患者的病情，协助临床治疗方案的制订、疗效和预后的评价。

少数肺动脉高压（PAH）由肺动脉痉挛引起，单独应用大剂量钙通道阻滞剂可显著改善症状、血流动力学和长期预后[6]。急性肺血管扩张试验是筛选此类患者的有效方法。尽管其他 PAH 亚类中也有少数患者符合急性肺血管扩张试验阳性标准，但难以从单纯钙通道阻滞剂治疗中持续获益。故仅推荐特发性 PAH、遗传性 PAH 和药物相关 PAH 首次右心导管检查时行急性肺血管扩张试验[7]。

急性肺血管扩张试验阳性标准[8]：平均肺动脉压下降幅度超过 10 mmHg 且绝对值≤ 40 mmHg，同时心排血量增加或不变，须同时满足以上 3 项标准方为阳性。仅有不足 10% 的特发性 PAH 患者急性肺血管扩张试验阳性，可接受大剂量钙通道阻滞剂治疗。服药 1 年后应再次复查右心导管和急性肺血管扩张试验，仅半数阳性患者表现为持续阳性，可继续单用钙通道阻滞剂治疗；而转阴患者建议给予 PAH 靶向治疗。推荐雾化吸入伊洛前列素或静脉泵入腺苷进行急性肺血管扩张试验，不建议采用吸氧、静脉注射钙通道阻滞剂的方法进行急性肺血管扩张试验。

目前结构性心脏病领域开展的新兴技术如经皮主动脉瓣置换以及二尖瓣修复术的术前运用心导管技术对患者右心功能和肺血管进行评估乜颇为重要。2018 年世界肺动脉高压大会（WSPH）和英国国家卫生与临床优化研究所（NICE）给出的左心相关性肺高压分类中就强调了对出现肺动脉压力增高患者进行全面血流动力学评估，包括平均肺动脉压和 PAWP 或肺动脉舒张压和 PAWP 差值，对于左心房压和左心室充盈压的测定有助于对左心室心肌功能变化（EF 保留或者下降心力衰竭），肺静脉合并畸形或狭窄，以及介入干预后血流动力学变化做出更全面评估[1]。

随着先天性心脏病介入治疗运用日益广泛，对于先天性心脏病合并不同程度 PAH 的患者同样需要心导管检查以确定是否可以进行封堵以关闭缺损。

相信随着器械革新和介入技术不断提高，新的介入治疗方法层出不穷，目前已有报道的新的介入治疗，包括房间隔造口术，肺静脉狭窄介入治疗，肺动脉高压去神经术，慢性血栓栓塞性肺高压，三尖瓣和肺动脉瓣病变，以及梗阻性肥厚型心肌病介入治疗等，均需要心导管术在术前术后对患者进行全面的血流动力学评估，以起到指导介入治疗作用。

参考文献

[1] 马为，荆志成，霍勇. 中国肺高血压诊断和治疗指南 2018. 中国介入心脏病学杂志，2019，27（02）：61-63.

[2] Hoeper M M，Lee S H，Voswinckel R，et al. Complications of right heart catheterization procedures in patients with pulmonary hypertension in experienced centers. J Am Coll Cardiol，2006，48（12）：2546-2552.

[3] Ginoux M，Cottin V，Glerant J C，et al. Safety of right heart catheterization for pulmonary hypertension in very elderly patients. Pulm Circ，2018，8（4）：767748440.

[4] Bangalore S，Bhatt D L. Images in cardiovascular medicine. Right heart catheterization，coronary angiography，and percutaneous coronary intervention. Circulation，2011，124（17）：e428-e433.

[5] D' Alto M，Dimopoulos K，Coghlan J G，et al. Right Heart Catheterization for the Diagnosis of Pulmonary Hypertension：Controversies and Practical Issues. Heart Fail Clin，2018，14（3）：467-477.

[6] Sharma A，Obiagwu C，Mezue K，et al. Role of Vasodilator Testing in Pulmonary Hypertension. Prog Cardiovasc Dis，2016，58（4）：425-433.

[7] Galie N，Humbert M，Vachiery J L，et al. 2015 ESC/ERS Guidelines for the diagnosis and treatment of pulmonary hypertension：The Joint Task Force for the Diagnosis and Treatment of Pulmonary Hypertension of the European Society of Cardiology（ESC）and the European Respiratory Society（ERS）：Endorsed by：Association for European Paediatric and Congenital Cardiology（AEPC），International Society for Heart and Lung Transplantation（ISHLT）. Eur Respir J，2015，46（4）：903-975.

[8] Sitbon O，Humbert M，Jais X，et al. Long-term response to calcium channel blockers in idiopathic pulmonary arterial hypertension. Circulation，2005，111（23）：3105-3111.

第二篇
各　论

6 二尖瓣疾病的介入治疗与影像学应用

（欧知宏　宋开友　刘　薇）

第一节　二尖瓣疾病概述及介入治疗进展

一、二尖瓣狭窄

二尖瓣狭窄常继发于风湿热，为一种常见的心脏瓣膜病变，根据 2014 年中国心血管病报告显示，风湿性心脏病患者人数达到了 250 万，本病多见于青壮年，女性发病率高于男性，男女比例约为 2∶3[1]。二尖瓣狭窄早期表现为瓣膜交界边缘处发生水肿和渗出，随后纤维蛋白沉积使瓣膜边缘增厚，瓣膜交界处逐渐粘连、融合，进而二尖瓣口变小形成二尖瓣狭窄。纤维性病变还可累及瓣下腱索和乳头肌，使其缩短和粘连，这也是导致二尖瓣狭窄的重要因素。

风湿性二尖瓣狭窄典型表现为瓣叶交界处及腱索的粘连、增厚。按病理改变分为三型：

（1）隔膜型：病变仅累及瓣缘及交界处，瓣膜自身病变轻微，增厚程度不一，启闭活动较好。

（2）漏斗型：当病变范围逐渐扩大至远端腱索和瓣叶近端，甚至累及整个瓣叶、腱索，乳头肌粘连、增粗并缩短，将瓣膜下牵，瓣叶活动明显受限，狭窄进一步加重，使二尖瓣瓣叶-腱索装置变为漏斗形，常伴有不同程度的关闭不全。

（3）瓣膜增厚型：受损程度介于上述两者之间。病变累及瓣叶交界处、瓣体及部分腱索，瓣叶活动受到部分限制。

正常成人二尖瓣瓣口面积为 4 ～ 6 cm^2。当瓣口面积＜ 2.0 cm^2 时，即发生有意义的血流动力学改变。瓣口面积减小至 1.5 ～ 2.0 cm^2 属于轻度狭窄，1.0 ～ 1.5 cm^2 属于中度狭窄，瓣口面积＜ 1.0 cm^2 时属于重度狭窄。当严重狭窄时，左心房压需高达 20 ～ 25 mmHg（1 mmHg ＝ 0.133 kPa）才能使血流通过狭窄的瓣口。升高的左心房压会导致肺静脉及肺毛细血管压升高，从而发生劳力性呼吸困难。当左心房压超过 30 mmHg 时，出现呼吸困难、咳嗽、发绀等临床表现。虽然药物治疗可以减轻症状，但是并不能解除狭窄瓣膜对血流的阻碍。

二尖瓣狭窄如不及时治疗，进行性加重可导致严重症状及并发症出现（如肺水肿、体循环栓塞、肺动脉高压）。虽然药物治疗可以减轻症状，但是并不能解除狭窄瓣膜对血流的阻碍。1984 年日本学者 Inoue 等[2]首次报道经皮球囊二尖瓣成形术（percutaneous balloon mitral valvuloplasty，PBMV）。我国自 1986 年首次应用经皮球囊二尖瓣成形术治疗风湿性二尖瓣狭窄至今已有 30 多年历史，无论是技术还是器械均已成熟[3]。

二、二尖瓣关闭不全

随着社会经济的发展和人口的老龄化，心脏瓣膜疾病的发病率明显增加，研究表明＞ 75 岁的老年人群心脏瓣膜疾病发病率高达 13.3%，其中二尖瓣关闭不全是其最常见的表现形式之一[4]。二尖瓣关闭不全一般分为慢性和急性。慢性关闭不全大多数由风湿性心脏病引起，常合并二尖瓣狭窄。二尖瓣关闭不全还可见于冠心病、心肌病变、各种原因引起的左心室增大、二尖瓣脱垂、瓣环钙化及先天性畸形，如二尖瓣裂等。急性二尖瓣关闭不全多因腱索断裂、瓣膜毁损、乳头肌断裂等造成，往往引起较严重的血流动力学障碍。

二尖瓣装置（包括瓣叶、瓣环、腱索、乳头肌和与其相连的部分心肌）中任何一部分发生结构异常或功能失调均导致收缩期关闭不紧密、血液反流入左心房，增加左心室前负荷和室壁张力，继发心肌受损、心功能失代偿，心腔逐渐扩大，伴随而来的二尖瓣瓣环扩张进一步导致二尖瓣反流的加重，如此恶性循环，最终导致心力衰竭，甚至死亡。

目前二尖瓣反流的治疗方法主要有药物治疗、外科手术和经皮二尖瓣反流介入治疗三种。药物治疗只能改善患者症状，不能延长患者生存时间。而通过外科手术进行瓣膜置换或修补是治疗严重二尖瓣反流的金标准。但对功能性二尖瓣反流效果较差。高危或老年患者接受二尖瓣置换术的死亡率达 25%，且并不是所有患者都能耐受或接受外科手术[5]。近年来，经导管瓣膜置入 / 修复术逐渐成熟并广泛应用，包括瓣叶修复、瓣环成形、腱索修补以及瓣膜置换术。尤其是经导管二尖瓣夹合术（MitraClip）的循证医学依据较为充分，得到了欧洲和美国心脏瓣膜疾病治疗指南的推荐[6-7]。在国内，自 2012 年葛均波院士完成首例 MitraClip 手术以来，已进入临床实用阶段，并得到大量应用，是心脏瓣膜疾病介入治疗领域里程碑式的进展[8]。

三、二尖瓣脱垂

二尖瓣脱垂（mitral valve prolapse，MVP）是一种常见的心脏瓣膜疾病，在人群中的患病率为 1% ～ 2.5%[9]。MVP 指心脏收缩期二尖瓣瓣叶脱入左心房，伴或不伴二尖瓣反流及二尖瓣增厚（心脏舒张期测量厚度≥ 5 mm），继而引发心脏血流动力学改变的一种疾病[9]。可分为原发性和继发性：原发性瓣膜脱垂者多由瓣膜黏液变性所致瓣膜增厚、冗长；继发性脱垂可见于冠心病、心肌病、心肌炎、感染性心内膜炎、先天性心脏病、甲状腺功能亢进（甲亢）等。临床症状主要为胸痛、心悸、呼吸困难等，伴有严重二尖瓣反流者晚期可出现左心衰竭表现。典型体征是胸骨左缘第 4 ～ 5 肋间或心尖区闻及收缩中晚期喀喇音，可伴或不伴收缩中晚期杂音。手术形式包括二尖瓣置换术和二尖瓣修复术，而临床更倾向于二尖瓣修复术，因其手术死亡率低，且避免了人工心脏瓣膜带来的并发症[10]。经皮二尖瓣修复术具有创伤小、相对安全等优点，可以避免外科手术多种并发症，成为存在外科手术禁忌证患者的新的治疗希望[11]。

第二节　正常二尖瓣的超声影像学特征

一、M 型超声心动图

正常二尖瓣前叶呈双峰曲线，舒张期内曲线上升有 A、E 两峰，收缩期内为缓慢上升的 CD 段；二尖瓣后叶活动方向与前叶相反，呈镜像曲线，由于二尖瓣后叶较短，活动幅度较小，故曲线的幅度较小（图 6-1）。

二、二维超声心动图

1. 左心长轴切面

舒张期二尖瓣前、后叶充分开放，瓣膜回声

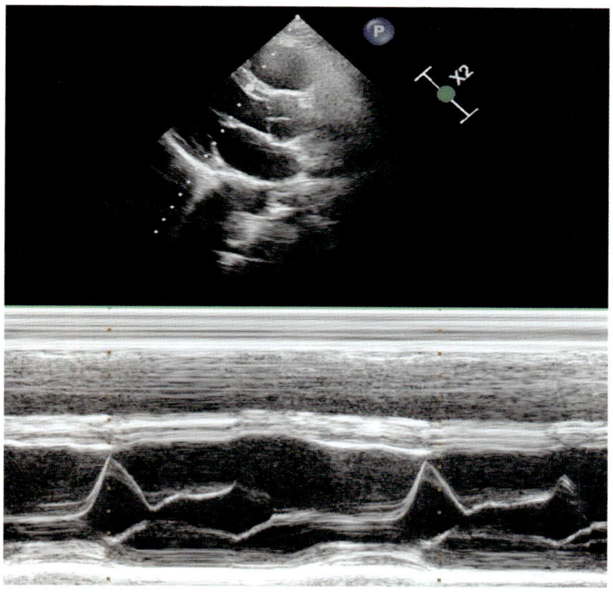

图 6-1 正常二尖瓣 M 型超声心动图图像

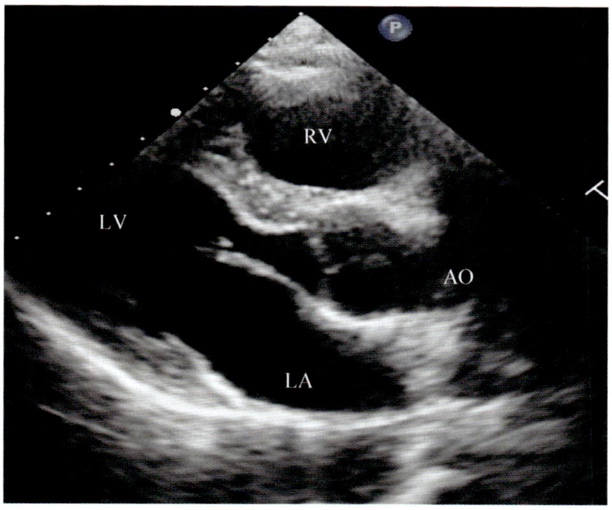

图 6-2 正常二尖瓣二维超声心动图左心长轴切面图像

纤细光滑；收缩期前、后叶对合紧密，受腱索的牵拉，瓣叶不会脱向左心房（图 6-2）。

2. 二尖瓣水平左心室短轴切面

收缩期前后叶合拢，呈一横线，中无间隙，位置约在左心室腔的中 1/3 与后 1/3 交界处；舒张期前后叶分离，形成一椭圆形颇似鱼口状的环带（图 6-3）。

3. 四腔心切面

在心尖或胸骨旁四腔心切面上可见前叶附着于室间隔侧，后叶附着于左心室侧壁，可清晰显示两瓣叶形态、启闭情况以及二尖瓣根部附着点，也可通过与三尖瓣隔瓣附着点对比，判断有无三尖瓣下移畸形及协助确定解剖左心室。

三、彩色多普勒

1. 二维彩色多普勒

二维彩色多普勒显示为宽阔明亮的红色血流束自二尖瓣口进入左心室，血流束轴心近瓣尖处流速最快，红色鲜亮，边缘部流速较慢，红色暗淡。

2. M 型彩色多普勒

M 型彩色多普勒显示前叶双峰曲线左心房侧出现红色血流信号，于 E 峰后舒张期内，此红色血流信号出现于双峰曲线的左心室侧。

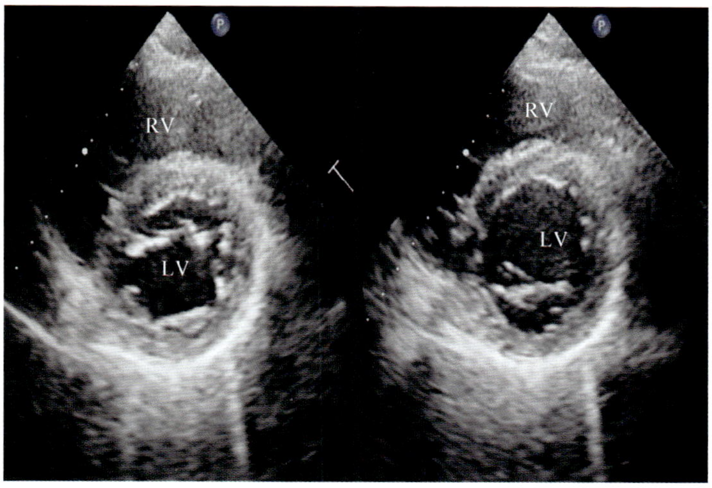

图 6-3 二尖瓣水平左心室短轴切面图像

LV：左心室；RV：右心室

四、频谱多普勒

1. 脉冲频谱多普勒

二尖瓣舒张期血流频谱为正向双峰窄带波型（图 6-4）。

2. 连续频谱多普勒

与脉冲频谱多普勒形态形似，呈舒张期正向双峰窄带波型，但由于连续多普勒记录了自左心房至左心室血流的多种频移信号，故出现增宽甚至实填现象。

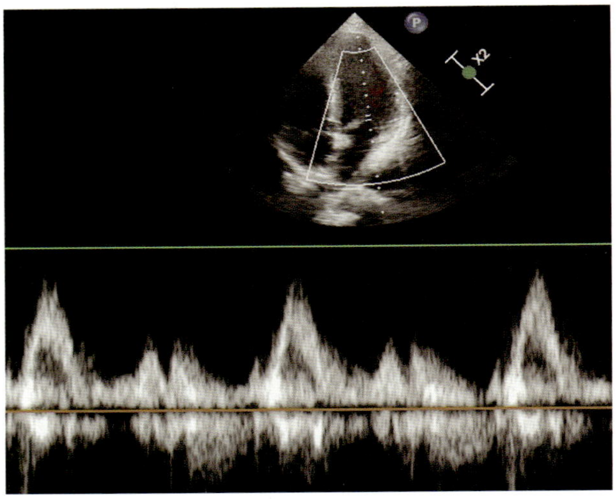

图 6-4 二尖瓣脉冲频谱多普勒图像

五、三维超声心动图

二尖瓣前叶较长，附着于二尖瓣环前 1/3 部分，后叶较短，附着于二尖瓣环后 2/3 部分，收缩期前后叶对合严密，舒张期充分开放，与正常解剖结构及活动完全一致。

第三节 二尖瓣病变的超声影像学特征

一、二尖瓣狭窄

1. M 型及二维超声心动图

（1）二尖瓣狭窄主要表现为前后叶开放幅度降低，后叶与前叶同向运动及 EF 斜率减慢，前叶 E、A 两峰间的 F 点凹陷消失，呈城墙样改变（图 6-5）。

左心室长轴切面上二尖瓣瓣叶增厚，回声增强，瓣口狭窄而致开放受限。在瓣体增厚或钙化不严重、瓣体尚柔软时，前叶可出现舒张期圆顶样改变。二尖瓣短轴切面舒张期瓣口面积缩小，呈鱼口样改变。病变严重者，常致腱索及乳头肌等瓣下结构明显增厚、钙化，此时瓣叶活动僵硬（图 6-6）。

（2）左心房扩大，而左心室腔在单纯二尖瓣狭窄时，其大小可在正常范围内或因充盈不足而偏小。病程晚期，可出现不同程度肺静脉扩张及右心室扩大。部分患者可并发左心房血栓，多附着于左心耳或左心房后侧壁，少数附着于房间隔上，表现为上述部位形态多样的稍强或低回声团（图 6-7）。

2. 彩色及频谱多普勒

彩色多普勒成像显示舒张期二尖瓣口五彩镶

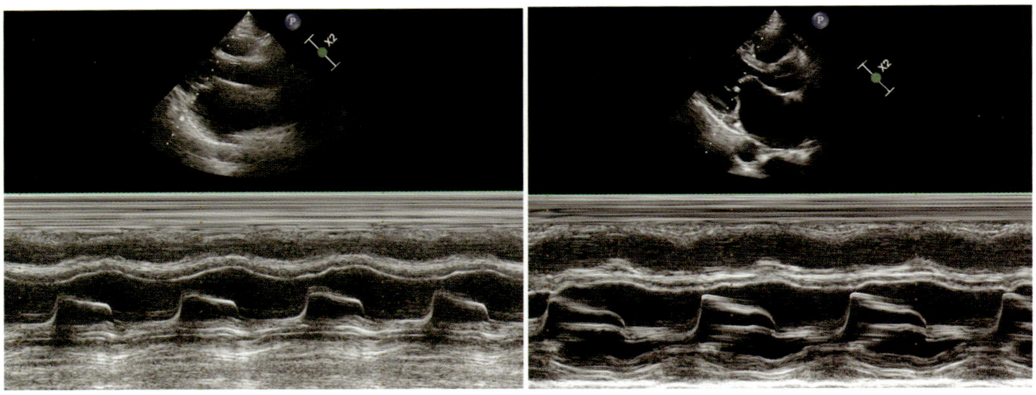

图 6-5 二尖瓣狭窄的 M 型超声心动图图像

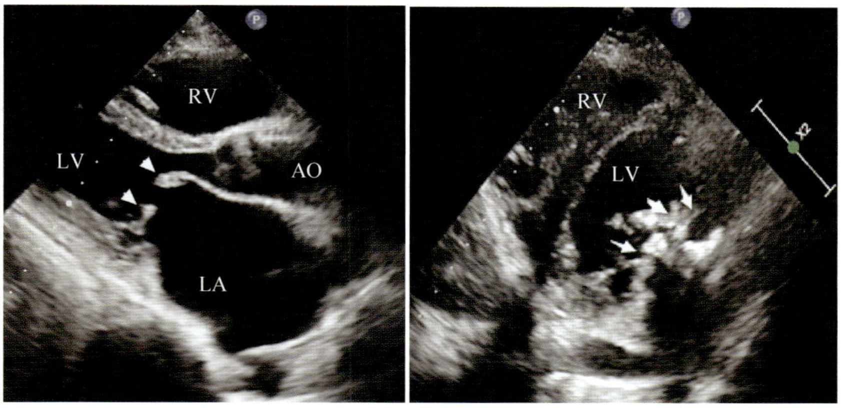

图 6-6　二尖瓣狭窄的超声表现

AO：主动脉；LA：左心房；LV：左心室；RV：右心室

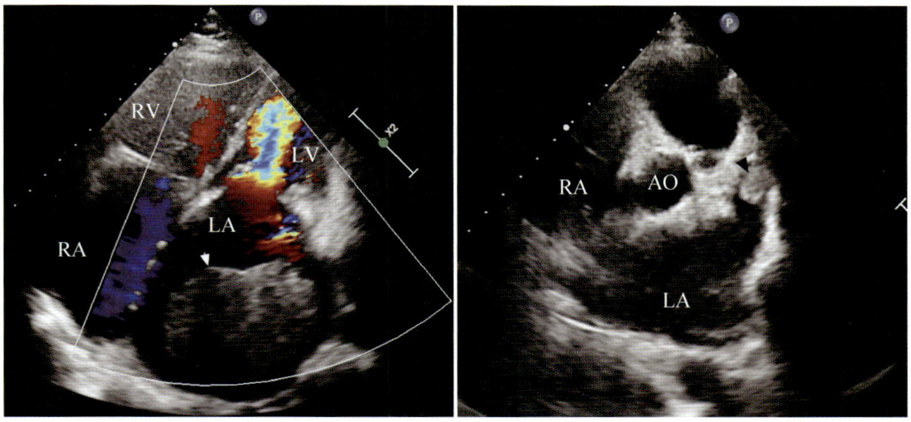

图 6-7　左心房扩大的超声表现

RV：右心室；RA：右心房；LV：左心室；LA：左心房

嵌的射流束。频谱多普勒显示典型的全舒张期方向朝上的双峰实填宽带频谱，频谱峰值流速较正常时增快（图 6-8）。

3. 三维超声心动图

三维超声心动图可实时、动态显示二尖瓣的立体形态结构。二尖瓣狭窄时瓣膜增厚、钙化，前后叶联合部粘连，开放受限，瓣口面积变小，瓣口的几何形状不规则。

4. 经食管超声心动图

经食管超声检查探头位于食管内，紧邻左心房后壁，较经胸超声心动图能更清楚地显示左心房、左心耳、房间隔及二尖瓣装置等结构，更好

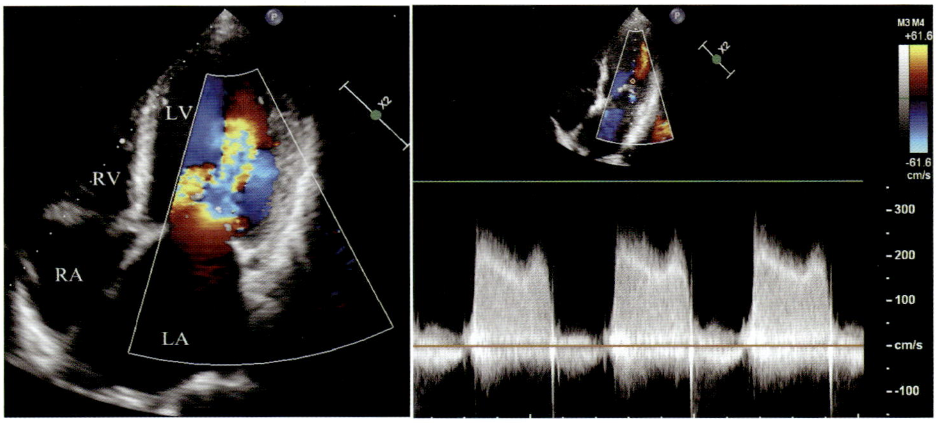

图 6-8　二尖瓣狭窄的彩色多普勒图像

地评价二尖瓣瓣叶活动、增厚程度、瓣体或结合部钙化范围及瓣下结构的受累情况。

二、二尖瓣关闭不全

1. M 型超声心动图

不同病因引起的二尖瓣关闭不全的共同特点是收缩期二尖瓣前后瓣叶间可见大小不等的关闭裂隙。如瓣叶脱垂，M 型超声显示瓣叶收缩期 CD 段后移呈“吊床”样改变。

2. 二维超声心动图

（1）风湿性二尖瓣关闭不全：风湿性二尖瓣病变的特点是瓣膜增厚、僵硬，以瓣尖为著，瓣叶挛缩对合不良，如合并二尖瓣狭窄时舒张期瓣口开放幅度较小（图 6-9）。

（2）腱索断裂和脱垂引起二尖瓣关闭不全：瓣叶与腱索连续中断，断裂的腱索或乳头肌回声呈断续的点线状。腱索断裂引起二尖瓣脱垂，收缩期瓣叶脱向左心房，超过瓣环连线 2 mm 以上。断裂腱索随瓣叶呈“挥鞭”样运动，收缩期甩入

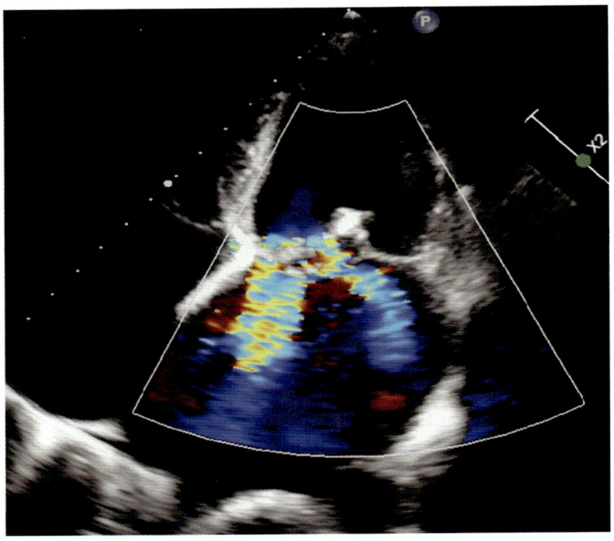

图 6-9　风湿性二尖瓣关闭不全的超声图像

左心房，舒张期返回左心室（图 6-10，视频 6-1，视频 6-2）。

（3）感染性心内膜炎引起二尖瓣关闭不全：受累及的瓣叶通常在结构或形态上存在潜在的异常，赘生物常分布在瓣尖，位于瓣叶对合点的心房面，外形不规则，多数有蒂，也可没有。部分感染性心内膜炎患者可出现二尖瓣穿孔或瘤样改

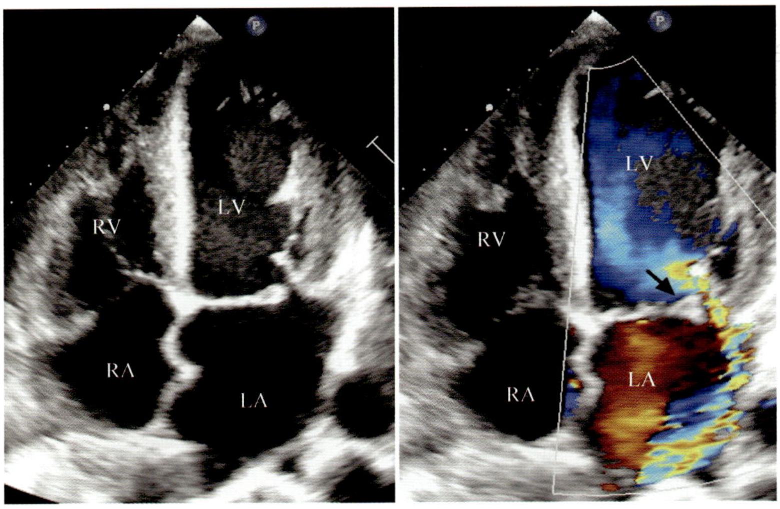

图 6-10　腱索断裂和脱垂引起二尖瓣关闭不全

LA：左心房；RA：右心房；LV：左心室；RV：右心室

视频 6-1

视频 6-2

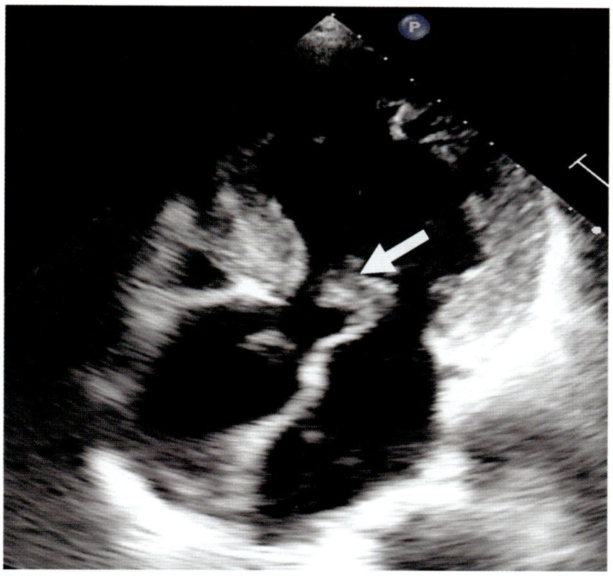

图 6-11　感染性心内膜炎引起二尖瓣关闭不全

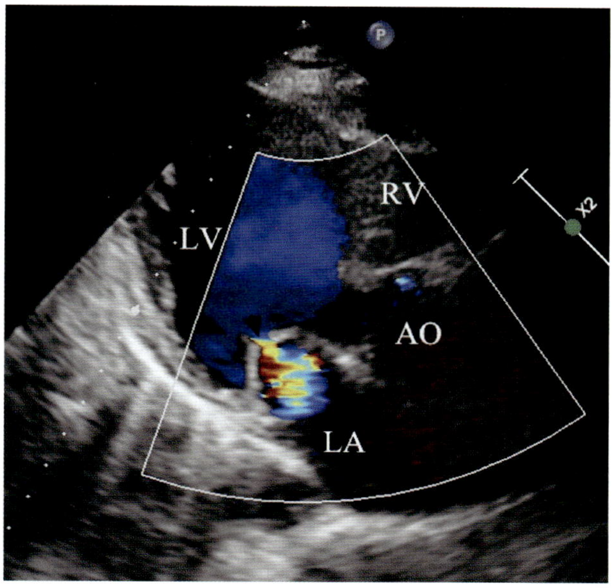

图 6-12　缺血性二尖瓣关闭不全

LA：左心房；AO：主动脉；LV：左心室；RV：右心室

变（图 6-11）。

（4）缺血性二尖瓣关闭不全：二尖瓣本身没有原发病变，反流发生在心肌梗死之后，通常可观察到节段性的室壁运动异常（图 6-12，视频 6-3，视频 6-4）。

（5）先天性二尖瓣关闭不全：最常见为二尖瓣瓣叶裂，多见于二尖瓣前叶，瓣叶裂隙可从边缘延伸到瓣根，二尖瓣水平短轴可见“吊桥”样改变。若为双孔二尖瓣畸形，二尖瓣短轴可显示分离的两个孔，左右排列，呈圆形或椭圆形，大小相等或不等（图 6-13，视频 6-5，视频 6-6）。

3. 多普勒超声心动图

显示收缩期二尖瓣口左心房侧出现蓝色为主的五彩镶嵌血流，二尖瓣前叶病变为主者，反流束为朝向左心房后壁的偏心血流束；以后叶病变为主者，反流束偏向左心房前侧；两叶对合不良者，反流束朝向左心房中央（图 6-14）。

4. 三维超声心动图

三维超声心动图成像使二尖瓣病变的形态显示更为直观，病变的定位及范围判定更为准确，可直观显示二尖瓣口及瓣叶的整体形态、大小、对合缘的对合状况及开放全貌。

5. 经食管超声心动图

经食管超声心动图检查为经胸超声心动图检查方法的重要补充。因探头距二尖瓣口的距离短，

视频 6-3

视频 6-4

探头频率较高，分辨力良好，有利于识别引起反流的各种解剖结构异常，对病变的形态性质诊断准确率更高。经食管探查不妨碍手术视野，在二尖瓣关闭不全的外科治疗中，可实时监测术中变化为其优势。

三、二尖瓣脱垂

1. 二维超声心动图

左心室长轴及四腔心切面观察，二尖瓣病变瓣叶增厚，腱索冗长，收缩期瓣叶脱向左心房。收缩中晚期或整个收缩期二尖瓣叶向左心房侧移

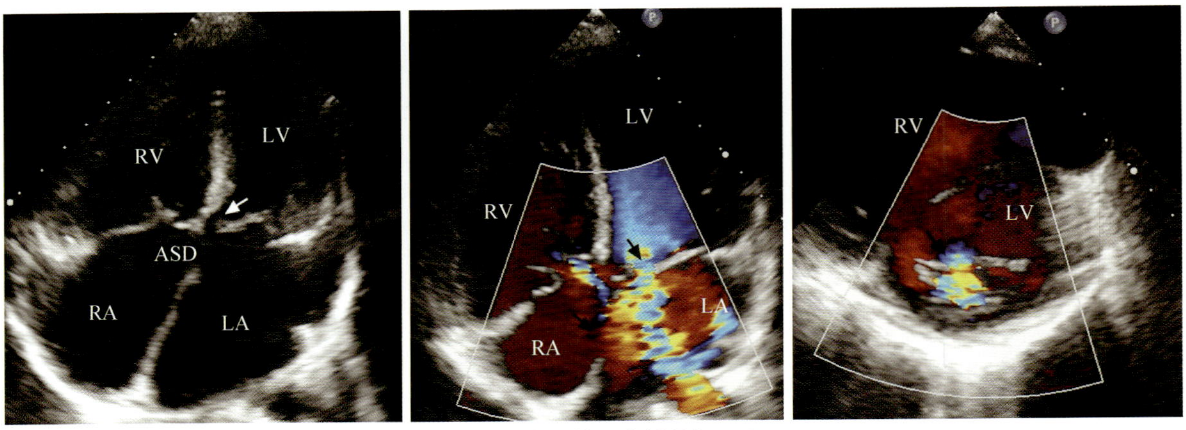

图 6-13　先天性二尖瓣关闭不全

LA：左心房；RA：右心房；LV：左心室；RV：右心室；ASD：房间隔缺损

视频 6-5

视频 6-6

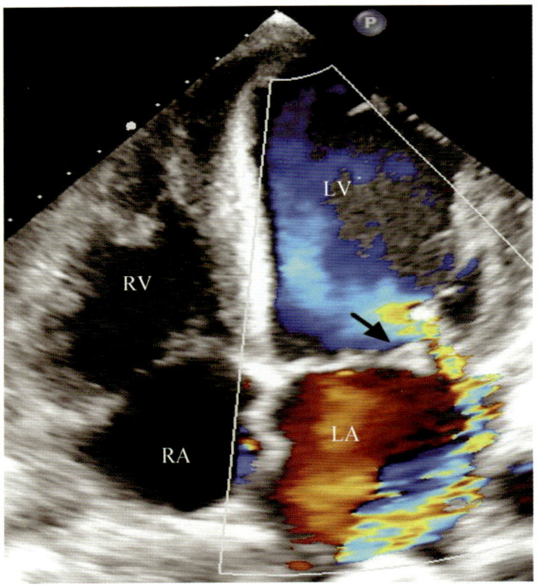

图 6-14　二尖瓣关闭不全的彩色多普勒图像

LA：左心房；RA：右心房；LV：左心室；RV：右心室

位，超过瓣环水平大于 2 mm。如果合并腱索部分或全部断裂，瓣叶大部分或全部脱入左心房侧，可在多个切面观察到断裂腱索呈漂浮状，并随瓣叶自由摆动，呈“连枷”样改变。

2. M 型超声心动图

二尖瓣波群曲线因脱垂的病因和部位不同而表现各异。前叶脱垂时，DE 速度增快；后叶脱垂时，CD 段出现明显多重回声，收缩中晚期二尖瓣曲线 CD 段后移，呈“吊床”样改变（图 6-15）。

3. 多普勒超声心动图

瓣叶脱垂时前后叶对合线不在一个平面，反流束多呈偏心性，沿脱垂瓣叶的对侧走行，

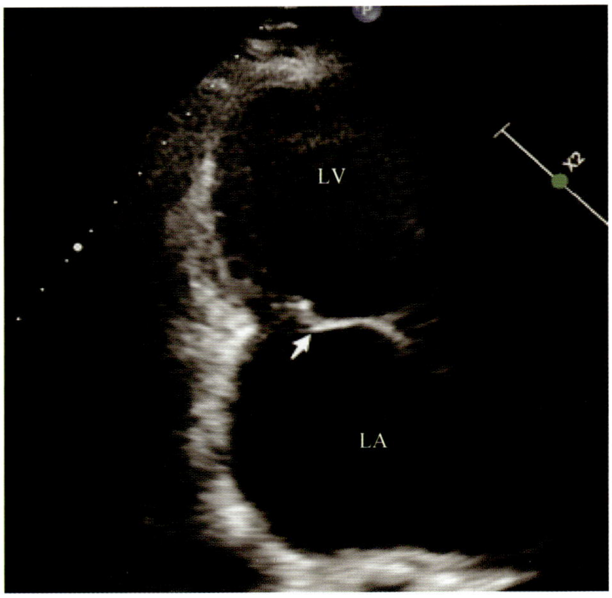

图 6-15　二尖瓣脱垂的 M 型超声心动图图像

LA：左心房；LV：左心室

若前后叶同时脱垂时反流束可以呈中心性。频谱多普勒于二尖瓣左心房侧可探及收缩期高速湍流信号。

4. 经食管超声心动图

可详细定位二尖瓣脱垂部位和范围，经食管超声心动图对腱索断裂的诊断敏感性和特异性更高。

第四节　心脏超声对经皮二尖瓣狭窄球囊成形术的指导价值

经皮二尖瓣狭窄球囊成形术（PBMV）具有创伤小、安全性高、可反复操作、临床疗效确切等优点，使其成为风湿性二尖瓣狭窄的首选治疗方法，在超声心动图的指导下进行 PBMV，可以避免辐射和造影剂使用，同时可以明确二尖瓣狭窄的治疗效果，具有较高的临床应用价值。

一、超声心动图对 PBMV 适应证的筛选

超声心动图对经皮二尖瓣狭窄球囊成形术具有临床指导价值。依据二维超声心动图显示二尖瓣瓣膜形态、瓣下增厚度、瓣叶增厚度和钙化度，Wilkins[12] 提出二尖瓣病变程度评分法（表 6-1）。总分 0 ～ 16 分，分值越高，表示瓣膜病变程度越重。一般情况下，若瓣膜病变评分大于 11 分，则不适合进行球囊扩张，小于 8 分则适合接受球囊扩张。

尽管二尖瓣病变程度评分法对 PBMV 术前患者的筛选具有指导价值，但临床上还需结合其他影响因素。根据国外相关指南[6-7] 及国内指南专家意见[3，13] 认为经皮二尖瓣狭窄球囊成形术的适应证主要有：

1. 理想适应证

（1）有明确的临床症状（心功能Ⅲ～Ⅳ级）的单纯二尖瓣狭窄患者（二尖瓣口面积≤ 1.5 cm^2，二尖瓣跨瓣压差≥ 8 mmHg，舒张期压力减半时间≥ 150 ms）；瓣膜状态良好（瓣叶较柔软，无明显钙化，无瓣膜下结构异常，Wilkins 超声评分＜ 8 分）；无中、重度二尖瓣反流。

（2）无左心房血栓

（3）无风湿活动。

2. 相对适应证

（1）无症状患者有如下情况之一：极严重的二尖瓣狭窄（二尖瓣口面积≤ 1.0 cm^2）；高血栓栓塞风险（新发或阵发性心房颤动，左心房自发超声显影）；高血流动力学失代偿风险（重度肺动脉高压，近期需行大型非心脏手术或计划妊娠）。

（2）二尖瓣口面积＞ 1.5 cm^2 的患者有明确症状和明确的血流动力学改变（二尖瓣平均压差＞ 15 mmHg）。

（3）瓣膜硬化、钙化不严重（Wilkins 超声评

表 6-1　Wilkins 超声心动图评分

得分	瓣膜形态	瓣下增厚度	瓣叶增厚度	钙化度
1	活动度好，仅瓣尖活动轻度受限	瓣下结构轻度受累	瓣叶接近正常厚度（4 ～ 5 mm）	瓣膜仅单个区域反射增强
2	瓣叶中部和基底部活动正常	腱索增厚仅限于近端 1/3	瓣膜中部正常、边缘增厚（5 ～ 8 mm）	瓣膜边缘散在性反射增强
3	瓣叶基底部舒张期前向运动	腱索增厚累及远端 1/3	全部瓣叶增厚（5 ～ 8 mm）	反射增强扩展至瓣膜中部
4	瓣叶舒张期无或仅有轻度前向运动	腱索广泛增厚并挛缩，向乳头肌扩展	所有瓣叶明显增厚（＞ 8 mm）	大部分瓣膜组织反射增强

分 8 ～ 12 分）且不适合外科手术的患者。

3. 禁忌证

（1）左心房血栓：房间隔及二尖瓣口有血栓为绝对禁忌证，除房间隔及二尖瓣口有附壁血栓外的合并左心房血栓患者经正规华法林抗凝治疗 3 ～ 6 个月后（维持 INR 在 2.0 ～ 3.0），可行经皮球囊二尖瓣狭窄成形术。

（2）二尖瓣条件差，合并瓣下狭窄，Wilkins 超声评分＞ 11 分者。

（3）伴有中至重度的二尖瓣反流，或重度三尖瓣狭窄和反流，或重度主动脉瓣疾病，或伴有钙化引起的重度主动脉瓣狭窄患者，可考虑同时扩张二尖瓣和主动脉瓣。

（4）活动性风湿热。

（5）未控制的感染性心内膜炎或不适合介入的心内畸形。

（6）伴有冠状动脉疾病，需行冠状动脉旁路移植术。

二、超声心动图对 PBMV 术中监测的指导

房间隔穿刺一般是在 X 线透视引导下完成的，但个别穿刺困难者可用超声心动图联合观察，经食管超声心动图及经胸超声心动图可以显示房间隔卵圆窝处回声的厚薄及动度情况，实时三维超声心动图可以实时显示导管前端的位置，对球囊导管是否位于二尖瓣口做出正确的判断，避免造成二尖瓣瓣叶的损伤。

超声心动图可在剑下四腔心、心尖四腔心切面监测导管进入右心房并引导导管进入房间隔卵圆窝的中央部行房间隔穿刺，指导穿刺针进入左心房腔内的深度和方向；在心尖四腔心及左心室长轴切面引导球囊导管向二尖瓣口行进，经二尖瓣口到达左心室侧。在二尖瓣口扩张时，超声心动图可显示充盈扩大的导管在二尖瓣口扩张的情况。扩张术后可立即应用彩色多普勒血流显像（CDFI）观测瓣口血流性质和二尖瓣反流及程度，用频谱多普勒（脉冲频谱多普勒、连续频谱多普勒）测量获得瓣口的血流频谱峰值速度、二尖瓣口面积、最大跨瓣压差、平均跨瓣压差、肺动脉压等数据。

三、超声心动图对 PBMV 疗效的评价

1. 即刻疗效评价

超声心动图对 PBMV 术后即刻（早期）疗效评价主要是左心房平均压、肺动脉收缩压、跨瓣压差、左心房内径及二尖瓣瓣口面积。测量二尖瓣口面积≥ 1.5 cm^2 为介入治疗成功，面积≥ 2.0 cm^2 为介入治疗效果优；血流动力学评价左心房平均压≤ 11 mmHg，二尖瓣跨瓣压差≤ 8 mmHg 为介入治疗成功，压差≤ 6 mmHg 为介入治疗效果优。取得较好即时疗效的患者，二尖瓣口面积常增加一倍以上，平均跨瓣压差下降超过 50%，左心房平均压下降约 30% ～ 40%，肺动脉平均压下降约 8 ～ 10 mmHg，心排血量增加 0.5 ～ 0.8 L/min。

彩色多普勒超声心动图可于 PBMV 术后即刻观察有无新出现的二尖瓣反流或原有的少量反流是否增多，对于一次扩张效果不理想者是否需要进一步继续扩张以及扩张力度的掌握具有指导作用。如出现明显的二尖瓣反流，超声心动图对反流量的大小、是否发生腱索断裂和瓣叶撕裂等可以做出明确的判断，为下一步是否需要采取手术治疗提供依据。此外，超声心动图术中还可及时、准确地发现有无新出现的心包积液或原有的心包积液量是否突然增大，对判断介入过程中有无心壁损伤所致的心包积血具有明确的诊断意义。一旦发现上述情况，应及时报告介入医生并跟踪观察心包积液量增长速度。心包积液量增加速度较慢者可在超声心动图定位下行心包穿刺抽出心包积血，并继续跟踪观察心包积液量增加的速度，必要时可再次行心包穿刺。心包积液量增加速度较快者，应提醒医生立即行心包切开引流及外科手术修补。

2. 远期疗效评价

研究发现影响 PBMV 远期疗效的因素主要包括：年龄、超声心动图积分、手术前后跨瓣压差、术前 NYHA 分级、术前有无合并严重二尖瓣反流、有无心房颤动、肺动脉压力高低、术后二尖

瓣口面积大小和二尖瓣反流程度等，超声心动图是预测 PBMV 术后疗效的有效方法[14]。术后二尖瓣口面积≤ 1.5 cm²，或较术后减少 50% 以上则反映瓣膜再狭窄。此外，超声心动图可观察左心房大小的变化、二尖瓣反流情况等，以进行术后随访的综合评估。

参考文献

[1] 陈伟伟，高润霖 .《中国心血管病报告 2014》概要 . 中国循环杂志，2015，(7)：617-622.

[2] Inoue K，Owaki T，Nakamura T，et al. Clinical application of transvenous mitral commissurotomy by a new balloon catheter. J Thorac cardiovasc Surg，1984，87（3）：394-402.

[3] 中华医学会心血管病学分会结构性心脏病学组，中国医师协会心血管内科医师分会 . 中国经皮球囊二尖瓣成形术指南 2016. 中华医学杂志，2016，96（36）：2854-2863.

[4] Nkomo VT，Gardin JM，Skelton TN，et al. Burden of valvular heart diseases：a population-based study. Lancet，2006，368（9540）：1005-1011.

[5] 费菲，赵海，曲莉莉，等 . 经皮介入治疗二尖瓣反流的 2017 全球专家共识精析 . 中国医药科学，2017，7（11）：1-2.

[6] Vahanian A，Alfieri O，Andreotti F，et al. Guidelines on the management of valvular heart disease（version 2012）：the Joint Task Force on the management of valvular heart disease of the European Society of Cardiology（ESC）and the European Association for Cardio-Thoracic Surgery（EACTS）. Eur J Cardiothorac Snrg，2012，42：SI 44.

[7] Nishimura RA，Otto CM，Bonow RO，et al. 2014 AHA/ACC Guideline for the management of patients with valvular heart disease：executive summary：a report of the American College of Cardiology/American Heart Association Task Force on Practice Guidelines. Circulation，2014，129：2440-2492.

[8] 王建安，刘先宝 . 经导管心脏瓣膜疾病介入治疗进展及中国发展现状 . 中国医学前沿杂志（电子版），2015，(1)：21-25.

[9] Robert OB，Blase A，Kanu C，et al. 2008 Focused update incorporated into the ACC/AHA 2006 Guidelines for the management of patients with valvular heart disease. Circulation，2008，118（15）：e523-661.

[10] 李西，刘燕娜 . 二尖瓣脱垂临床及超声诊断研究进展 . 江西医药，2016，51（12）：1470-1472.

[11] 莫绪明，马际，朱煜，等 . 儿童二尖瓣脱垂外科诊治进展 . 中华实用儿科临床杂志，2018，33（23）：1761-1765.

[12] Wilkimg T，Weymana E，AbasealvM，et al. Percutaneous balloon dilatation of the mitral valve：an analysis of echocardiographic variables related to outcome and the mechanism of dilatation. Br Heart J，1988. 60：299-308.

[13] 张学洪，李华泰 . 对经皮球囊二尖瓣成形术的几点认识 . 中国介入心脏病学杂志，2015，23（9）：538-540.

[14] Alacios IF，Sanchez Pl，Harrell LC，et al. Which patients benefit from percutaneous mitral ballon valvuloplasty？ Prevalvuloplasty and postvalvuloplasty variaties that predict long-term outcome. Circulation，2002，05：1465-1471.

7 主动脉瓣疾病的介入治疗与影像学应用

（陈　茂　王　玺　赵振刚　周文霞　李　茜　魏　薪
李怡坚　冯　沅　熊恬园）

第一节　主动脉瓣疾病概述及介入治疗进展

一、主动脉瓣疾病概述

主动脉瓣疾病是常见的心脏瓣膜疾病，其包括主动脉瓣狭窄（aortic Stenosis，AS）、主动脉瓣关闭不全（aortic regurgitation，AR）或二者合并。主动脉瓣狭窄使左心室压力负荷增加，而关闭不全使左心室容量负荷增加，这些血流动力学的改变可导致心脏结构变化，进而功能失常，出现心力衰竭、心律失常等临床表现，危及患者生命。

1. 主动脉瓣狭窄

近期基于不同人群的大型心脏彩超研究结果显示，发达国家 65 岁以上人群的 AS 发病率约为 1% ～ 2%，75 岁以上人群的钙化性 AS 发病率约为 12%。随着人口老龄化的加剧，AS 的疾病负担将会不断、成倍地增长。

主动脉瓣狭窄的病因有三种，即先天性畸形、老年退行性变及风湿性心脏病。先天性主动脉瓣畸形可分为单叶瓣畸形、二叶瓣畸形及三叶瓣畸形，其中单叶瓣常在婴儿期就出现严重的瓣膜梗阻，需要手术矫治；而二叶瓣因结构异常往往导致紊流，损伤瓣叶，进而发生纤维化、钙化，瓣叶活动度减低，常在老年期出现明显狭窄。对于正常的三叶瓣患者，随着年龄的增长，瓣膜逐渐磨损，出现炎性增生、脂类聚集、血管紧张素转化酶激活等退行性病变，最终形成钙化，引起主动脉瓣口狭窄。由上可知，与年龄相关的先天性二叶瓣或正常三叶瓣瓣叶钙化是成人最常见的主动脉瓣狭窄的病因。研究发现，主动脉瓣钙化与冠心病相似，血脂异常、糖尿病、高血压及吸烟均是其发生的危险因素，且男性更多见。风湿性炎症导致主动脉瓣叶对合缘粘连、融合，瓣叶僵硬、挛缩，表面形成钙化结节，瓣膜开放受限，引起主动脉瓣口狭窄。风湿热常导致多瓣膜病，故风湿性 AS 常伴关闭不全及二尖瓣病变。

当主动脉瓣口面积降至 1.0 cm^2 及以下时，左心室与升主动脉间收缩期的压差巨大，左心室压力负荷重，致使左心室壁向心性肥厚，顺应性下降，左心室舒张末压因而进行性升高，该压力传导至左心房及肺循环系统，导致肺淤血，最终出现收缩性左心衰竭，临床上表现为劳力性呼吸困难，随着病情进展，可出现夜间阵发性呼吸困难、端坐呼吸乃至急性肺水肿。此外，主动脉瓣口狭窄导致左心室收缩压升高，左心室射血时间延长，心肌耗氧量增加；同时，降低的主动脉根部舒张压和升高的左心室舒张末压减少冠状动脉灌注及脑部供血，心肌氧供需失衡，导致心肌缺血，出现心绞痛发作，进一步损害左心功能，并可出现头晕、黑矇、晕厥等脑缺血相关症状。

AS 患者临床无症状期长，大多数患者因体检发现心脏杂音就诊。研究表明，二叶瓣 AS 患者平均在 50 ～ 70 岁开始出现典型症状，而三叶瓣 AS 患者多在 70 岁以上出现症状。心绞痛、晕厥、呼吸困难是主动脉瓣狭窄的临床三联征。一旦出现症状，若不经治疗，约 50% 的患者在两年内死亡。

除临床表现与典型体征外，影像检查是诊断主动脉瓣狭窄的重要手段。其中，心脏彩超具有关键性的作用。经胸超声心动图（transthoracic echocardiography，TTE）可评估瓣膜钙化程度、左心室功能及室壁厚度，确定主动脉瓣狭窄的诊断，明确瓣膜病变类型及是否合并其他瓣膜病变，同时可通过多普勒心脏彩超评测 AS 的严重程度。负荷超声可用于确诊症状不典型的 AS 患者，同时通过检查中跨瓣压差的增加与左心室功能的改变评估无症状重度 AS 患者的预后。经食管超声心动图（transesophageal echocardiography，TEE）主要用于 AS 术前评估与术中检测。在心脏彩超结果的基础上，多层螺旋 CT（multislice computed tomography，MSCT）和心脏磁共振成像（cardiac magnetic resonance，CMR）可为 AS 患者的评估提供更详细精确的解剖信息，如主动脉根部及升主动脉的维度、形态、钙化量，其中钙化量对明确低流速主动脉瓣狭窄的实际严重程度至关重要。综上所述，确诊 AS 并制订治疗方案需要进行多重影像分析[1]。

2. 主动脉瓣关闭不全

与 AS 相比，单纯 AR 的发生率较低（不到前者的 1/3），在女性中更为多见。AR 主要由主动脉瓣膜本身病变及主动脉根部疾病导致。其中，主动脉根部扩张是单纯性 AR 的主要病因，其成因可能是老年退行性主动脉扩张、主动脉中层囊性坏死、二叶瓣畸形相关主动脉扩张、主动脉夹层等。此外，导致 AR 的主动脉瓣膜本身病变包括：退行性主动脉瓣病变（75% 的老年钙化性 AS 患者合并主动脉瓣关闭不全）；感染性心内膜炎，感染会导致瓣叶破损或穿孔，瓣膜赘生物亦可妨碍瓣叶间的正常闭合，引起关闭不全；外伤引起的升主动脉撕裂可能损伤瓣叶支持结构，导致瓣叶脱垂；风湿热依旧是全球范围内常见的 AR 病因，风湿性主动脉瓣由于瓣叶卷缩、变硬，不能闭合，同时瓣叶对合缘的融合也会限制瓣叶开放，导致 AS 和 AR 同时发生。除此之外，主动脉瓣叶黏液性退行性病变、人工生物瓣结构性衰败、先天性主动脉瓣病变等都是造成 AR 的可能原因。

主动脉瓣关闭不全使左心室泵入升主动脉的一部分甚至大部分血液倒流，左心室在心脏舒张期接受了来自升主动脉和左心房两处的血量，使左心室的负荷增加，同时为了将过多的血液排射到升主动脉，左心室的作功也有所增加。早期左心室通过增加心肌的收缩力来代偿，代偿不足时逐渐出现左心室的心肌肥厚，进一步出现左心室扩张，导致左心室的收缩功能下降，射血分数下降，最终造成左心室充血性心力衰竭。大量的主动脉瓣反流同时造成心脏舒张压下降，心脏在舒张期对冠状动脉的灌注减少，形成心肌缺血。

慢性重度 AR 患者长时间无明显症状。心脏代偿受损及心肌缺血相关症状，如劳力性呼吸困难、心绞痛等，往往出现在 40 ~ 50 岁，且此时通常已经形成明显的心肌肥厚及功能异常。与 AS 一样，已有明显临床症状的 AR 患者如未经治疗预后较差，年死亡率约为 10% ~ 20%。

心脏彩超在 AR 的诊断中同样占据着至关重要的地位。TTE 可明确主动脉瓣叶是否增厚、脱垂，是否存在赘生物，是否为二叶瓣畸形或其他先天性病变，同时评估主动脉根部的形态及大小，从而帮助找出 AR 病因；此外，TTE 还可测量左心室收缩末及舒张末容积，左心室射血分数及左心室质量，由此评估左心室功能，有助于选择手术治疗的最佳时机。彩色多普勒超声心动图是确诊 AR 并评估其程度的最佳无创检查手段，可识别出体格检查时无心脏杂音的轻度 AR，同时量化评估主动脉瓣反流口及反流束大小，确定 AR 严重程度[1-2]。

主动脉瓣疾病的具体影像特征及不同影像手段对治疗的指导性价值详见本章后续章节。

二、介入治疗进展

长期以来，外科主动脉瓣置换术（surgical aortic valve replacement，SAVR）一直是主动脉瓣疾病的标准治疗方法，但至少 1/3 的患者因存在外科手术禁忌、高龄、左心室功能差、合并其他疾患等因素，未接受 SAVR 治疗[3]。在此背景下，一种不需要开胸和体外循环的微创技术——经导管主动脉瓣置换术（transcatheter aortic valve implantation，TAVI）应运而生，为这类患者带来了福音。2002 年，法国的 Cribier 医生及其同事成功地在人体进行了全球首例 TAVI，开创了经导管介入治疗主动脉瓣疾病的先河[4]。在过去的10余年中，随着器械的改进、影像技术的进步、证据和经验的积累等，TAVI相关并发症（如脑卒中、血管并发症、瓣周漏等）的发生率不断降低，在全球范围内尤其是欧洲和北美得到了迅速发展和广泛应用。目前全球已有超过65个国家开展了TAVI技术，接受治疗的患者超过30万例[5]。

按照2012年欧洲心脏病学会（European Society of Cardiology）/欧洲心胸外科学会（EACTS）心脏瓣膜疾病管理指南和2014年美国心脏病学会（American College of Cardiology，ACC）/美国心脏协会（American Heart Association，AHA）心脏瓣膜疾病管理指南[6-7]，TAVI是无法进行外科手术的AS患者的标准治疗方案，以及外科手术风险高的AS患者可以选择的、有效的替代治疗方案。ACC/AHA和ESC/EACTS分别于2017年3月和8月对其心脏瓣膜疾病指南进行了更新[8-9]（以下分别简称为"2017年美国指南"和"2017年欧洲指南"），其中均提高了在外科手术高危患者中对于TAVI的推荐级别，并首次将中危患者列为TAVI的适应证人群。

2017年美国指南沿用了2014年指南的危险分层方式，将AS患者分为无法进行外科手术、外科手术高危、外科手术中危和外科手术低危患者，根据危险分层推荐适宜的干预措施[7-8]。而2017年欧洲指南中的相关表述为不适合进行外科手术、外科手术低风险和外科手术风险较高的患者，后者定义为美国胸外科医师学会（Society of Thoracic Surgeons，STS）手术风险评分≥4%或欧洲心脏手术风险评分Ⅱ（European System for Cardiac Operation Risk Evaluation Ⅱ，EuroSCORE Ⅱ）≥4%或EuroSCORE Ⅰ≥10%或存在虚弱、瓷化主动脉、胸部放疗史等未纳入上述手术风险评分系统的危险因素[9]。可见，2017年欧洲指南已不再简单地通过手术风险评分对患者进行分层，而是强调综合评估，其所指的外科手术风险较高包括了美国指南中提及的外科手术高危和中危的范畴。

2015年公布的PARTNER（Placement of Aortic Transcatheter Valve）Ⅰ A试验5年随访结果证明，TAVI在长期效果和耐久性方面不劣于SAVR[10]。此外，美国CoreValve高风险研究首次证明了TAVI优于SAVR，该研究共纳入795例外科手术高风险患者，1年随访结果显示TAVI组全因死亡率明显较低（14.2%、19.1%，$P = 0.04$），随访至3年，TAVI组全因死亡和卒中复合终点发生风险仍明显低于SAVR组（37.3%、46.7%，$P = 0.006$）[11]。此外，众多大样本的全国性或国际性注册登记研究显示，TAVI在真实世界中的表现同样十分优异。因此，在2017年美国指南中，TAVI在外科手术高危患者中的推荐类别由Ⅱ a类提高到Ⅰ类，证据等级由B级提升至A级，即TAVI和SAVR的推荐类别及证据等级相同。

TAVI适应证向中低危患者中的扩展一直是近年来介入心脏病学领域的焦点话题。PARTNER Ⅱ研究显示，采用球囊扩张型瓣膜进行TAVI的患者与接受SAVR的患者相比，2年全因死亡和致残性卒中复合终点发生风险相当［（Hazard Ratio，HR）= 0.89，95% CI（0.73，1.09），$P = 0.25$］[12]。基于此，2017年美国指南认为对于外科手术中危AS患者，TAVI是SAVR的合理替代治疗方案（Ⅱ a类推荐，BR级证据）。这是TAVI作为外科中危AS患者的可选治疗方式首次被写入ACC/AHA指南中。如前所述，2017年欧洲指南未特别区分高危及中危患者，而是推荐对于所有STS评分或EuroSCORE Ⅱ≥4%或EuroSCORE Ⅰ≥10%等手术风险较高的患者，由心脏团队根据患者的年龄、合并症、解剖条件、是否存在其他需要同期进行外科干预的心脏疾病等具体情况，权衡利弊，在TAVI和SAVR之间做出选择；对于年龄在75岁及以上、经股动脉TAVI可行的患者推荐进行TAVI（Ⅰ类推荐，B级证据）。同样，这也是TAVI作为外科中危AS患者的可选治疗方式首次被写入ESC/EACTS指南中。

对于外科手术风险低的重度AS患者，SAVR仍然是美国和欧洲指南唯一推荐的治疗手段（均为Ⅰ类推荐）。在2019年美国心脏病学会（ACC）第68届年度科学会议上，Evolut低风险研究[13]及PARTNER Ⅲ研究[14]均发表了结果，前者显示在手术风险低危的严重主动脉瓣狭窄患者中应用自膨胀瓣膜，任何原因造成的 2 年死亡或致残性卒中情况不劣于 SAVR；后者则表示，这一患者人群中应用 TAVI 的 1 年死亡、卒中或再住院的复合终点发生率明显低于 SAVR。由此可以看出，在下一版欧洲及美国指南中，AS 患者的治疗方式选择有可能发生进一步的转变，随着 TAVI 技术应用潜力不断被开发，未来 AS 治疗领域的格局将焕然一新。

当然，低危患者往往年纪更轻，预期寿命更长，同时中国 TAVI 患者的平均年龄较小，约为 75 岁，这可能与人群预期寿命、经济水平、医疗观念、健康意识等方面的差异相关。因此，随着未来 TAVI 在更加年轻患者群体中应用愈发广泛，瓣膜的耐久性至关重要。PARTNER 研究 5 年随访结果显示，外科手术风险高的患者（A 队列）和无法进行外科手术的患者（B 队列）中均未观察到结构性瓣膜退化现象，进一步证明 TAVI 瓣膜是经久耐用的[10, 15]。不过加拿大 Dvir 教授在 2016 年欧洲血运重建大会（EuroPCR 2016）上公布的一项研究结果却再次引起了人们对于 TAVI 瓣膜耐久性的担忧。该研究对 378 名 TAVI 术后患者进行了长达 10 年的超声心动图检测，结果显示，术后存活至少 5 年的 100 例患者中，共 35 例到随访结束时存在 TAVI 瓣膜退化迹象，其中 2/3 为瓣膜反流（中度及以上），1/3 为瓣膜狭窄（定义为平均跨瓣压差≥ 20 mmHg）或同时存在反流和狭窄，且绝大多数瓣膜退化发生在 TAVI 术后 5 ～ 7 年。该研究采用的瓣膜退化的定义与以往 SAVR 生物瓣退化研究所采用的定义完全不同，尤其是前者未考虑患者是否再次出现明显临床症状并需要再次干预，因此两者的结果不具有可比性。实际上，在 Dvir 教授的研究中，尽管相当比例的患者出现了所谓瓣膜退化的迹象，但这些患者需要再过 2 ～ 5 年才需要再次介入，因而从 TAVI 至再次介入的中位时间约为 10 ～ 15 年。而同为 Dvir 教授牵头的“瓣中瓣”国际多中心注册登记研究显示，大多数外科生物瓣出现退化并需要再次干预的时间为术后 7 ～ 11 年，提示若采用相同的瓣膜退化的定义，TAVI 和 SAVR 生物瓣的耐久性可能是相当的。为了比较 TAVI 和 SAVR 的长期安全性、有效性和瓣膜耐久性，PARTNER 研究已将观察周期延长至 10 年，我们将拭目以待。不过由于 PARTNER 研究纳入的为高龄、高危患者，术后生存期能够达到 10 年的是极少数，而且所采用的为第一代 TAVI 瓣膜，因此无论其结果如何，可能都难以对 TAVI 实践产生大的影响。真正能够改变 TAVI 实践的，可能是 NOTION Ⅱ随机对照试验。该研究目前已启动，计划纳入约 1000 例年龄≤ 75 岁、STS 评分≤ 4% 的重度 AS 患者，并随机分配至 TAVI 组或 SAVR 组，比较两组患者术后 1 年全因死亡、脑卒中和心肌梗死的发生率，并进行 5 ～ 10 年的长期随访。该研究有望为 TAVI 在外科低危、相对年轻的 AS 患者中的应用提供更多依据。

TAVI 适应证扩展已成为大势所趋，二叶式主动脉瓣、单纯主动脉瓣关闭不全、外科生物瓣退化等既往被排除于临床试验之外的患者，都是 TAVI 的潜在适用人群。同时，TAVI 的微创性可能为既往尚无主动脉瓣置换指征的人群，如左心室功能受损的主动脉瓣中度狭窄患者及无症状的重度 AS 患者提供早期干预的可能，目前也有临床研究关注 TAVI 在上述群体中的应用［TAVI UNLOAD（Transcatheter Aortic Valve Replacement to Unload the Left Ventricle in Patients With Advanced Heart Failure）随机对照研究］。

1. 二叶式主动脉瓣

四川大学华西医院、中国医学科学院阜外医院、复旦大学附属中山医院、浙江大学医学院附属第二医院等国内大型中心在对 AS 患者进行 TAVI 术前影像学评估时发现，二叶式主动脉瓣的比例高达 40%[16]，明显高于欧美国家，这可能与国内寻求 TAVI 治疗的患者平均年龄相对较轻有关。二叶式主动脉瓣具有瓣环极度偏心、瓣叶钙化重且分布不均、瓣环过大、合并升主动脉扩张等解剖特征，既往认为该类患者 TAVI 术后瓣周漏、瓣膜移位、生物瓣叶早期退化等风险较高，因此长期被视为 TAVI 的相对禁忌证[17]，包括 PARTNER 研究在内的早期 TAVI 临床试验也将其列为排除标准。不过随着 TAVI 技术逐渐成熟，已有较多将 TAVI 成功用于治疗二叶式主动脉瓣患者的报道[18-20]，提示对于经过选择的二叶式主动脉瓣畸形合并重度狭窄患者，TAVI 是可行、安全的，手术成功率、术后生存率及血流动力学改善等与三叶瓣患者相似，但瓣周漏、主动脉夹层等并发症的潜在风险可能较高。一项纳入 301 例二叶式主动脉瓣狭窄患者的 TAVI 注册研究显示，新一代 TAVI 瓣膜（Sapien 3 或 Lotus）术后中重度瓣周漏发生率低于第一代瓣膜（Sapien XT 或 CoreValve）（0.0% *vs.* 8.5%，$P = 0.002$）[21]。因此，随着对二叶式主动脉瓣解剖认识的深入、瓣膜选择策略的优化、TAVI 瓣膜设计的改进等，TAVI 治疗二叶式主动脉瓣畸形合并重度狭窄的效果有望进一步改善。

2. 单纯主动脉瓣关闭不全

SAVR 是 AR 的标准治疗方案，但部分患者由于存在外科禁忌或手术风险过高，不适合进行外科手术，这些患者有可能从 TAVI 中获益。然而，AR 的解剖学和病理生理学特征对经导管介入治疗提出了独特的挑战。AR 患者的主动脉根部或升主动脉常常存在明显扩张，超过了目前经导管心脏瓣膜推荐的范围，且主动脉可能需要特殊治疗。此外，反流的主动脉瓣往往缺乏钙化组织，可能使植入物附着不稳定，导致术后瓣膜移位或瓣周漏的风险增高。因此，与 AS 患者相比，单纯 AR 患者的 TAVI 手术难度更大，术后中-重度反流发生率更高，远期预后可能不够理想。

为了解决上述问题，专门设计治疗单纯 AR 的瓣膜不断涌现。J-Valve 是我国自主研发的一款经心尖途径瓣膜，其拥有特殊的三个“U”型夹持件，借助该结构人工瓣膜可以夹持自身瓣膜的瓣叶以达到更加稳固的效果，从而减少瓣膜移位，适合治疗无钙化的单纯 AR。自 2015 年首次完成第一例人体手术至今，全国多家中心已成功运用 J-Valve 治疗单纯 AR，并取得良好的即刻效果及中期随访结果。

同时，随着 TAVI 手术经验的积累以及器械的不断更新，TAVI 在单纯 AR 中的应用结果得到了显著的提升。Yoon 等开展了一项多中心、国际性的观察性注册研究，纳入了来自 40 个中心的 331 例患者，其中 119 例植入第一代瓣膜（如 CoreValve），212 例植入新一代瓣膜装置（如 Symetis ACURATE）。对比结果显示，植入新一代瓣膜的患者植入第二个瓣膜的比例更低（12.7% *vs.* 24.4%；$P = 0.007$），术后残留中度及以上 AR 更少（4.2% *vs.* 18.8%；$P < 0.001$），因而器械成功率明显更高（81.1% *vs.* 61.3%；$P < 0.001$）[22]。两组 30 天主要终点无统计学差异。由此可以看出，随着经股动脉 TAVI 瓣膜的不断改进（如增加可回收性、增加外裙边、支架设计更新等），瓣膜尺寸选择策略的深入探索，以及经验知识的积累，TAVI 有望在未来提供更优的手术及临床结果，成为高危单纯 AR 患者的有效替代治疗方案。

3. 外科生物瓣退化

根据北美 STS 数据库的统计，在 2006 年进行单纯 SAVR 的 15397 例患者中，65 岁以上患者占 64.9%[23]，按照生物瓣 15 年的使用寿命计算，这些患者出现生物瓣衰退时年龄已超过 80 岁，再次手术风险高。2017 年欧洲指南提出，对于外科生物瓣衰败的患者，经导管“瓣中瓣”植入已经是再次开胸手术的合理替代疗法，具体手术策略选择应基于外科手术风险、外科生物瓣类型及大小（Ⅱ A 类推荐，C 类证据）。Dvir 等[24]牵头的一项国际多中心注册登记研究纳入了 2007 年至 2013 年 5 月期间 55 个中心因生物瓣退化而进行经导管主动脉“瓣中瓣”植入的 459 例患者，平均年龄（77.6±9.8）岁，男性患者占 56%，中位 STS 评分为 9.8%（四分位间距：7.7% ～ 16%）。生物瓣退化表现为狭窄（$n = 181$，39.4%）、反流（$n = 139$，30.3%）或狭窄合并反流（$n = 139$，30.3%）。采用的经导管瓣膜包括 CoreValve 和 Edwards SAPIEN 两种。术后 30 天，35 例（7.6%）患者死亡，8 例（1.7%）患者出现严重脑卒中，25 例（5.4%）残余中度及以上主动脉瓣反流，38 例（8.3%）因出现传导阻滞植入了永久起搏器。植入 CoreValve 的患者术后残余明显反流及需植入永久起搏器的比例均较植入 Edwards SAPIEN 者高（残余中度及以上反流：8.9% *vs.* 2.4%，$P = 0.002$；植入永久起搏器：12.2% *vs.* 4.9%，$P = 0.005$），但均低于常规 TAVI 中的水平。随访 1 年，患者总体生存率为 83.2%（95% CI 80.8% ～ 84.7%）。

外科置换的生物瓣≤21 mm以及退化类型为狭窄是1年死亡的独立预测因子，HR分别为2.04（95% CI 1.14 ～ 3.67，$P = 0.02$） 和3.07（95% CI 1.33 ～ 7.08，$P = 0.008$）。

上述结果说明，对于SAVR术后生物瓣退化的患者，经导管“瓣中瓣”植入是安全可行的，且残余主动脉瓣反流、传导阻滞等并发症的发生率还明显低于常规TAVI中的水平，患者近、中期临床结局较满意。鉴于此，预计SAVR中生物瓣的使用将会进一步增加，尤其是在相对年轻的患者中。而考虑到置换小尺寸生物瓣及退化类型为狭窄的患者进行经导管“瓣中瓣”植入后预后相对较差，外科医生手术时应审慎权衡利弊，尽可能争取更大的有效瓣口面积。目前TAVI“瓣中瓣”植入前或植入后使用非顺应性球囊进行高压扩张及撕裂外科生物瓣环是解决外科生物瓣尺寸过小问题、改善“瓣中瓣”植入后血流动力学效果的新技术。

如今，TAVI已经成为一项成熟、低风险的微创性主动脉瓣置换技术，在欧美部分发达国家TAVI手术量已超过SAVR。随着TAVI越来越多地应用于年轻患者，TAVI需要提供与外科生物瓣相当的寿命，同时为了克服困难的解剖结构（尤其是二叶式主动脉瓣）、减少永久起搏器植入并最大限度降低术后瓣周漏的发生，TAVI器械还需创新与改进。相信随着TAVI技术的不断成熟，以及相关经验和研究证据的进一步积累，TAVI在主动脉瓣疾病的治疗中将占据愈来愈重要的地位。

（王　玺　赵振刚　陈　茂）

第二节　正常主动脉瓣的超声影像学特征

一、主动脉瓣解剖

主动脉瓣（aortic valve，AV）位于主动脉根部与左心室流出道之间，是主动脉根部的一部分，位置接近心脏的中心，与各腔室及瓣膜紧密相关，因此主动脉瓣病变的发展可能累及周边任意结构。主动脉瓣由三个呈半月形的瓣叶组成，又称半月瓣，根据根部是否有冠状动脉起源于相应的Valsalva窦而区分：右冠瓣（right coronary cusp，RCC，多位于前侧）、无冠瓣（non-coronary cusp，NCC，近房间隔）、左冠瓣（left coronary cusp，LCC，近肺动脉）。每个瓣叶均以弯曲的方式附着于主动脉壁，基底部附着于左心室内、心室-主动脉解剖连接以下，远端附着于窦管交界处（sinotubular junction，STJ）。主动脉瓣叶游离缘中部增厚，称为半月瓣结节（arantius nodule），舒张期瓣叶关闭时，三个结节在中央会合，使瓣膜以此为中心点呈“Y”型辐射状分布，三条线紧密关闭，以防止反流，收缩期瓣叶开放时瓣口呈三角形。两个相邻的主动脉瓣叶基底之间的区域称为瓣间三角，是左心室流出道的一部分，承受心室压力。主动脉瓣环是瓣膜基底附着部位，位于左心室与主动脉连接部。45%瓣叶附着于心室肌（室间隔），55%附着于纤维组织（二尖瓣前叶）。追踪主动脉瓣叶的附着的弯曲轨迹可发现，主动脉的三维空间构造类似一个王冠。解剖上不存在真正的环状纤维结构的主动脉瓣环，仅有功能上的主动脉瓣环，类似于皇冠状位于主动脉瓣与左心室连接部。每个瓣叶后方主动脉根部管壁向外膨出，形成主动脉窦（Valsalva窦），并与相对应的瓣膜同名。主动脉窦在收缩期支持瓣叶，使之不贴近主动脉壁而封闭冠状动脉开口，在舒张期储备血流以增加冠状动脉血流，是主动脉根部的一个重要功能区域。左、右冠状动脉分别起源于左、右冠状动脉窦。无冠状动脉窦，位于左后方，紧邻房间隔基底部上方，与无冠瓣相对应。窦管交界处（STJ）在主动脉瓣叶上，Valsalva窦在此向上延伸为升主动脉。

主动脉根部本身不是一个特殊结构，包括主动脉瓣环、主动脉瓣膜、主动脉窦、冠状动脉开口、窦管交界处（STJ）和近端升主动脉。左心室流出道是指接近主动脉的左心室流出部分。冠状动脉起源于其相应的窦，但开口在冠状窦内的确切位置是可变的。Valsalva 窦与 STJ 是瓣膜装置的组成部分，这些结构中任何一个显著扩张都会导致主动脉瓣关闭不全。

二、经胸超声心动图（TTE）

随着超声技术的发展，最早的 M 型超声心动图技术，目前很大程度上已经被二维（two-dimensional 2D）和多普勒技术取代。主动脉瓣及主动脉根部的解剖学评估主要依赖二维超声图像，基于短轴和长轴图像的组合，来观察瓣叶结构、数目、厚度、回声强度及钙化情况，及瓣周组织有无异常，观察瓣叶交界处有无粘连及瓣膜活动度，通过观察主动脉瓣收缩期及舒张期的开放与关闭，可以确定是否存在瓣膜狭窄或关闭不全。利用局部放大可探查左、右冠状动脉开口、走行。另外 TTE 检查还可评价心室腔大小，室壁肥厚情况，评估左心室功能。此外，结合多普勒超声可观察瓣上、瓣叶和瓣下水平血流的受阻情况。如果经胸图像质量欠佳，结合 TEE 检查可有所帮助[25-27]。

1. 二维超声

观察主动脉瓣通常采用胸骨旁左心室长轴切面、胸骨旁大动脉短轴切面、心尖左心室长轴切面及心尖五腔心切面。正常主动脉瓣叶纤细柔软，回声均匀一致。

（1）左心室长轴切面：右冠瓣与无冠瓣分别附着于主动脉根部前后壁，主动脉瓣收缩期迅速开放，呈平行直线状紧贴主动脉壁（图 7-1B），舒张期时，于主动脉瓣环水平会合呈微弱线样回声（图 7-1A）。该切面局部放大，可依次测量左心室流出道内径、主动脉瓣环前后径、主动脉窦部内径、窦管交界处内径、升主动脉近端内径（图 7-2）。左心室流出道内径需在收缩中期胸骨旁左心室长轴切面，于主动脉瓣口平面下方 0.5 ～ 1.0 cm 处，测量由室间隔内膜面到二尖瓣前叶间距离。此切面还可观察到左右冠状动脉开口。

（2）大动脉短轴切面：可以显示瓣叶结构，确定瓣叶数目，是否存在瓣叶融合。收缩期时瓣叶开放，瓣口呈三角形（图 7-3A）；舒张期瓣叶关闭，闭合重叠区域尤其是中心点闭合紧密，位于瓣环内三个瓣叶对合呈“Y”形（图 7-3B）。当患者成像质量差难以显示正常瓣叶，或瓣叶钙化严重难以显示瓣叶结构数目时，可能需要结合其他影像学检查（如 CT 及 MRI）。此切面可测量收缩期主动脉瓣最大开口面积，同时也适合观察主动脉根部及瓣膜病变。需注意的是，确定瓣膜数目时应选取收缩期短轴切面图像。主动脉瓣二叶瓣畸形时，可能因为瓣上界嵴结构使得主动脉瓣舒张期呈假三叶瓣结构，因此超声检查动态观察图像显得尤为重要。

（3）心尖五腔心切面及心尖左心室长轴切面：可显示左心室流出道，主动脉瓣及近段升主动脉，

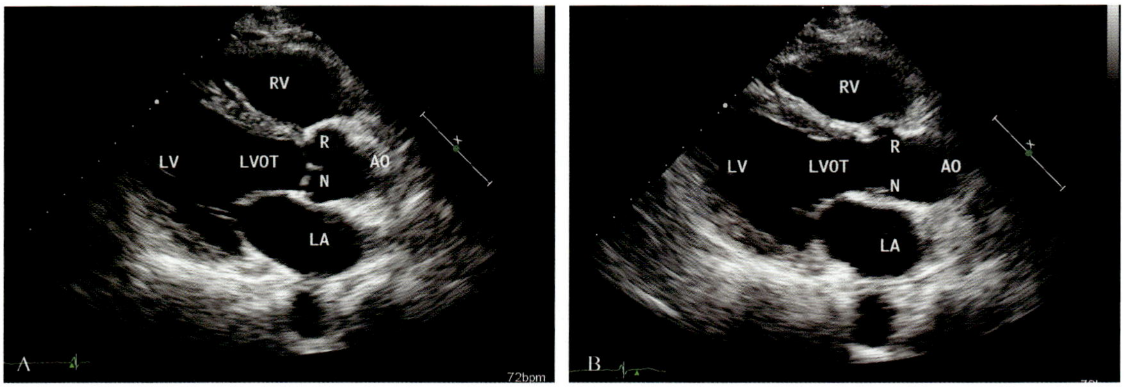

图 7-1　胸骨旁左心室长轴切面显示

A. 正常舒张期主动脉瓣叶关闭，**B.** 收缩期主动脉瓣叶开放。R：主动脉右冠瓣；N：主动脉无冠瓣；LA：左心房；LV：左心室；RV：右心室；AO：主动脉；LVOT：左心室流出道

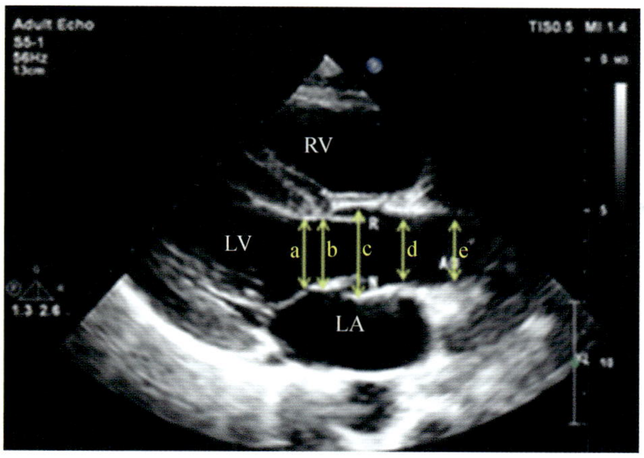

图 7-2 胸骨旁左心室长轴切面，收缩期测量径线

a：左心室流出道内径；b：主动脉瓣环径；c：主动脉窦部内径；d：主动脉窦管交界处内径；e：升主动脉近端内径。LA：左心房；LV：左心室；RV：右心室

对于评价瓣膜、瓣下或瓣上狭窄尤为重要（图 7-4）。

2. 多普勒超声（CDFI）

（1）彩色多普勒（COLOR DOPPLER，CD）：用于评价血流动力学严重程度。通常可于胸骨旁左心室长轴、心尖五腔心、心尖左心室长轴切面观察左心室流出道、主动脉瓣口及近端升主动脉血流情况，观察血流是否通畅，收缩期前向血流有无加速，可以评估主动脉瓣、瓣下或瓣上狭窄。正常情况下收缩期左心室流出道内为明亮背离探头的蓝色血流信号，收缩早期较为明亮，收缩晚期较为暗淡；瓣环处血流开始加速，瓣口流速最快，颜色最为明亮（图 7-5，图 7-6）。升主动脉腔内血流中心区颜色最为鲜艳，近动脉壁处逐渐暗淡。舒张期若瓣膜关闭不全，可出现朝向探头的红色反流血流信号。

（2）频谱多普勒：频谱多普勒分为脉冲多普勒（PW）和连续多普勒（CW）。PW 具有距离选通功能，但对于高速血流不能测量。CW 用以测量高速血流，但无距离选通功能。连续多普勒可用于测量主动脉瓣狭窄瓣口的前向射流速度，

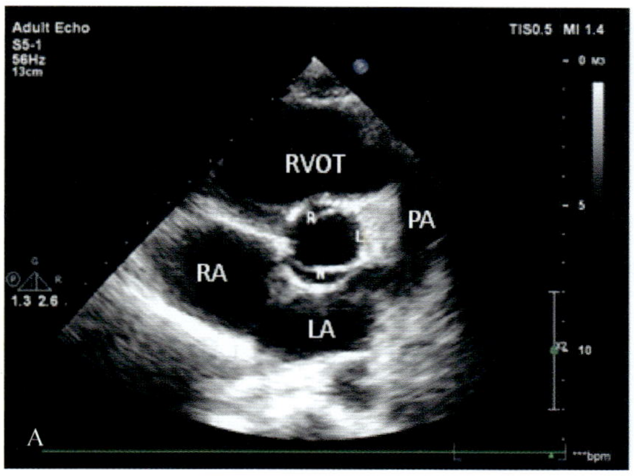

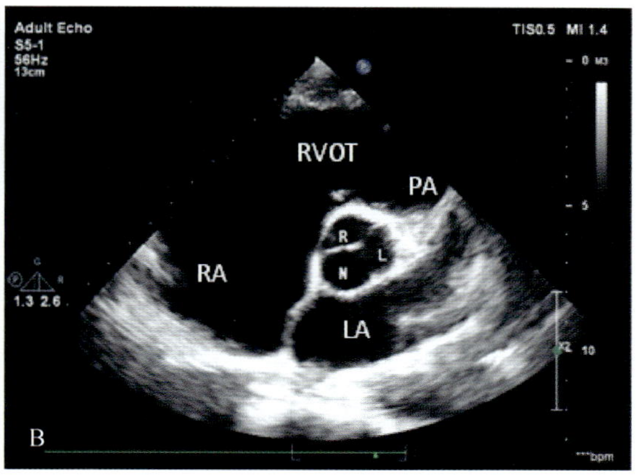

图 7-3 大动脉短轴切面显示正常三叶主动脉瓣

A. 收缩期瓣叶开放，瓣口呈三角形；**B.** 舒张期瓣叶关闭呈“Y”形。R：主动脉右冠瓣；N：主动脉无冠瓣；L：主动脉左冠瓣。RVOT：右心室流出道；RA：右心房；LA：左心房；PA：肺动脉

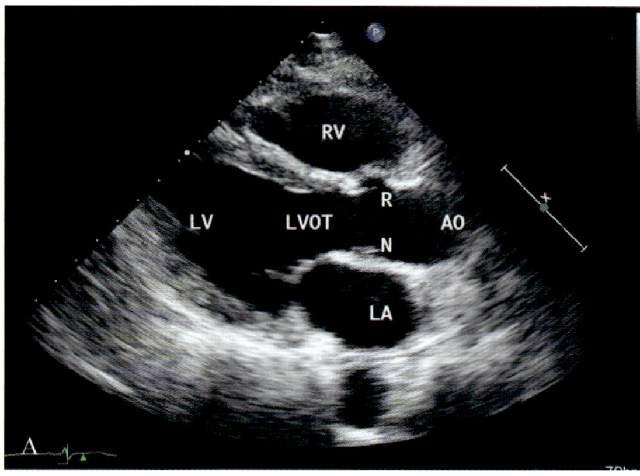

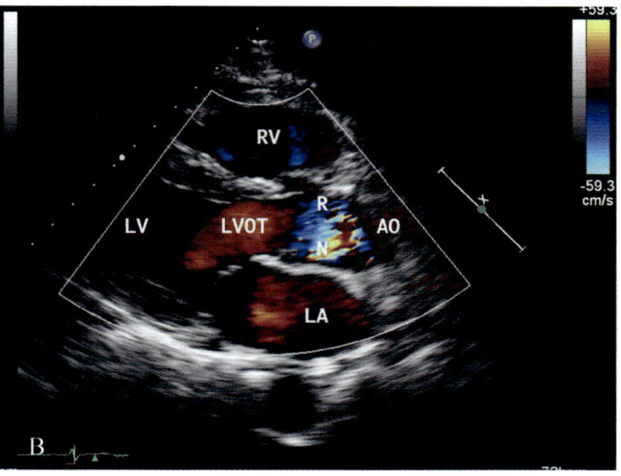

图 7-4 胸骨旁左心室长轴切面显示收缩期主动脉瓣及左心室流出道二维（**A**）、彩色血流显像（**B**）

R：主动脉右冠瓣；N：主动脉无冠瓣。LVOT：左心室流出道；LV：左心室；LA：左心房；RV：右心室；AO：主动脉

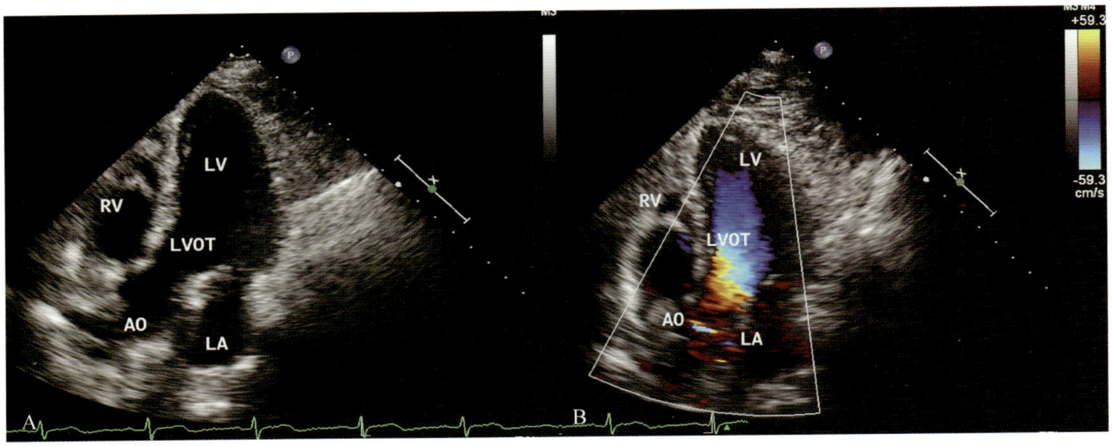

图 7-5 心尖五腔心切面显示收缩期主动脉瓣及左心室流出道（LVOT）二维（A）及彩色血流显像（B）

RV：右心室；LV：左心室；AO：主动脉；LA：左心房

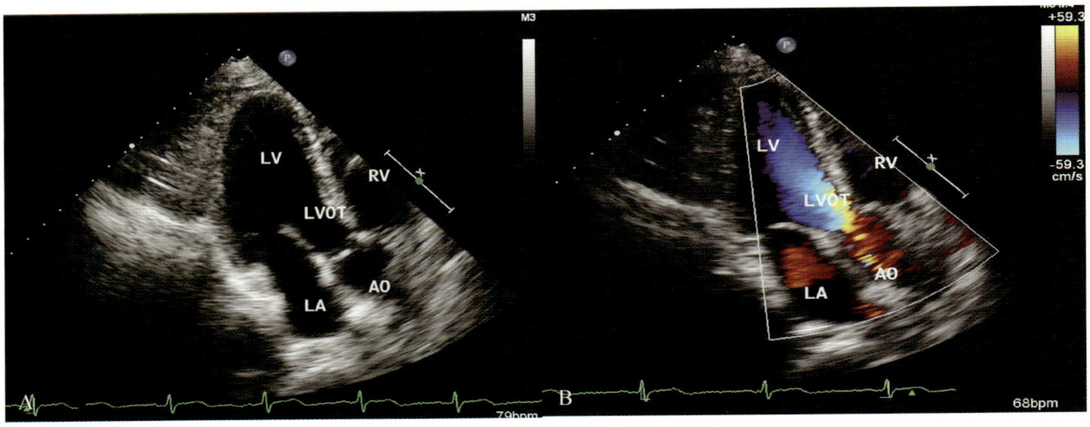

图 7-6 心尖左心室长轴切面显示收缩期主动脉瓣及左心室流出道（LVOT）二维（A）及彩色血流显像（B）

RV：右心室；LV：左心室；AO：主动脉；LA：左心房

故对主动脉瓣下或者瓣上狭窄与瓣膜狭窄的区别，可通过彩色血流显像和脉冲多普勒的血流速度测定和流出道解剖结构的观察而定位（具体见下一节）。

1）左心室流出道血流：通常选取心尖五腔心切面或心尖左心室长轴切面进行测量，将取样容积置于主动脉瓣左心室侧接近血流加速区，注意避开二尖瓣前向血流，采用脉冲多普勒获取正常左心室流出道频谱，因收缩早期左心室收缩力强、快速射血，导致射血速度急剧增加，加速支陡峭；曲线顶端为收缩早期最大射血速度；因收缩中晚期收缩力减弱，缓慢射血导致射血速度降低，减速支较平缓，因此正常左心室流出道频谱为收缩期不对称的倒三角形负向窄带频谱（图 7-7B）。理想的血流速度曲线光滑而窄细，区别于主动脉瓣的频谱。正常左心室流出道收缩期峰速 0.7 ～ 1.0 m/s。

2）主动脉瓣口血流：通常取心尖五腔心切面或心尖左心室长轴切面进行测量，将取样容积置于主动脉内，采用脉冲多普勒获取正常瓣口前向血流频谱，呈收缩期空心负向窄带频谱（图 7-7A）。收缩期峰值流速稍高于左心室流出道，差值约 0.2 ～ 0.4 m/s，且较少受呼吸影响。正常主动脉瓣口收缩期峰速，成人 1.0 ～ 1.7 m/s，平均值为 1.35 m/s；儿童 1.2 ～ 1.8 m/s，平均值为 1.5 m/s。通过测量峰值流速、峰值压差、平均压差及速度积分，可得到主动脉瓣口有效面积，对于评估瓣膜狭窄程度尤为重要（当瓣膜口狭窄、血流加速时，应采用脉冲多普勒获取血流速度频谱）。

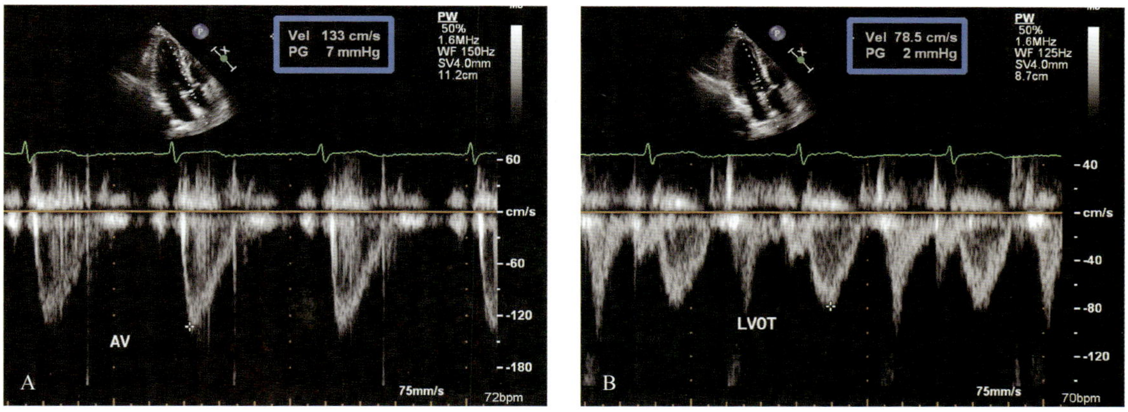

图 7-7 A. 主动脉瓣口收缩期前向血流频谱，获得峰值血流速度及跨瓣压差；B. 左心室流出道收缩期血流频谱，获得峰值血流速度及跨瓣压差

三、经食管超声心动图

经食管超声心动图（transesophageal echocardiography，TEE）是一种非常重要的心血管成像工具。由于食管与心脏和大血管中大部分结构位置邻近，对于某些患者、某些特殊的诊断，以及很多经导管的心脏介入手术，TEE 均能较 TTE 提供额外的、更准确的信息。TEE 可清晰显示主动脉瓣及瓣周结构，对于判断主动脉瓣形态学异常十分有效，是评价主动脉瓣疾病的重要方法之一。尤其当 TTE 检查对主动脉根部解剖结构、主动脉瓣环大小或者瓣叶数目存在疑惑时，推荐使用 TEE。

探头角度 120° ～ 140° 可获得左心室长轴切面，该切面聚焦于左心室流出道、主动脉瓣和近端主动脉，包括 Valsalva 窦、窦管交界处及长度不一的升主动脉，可测量主动脉瓣环径及窦管交界处内径；显示主动脉瓣形态、开闭活动，可用于评估瓣口、瓣下左心室流出道及瓣上有无异常梗阻；并可利用 2D 及彩色血流显像帮助确定梗阻位置（图 7-8）。长轴切面靠前（远场）的主动脉瓣叶是右冠瓣，还经常能显示右冠状动脉开口，后方（近场）的瓣叶可能是无冠瓣或左冠瓣，取决于声窗。双平面（X-plane）同步成像获得正交平面为动脉短轴面，此时左心位于图像的左边（0° 切面镜像）。多普勒彩色血流能用来评价主动脉瓣反流以及右冠状动脉开口血流。

探头角度回旋到 25° ～ 45° ，可获得动脉短轴切面。对于正常主动脉瓣三叶瓣，左冠瓣位于后方（近场）并在图像右侧，无冠瓣靠近房间隔，右冠瓣则位于前方（远场），靠近右心室流出道。该切面可更清晰显示瓣膜结构、数目及开闭情况

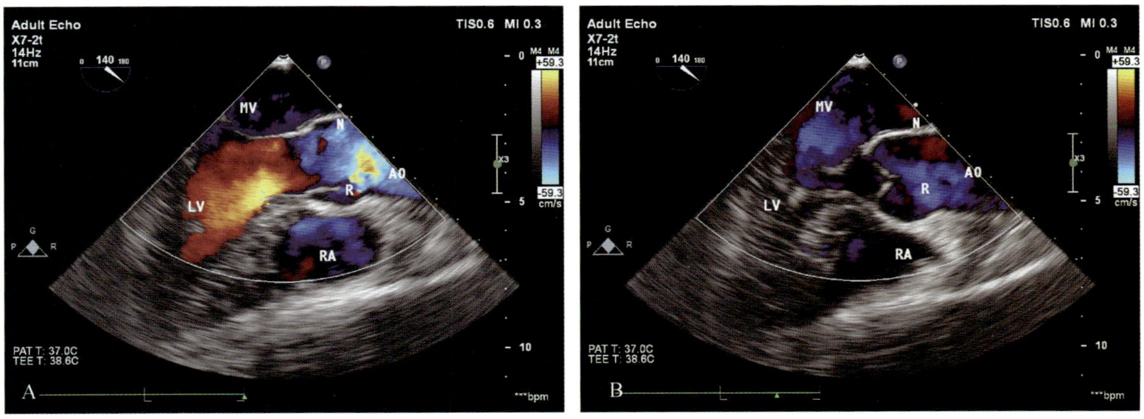

图 7-8 TEE 左心室长轴切面彩色血流显像

A. 收缩期主动脉瓣开放，瓣口前向血流，B. 舒张期主动脉瓣关闭，瓣口无明显反流血流信号。LV：左心室；RA：右心房；MV：二尖瓣；N：无冠窦；R：右冠窦；AO：主动脉

（图 7-10），直接描记和测量瓣口面积（图 7-9 及图 7-10）。结合彩色多普勒（合适的时候还应加上脉冲和连续多普勒）用于评估瓣口的血流。X-plane 同步成像可获得正交的左心室长轴切面。另外该切面角度略回撤，可观察左冠状动脉（起自左冠窦）和右冠状动脉（起自右冠窦）[25-27]。

四、三维超声心动图

三维（three-dimensional，3D）超声心动图是心血管超声领域内一项重要的技术革新，计算机与探头技术的进步，使得 TTE、TEE 均可以采集实时 3D 超声图像。主动脉瓣的 3D 图像可清晰显示主动脉瓣的立体形态、活动及血流。将探头置于常规二维超声检查位置，适度旋转和切割可从任意视角观察主动脉瓣的立体剖面观。左心室长轴切面及短轴切面均可观察到正常主动脉瓣瓣叶的结构、形态和运动，各瓣膜形态、大小基本一致，线条纤细，反射较弱。瓣膜基底部较薄，瓣间稍厚，可从主动脉侧（或左心室面）观察瓣膜，犹如心脏外科手术切开主动脉根部所见，收缩期瓣膜打开，瓣叶各自靠近主动脉壁，舒张期闭合形成三个品字形排列的半球形结构，向左心室流出道突出（图 7-11，图 7-12）。实时三维超声显示的主动脉瓣形态、活动与其实体解剖和活动完全一致。后期分析处理，还可进一步分析瓣膜解剖和活动特征，如测量瓣口面积、瓣环径方面，具有显著优势。2D 超声测量时把主动脉瓣环假想为圆形，可能会造成瓣环测量误差，尤其是对于瓣环呈明显椭圆形的患者。三维超声心动图的局限

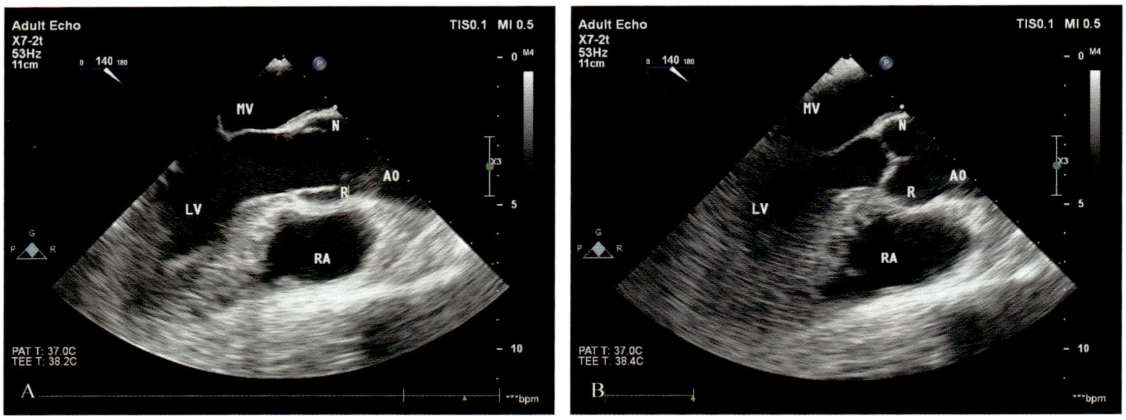

图 7-9　TEE 左心室长轴切面二维图像

A. 舒张期主动脉瓣叶开放，B. 收缩期主动脉瓣叶关闭。LV：左心室；RA：右心房；MV：二尖瓣；N：无冠窦；R：右冠窦；AO：主动脉

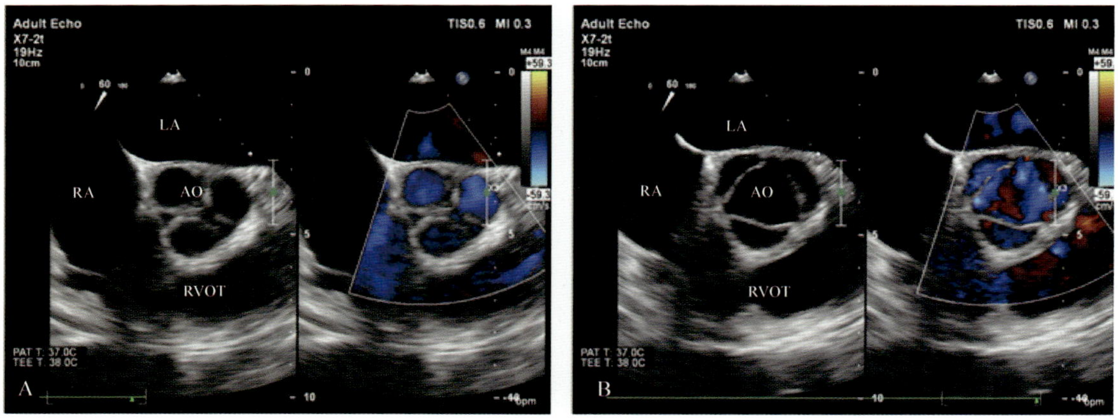

图 7-10　TEE 动脉短轴切面二维和彩色血流显示主动脉瓣

A. 舒张期主动脉瓣叶紧密关闭，瓣口无反流；B. 收缩期主动脉瓣叶开放正常及瓣口血流通过。LA：左心房；RA：右心房；AO：主动脉；RVOT：右心室流出道

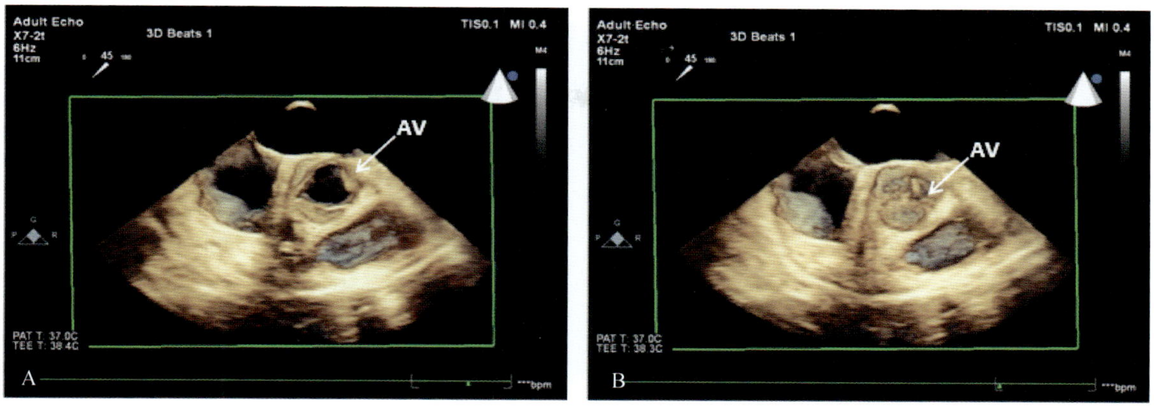

图 7-11 3DTEE 动脉短轴切面主动脉侧观察主动脉瓣叶（AV）

A. 收缩期主动脉瓣叶开放；B. 舒张期主动脉瓣叶关闭

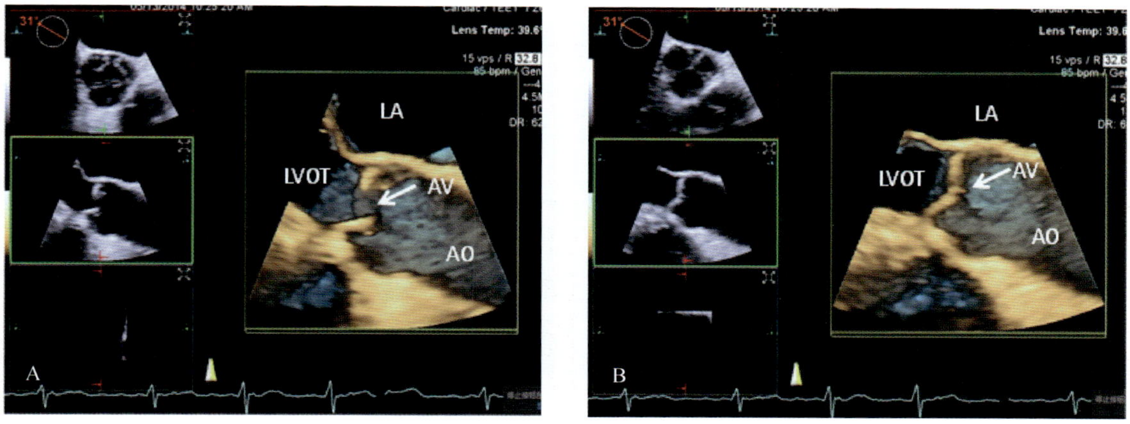

图 7-12 TEE-3D 全容积模式，左心室长轴切面显示主动脉瓣（AV）

A. 收缩期主动脉瓣开放；B. 舒张期主动脉瓣关闭。LA：左心房；LVOT：左心室流出道；AO：主动脉

之处包括受到瓣口的三维形态以及瓣膜与主动脉根部钙化产生声影的影响，以及较低的时相和空间分辨率[28]。

实时三维彩色血流显像可立体显示剖面观主动脉瓣口血流。收缩期血流为明亮蓝色血流，瓣口处最明亮（图 7-13）。

五、超声新技术的应用

随着超声技术及计算机软件的日益更新，多数厂家提供在机与脱机分析软件，不断推出适合临床的新技术，如新进 eSie Valves 技术，对瓣膜进行定量分析，提供许多主动脉根部空间结构关系的参数，并与 CT 有良好的一致性，得到临床验证和应用。通过该技术可以更立体直观地显示瓣膜及瓣周情况，对主动脉瓣口面积、左心室流出道面积进行定量测量，对主动脉根部解剖结构进行定量评价（图 7-14），提供更为准确和重复性更好的主动脉瓣环径测量值（包括最小、最大径，周长及面积推算，可测量瓣环到冠状动脉开口的距离，对窦部、窦管交界处内径、周长、面积等都可进行推算，图 7-15）。应用实时三维容积彩色多普勒成像可对主动脉瓣反流进行定量。超声新技术对于临床科研、经导管瓣膜手术时选择人工瓣膜型号大小、术中监测等都具有重要应用价值[28]。

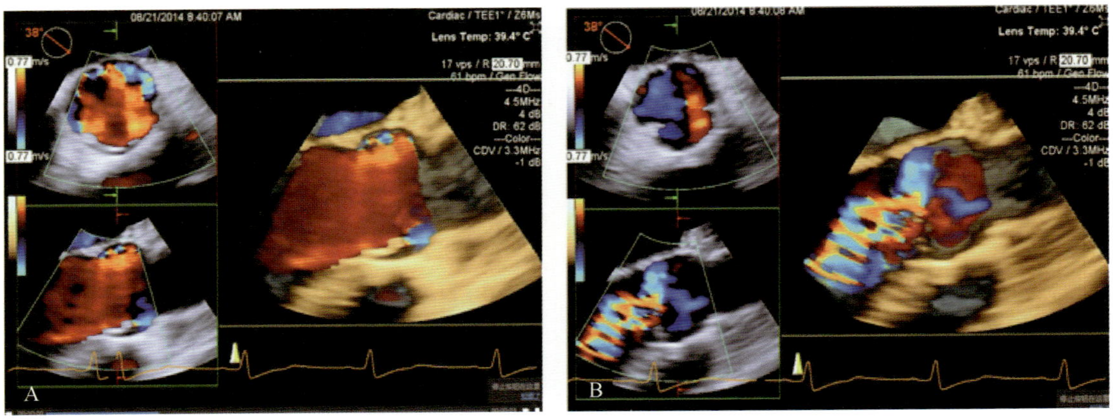

图 7-13 TEE-3D 全容积模式左心室长轴切面彩色血流显像

A. 收缩期瓣口红色前向血流；**B.** 舒张期瓣口少量蓝色反流血流信号

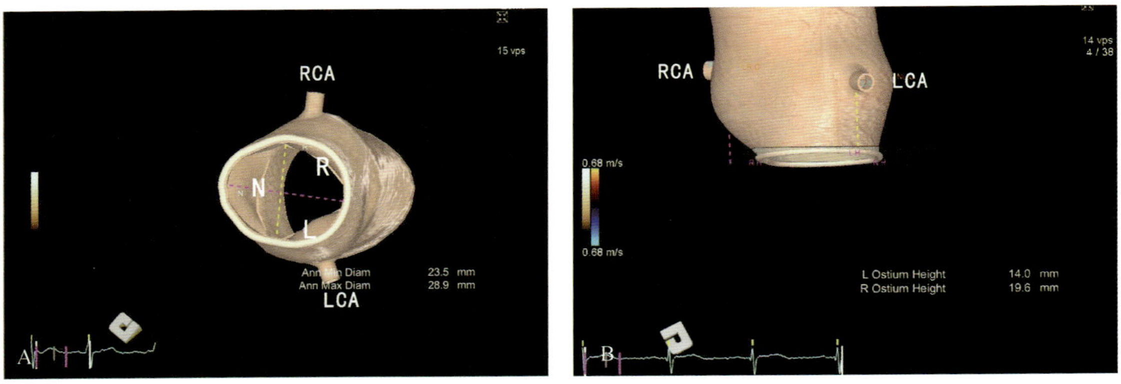

图 7-14 TEE 四维（4D）显示主动脉瓣及瓣环形态

A. 收缩期测量主动脉瓣环径（红色虚线为最大瓣环径，黄色虚线为最小瓣环径）；**B.** 收缩期测量主动脉瓣环到冠状动脉的开口距离。RCA：右冠状动脉；LCA：左冠状动脉；N：无冠窦；R：右冠窦；L：左冠窦

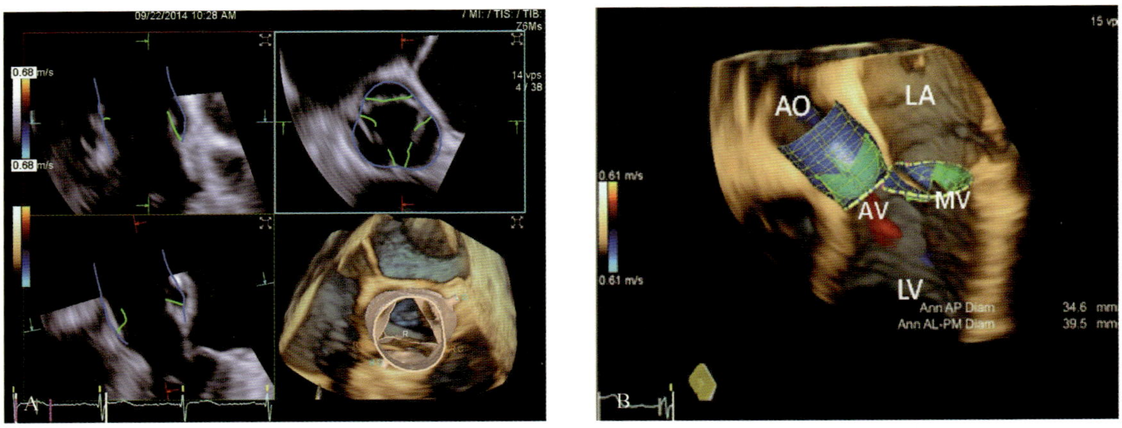

图 7-15 4D TEE 心尖五腔心切面，应用 eSie Valve 技术对主动脉根部参数进行分析，准确测量主动脉环径、瓣环周长及面积、窦部及窦管交界处的内径等

AO：主动脉；LA：左心房；AV：主动脉瓣；MV：二尖瓣；LV：左心室

（周文霞 陈 茂）

第三节 主动脉瓣狭窄及关闭不全的超声影像学特征

主动脉瓣（aortic valve，AV）疾病是常见的瓣膜病，其表现为主动脉瓣狭窄（aortic stenosis，AS）、反流（aortic regurgitation，AR）或两者共有。主动脉瓣病变对血流动力学影响较大，尤其主动脉瓣狭窄，是心血管病发病和致死的一个重要因素。超声心动图包括经胸超声心动图（transthoracic echocardiography，TTE）及经食管超声心动图（transesophageal echocardiography，TEE），是诊断和评估病变病因、严重程度及指导干预时机的重要非侵入性检查手段[29]。本节重点介绍主动脉瓣狭窄及关闭不全时结构和功能的超声影像学特征及评估方式。

一、主动脉瓣狭窄

（一）病因学及形态学评估

AS 在发达国家中最常见的病因为钙化及退行性变，在美国，AS 患者大约有 150 万人，并且随着年龄增加发病率也相应增加。中重度 AS 在 65 岁以下者少见，65 ～ 74 岁者中约占 1%，75 岁以上者中则占 3% ～ 5%，70 岁以下的中重度 AS 患者常合并先天性主动脉瓣畸形，尤其是二叶式主动脉瓣。在欧美，二叶式主动脉瓣占所有需进行主动脉瓣手术患者的 50%。在中国 AS 患者中，二叶式主动脉瓣的比例甚至高于西方国家，同时风湿性主动脉瓣疾病也是 AS 的常见致病原因。随着人们物质生活水平的提高以及平均寿命的延长，退行性变也逐渐成为重要的致病原因。除此之外，单瓣畸形、四瓣畸形、感染性心内膜炎、Fabry 病、狼疮病、加罗德综合征、高尿酸血症和 Paget 病也可导致 AS，但较少见。

因此，AS 的常见病变类型包括三叶式主动脉瓣合并钙化、二叶式主动脉瓣合并钙化，以及风湿性 AS。以下将分别描述上述 3 种形态的超声特征。

1. 三叶式主动脉瓣合并钙化

三叶式主动脉瓣钙化时，除瓣膜增厚、钙化外，最突出的表现是各瓣叶中央和基底部结合点融合缺失，形成一个星状收缩期孔（图 7-16）。瓣膜钙化严重程度可半定量评估：轻度钙化表现为少量强回声影伴很少声影；中度钙化则为大面积的强回声影；而重度钙化则为广泛的瓣膜增厚及显著的强回声影及声影。瓣膜钙化的严重程度是临床预后包括心力衰竭和死亡等的预测指标。

2. 二叶式主动脉瓣合并钙化

二叶式主动脉瓣通常为左、右冠瓣的融合，导致其拥有一个较大的前瓣及一个较小的后瓣。而导致相同大小瓣叶的左、无冠瓣融合即真正的

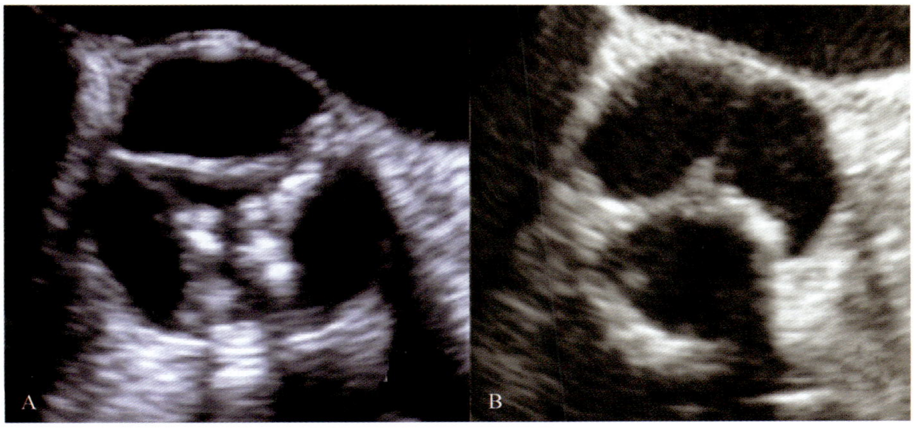

图 7-16 三叶瓣钙化形态：瓣膜增厚、钙化，开放呈星状（图 A），关闭呈“Y”型（图 B）

二叶式主动脉瓣则较少见。超声诊断二叶式主动脉瓣较可靠的方式是在主动脉瓣短轴切面收缩期见两个瓣膜开口呈椭圆形，舒张期瓣叶关闭呈一字型（图 7-17）。如有嵴的存在舒张期瓣膜可似呈三叶式。根据嵴的数目将二叶式主动脉瓣分成无嵴的 0 型、1 个嵴的 1 型及 2 个嵴的 2 型（图 7-18）。胸骨旁长轴图像可显示非对称的一字形闭合线，也可以是一个瓣叶或所有瓣叶的收缩期穹窿或舒张期脱垂现象，但这些表现均不像短轴切面的图像那样直观和特异。在儿童、青少年和年轻人中，二叶式主动脉瓣可表现为不伴严重钙化的狭窄。然而，在大多数成人中，二叶式主动脉瓣的狭窄多来源于多层叠加的钙化，导致瓣叶数目的判断十分困难，而主动脉瓣根部及升主动脉的异常扩张可为二叶式主动脉瓣的判断提供间接证据。钙化程度的评估同三叶式主动脉瓣合并钙化。

3. 风湿性 AS

表现为三叶瓣，瓣叶以增厚、纤维化、僵硬、挛缩和变形为主，其最突出的特点是结合部的融合（图 7-19）。风湿性 AS 常与 AR 及二尖瓣病变合并存在，单纯风湿性 AS 较少见。

除了瓣膜形态的评估，瓣膜钙化范围及分布的评估，升主动脉等周围结构的评估对于新近发展的经皮主动脉瓣植入术也十分重要。这一部分内容将在下节进行叙述。

（二）主动脉瓣狭窄程度的评估

1. 评估主动脉瓣狭窄程度的超声心动图参数

随着超声技术的发展，超声对于 AS 程度的评估参数也日渐增多。目前对于评估 AS 严重程度的超声参数 I 类推荐为主动脉瓣射流速度、跨主动脉瓣平均压差及连续方程测量的瓣口面积。

（1）射流速度：使用连续多普勒直接测量。因速度随狭窄程度增加而增加，因此可直接反映狭窄程度。通过速度曲线边缘的勾勒以及连续性方程的计算可以得到速度-时间积分（velocity-time integral，VTI）和平均跨瓣压差。

准确的最大射流速度的获取十分重要，测量误差将影响临床医生决策。需要注意的是：需经多个声窗（如从心尖、胸骨上窝或胸骨旁声窗）对高速射流进行测定，并取 3 个及以上心动周期的平均值。声束与血流方向尽量平行，任何偏离血流方向的结果都会造成对血流速度的低估。

连续多普勒速度曲线的形态有助于区分梗阻的水平及严重程度。速度曲线的峰值随狭窄程度的增加出现得越来越晚：轻度——收缩早期、中度——收缩中期、重度——收缩晚期。而主动脉瓣下的梗阻则表现为一收缩早期凹向上、收缩晚期峰值的特征性匕首样曲线（图 7-20）。

（2）跨主动脉瓣平均压差：峰值压差可根据伯努利方程 $\Delta P_{max} = 4\ v^2_{max}$ 计算得出。但平均压

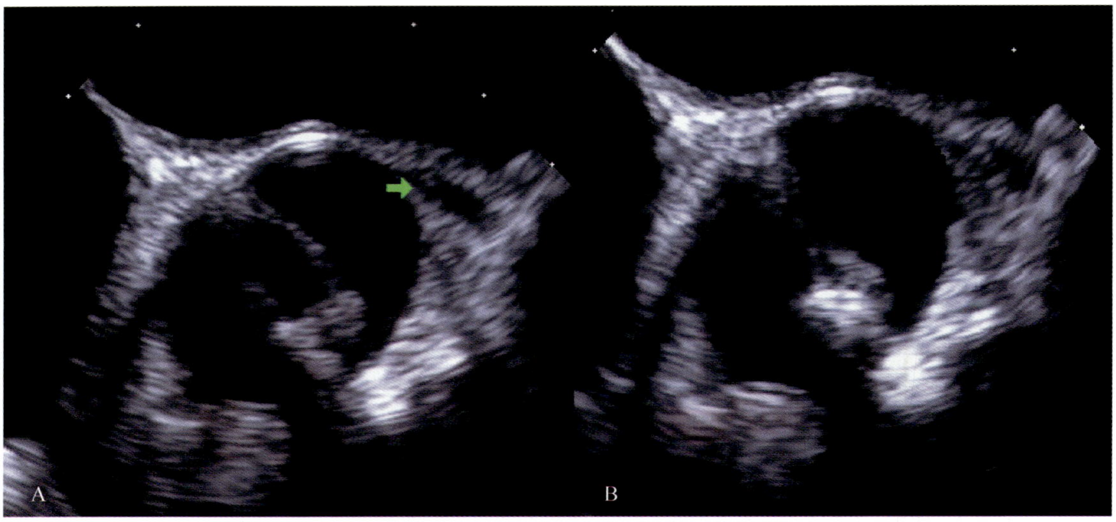

图 7-17　二叶式主动脉瓣形态：左心室短轴切面见收缩期主动脉瓣口开放呈椭圆形（A），关闭呈一字形闭合线（B）。图 A 中绿色箭头所指为左冠状动脉开口

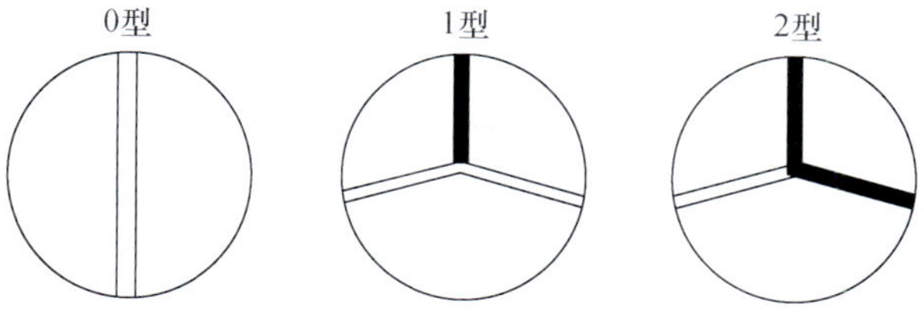

图 7-18 根据嵴的数目进行二叶式主动脉瓣分型，粗黑色线条代表嵴

差的计算不能代入平均速度进行计算，是由瞬时速度计算得出。相较于峰值压差，平均压差涉及整个收缩期，能更好地反映狭窄程度。两者虽相关性良好，但其关系取决于速度曲线的形状，它随狭窄的严重程度和流量而改变。

（3）连续方程测量的瓣口面积［有效瓣口面积（AVA）］：因射流速度和平均压差是流量依赖性的参数，因此，在流量很低或是非常高时可能出现低估或高估，此时使用有效瓣口面积可在一定程度上减少误差。计算主动脉瓣有效瓣口面积的连续方程是基于通过左心室流出道（LVOT）和通过主动脉瓣的搏出量（stroke volume，SV）相等的原理。

$$SV_{AV} = SV_{LVOT}$$

因为相同时间内，通过升主动脉横截面积的流量与通过主动脉瓣有效瓣口的流量相等，所以该方程可以改写为：

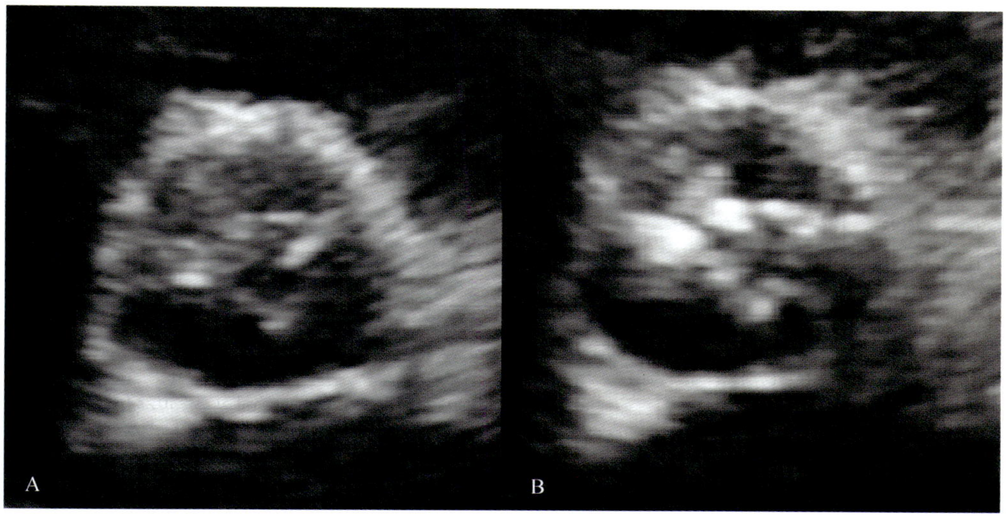

图 7-19 风湿性 AS 形态：结合部融合（B），并沿瓣膜边缘发展使开口呈三角形（A）

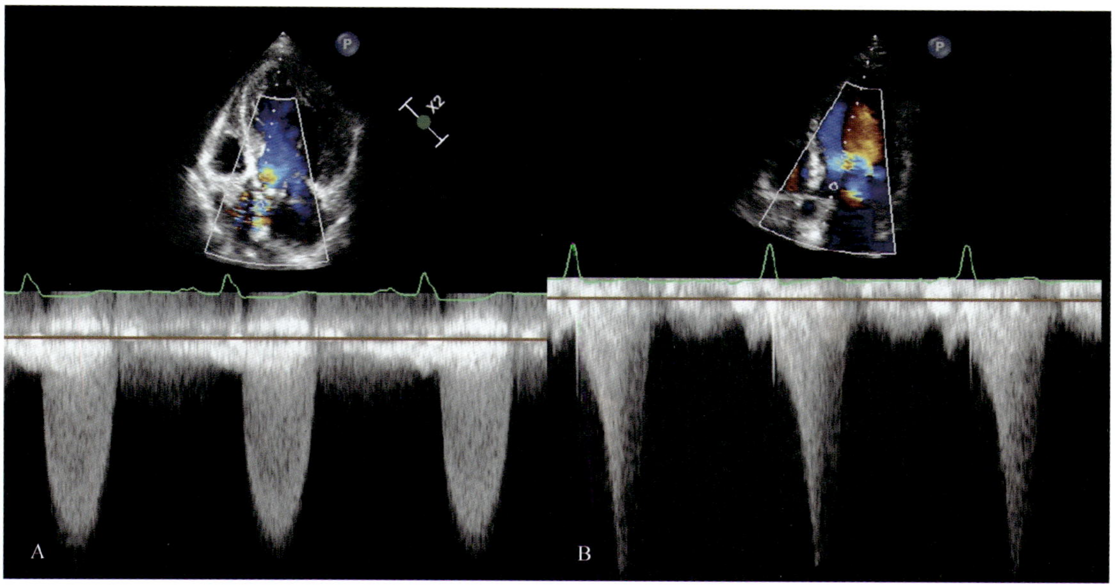

图 7-20 主动脉瓣狭窄（A）及主动脉瓣下梗阻（B）连续多普勒记录的射流速度曲线

$$AVA \times VTI_{AV} = CSA_{LVOT} \times VTI_{LVOT} = \pi\,(D/2)^2 \times VTI_{LVOT}$$

（注：CSA：cross sectional area，横截面积）

此连续方程的计算需要测量的数据有：主动脉瓣射流速度，左心室流出道直径及左心室流出道血流速度。射流速度上文已述，下面将介绍LVOT内径及速度的测量。

LVOT内径的测量应在胸骨旁左心室长轴局部放大切面，在收缩中期用内缘到内缘的方法从室间隔测到二尖瓣前叶，测量的位置推荐在主动脉瓣环下3～10 mm处（图7-21），但最理想情况下，应在与速度记录相同的解剖水平上进行。若室间隔基底段肥厚即“S型室间隔”者，LVOT内径的测量位置推荐在主动脉瓣环下1～2 mm处（图7-22）以避免测量值偏小增加误差。对于钙化严重的患者，钙化延伸到二尖瓣前叶的基底部，可能导致LVOT内径测量值偏小，调整视图方向可提高测量精确性。测量时间最好在收缩中期进行，但如图像质量不佳可考虑在收缩期测量最大的LVOT内径。

测量LVOT的内径后计算其面积是基于LVOT呈圆柱形的假设。若患者LVOT形态明显不规则呈椭圆形，为提高准确性，可通过3D-TEE或多层螺旋CT直接测量LVOT面积。

LVOT速度的测量推荐使用脉冲多普勒于心尖长轴或心尖四腔心切面置于主动脉瓣左心室侧

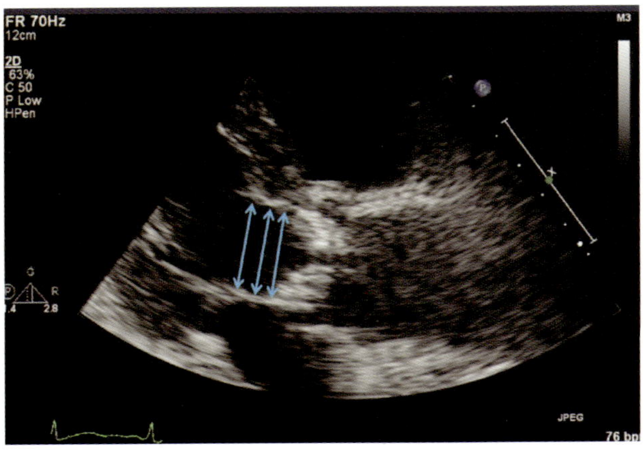

图7-21　胸骨旁左心室长轴局部放大切面，在收缩中期用内缘到内缘的方法从室间隔测到二尖瓣前叶（蓝色箭头所示），在很多病例中（例如这例患者）主动脉瓣环下1 cm内的左心室流出道横切面近似长方形，所以即使在不同部位（三个蓝色箭头示）所测得的径线是一样的

接近血流加速区处测量。但如瓣环水平存在血流加速（通常由钙化导致），需将取样容积向心尖移动0.5～1.0 cm以获得无离散的层流速度曲线。调低壁滤波，调整基线、标尺及时间轴以优化图像，取样良好时可获得峰值清晰且贯穿整个收缩期的平滑曲线（图7-23）。

有效瓣口面积的计算依赖于几何假设的准确性、测量值的准确性、血流呈层流流动的物理基础。左心室流出道内径的测量变异性较高，其平方后带来的误差更大。同时，涉及主动脉瓣及左心室流出道速度的测量，测量值更多，误差更大。当患者合并瓣上或瓣下梗阻时，血流呈湍流，致使每搏量的测量不准确，因此使其结果存在误差。AVA相对来说不依赖流量，但实际上仍受流量影响。

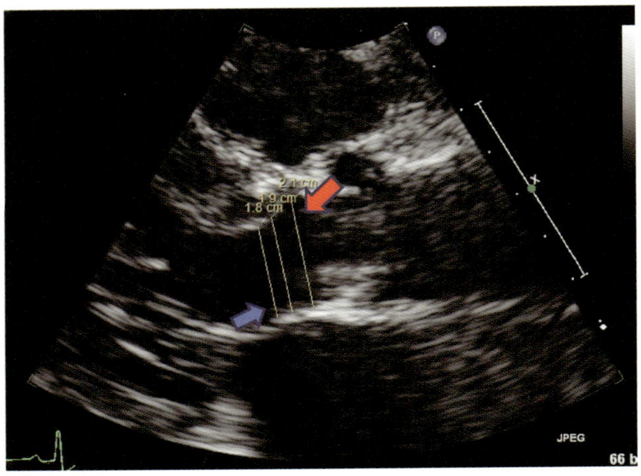

图7-22　室间隔明显增厚患者左心室流出道内径测量方法

距主动脉瓣环下1～2 mm处进行测量（红色箭头所示，而不是蓝色箭头所示）

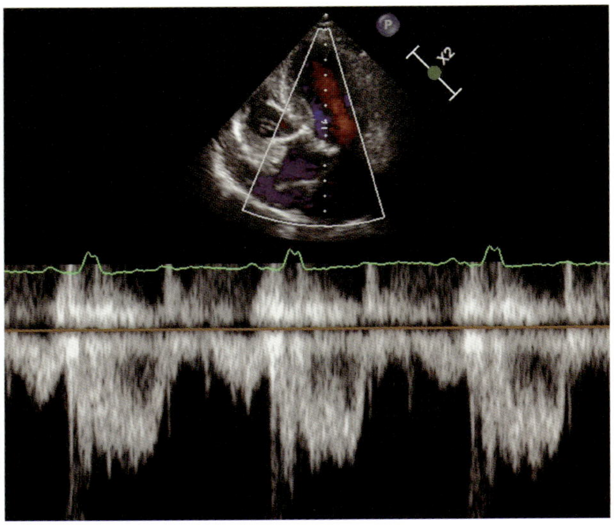

图7-23　左心室流出道速度曲线

2. 主动脉瓣狭窄程度的分级

（1）基本分级标准：目前关于 AS 严重程度的分级建议如表 7-1 所示。理想情况下，诊断重度 AS 应满足表内所有标准。但实际上，某些患者的参数并不一致，反而相互矛盾。在诊断标准不一致时，不仅要对影像学指标再次复核，避免测量错误，也应结合患者临床症状和体征、检验结果等综合评估。

比如一些患者因心功能降低致搏出量减少，造成依赖流量的速度和压差的低估，使重度 AS 测量后仅为轻中度 AS。

对于体表面积偏大或偏小的患者，特别是儿童、青少年，建议使用主动脉瓣口面积指数进行评估，可在一定程度上减少体表面积的影响。

高血压的存在也可影响峰值速度、平均压差的测量，造成对测量值的低估。因此建议在血压正常时评估 AS。

（2）特殊情况下的主动脉瓣狭窄程度评估：在有效瓣口面积满足重度 AS，但前向血流及跨瓣压差不符合重度 AS 的情况下，对 AS 程度的评估需更加谨慎。根据射血分数的情况，可分为射血分数减低或保留的低血流、低压差的主动脉瓣狭窄。

1）射血分数降低的低血流、低压差的主动脉瓣狭窄：此类狭窄的特征为有效主动脉瓣口面积 < 1.0 cm^2，跨主动脉瓣平均压差 < 40 mmHg，左心室射血分数 < 50%，每搏量指数（SVi）< 35 ml/m^2（图 7-24）。但需要排除测量误差，如未测得最大流速或 LVOT 面积测量误差。

患者因射血分数降低致流量及压差与狭窄程度不匹配，因此，常使用低剂量多巴酚丁胺增加心输出量，观察负荷后流速及压差的变化（图 7-25）。

低剂量多巴酚丁胺负荷试验是对低流量、低压差情况下鉴别真假重度 AS 的重要且较为安全的方法，以下为低剂量多巴酚丁胺负荷试验流程（表 7-2）。

2）射血分数保留的低血流、低压差的主动脉瓣狭窄：此类狭窄的特征为有效主动脉瓣口面积 < 1.0 cm^2，峰值速度 < 4 m/s，平均跨主动脉瓣压差 < 40 mmHg，左心室射血分数 ≥ 50%。

诊断此类狭窄首先需排除测量误差，同时应避免高血压对测量结果的影响。还应注意体型对瓣膜狭窄程度评估的影响。

诊断时需结合临床及影像多个指标综合评估。临床应满足 AS 的体格检查特点，拥有不可用其他疾病解释的典型症状，同时结合年龄判断。超

表 7-1　主动脉瓣狭窄程度的分级标准

	主动脉硬化	轻度	中度	重度
峰值流速（m/s）	≤ 2.5 m/s	2.6 ～ 2.9	3.0 ～ 4.0	≥ 4.0
平均压差（mmHg）	—	< 20	20 ～ 40	≥ 40
主动脉瓣口面积（cm^2）	—	> 1.5	1.0 ～ 1.5	< 1.0
主动脉瓣口面积指数（cm^2/m^2）	—	> 0.85	0.60 ～ 0.85	< 0.6

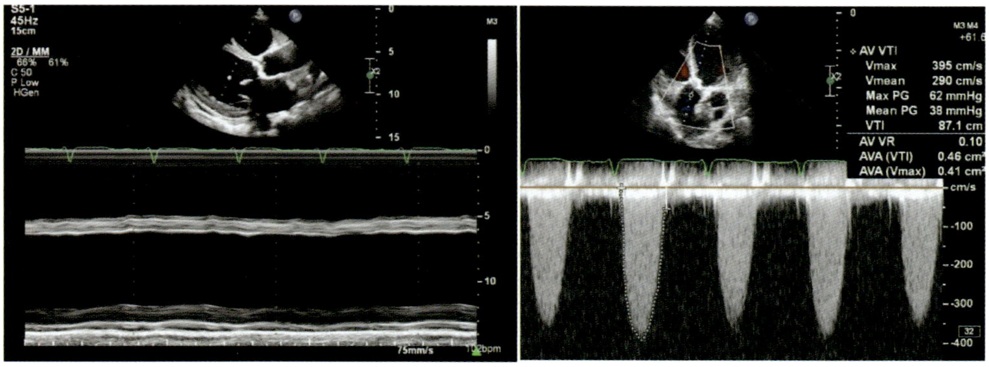

图 7-24　左图显示左心室搏幅低平，射血分数降低；右图显示 AVA 为 0.46 cm^2，但平均跨主动脉瓣压差仅为 38 mmHg

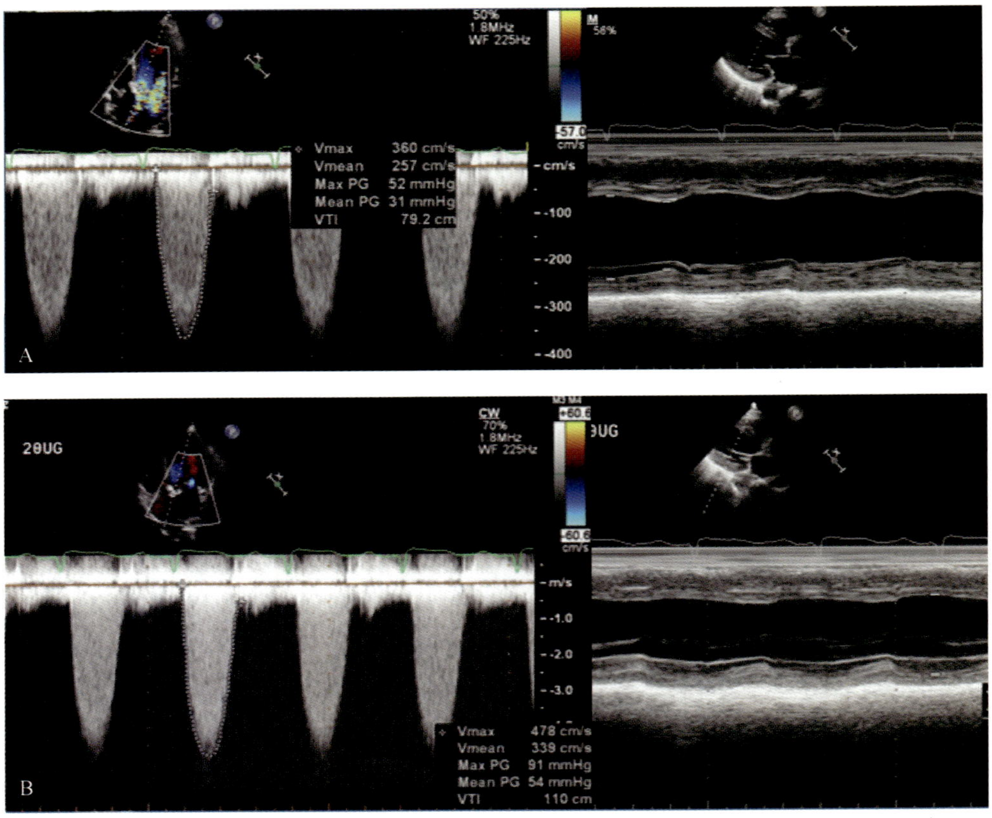

图 7-25 图 A 显示给予多巴酚丁胺之前，左心室射血分数低，跨主动脉瓣平均压差为 31 mmHg；图 B 显示给予多巴酚丁胺 20 μg/（kg · min）后，左心室 EF 由 38% 上升至 49%，而跨主动脉瓣平均压差上升至 54 mmHg，为重度 AS

表 7-2 低剂量多巴酚丁胺负荷试验流程

多巴酚丁胺初始剂量为 2.5 ～ 5 μg/（kg · min）

每 3 ～ 5 min 增加
剂量 2.5 ～ 5 μg/（kg · min）
多巴酚丁胺最大剂量为 20 μg/（kg · min）
（在此过程中应采集每个阶段的主动脉瓣狭窄处的血流速度、平均压差、每搏量和瓣口面积，至少基线和峰值阶段应使用双平面法测量左心室射血分数）
当出现以下情况时应停止注射：
①多巴酚丁胺达到最大剂量［20 μg/（kg · min）］；
②得到阳性结果；
③心率增加超过 10 ～ 20 次 / 分或绝对心率超过 100 次 / 分；
④出现临床症状、血压下降或严重的心律失常。
阳性结果：
有效瓣口面积增大并最终面积大于 1.0 cm^2，表面狭窄不严重。
主动脉瓣峰值速度≥ 4.0 m/s 或平均压差≥ 30 ～ 40 mmHg，提示在某种血流量时瓣口面积不超过 1.0 cm^2。
尽管瓣膜置换可改善左心室功能和预后，但对于没有收缩功能储备（每搏量增加小于 20%）的患者，其外科手术的死亡率较高且预后较差。

声则应注意左心室肥厚程度（排除高血压影响）及不可用其他疾病解释的左心室长轴功能减低。同时，还可结合其他影像手段准确评估是否存在低血流状态、描画准确的 LVOT 面积等。目前多利用多层螺旋 CT 进行钙化评分，很可能为重度 AS：男性≥ 3000，女性≥ 1600；可能为重度：男性≥2000，女性≥1200；不可能为重度AS：男性<1600，女性<800。

2. 合并症对AS评估的影响

临床上，AS患者通常不仅仅是单纯的AS，常合并其他疾病，而以下合并症常见且对AS的评估有所影响（表7-3）。

超声心动图对于AS患者的狭窄程度评估十分重要，是决定手术决策的重要手段之一。在行评估时，应对患者心脏结构及功能行全面评估，不可单独着眼于主动脉瓣。对于未行手术但需密切随访的患者，应注意其主动脉瓣峰值流速、瓣膜钙化严重度、左心室射血分数、血流动力学恶化速度、运动负荷下压差增加量、左心室肥厚及肺动脉压的变化情况，协助临床医生制订治疗策略[30]。

二、主动脉瓣反流

主动脉瓣反流可由先天性的瓣叶或瓣环的解剖异常如二叶式主动脉瓣、单叶瓣、室间隔缺损、主动脉瓣环扩张及结缔组织病（马方综合征、成骨不全症）等引起，也可由获得性的瓣叶或瓣环的解剖异常如老年钙化、感染性心内膜炎、风湿性疾病、辐射、特发性主动脉根部扩张、系统性高血压、自身免疫性疾病（系统性红斑狼疮、强直性脊柱炎、赖特综合征）、主动脉弓炎（梅毒、大动脉炎）、主动脉夹层、创伤等造成。

根据AR形成的机制，分为3型（图7-26）。Ⅰ型：瓣膜活动正常但主动脉扩张或瓣膜穿孔；Ⅱ型：瓣膜脱垂；Ⅲ型：瓣膜活动受限。此种分型有利于了解AR形成的机制，指导瓣膜修复的策略，同时可预测再发的概率。

超声心动图在AR的综合评估和手术干预时机的决定中起着重要作用。其对于AR的评估依靠二维超声心动图、彩色血流图、脉冲及连续波多普勒技术的联合应用，分为定性及定量参数。定性及半定量方法广泛使用，而定量的方法比较耗时，常选择性地使用。

1. 二维超声心动图

二维超声心动图可观察瓣膜及主动脉根部解剖结构、腔室大小及左心室功能等。常规检查中

表7-3 合并症及其对AS评估的影响

	对AS评估的影响及注意事项
主动脉瓣反流	约80%的AS患者合并主动脉瓣反流； 轻-中度的反流对于狭窄程度的评估影响不大； 重度反流使跨瓣流量增加，高估AS最大流速及平均压差； 准确评估AS及反流程度有利于临床决策； 速度及平均压差仍是主要的临床预后因子。
二尖瓣反流	二尖瓣反流在老年AS患者中较为常见； 可继发于左心室压力负荷过重，也可原发于二尖瓣疾病，区分反流原因十分重要，可影响临床决策； 在严重二尖瓣反流时可致跨主动脉瓣流量降低而使跨瓣压差减低，但瓣膜面积的计算是准确的； 取速度曲线时，二尖瓣反流的频谱可混入其中造成干扰，可通过时间区分两者的速度曲线。
二尖瓣狭窄	风湿性AS常伴有二尖瓣狭窄； 二尖瓣狭窄可导致心输出量降低从而导致低血流、低压差AS
升主动脉扩张	对AS患者，除对瓣膜的评估，还应包括主动脉窦部、窦管结合部及升主动脉内径的测量； 可能为二叶式主动脉瓣的间接征象； 其内径大小可影响干预的时间和方式； 为充分评估升主动脉，必要时需行TEE、CT或磁共振成像检查
高血压	早期研究表明35%～45%的高血压患者伴有AS； 低血流、低压差AS的老年患者中绝大多数伴有高血压； 高血压的存在主要影响流量和压差的测量，但较少影响有效瓣口面积的测量； 因其可能影响AS的评估，行超声心动图检查前最好控制好血压。

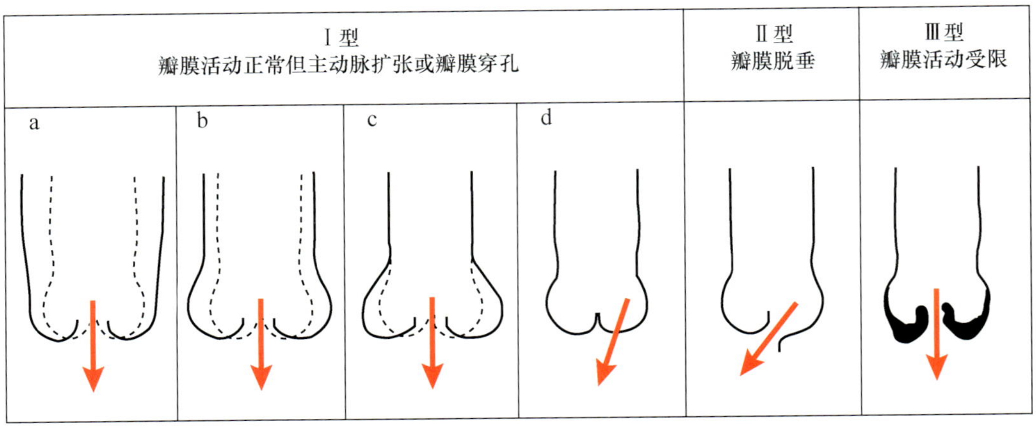

图 7-26　反流病因及分型

Ⅰa 型表现为窦管交界及升主动脉扩张；Ⅰb 型表现为窦部和窦管交界处扩张。Ⅰc 型表现为瓣环水平扩张。Ⅰd 型表现为瓣膜穿孔

常可检出生理性的三尖瓣和肺动脉瓣轻微反流，但一旦发现 AR 则是病理性的。当发现 AR 时，通过二维超声心动图首先可评估主动脉瓣和主动脉根部的解剖结构，观察是否存在瓣膜的异常或主动脉根部扩张及其程度，以确定反流的病因及分型，然后评估左心室大小，以判断 AR 的严重程度及疾病病程。

急性和慢性 AR 的血流动力学对心脏影响有很大不同。在严重急性 AR 中，左心室并不扩张，但左心室舒张末期压力的突然升高可能导致二尖瓣的提前关闭。在慢性 AR 中，超声心动图对于追踪由于长时间的左心室容量过载而导致的左心室几何形状（左心室容积逐渐增加）和功能（左心室功能逐渐恶化）的变化至关重要。左心室扩张，尤其是在 LV 功能正常、排除其他导致左心室容量过载的原因（如运动员贫血）时，是 AR 重要的间接征象。

2. 多普勒超声

多普勒超声包括彩色多普勒血流成像、脉冲多普勒及连续多普勒，可行定性和定量评估。由于 AR 可有单束、多束反流，中心性、偏心性反流，因此为了更加准确地评估 AR 程度，可以利用不同的超声参数，来更加准确地评估 AR 程度。

（1）彩色多普勒成像（CW）：彩色血流成像可直观显示舒张期经主动脉瓣口的反流束。反流束应重点关注 3 个要素：主动脉内的彩色血流汇聚区、通过反流口的反流束宽度、左心室内反流束的大小及方向。其主要评估参数有：

1）反流束宽度 /LVOT 宽度：在胸骨旁左心室长轴切面于左心室流出道流颈平面下 1 cm 处测量（图 7-27）。其具有简单、敏感、快速的特点，属于定性评估指标。适于 AR 的快速筛查，但其测量值受 LVOT 内径影响。同时，对于偏心性反流，因反流束显示相对较窄从而使比值偏低而导致对反流程度的低估；而对于中心性反流，其反流束显示相对较宽导致比值偏高而高估反流程度。

2）流颈宽度（vena contracta，VC）：为胸骨旁左心室长轴切面下瓣尖或近瓣尖血流束的最窄处（图 7-27）。等同于测量反流口的大小。可能适用于偏心性反流，在多束反流或二叶式主动脉瓣时具有局限性。操作简单，较少依赖技术水平，擅于区分轻度 AR 和重度 AR。但必须充分显示血流汇聚区，否则将影响 VC 的测量值。

3）血流汇聚或近端等速表面积（flow convergence，or proximal isovelocity surface area，PISA）：为测量舒张早期主动脉瓣上区域可测量的圆形最大血流汇聚区（图 7-27），属于快速的定性评估方式。在主动脉瓣严重钙化时可行性低，对多束反流也不适用。同时，合并升主动脉瘤时，可能因主动脉瓣平面变形而导致测量值偏低。

PISA 法也可定量评估主动脉瓣反流程度。定量参数包括有效反流口面积（effective regurgitant orifice area，EROA）、反流体积（regurgitant volume，RVol）及分数（regurgitant fraction，RF），但测定耗时，不作为常规使用。

PISA 测量法原理如图 7-28 所示，测量半径 r

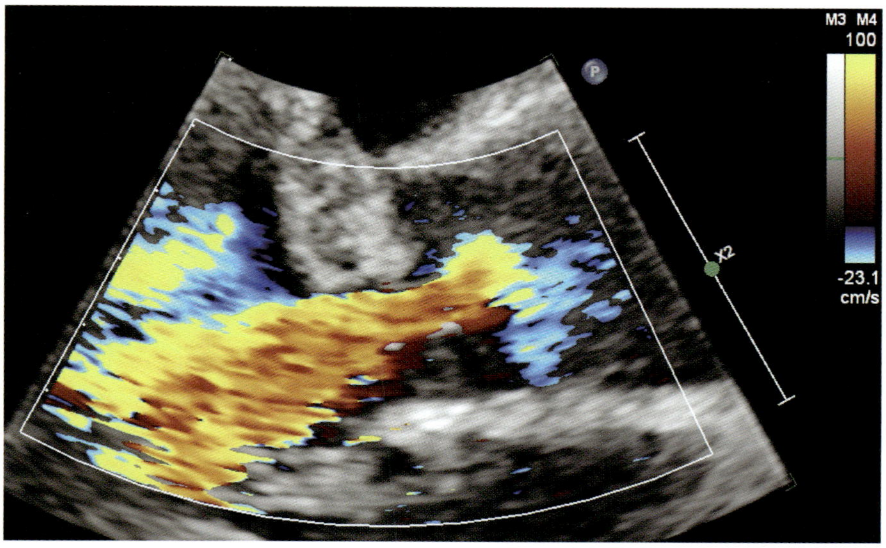

图 7-27 左心室长轴切面显示

AR：如图所示可见反流束宽度、流颈宽度及血流汇聚区测量处

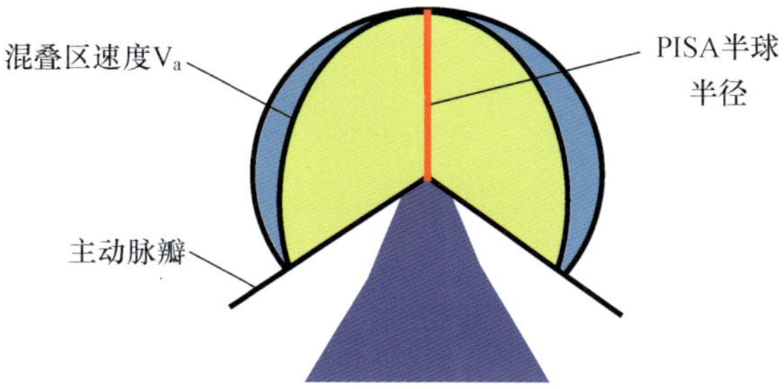

图 7-28 PISA 法测量示意图

及流速 Va 后，利用（2πr^2×Va）计算反流流量，而 EROA =反流流量 / 反流峰值速度。

此法可快速定量评估病变严重程度（EROA 反映）和容量过载（RVol 反映）。

但主动脉瓣钙化时可行性有限，对多束反流无效，评估偏心性反流时精度较低。目前经验仍有限。半径测量中的小误差会因计算时平方而导致 EROA 计算的大误差。

4）反流束面积 /LVOT 面积：左心室短轴切面在流颈平面 1 cm 之内测量（图 7-29）。通过评估反流束口面积来评估 AR 程度，但反流的方向和形状可能会高估或低估射流面积。

5）三维 VC：三维超声下于舒张中期顺反流束长轴切取正交平面测量流颈宽度。因为三维空间下显示反流束，多个方向的多束反流也许能被测量，但易造成高估或低估。

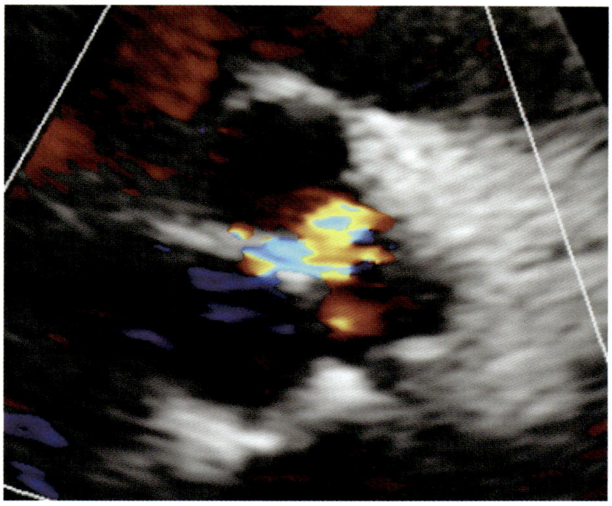

图 7-29 主动脉瓣短轴切面显示反流束面积

（2）脉冲波多普勒（pulsed wave Doppler，PW）：主要通过舒张期主动脉反向血流及流量测定来评估 AR。正常情况下主动脉内可出现短暂的舒张期反向血流。随着主动脉瓣反流量的增加，主动脉反向血流的持续时间和速度均会增加。流量测定原理及方法见下文。

1）舒张期主动脉反向血流：测量近端降主动脉或腹主动脉反向血流频谱（图 7-30）。短暂的舒张期反向血流是正常的，但持续反向血流是支持重度 AR 的简单征象。腹主动脉内的反向血流特异性更高。其准确性依赖于良好的主动脉顺应性，因此在老年患者中不太可靠。在合并上肢动静脉

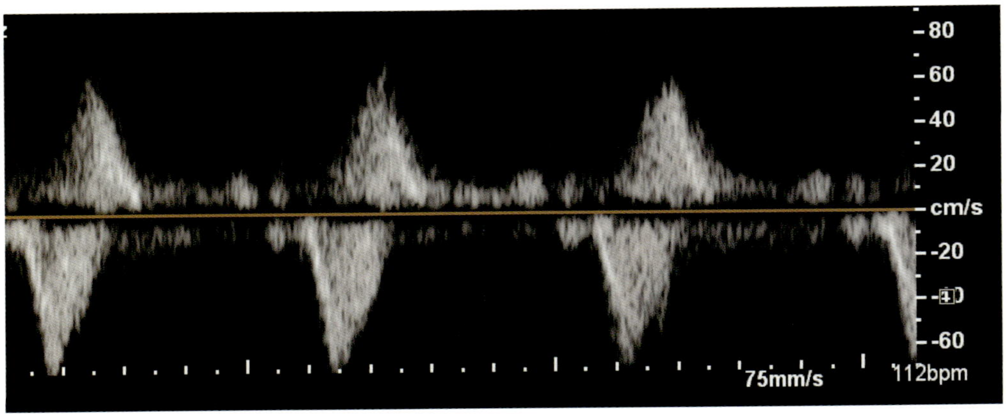

图 7-30　近端降主动脉反向血流频谱

瘘、主动脉窦破裂时也可出现，评估时需注意排除。在急性 AR 时，可能不是全舒张期反向血流。

流量测定法定量评估 AR 程度：流量测定是应用脉冲波多普勒计算左心室流出道水平的主动脉搏出量（stroke volume，SV），并计算与二尖瓣口搏出量或肺动脉瓣口搏出量的差值。此差值可用于定量评估主动脉瓣反流程度，适用于多束反流和偏心性反流。

提供病变严重程度（EROA，RF）和容量过载（RVol）的定量评估参数，可用左心室舒张末期容积和左心室收缩末期容积验证结果。

但二尖瓣环径测量困难，特别是伴有环状钙化时。同时，当合并中度或重度二尖瓣反流时，多普勒定量方法将不再适用，除非使用肺动脉瓣口搏出量来计算体循环血流量。

（3）连续多普勒（continuous wave Doppler，CW）：使用连续多普勒直接测量，得到 AR 连续多普勒频谱（图 7-31）。连续多普勒频谱的辉度反映了主动脉瓣反流束的流量，尤其是对比前向频谱辉度。舒张期反流束的减速斜率及压力减半时间反映了主动脉压与左心室舒张压的均衡变化。随着主动脉瓣反流程度的加重，主动脉舒张压下降速度更快，舒张晚期反流速度更低，压力减半时间更短。

1）信号辉度：方法简便。辉度的大小与反射信号的红细胞数量成正比，黯淡的或不完整频谱提示微量或轻度的主动脉瓣反流，高辉度的频谱提示中重度的主动脉瓣反流，为定性参数。根据成像原理，完全的中心性反流可能比严重程度更高的偏心性反流的辉度更高而导致评估错误。同时，其难以区分中度或重度 AR。

2）反流减速斜率 / 压力减半时间（pressure half-time，PHT）：方法简便，为反映主动脉压和左心室压关系的特异性征象。持续时间长则排除重度 AR，持续时间短则提示重度 AR 或左心室充盈压增加，为一定性参数。若取样线与反流束夹

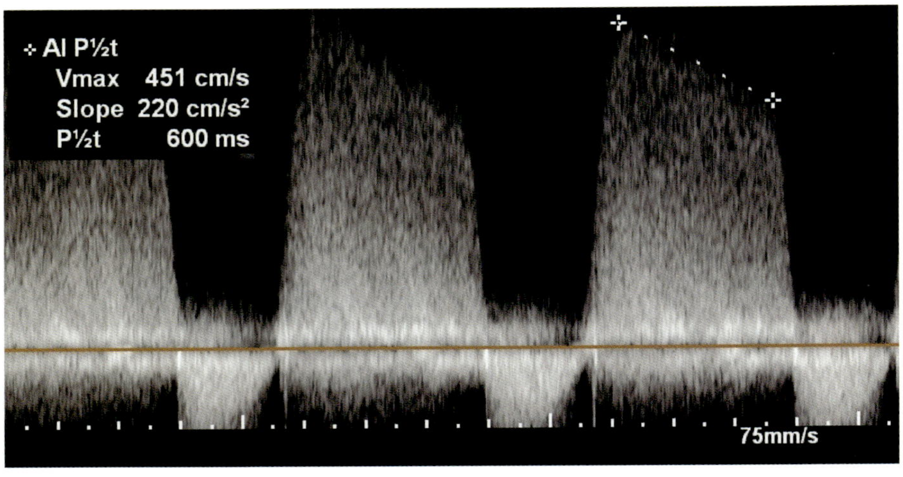

图 7-31　AR 连续多普勒频谱

角过大则可能导致压力减半时间缩短，受能够改变左心室-主动脉压差的因素（如扩血管药物、慢性反流的左心室代偿）的影响。

3. 经食管超声心动图（TEE）

由于 TTE 在大多数情况下能较好地评估 AR，因此 TEE 较少使用。但 TTE 声窗条件差或图像质量欠佳时可行 TEE 检查。二维及彩色多普勒的评估与 TTE 一致，且大部分图像质量更佳。但 TEE 难以获取反流束方向与取样线平行的切面，因此难以获取多普勒测量的反流分数和反流峰值流速。在适当的角度，血流汇聚法可以应用。

4. 综合评估主动脉瓣反流

应用超声心动图评估主动脉瓣反流应当综合检查中的各项参数进行评估。表 7-4 列出超声心动图评估慢性主动脉瓣反流程度的各项参数标准。不同的参数结论一致时，分级很简单。如果各项参数结果不一致时，需要仔细分析各项参数的技术和生理影响因素以解释不符合的原因，并找出技术上最可靠和最能真实反映生理条件的参数来进行评估。

超声心动图不仅可以评估 AR 反流程度，也可通过左心室舒张末及收缩末内径、射血分数、短轴缩短率和收缩末室壁应力来预测 AR 患者的预后。当 AR 引起左心室收缩功能下降时应考虑外科手术。而对左心室功能正常的 AR 患者，左心室大小则作为手术的重要参考指标。临床应用时，超声心动图的各项参数是治疗决策的重要手段，但仍需结合患者症状和体征共同考虑[31-32]。

表 7-4　慢性主动脉瓣反流程度的分级标准

	AR 严重程度			
	轻度	中度		重度
结构参数				
主动脉瓣叶	正常或异常	正常或异常		**异常 / 连枷样或关闭裂隙**
左心室大小	**正常**	正常或扩大		一般来说会扩大
定性多普勒参数				
左心室流出道内的反流束宽度，CW	**少量的中心性反流**	介于两者之间		**大量的中心性反流**；可变的偏心性反流
血流汇聚，CW	**无或非常少**	介于两者之间		**大量**
反流束辉度，CW	**不完整或模糊的**	密集		**密集**
反流减速斜率 / 压力减半时间（PHT，ms），CW	不完整或缓慢，＞ 500	介于两者之间 500 ～ 200		**陡峭＜ 200**
降主动脉内的舒张期反向血流，PW，	**短小，舒张早期**	介于两者之间		**明显且持续，全舒张期**
半定量参数				
流颈宽度（cm）	＜ 0.3	0.3 ～ 0.6		＞ 0.6
反流束宽度 /LVOT 宽度，中心性反流（%）	＜ 25	25 ～ 45	46 ～ 64	≥ 65
反流束面积 /LVOT 面积，中心性反流（%）	＜ 5	5 ～ 20	21 ～ 59	≥ 60
定量参数				
RVol（每搏 ml）	＜ 30	30 ～ 44	45 ～ 59	≥ 60
RF（%）	＜ 30	30 ～ 39	40 ～ 49	≥ 50
EROA（cm^2）	＜ 0.10	0.10 ～ 0.19	0.20 ～ 0.29	≥ 0.30

注：黑体的定性和半定量参数是目前认为评价 AR 程度特异性较高的参数

（李　茜　陈　茂）

第四节　超声心动图对 TAVI 的指导性价值

经导管主动脉瓣置入术（transcatheter aortic valve implantation，TAVI）术前，超声心动图为首选的检查方法，应用经胸超声心动图（transthoracic echocardiography，TTE）筛查主动脉瓣病变是否适合行 TAVI 手术，应用经食管超声心动图（transesophageal echocardiography，TEE）准确评估瓣膜结构和测量主动脉根部内径、心功能及其他瓣膜情况；TAVI 介入术中，应用 TEE 引导导丝通过瓣口、球囊扩张以及人工瓣膜植入，并监测上述过程中是否有心脏压塞、冠状动脉堵塞、影响二尖瓣装置等并发症的发生；TAVI 介入术后即刻，超声心动图可评估人工瓣膜功能、形态、瓣周 / 瓣口反流程度、测量跨瓣压差等。超声心动图在 TAVI 治疗中不可或缺，在术前评估、术中监测及术后即刻评价中均起着极其重要的指导性价值。

一、超声心动图在 TAVI 术前的应用

术前筛查主要应用超声心动图来评估瓣膜的结构、功能和心室的大小和功能，具体见表 7-5。

1. 主动脉瓣狭窄程度及反流程度的评估（具体见上一节）

2. 主动脉瓣叶的评估

评估主动脉瓣叶的解剖形态（图 7-32），多在主动脉瓣短轴切面观察主动脉瓣是二叶式还是三叶式，对二叶式主动脉瓣进行分型，最常见的为无嵴的二叶式主动脉瓣（0 型）和有嵴的二叶式主动脉瓣（1 型）。评估主动脉瓣叶钙化的程度和分布，钙化是否延续至冠状动脉开口或左心室流出道，较大的钙化斑块不仅可能影响人工瓣膜功能，导致瓣周反流，还可能导致瓣环破裂、主动脉根部穿孔、冠状动脉开口堵塞、主动脉壁内血肿和主动脉夹层，TEE 在主动脉瓣短轴切面能清晰显示瓣叶钙化与冠状动脉开口的关系（图 7-33），预估人工瓣膜植入后阻塞冠状动脉开口的可能性。

3. 主动脉瓣环

（1）主动脉瓣环的三维重建：主动脉瓣环的解剖形态并非一个简单的圆环，它包括三个圆环和一个皇冠状的环。半月形瓣叶附着点构成了一个皇冠状的环，这个环贯穿整个主动脉根部。除了皇冠状的环，其他三个圆环分别为：①皇冠底部由瓣叶附着处最低点所构成的虚拟环，为左心室流出道到主动脉根部的入口；②瓣叶的半月形附着处跨过的环，为解剖心室–动脉交界；③各瓣叶的最高点附着处构成解剖真实存在的环，即窦管连接处，是主动脉根部的出口（图 7-34）。

经食管实时三维超声心动图（real time 3 dimensionaltransesophageal echocardiography，RT3D TEE）三维成像模式克服了二维成像模式的缺陷，通过瓣环定量分析软件可对主动脉瓣环进行三维重建，真实再现主动脉瓣环的立体结构，并可从任意平面、角度对其进行观察（图 7-35 和图 7-36）。

（2）主动脉瓣环径的测量：术前筛查常规应用 TTE 来测量主动脉瓣环径及主动脉根部相关径线，连接同步心电图，胸骨旁左心室长轴局部放大主动脉根部，在收缩期测量主动脉瓣叶附着处最低点的直径（图 7-37A）。在介入术中若是全麻的方式，建议使用 TEE 来测量相关径线。TEE 测量的方法：经食管探头送入食管深度约 35 cm，在左心室长轴观（约 120°）得到主动脉根部局部放大图，在收缩期测量主动脉瓣叶附着处最低点的直径（图 7-37B）。既往研究发现虚拟环常呈椭圆形，因此二维方法测量虚拟环的直径存在一定偏差。但在没有 CT 和三维超声时，若二维超声测量方法得当，亦可作为选择人工瓣膜型号的依据之一。

尽管目前大部分中心应用多层计算机扫描

表 7-5 TAVI 术前超声评估要点

评估内容	具体内容	常用超声切面
主动脉瓣和主动脉根部		
主动脉瓣叶形态	二叶式（分型）/ 三叶式	主动脉瓣短轴切面
	瓣叶钙化程度及分布	
跨主动脉瓣血流动力学（狭窄程度）	跨主动脉瓣的压差和有效瓣口面积	心尖五腔心、三腔心切面及胸骨右缘升主动脉长轴切面等
主动脉瓣反流程度		左心室长轴、心尖五腔心、三腔心切面
主动脉瓣环径	最大径和最小径	2D 测量：瓣环径在主动脉长轴局部放大图上测量，3D 测量：在主动脉瓣叶附着最低点平面进行
	周长	
	面积	
主动脉根部其他结构	左心室流出道内径、钙化程度及分布；有无室间隔基底段明显肥厚	左心室长轴、心尖五腔心、三腔心切面
	主动脉窦直径和高度	主动脉长轴局部放大图
	窦管交界处直径和钙化程度	
	冠状动脉开口位置和高度，预估堵塞风险	2D 主动脉长轴观察及测量右冠状动脉高度，主动脉短轴观察左冠状动脉；3D 可测量左、右冠状动脉高度
二尖瓣		
	二尖瓣反流程度	左心室长轴、二尖瓣短轴、心尖四腔心、两腔心及三腔心切面
	有无二尖瓣狭窄	
	有无二尖瓣前瓣钙化	
左心室大小和功能		
	左心室壁运动评估	左心室长轴、短轴，心尖四腔心、两腔心
	排除心腔血栓	
	左心室质量，左心室肥厚情况	
	收缩功能和舒张功能	
右心		
	右心室大小和功能	右心室流入道、主动脉短轴及心尖四腔心切面
	三尖瓣形态和功能，反流程度	
	估测肺动脉收缩压	

2D：二维；3D：三维

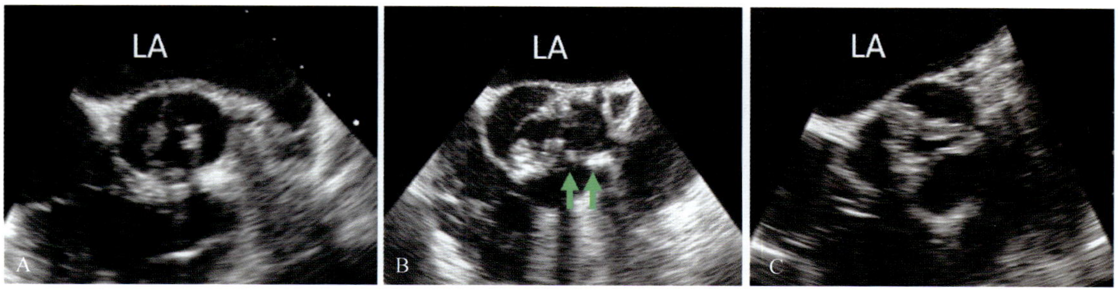

图 7-32 经食管超声心动图主动脉瓣短轴切面局部放大图分别显示重度主动脉瓣狭窄患者的主动脉瓣形态和数目：主动脉瓣无嵴的二叶式畸形（0 型，图 **A**）、主动脉瓣有嵴（绿色箭头所示）的二叶式畸形（1 型，图 **B**）以及无钙化的三叶式主动脉瓣狭窄（图 **C**）

LA：左心房

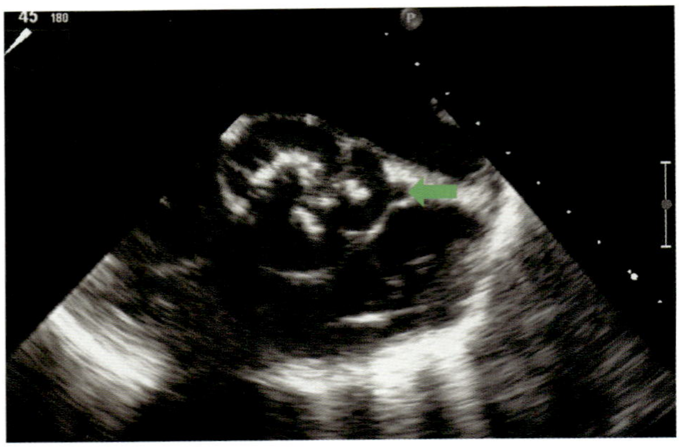

图 7-33　经食管超声心动图主动脉瓣短轴切面局部放大图显示明显钙化的二叶式主动脉瓣狭窄患者，主动脉瓣钙化与左冠状动脉开口的位置关系（箭头所指为左冠状动脉开口）

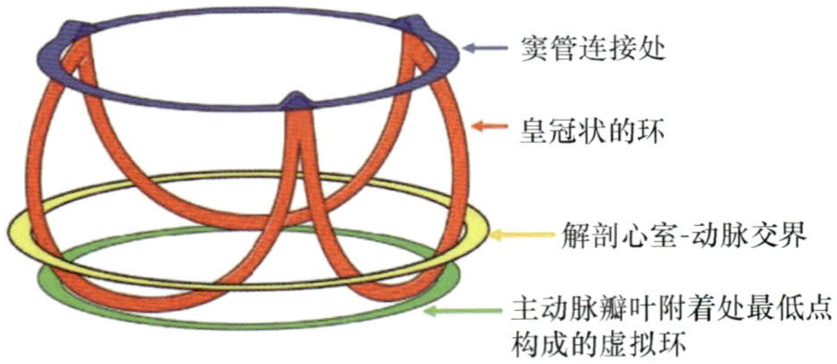

图 7-34　模式图显示主动脉根部三个圆环与主动脉瓣叶附着点构成的皇冠状环的关系

（MSCT）测量主动脉瓣环相关径线来作为 TAVI 选择人工瓣膜型号的标准，但 MSCT 需暴露在射线下，且需要大量造影剂，对于肾功能不全以及心律不齐的患者不适用。随着三维超声技术的迅猛发展，在 TAVI 围术期应用经食管实时三维超声（RT 3D-TEE）可准确测量主动脉瓣环径，RT 3D-TEE 技术具有较高的重复性，且能实时测量，可作为 MSCT 的替代方法[33-34]，亦能辅助预测 TAVI 术后的并发症[34]。三维超声测量主动脉瓣环径时亦无法避免钙化声影以及超声伪影，这需要经验和反复的实践。

应用三维超声测量主动脉瓣环径时推荐应用经食管超声来进行测量。具体方法为连接同步心电图，将经食管探头送入食管深度约 35 cm，在左心室长轴观（约 120°）使主动脉根部清晰显像，得到主动脉根部二维放大图，全麻者阻断机械通气几秒或局麻者嘱患者屏气数秒，采集局部放大三维图像，并存储三维图像 DICOM 格式，使用定量分析软件，应用心电图确定收缩期，通过调节主动脉根部三个相互垂直的平面，使垂直于冠状面、矢状面的横切面刚好切割到主动脉瓣叶附

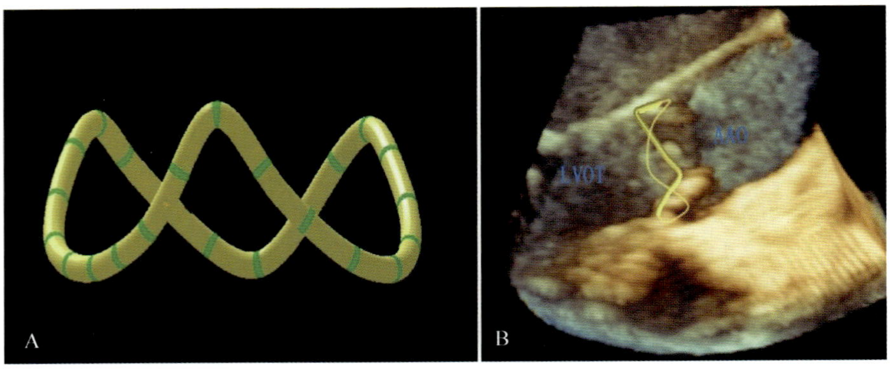

图 7-35　A. 三叶式主动脉瓣环呈三叉皇冠状；B. 该主动脉瓣环于 RT 3D-TEE 图中的显示（左心室长轴观）

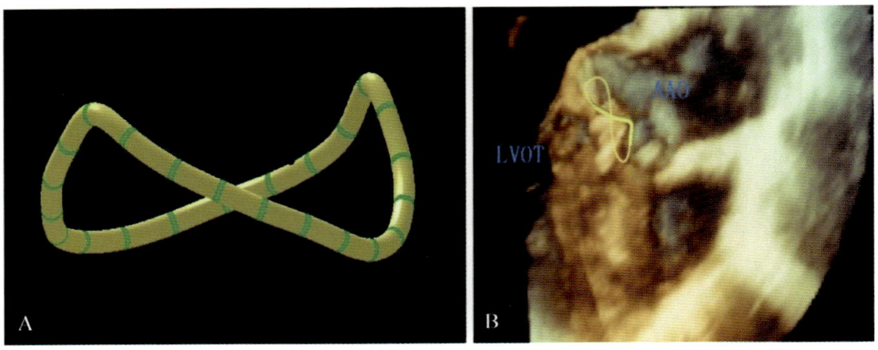

图 7-36　A. 二叶式主动脉瓣环呈二叉皇冠状；B. 该主动脉瓣环于 RT 3D-TEE 图中的显示（左心室长轴观）

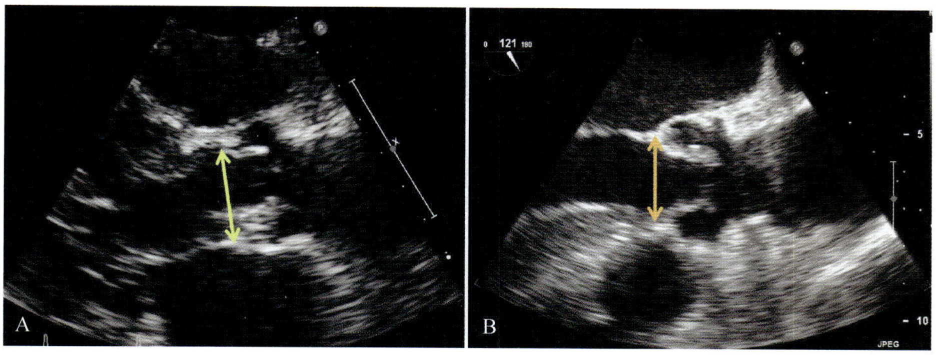

图 7-37 用二维经胸（A）和经食管（B）超声心动图测量主动脉瓣环

着处最低点平面，即虚拟环平面。确定该平面后，测量主动脉瓣环的最大径、最小径、主动脉瓣环面积，并通过圆形公式得到 RT 3D-TEE 下主动脉瓣环平均径（图 7-38）。

4. 主动脉根部其他结构

左心室流出道（LVOT）内径的测量见上一节。LVOT 的形态特征，包括钙化分布以及室间隔基底段形态亦非常重要。室间隔基底段明显肥厚的患者其 LVOT 角度会发生变化，可能会导致导丝、鞘管以及瓣膜输送系统不能维持在一条直线上，进而增加 TAVI 人工瓣膜置入的难度，特别是在经心尖 TAVI 时。LVOT 存在钙化亦是导致 TAVI 术后瓣周反流和瓣环破裂的重要预测因子。

主动脉根部径线测量内容还包括主动脉窦部的直径和高度、窦管交界直径、冠状动脉开口距主动脉瓣环的距离，这些测量值均会影响人工瓣膜型号的选择以及瓣膜置入的决策。主要径线的测量方法如图 7-39，升主动脉内径的测量一般选择距主动脉瓣环上 40 ～ 45 mm 处进行测量。测量冠状动脉开口距主动脉瓣环的高度难度相对较大，二维超声大多只能测量右冠状动脉开口距主动脉瓣环的距离（图 7-40）。左冠状动脉开口距主动脉瓣环距离的测量仅能通过三维超声来进行，具体方法如图 7-41 所示，同时三维超声亦可测量右冠状动脉开口高度，测量方法类似。

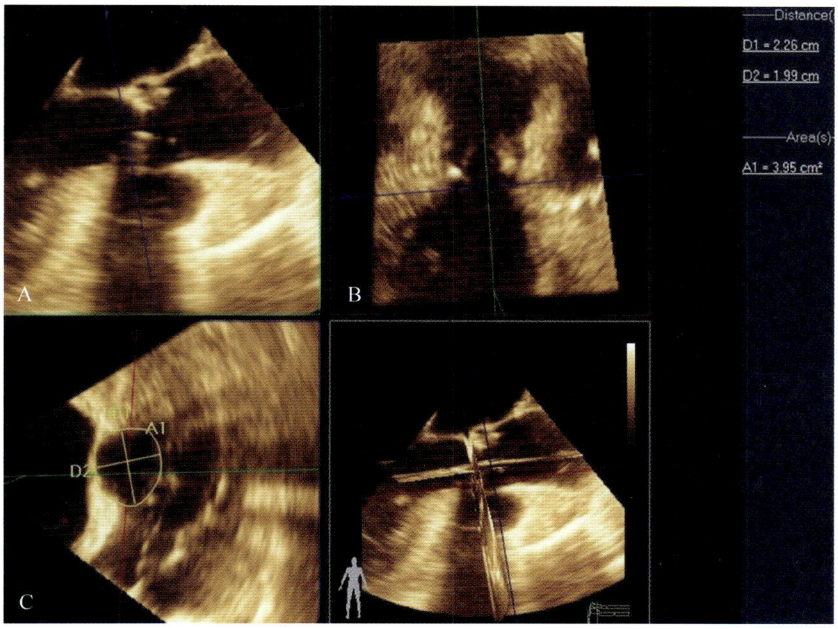

图 7-38 经食管实时三维超声采集三维图像导入三维定量软件后，调节矢状面（A）、冠状面（B）及横切面（C），使得横切面（即 A、B 图中蓝色平面）刚好为主动脉瓣叶附着处最低点平面，在横切面（C）上测量主动脉瓣环面积、最大径及最小径

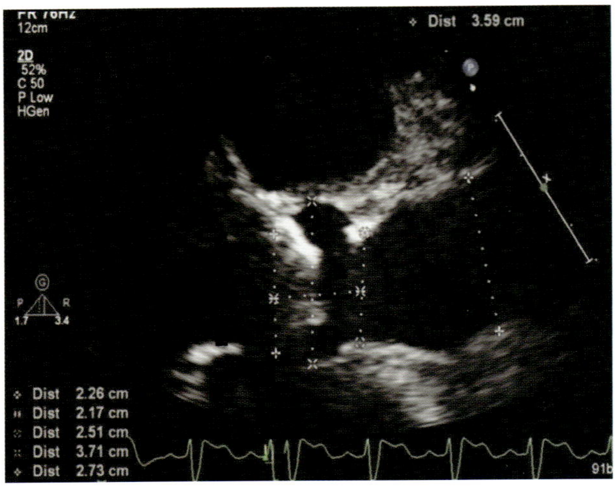

图 7-39 经胸超声心动图（TTE）胸骨旁左心室长轴切面主动脉根部局部放大图，此时测量主动脉窦部直径和高度、窦管交界处内径以及升主动脉内径

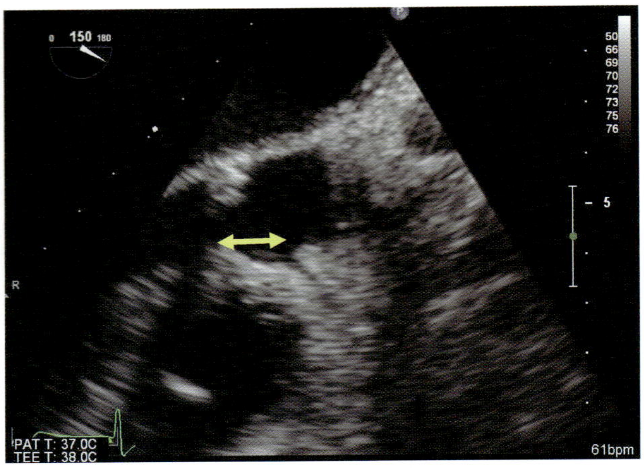

图 7-40 经食管二维超声心动图（2D TEE）主动脉长轴切面局部放大图显示右冠状动脉开口与主动脉瓣环间距离的测量方法（黄色箭头所示）

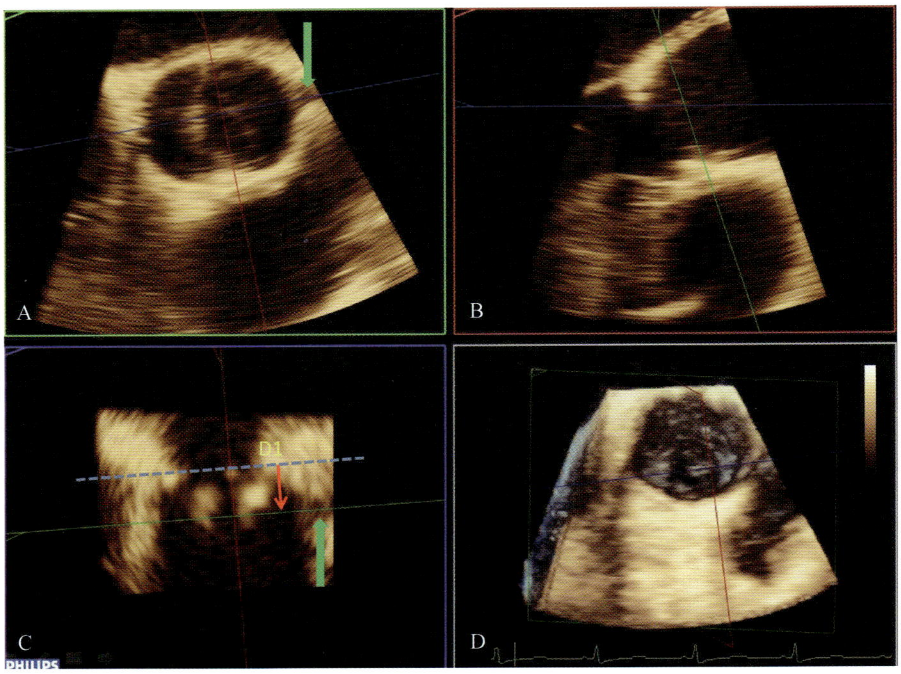

图 7-41 经食管实时三维超声心动图（RT 3D-TEE）多平面重建图显示测量左冠状动脉开口距主动脉瓣环的距离。在长轴切面（B）调节绿线的位置，从而改变图 A 的层面，在主动脉短轴切面（A）中找到左冠状动脉开口（绿色箭头所示），在冠状位（C）中可同时显示左冠状动脉的开口（绿色箭头所示）和主动脉瓣环平面（C 中蓝色虚线），红色箭头（D1）即显示测量的左冠状动脉开口距主动脉瓣环的距离

二、超声心动图在 TAVI 介入术中的指导作用

TAVI 术中监测和评估推荐应用 TEE，非插管全麻时可应用 TTE 进行替代，具体监测和评估要点见表 7-6。将患者推进手术室后，在介入术前仍建议应用超声把表 7-5 中的要点再次进行一一核实，若应用 TEE 还应包括评估左心耳有无血栓（如果有血栓需要安置保护装置），主动脉壁内有无斑块。手术过程中或术后即刻二尖瓣反流程度明显增加提示有以下可能性：超硬导丝、输送鞘或人工瓣膜支架影响了二尖瓣装置；左心室功能

表 7-6　TAVI 术中超声监测和评估要点

介入步骤	监测和评估要点
起搏导线位置	1. 确定其在右心室的位置 2. 排除穿孔和心包积液
超硬导丝的位置	1. 确定导丝在心尖部正确的位置，没有影响二尖瓣装置或增加二尖瓣反流的程度 2. 排除穿孔和心包积液
球囊扩张	1. 球囊扩张过程中和扩张后即刻观察主动脉瓣叶活动情况以及主动脉瓣反流程度 2. 观察冠状动脉开口（尤其是左冠状动脉开口）有无被钙化的瓣叶堵塞 3. 观察移位的钙化瓣叶的位置，有引起主动脉壁的形变以及瓣环破裂的风险 4. 观察有无心包积液
人工瓣膜植入	1. 球囊扩张瓣膜 a. 二代球囊扩张瓣膜，植入过程中支架在左心室流出道的定位应在主动脉瓣环下 5 ～ 6 mm 处，完全释放后最佳位置在主动脉瓣环下约 2 mm 处并完全覆盖自身瓣叶 b. 三代球囊扩张瓣膜，人工瓣膜应覆盖自身瓣叶，且升主动脉侧支架位置应低于窦管交界处 2. 自膨胀瓣膜 植入后支架位置一般在瓣环下 4 ～ 6 mm 处，低于 10 mm 较好，过低则可能引起房室传导阻滞 3. J-valve 瓣膜 确定定位器在主动脉窦底，再释放瓣膜
经心尖 TAVI	显示心尖图像确定心尖部穿刺的位置（可以通过食管中段或经胃底切面或经胸超声）。较好的定位可以避免穿到右心室，且导丝进入后距室间隔较远
人工瓣膜植入后即刻	1. 评估支架的位置、形态、人工瓣瓣叶的活动度；测量跨瓣的血流动力学指标，包括前向血流速度、平均跨瓣压差和有效瓣口面积 a. LVOT 的测量，若瓣叶植入位置较好则测量支架在左心室缘的直径（外缘到外缘），若植入位置过低，则测量支架在人工瓣叶水平的直径（内缘到内缘） b. 测量对应位置 LVOT 的血流速度和血流速度积分 2. 评估瓣周反流的程度，主要应用 LVOT（支架左心室缘）的短轴切面来进行评估，并在其他切面（经胃底等）进行确认 3. 评估冠状动脉血流情况和心室功能，与基线情况对比 4. 评估二尖瓣形态和功能，反流程度有无增加 5. 测量三尖瓣反流速度，估测肺动脉收缩压 6. 排除穿孔和心包积液

不全（尤其是起搏后）；收缩期二尖瓣前叶出现 SAM 现象（瓣膜植入后后负荷显著减少）；血压增加；重度主动脉瓣反流。手术过程中或术后即刻左心室或右心室收缩功能降低或节段性运动异常提示冠状动脉堵塞。

1. 导丝和鞘管的评估

偶尔需要评估起搏导线的位置，导线的头端应放置在右心室心尖部。任何导丝置入心脏均需要监测有无心包积液，排除穿孔。猪尾导管的位置一般放置在右冠窦里。经股动脉逆向置入左心室的导丝通过超声很容易被观察到（图 7-42），置入过程可能会影响周围的其他结构，包括二尖瓣装置、室间隔等，此时可应用 RT 3D-TEE 清晰地观察导丝及其与周围解剖结构的关系（图 7-43）。

经心尖 TAVI 需要额外的超声辅助。通过 TEE 或 TTE 确定心尖穿刺部位，较好的心尖前壁穿刺点能使导丝顺利通过主动脉瓣口，人工瓣膜植入角度好，不影响二尖瓣装置、室间隔以及右心室游离壁。可以通过 TEE 食管中段切面或经胃底切面显示心尖部，同时让外科医生用手指或镊子推动穿刺点，观察穿刺点与主动脉根部的位置关系，假设从此点穿刺能否顺利植入人工瓣膜，角度是否合适，从而确定穿刺点位置（图 7-44）。穿刺成功置入导丝后仍需评估二尖瓣的情况。

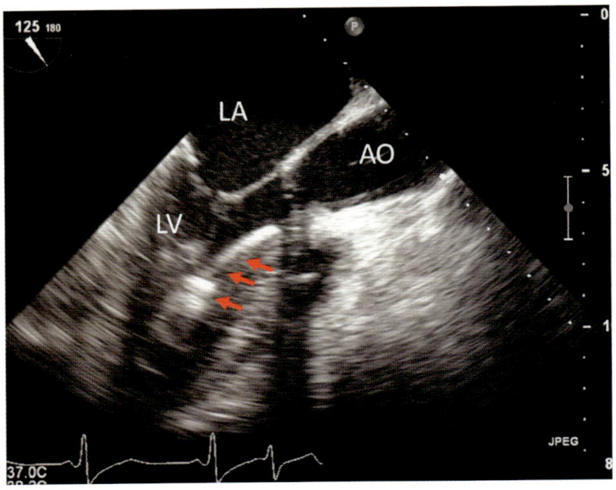

图 7-42　经食管超声心动图主动脉长轴切面显示导丝（红色箭头）过主动脉瓣口后进入左心室，同时显示其与二尖瓣的位置关系

LA：左心房；LV：左心室；AO：升主动脉

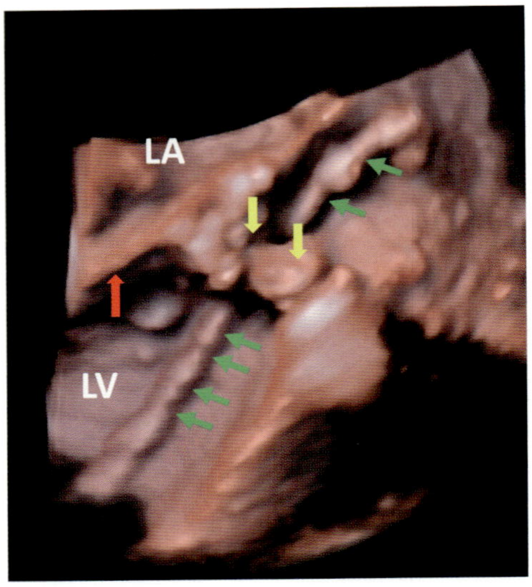

图 7-43　经食管实时三维超声心动图显示经股动脉路径的超硬导丝过主动脉瓣口进入左心室，以及其与周围解剖结构的关系（黄色箭头所指为增厚、狭窄的主动脉瓣，红色箭头所指为二尖瓣，绿色箭头所指为超硬导丝）

LV：左心室；LA：左心房

2. 球囊扩张成形术

球囊扩张成形术（简称球扩）常用于 TAVI 人工瓣膜植入前扩张主动脉瓣口以及确保人工瓣膜植入时有足够的输出量。超声用于评估球扩后的结果以及可能的并发症。在球扩时 TEE 监测常在主动脉长轴切面进行（图 7-45），必要时可应用双平面同时观察主动脉长轴和短轴切面，因球扩时需要快速起搏，可以将图像存储的时间设置稍长（5 ～ 8 s 或 5 ～ 10 个心动周期）以采集球扩过程完整的图像。

球扩时的超声评估不仅可用于主动脉瓣环径的测量，也可用于预测 TAVI 人工瓣膜植入术后自身钙化瓣叶被推动后的位置。球扩后的超声图像可用于测量主动脉瓣环径，为人工瓣膜型号的选择提供依据（图 7-45）。主动脉短轴切面可用于评估左冠状动脉开口在球扩时是否被堵塞，用以预测人工瓣膜植入后左冠状动脉开口被堵塞的风险。球扩时并发症的发生率可达 16%，超声可用于评估可能的原因，包括冠状动脉堵塞、严重的主动脉瓣反流和心脏压塞。

3. 人工瓣膜植入

术中评估人工瓣膜位置十分重要，尽管主要应用 X 线透视来进行评估，但 TEE 可以作为辅助手段，并有可能减少造影剂的用量以及射线

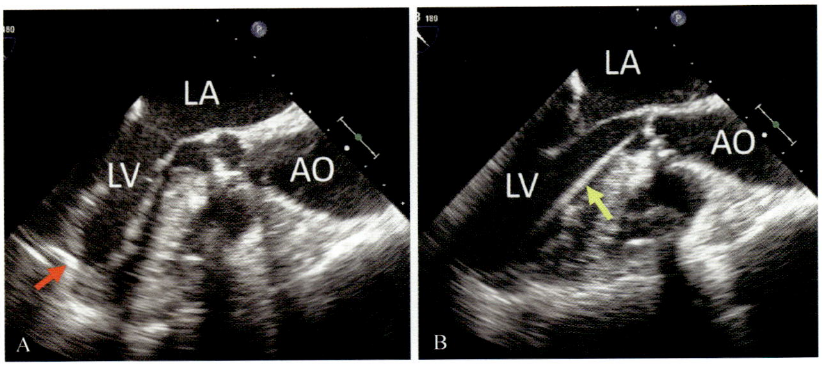

图 7-44　经心尖 TAVI，心尖穿刺点的位置通过观察外科医生手指的推动来确定（图 A，红色箭头所示）。心尖穿刺成功后，进一步观察导丝的位置（图 B，黄色箭头所示）

LV：左心室；LA：左心房；AO：主动脉

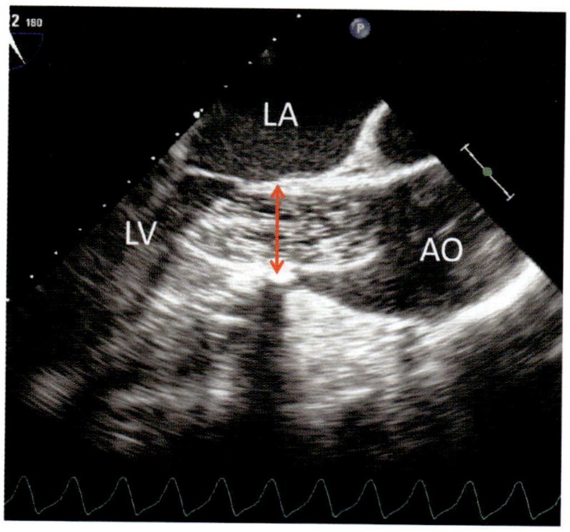

图 7-45 经食管超声心动图左心室长轴切面显示球囊扩张过程，同时应用扩张的球囊测量主动脉瓣环径（红色箭头所示），注意下方心电图是起搏心电图

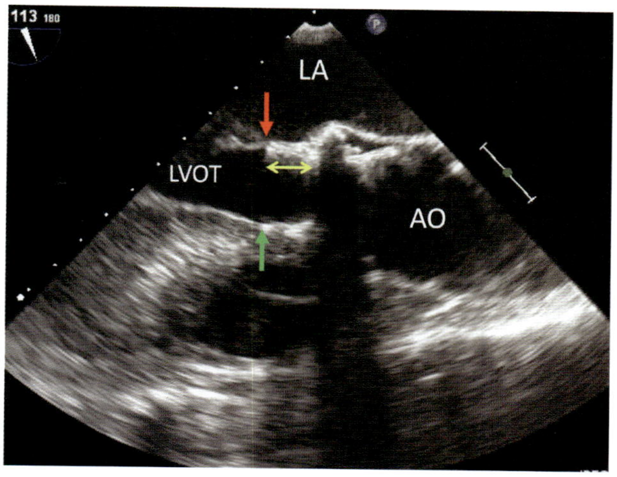

图 7-46 经食管超声心动图主动脉长轴切面显示自膨胀瓣膜植入完成后，人工瓣膜支架最下缘前侧（绿色箭头所示）和后侧（红色箭头所示）位于同一水平，同时可测量人工瓣膜最下缘距主动脉瓣环的距离，即测量植入深度（黄色箭头所示）

暴露时间。自膨胀瓣膜的植入过程相对缓慢和可控。由于升主动脉的弯曲程度不一，人工瓣膜植入路径和主动脉长轴不一定平行。人工瓣膜释放过程中前、后侧的支架位置不一定在同一水平，完全释放后大部分患者前、后侧支架位于同一水平（图 7-46），极少数（尤其是二叶瓣患者）可不在同一水平。完全释放后自膨胀瓣人工瓣膜支架的理想位置应在主动脉瓣环下 4 ～ 10 mm（图 7-46），球囊扩张瓣膜释放后的理想位置是在瓣环下 1 ～ 2 mm。每个病例都需根据所选的人工瓣膜大小、主动脉根部的解剖结构、冠状动脉开口的位置来综合评估植入后的位置是否合适。人工瓣膜释放位置过高会导致瓣周反流、人工瓣膜移位或冠状动脉开口堵塞，释放位置过低则会导致瓣周反流以及传导阻滞的发生。

4. 人工瓣膜植入术后即刻评估

TAVI 术后即刻评估主要依赖于超声心动图，它不仅能快速评估人工瓣膜位置、形态、功能，而且能准确评估人工主动脉瓣反流情况（源于瓣口还是瓣周，X 线透视不能鉴别两者），监测有无并发症以及血流动力学不稳定时快速寻找病因。

（1）人工瓣膜功能评估：TAVI 术后即刻应用多个切面评估人工瓣膜支架的位置、形态及人工瓣叶的开闭情况。主动脉长轴切面是用来评估人工瓣膜支架位置、置入深度的最佳切面，而多层面的主动脉短轴切面则可用于评估人工瓣膜支架的形态，是否呈圆形（图 7-47），鉴别瓣口反流和瓣周反流，以及评估冠状动脉开口血流灌注情

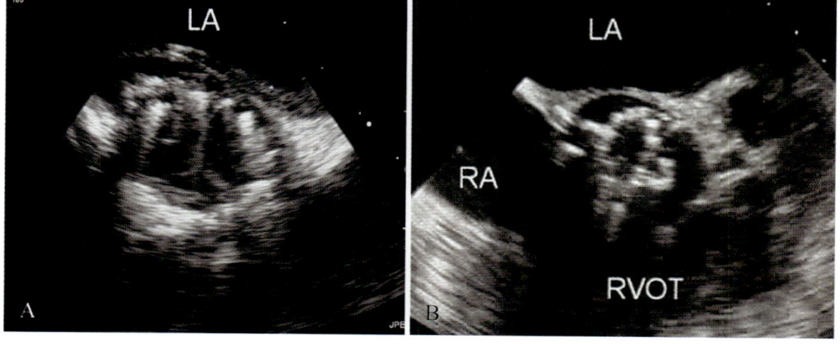

图 7-47 经食管超声心动图主动脉短轴切面观察人工瓣膜支架形态。图 A 中患者支架呈圆形；图 B 中患者支架形态不佳，呈椭圆形，需再次行球囊扩张

LA：左心房；RA：右心房；RVOT：右心室流出道

况（图 7-48）。推荐使用任意平面的双平面显示主动脉短轴，在长轴固定不变时，移动任意取样线，获得从左心室流出道到升主动脉不同层次的短轴图像，更利于快速观察支架形态、人工瓣叶活动度、瓣口/瓣周反流以及冠状动脉开口情况（图 7-49）。单平面的二维短轴切面帧频高，有利于观察细微的解剖结构，时间允许以及心率过快时推荐使用。三维超声可以清晰显示人工瓣膜及支架的形态和活动度（图 7-50）。

（2）评估主动脉瓣反流：TAVI 和外科换瓣术很不同，因此反流的解剖因素和病因亦完全不一样。外科换瓣时会将主动脉瓣剪掉，然后将人工瓣膜缝合到主动脉瓣环上。而 TAVI 没有缝合环，因此选择的人工瓣膜型号会比自身瓣环大，所以不存在缝合环裂开引起瓣周反流的情况，反而会出现多处瓣周反流和人工瓣膜的移位。引起瓣周反流的原因很多，主要有：选择的人工瓣膜型号不匹配；瓣膜植入位置过低或过高；瓣环或瓣叶上有较大钙化斑块[35]。然而人工瓣膜瓣口反流常见于导丝未退出时影响瓣叶的关闭，从而引起瓣口反流，此种情况瓣口反流程度往往不严重，退出导丝后瓣口反流消失或明显减少（图 7-51）；另可见于人工瓣膜支架形态不正常或支架向内折叠，影响瓣叶的关闭，引起瓣口反流（图 7-52）[36]；极少数情况见于人工瓣膜设计本身的问题。由此可见鉴别瓣口反流和瓣周反流尤其重要，反流起源不同，下一步的处理原则亦不相同。鉴别这两者的最佳切面为主动脉短轴切面，可观察反流起

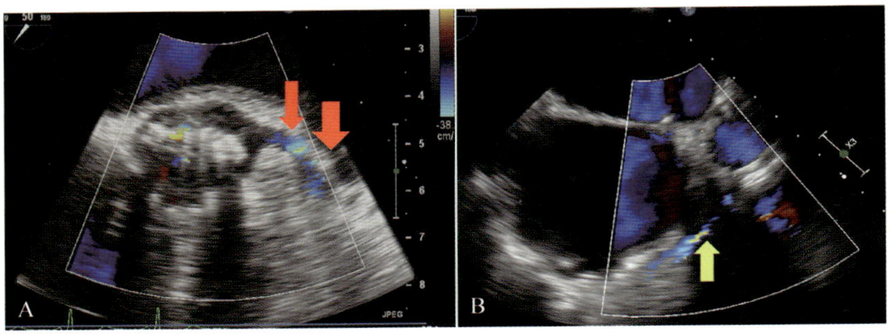

图 7-48　经食管超声心动图主动脉短轴切面彩色多普勒

A. 左冠状动脉血流（红色箭头所示）灌注良好；**B.** 另一患者右冠状动脉血流（黄色箭头所示）灌注良好

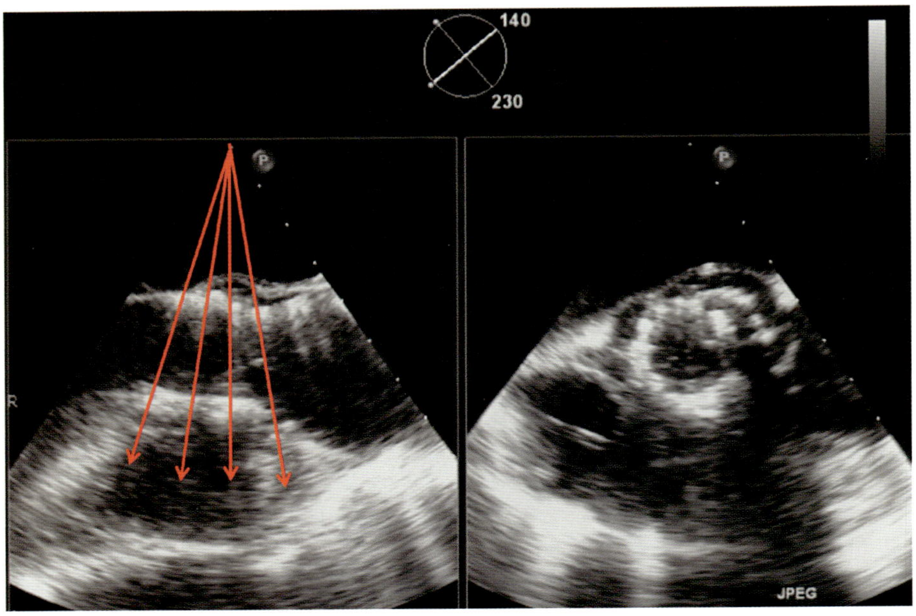

图 7-49　经食管超声心动图任意平面的双平面，左图为左心室长轴切面，固定不变，移动任意取样线（红色箭头所示），可获得从左心室流出道到升主动脉不同层次的短轴图像（右图所示），利于快速观察支架形态、人工瓣叶活动度、瓣口/瓣周反流以及冠状动脉开口情况

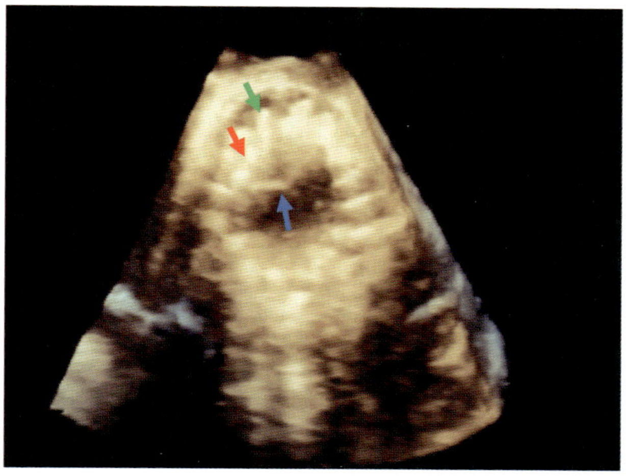

图 7-50　经食管实时三维超声心动图，主动脉短轴切面显示人工瓣膜（蓝色箭头所示）及支架。该患者置入了两枚人工瓣膜支架，可见“双环征”（绿色箭头显示外面的第一个支架，红色箭头显示里面的第二个支架）

源于瓣口还是瓣周。大部分瓣口 / 瓣周反流易于鉴别，有两种情况鉴别较困难：一种是瓣口偏心反流很接近支架边缘时，另一种情况是自膨胀瓣膜最下方 4 mm 处是没有裙边包绕的，有些瓣周反流的血流束通过支架最下方的网状间隙到 LVOT 的中心，不仔细观察易当成是中心性反流（图 7-53）。这两种情况的鉴别需结合多个切面综合观察，必要时应用三维超声进行鉴别。

很多类型的人工瓣膜其下方都设计有裙边包绕，目的是减少瓣周反流。TAVI 术后即刻瓣周反流的评估主要应用彩色多普勒超声，结合左心室长轴切面及主动脉短轴切面（主要是支架在左心室流出道的短轴切面）确定是否有反流束进入左心室，需要鉴别的是在主动脉短轴切面看到的瓣周反流可能是由于金属支架的干扰，不一定反流入了左心室（图 7-54）。确定真正的瓣周反流后，再评价其严重程度。美国超声心动图学会（ASE）指南[28]建议对于瓣周反流束，在主动脉短轴切面，将反流束长度占缝合环周长的比例（图 7-55）作为严重程度的半定量指标：< 10% 缝合环为轻度，10% ～ 30% 为中度，> 30% 为重度。通过

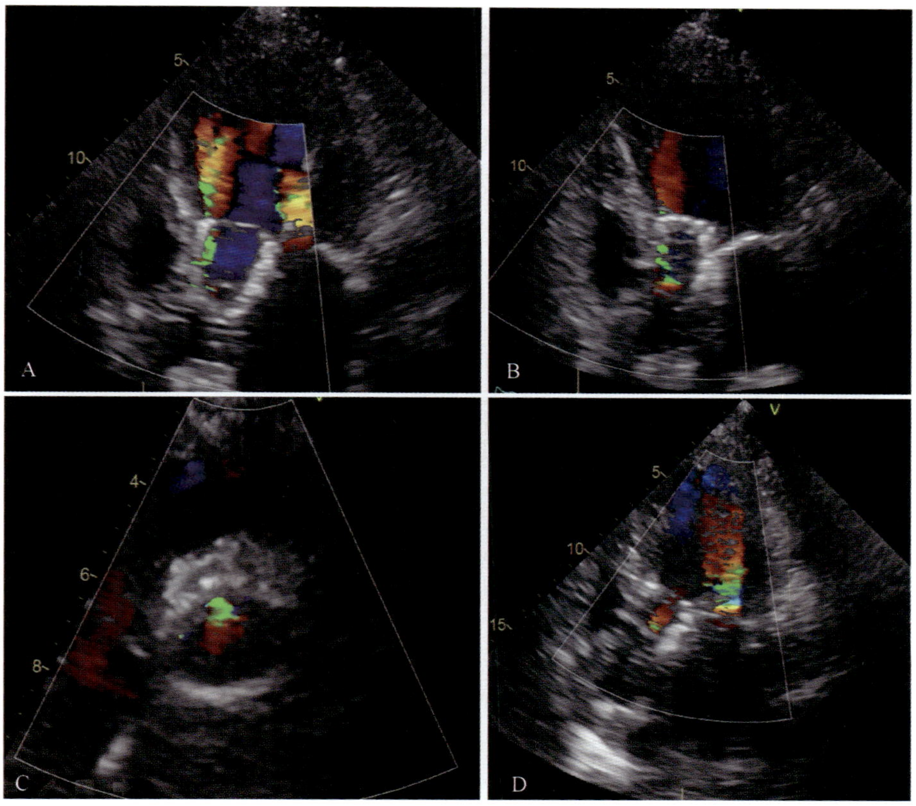

图 7-51　自膨胀瓣膜完全释放后，造影显示中量主动脉反流，但不能鉴别其源于瓣口还是瓣周，图 A-C 经胸超声心动图显示反流源于主动脉瓣口（图 A 中心尖五腔心切面还不能判断反流束源于瓣口还是瓣周，因其是偏心反流，通过稍旋转探头方向得到图 B，基本可确定反流源于瓣口，最终在主动脉短轴切面确定），与术者沟通后，首先排除超硬导丝引起的反流，拔出导丝后瓣口反流明显减轻（图 D，微量瓣口反流），结束手术

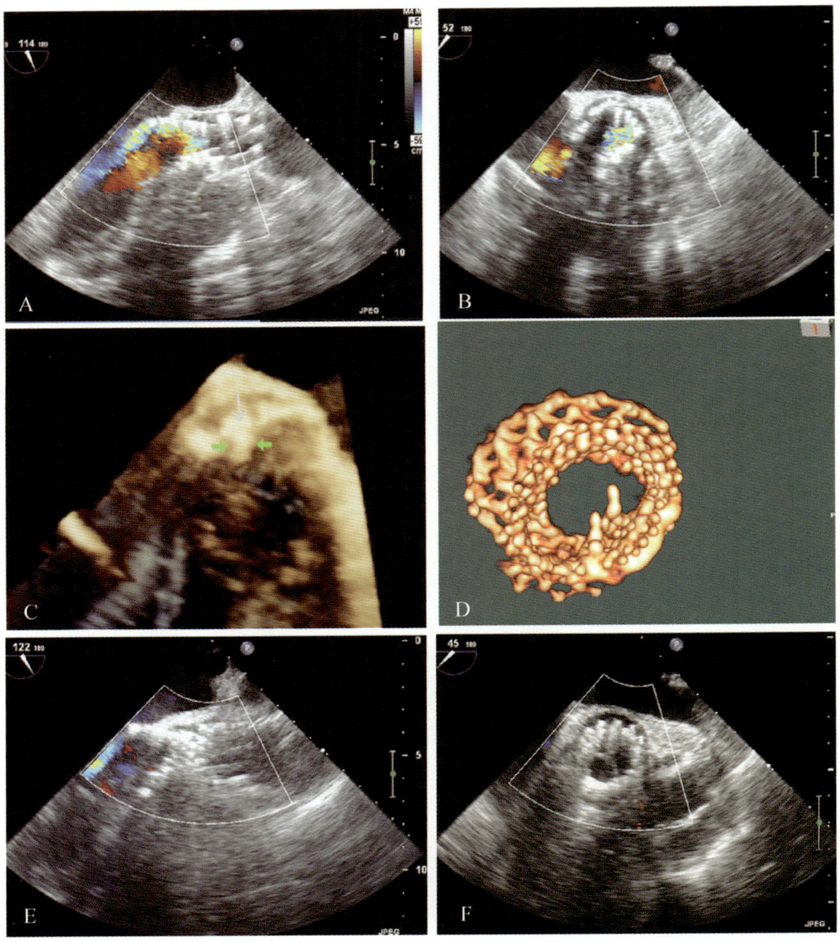

图 7-52　经食管超声心动图，左心室长轴切面（A）和主动脉短轴切面（B）显示植入人工瓣膜后瓣口中量反流。经食管实时三维超声心动图（C）显示可疑的人工瓣膜支架折叠（绿色箭头所示）。CT 三维重建后显示人工瓣膜支架部分折叠突入管腔（D）。植入第二个人工瓣膜以及后扩张后行经食管超声心动图检查，左心室长轴切面（E）和主动脉短轴切面（F）显示瓣口及瓣周未见确切反流

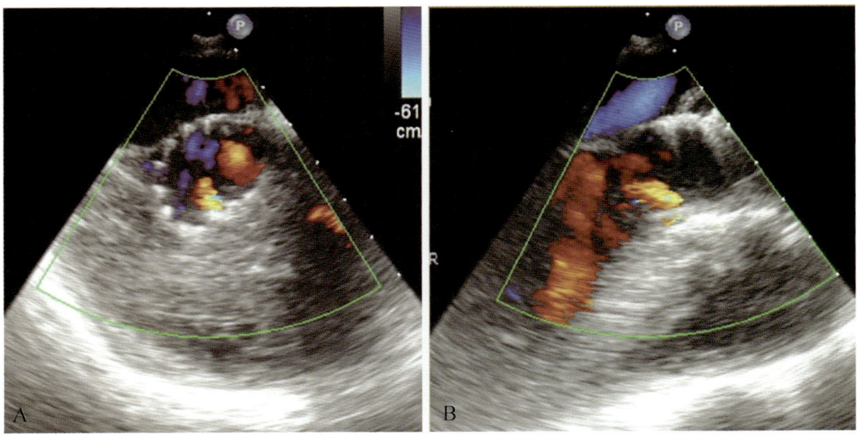

图 7-53　经食管超声心动图，左心室流出道短轴切面（A）显示似源于瓣口的反流，主动脉长轴切面（B）显示反流源于主动脉瓣周，其原因就是瓣周反流的血流束通过支架最下方的网状间隙到达左心室流出道的中心

这种方法计算时必须保证主动脉短轴切面正好显示反流束的正短轴，而不是反流束长轴或近似长轴切面，这样会高估瓣周反流程度（图 7-56）。但是，这种方法假设前提是反流束是连续的，这可能与有些经导管植入的人工瓣膜情况不一致，所以就可能高估那些多发较小反流的严重程度。较

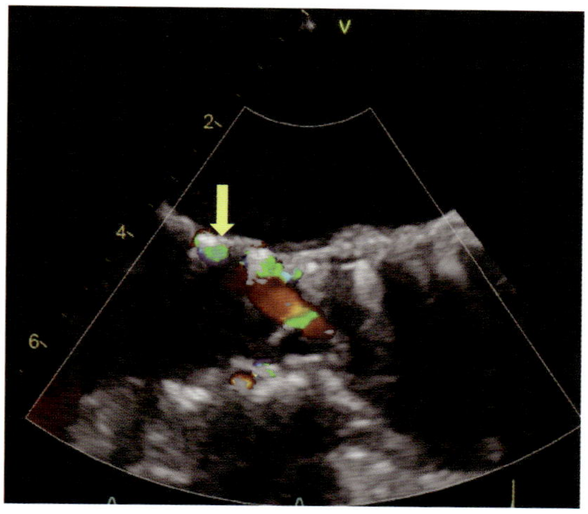

图 7-54　经食管超声心动图主动脉长轴切面显示人工支架旁的血流干扰影（黄色箭头所示），并未进入左心室流出道，仅查见瓣口微量反流

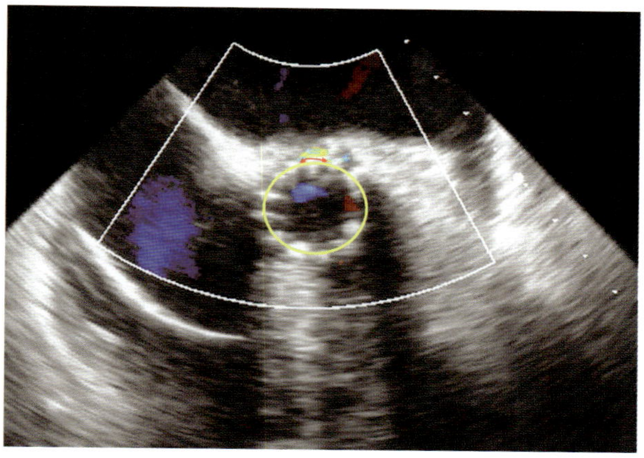

图 7-55　经食管超声心动图主动脉长轴切面显示瓣周反流（红色箭头所示），其反流程度的评估应用反流束长度占人工瓣膜支架周长的比例：（红色箭头长度 / 黄色圆环的长度）×100%

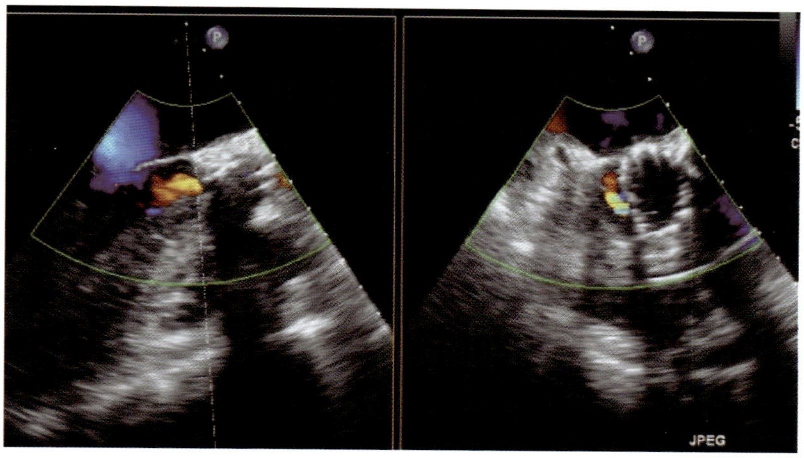

图 7-56　经食管超声心动图双平面显示瓣周反流，左图为左心室长轴切面，右图为主动脉短轴切面，并非瓣周反流束的短轴切面（而是接近长轴切面），若根据这个图来计算反流束长度占人工瓣膜支架周长的比例，则会高估瓣周反流的程度。从左图左心室长轴切面来看，反流束进入左心室的血流量仅为微量或极轻度

小的瓣周反流在 TAVI 术后 10 ～ 15 min 后可能会自发消失（因为人工瓣膜支架会进一步自膨扩张），不需要进一步的干预。瓣周反流的评估推荐多个切面、多参数来综合评估，评估时需考虑反流束长度占支架周长的比例、反流起源处紧缩口的宽度、反流束的路径等。支持明显人工瓣膜反流诊断的其他征象包括人工瓣膜过度摇摆（提示松动分离范围＞ 40%），连续波多普勒测量主动脉瓣反流压力降半时间缩短，降主动脉（用脉冲波多普勒在胸骨上窝测得）和腹主动脉（剑突下切面）舒张期血流呈反向。若使用上述方法仍不能很好评估，可考虑应用多普勒定量指标（计算反流容积和反流口面积）或应用三维彩色多普勒计算反流紧缩口的面积。三维超声可避免二维超声和标准多普勒测量方法的局限性，能够较准确地评估瓣周反流的程度（图 7-57）。

（3）有效瓣口面积的测量：介入术中，TEE 多普勒的测量应该在经胃底切面进行，这样才能保证取样线和超声声束尽量在同一条线上。测量有效瓣口面积（EOA）时需测量主动脉瓣的最大流速、平均跨瓣压差。EOA 的计算方法同前文所述，应用连续方程进行计算。2012 年瓣膜学术研究协会[37] 更新了 TAVI 术后人工瓣膜功能障碍的评估标准（见表 7-7），球囊扩张瓣膜和自膨胀瓣

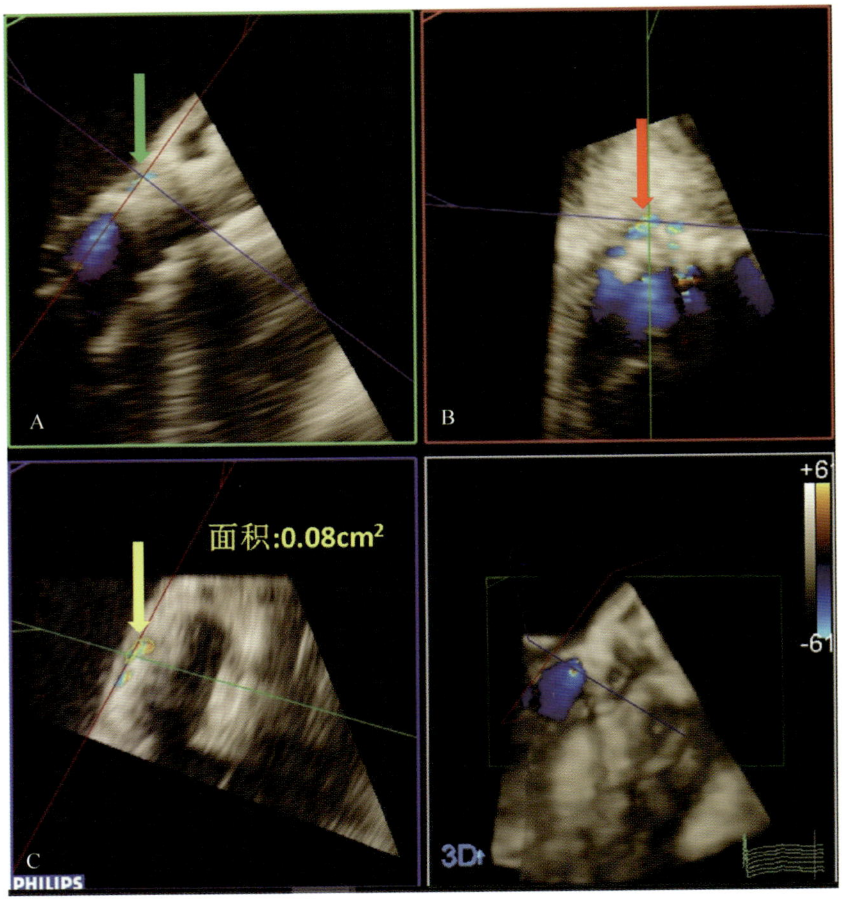

图 7-57 经食管三维超声心动图，通过调节矢状面（A）、冠状面（B）及横切面（C），在横切面（C）得到反流紧缩口的面积（黄色箭头所示）来评估瓣周反流的程度

表 7-7 TAVI 术后人工瓣膜功能障碍的评估标准[6]

人工瓣膜狭窄功能 *	正常	轻度狭窄	中-重度狭窄
定量参数（血流依赖†）			
前向血流速度（m/s）	＜ 3	3 ～ 4	＞ 4
平均跨瓣压差（mmHg）	＜ 20	20 ～ 40	＞ 40
定量参数（非血流依赖）			
血流速度指数	≥ 0.35	0.35 ～ 0.25	＜ 0.25
EOA（m^2），BSA ≥ 1.6 m^2 时	＞ 1.1	1.0 ～ 0.8	＜ 0.8
EOA（m^2），BSA ＜ 1.6 m^2 时	＞ 0.9	0.9 ～ 0.6	＜ 0.6
PPM	**不明显**	**中度**	**重度**
EOA 指数（cm^2/m^2），BMI ＜ 30 kg/m^2 时	＞ 0.85	0.85 ～ 0.65	＜ 0.65
EOA 指数（cm^2/m^2），BMI ≥ 30 kg/m^2 时	＞ 0.70	0.90 ～ 0.60	＜ 0.60

* 在正常或接近正常的每搏量（50 ～ 70 ml）时；† 这些参数更多地会被血流影响，包括了合并的主动脉瓣反流。EOA：有效瓣口面积；BSA：体表面积；PPM：人工瓣膜不匹配；BMI：体重指数

膜均适用。

对于球囊扩张瓣膜，TAVI 术后应用连续方程，通过测量 LVOT 计算的每搏量较准确，因对于球囊扩张瓣膜而言测量 LVOT 血流频谱时脉冲多普勒取样点刚好放置在人工瓣膜支架最下缘，而 LVOT 直径亦刚好在人工瓣膜支架最下缘进行

测量（外缘到外缘，图 7-58）。若人工瓣膜植入位置过深，支架最下缘未能贴合于 LVOT，此时测量 LVOT 直径（内缘到内缘）和血流速度积分时应尽量靠近人工瓣叶下方。

对于自膨胀瓣膜，因人工瓣膜支架在 LVOT 的长度较球囊扩张瓣膜更长，测量 LVOT 直径时位置不同，或即使在同一个位置，但测量 LVOT 血流速度积分取样点放置的位置不一致，均会导致 EOA 测量的不准确（图 7-59）。推荐 EOA 测量原则同上述球囊扩张瓣膜，若人工瓣膜支架与 LVOT 周围结构贴合紧密，则在支架最下缘测量 LVOT 直径（外缘到外缘），测量 LVOT 血流速度积分应在对应位置进行。若人工瓣膜支架与 LVOT 周围结构未贴合（图 7-60），此时测量

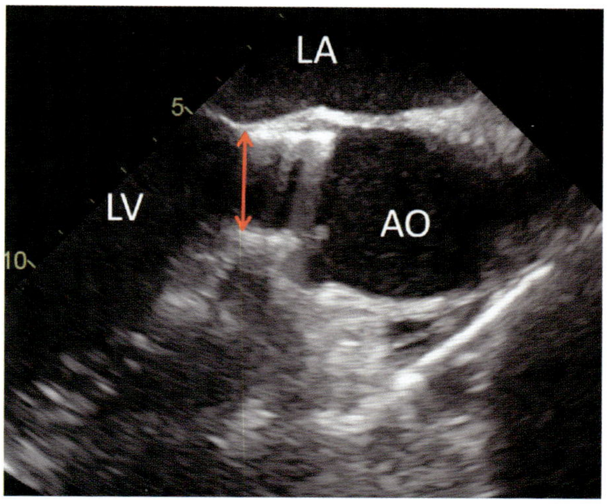

图 7-58　经食管超声心动图，植入球囊扩张瓣膜后左心室流出道（LVOT）直径刚好在人工瓣膜支架最下缘进行测量（外缘到外缘）（红色箭头所示）

LA：左心房；LV：左心室；AO：主动脉

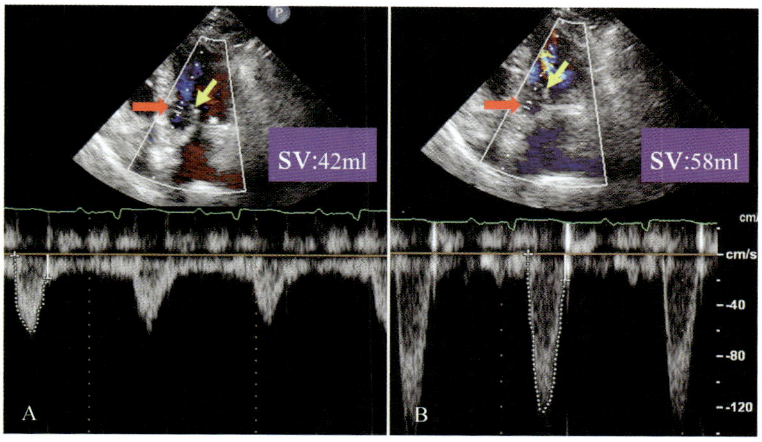

图 7-59　经胸超声心动图心尖五腔心切面，测量左心室流出道血流速度积分取样点放置的位置不同（红色箭头所示，图 B 中取样点更靠近人工瓣叶的位置），获得的每搏量（SV）不同，对应计算的 EOA 亦有差异

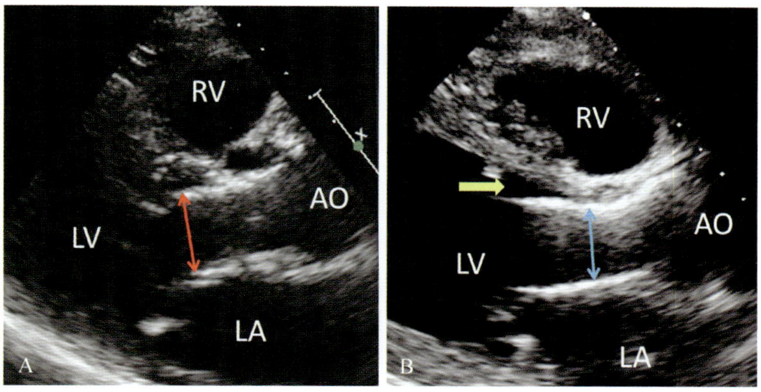

图 7-60　经胸超声心动图左心室长轴切面显示，人工瓣膜支架与左心室流出道（LVOT）周围结构贴合紧密（A），则在支架最下缘测量 LVOT 直径（外缘到外缘）（红色箭头所示），测量 LVOT 血流速度积分应在对应位置进行（见图 7-59A）。图 B 是另一患者人工瓣膜支架与 LVOT 周围结构未贴合（黄色箭头示），此时测量 LVOT 直径（内缘到内缘）应尽量靠近人工瓣叶下方进行（蓝色箭头所示），测量 LVOT 血流速度积分应在对应位置进行（见图 7-59B）

LVOT 直径（内缘到内缘）和血流速度积分时应尽量靠近人工瓣叶下方。

（4）TAVI 并发症的评估：超声心动图在 TAVI 介入术中最重要的作用即是并发症的评估（见表 7-8）。尽管 TAVI 并发症相对较少见，但一旦出现将会引起致命的血流动力学紊乱，包括血压急剧变化（过高或过低），肺动脉压力增加。此时需要超声医师快速评估血流动力学不稳定的原因，主要包括严重的主动脉瓣口或瓣周反流、严重的二尖瓣反流、心功能不全、冠状动脉堵塞、心脏压塞（图 7-61）、主动脉夹层 / 主动脉壁内血肿（图 7-62）等。心脏压塞时寻找可能出血的部位和原因：经心尖 TAVI 时心尖穿刺点出血、主动脉瓣环破裂、临时起搏器安置时刺穿右心室壁等。很多 TAVI 患者左心室肥厚，心腔较小，较少量的心包积液亦不能承受，所以在介入术中需多个切面仔细观察心包积液情况。

表 7-8　TAVI 相关并发症

	经食管超声心动图评估
血流动力学不稳定	
严重的主动脉瓣口或瓣周反流	1. 评估反流的位置（瓣口 *vs.* 瓣周） 2. 评估人工瓣膜的位置及关闭情况 3. 评估反流程度
严重的二尖瓣反流	评估二尖瓣反流的程度和二尖瓣装置情况：有无瓣膜穿孔、腱索断裂或瓣叶脱垂
心脏压塞	评估心脏压塞的情况以及可能的病因（例如心腔穿孔、主动脉夹层）
心功能不全	1. 评估左心室或右心室局部或整体室壁运动异常 2. 评估冠状动脉开口：应用彩色多普勒显示冠状动脉血流灌注情况
主动脉破裂或夹层	1. 检查主动脉根部及升主动脉，有无主动脉内血肿、主动脉夹层或主动脉破裂 2. 评估心包积液，有无心脏压塞
大出血	评估心室大小和功能（心室呈低容量表现）
其他	
球囊扩张时相关并发症	1. 评估主动脉瓣反流程度 2. 检查主动脉根部及升主动脉，有无主动脉内血肿，主动脉夹层或主动脉破裂 3. 评估冠状动脉开口：应用彩色多普勒显示冠状动脉血流灌注情况
人工瓣膜植入术过程中相关并发症	1. 植入人工瓣膜位置过高或过低导致血流动力学不稳定，此时可能需快速植入第二个人工瓣膜 2. 人工瓣膜脱落（到左心室或主动脉），可能需要外科开胸手术
穿孔或瘘	1. 室间隔穿孔 2. 主动脉心腔瘘（典型的是瘘入右心室流出道或右心房）

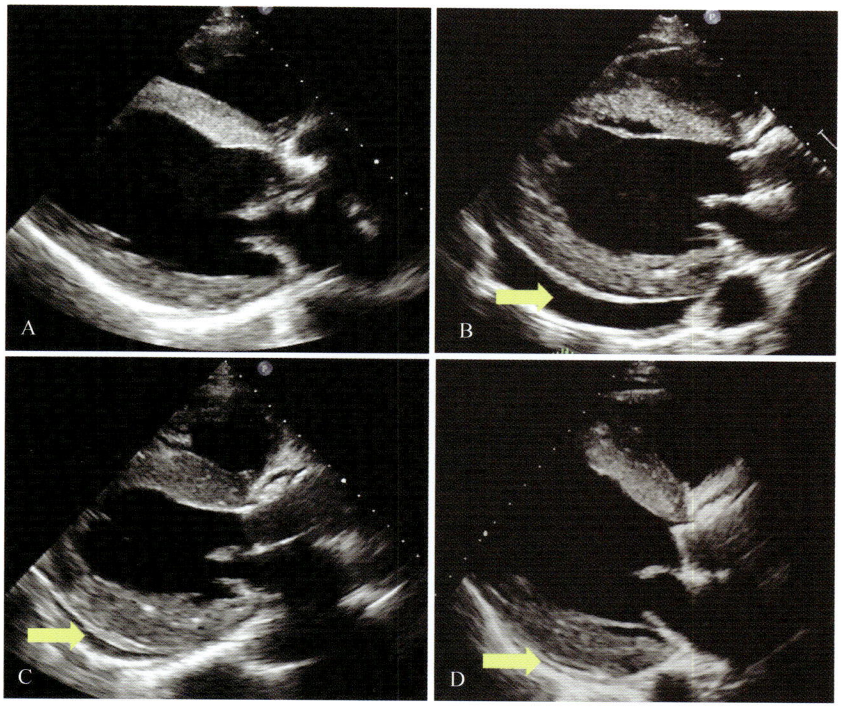

图 7-61 经胸超声心动图显示术前患者无心包积液（A），TAVI 术中植入人工瓣膜后患者血压下降，即刻经胸超声心动图显示中量心包积液（B，箭头所示），立即进行心包穿刺引流，患者血流动力学恢复稳定，术后 1 周复查心包积液明显减少（C，箭头所示），术后 1 个月复查仅见线性积液（D，箭头所示）

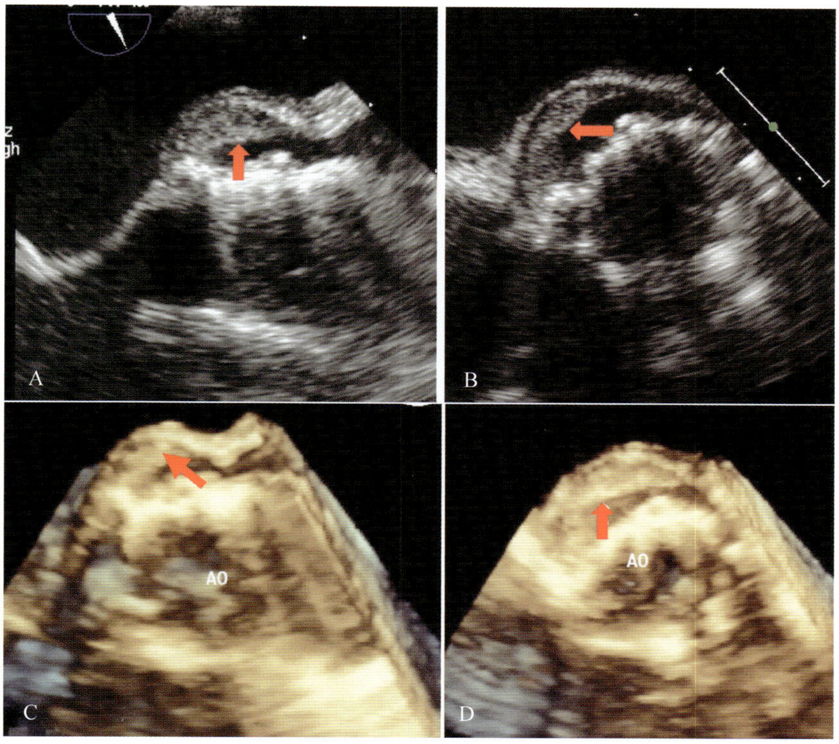

图 7-62 经食管二维（A）和三维（C）超声心动图左心室长轴切面以及二维（B）和三维（D）超声心动图主动脉短轴切面分别显示 TAVI 术后并发症：主动脉壁内血肿（红色箭头所示）

AO：主动脉

（魏 薪 陈 茂）

第五节　主动脉瓣的 CT/MRI 影像学特征

随着科技的进步，计算机成像（computed tomography，CT）及磁共振成像（magnetic resonance imaging，MRI）等无创影像检查技术已被常规应用于临床医学检查中，作为重要的辅助意见渗入病情诊断、患者治疗的各个方面。针对经导管主动脉瓣置换术（transcatheter aortic valve implantation，TAVI）的术前检查，CT 已经成为规划手术策略、保障手术安全的重要检查措施[38-40]。随着 16 排 CT 设备的出现，CT 检查才具有了足够的空间分辨率及时间分辨率，用于观察主动脉瓣的形态及功能等情况。近年来，32 排、64 排，乃至 128 排、256 排、双源等 CT 设备的出现，为观察主动脉瓣的形态及功能提供了更大的便利。MRI 技术在诊断主动脉瓣疾患、观察心肌形态及功能等方面有着突出的作用；但因其空间分辨率相对 CT 略逊，扫描耗时长等缺点，故而仅作为患者无法行 CT 检查时的补充手段。鉴于 CT、MRI 等无创影像技术在主动脉瓣疾患中的重要作用，本节将重点讲述评价主动脉瓣的 CT/MRI 影像技术、主动脉瓣的影像学形态及功能特征，特别是在 TAVI 时代下的意义与价值。

一、CT 影像检查的基本原则

对于心脏 CT 而言，无论是针对心腔、冠状动脉，还是主动脉瓣的扫描，均需要造影剂显影以保证 CT 扫描的影像质量。在 CT 设备进步的支持下，心电门控的全心动周期 CT 图像扫描成为了可能，而全心动周期 CT 成为了分析主动脉瓣瓣叶的形态及功能评价的重要工具[39]。同时，在 TAVI 手术术前 CT 准备中，外周血管的扫描可以伴随心脏扫描同时进行，减少了造影剂的使用，从而可高效评估术前准备情况。

二、CT 影像的多平面重建

目前，已有多种图像重建方法进行主动脉瓣瓣叶重建，包括多平面重建（multiplanar reconstruction，MPR）技术，最大强度投影（maximal intensity projections，MIP），最小强度投影（minimum intensity projections，MinIP），体绘制技术（volume rendering techniques，VRT）等。不同的图像重建方法有着不同的优势及局限性，但在 TAVI 手术术前分析中，主要使用 MPR 技术进行解剖参数的测量。

心电门控的全心动周期 CT 图像一般以 5% 或 10% 为一个间隔，将心电图上相邻两个 R 波之间的整个心动周期分为 20 或 10 等份。而在主动脉根部测量时，应选取其中某一个时相作为测量图像进行多平面重建。一般来说选择收缩期，即 R-R 间期在 20% ～ 40% 之间的图像作为测量图像。已有研究显示，在整个心动周期中，瓣环周长的变化程度最小，收缩末期周长最大，面积最大[41]。这一研究结果为 TAVI 手术术前 CT 重建，选择收缩末期图像进行手术瓣膜选择提供了重要的理论依据，特别是在球囊扩张瓣膜植入术的瓣膜选择中具有重要价值。

三、主动脉瓣瓣叶形态的评估

主动脉瓣正常形态为三叶瓣，但部分人群存在主动脉瓣二叶式畸形（bicuspid aortic valve，BAV），这一比例约为 0.5% ～ 2%，其中男女比例约为 3 : 1。心脏彩超也可作为分辨主动脉瓣瓣叶形态的常规检查，但是增强 CT 检查具有极高的准确性。在一项通过 4D-CT 进行的多平面重建观察研究中，CT 识别 BAV 的特异度为 100%，敏感度为 94%。当然，这一数据也跟识别图像的医师经验极其相关。在 BAV 分型中，最为重要的是 Sievers

分型，将 BAV 分为有嵴型（1 型）与无嵴型（0 型）[42]。在部分三叶瓣中，后天的瓣膜退行性病变、风湿性病变或炎性主动脉瓣病变所导致的瓣膜对合部粘连，则应与 1 型 BAV 区分鉴别。有研究显示，1 型 BAV 中的嵴的长度常常大于 4 mm，约为 10 mm，而主动脉瓣三叶式的后天融合嵴的长度多为 1 ～ 2 mm[43]，这一结论有助于帮助从 CT 上辨别三叶瓣与 1 型 BAV。

四、主动脉瓣狭窄的 CT 表现

1. 瓣膜

无论是主动脉瓣退行性病变还是风湿性病变，无论是三叶瓣还是二叶瓣，瓣膜的狭窄均表现为瓣叶的钙化和（或）纤维化，而在 CT 图像中能够清晰地分辨出瓣叶的增厚与钙化（图 7-63），这一表现与主动脉瓣狭窄的病理生理过程密切相关。主动脉瓣退行性变主要表现为瓣叶钙化，在 CT 图像上一般表现为高亮的不规则团块。一般认为，在增强 CT 影像中大于 850 Hu 的部分为主动脉瓣钙化影。而通过 CT 对钙化程度的分级尚无明确规定，一般认为钙化积分小于 300 mm^3 为轻度钙化，钙化积分在 300 ～ 500 mm^3 为中度钙化，钙化积分在 500 ～ 1000 mm^3 为重度钙化，钙化积分大于 1000 mm^3 为极重度钙化（表 7-9）。主动脉瓣风湿性病变主要表现为瓣叶的纤维化，CT 图像上表现为瓣叶的增厚、冗长。由于存在这样的改变，故而该类患者行 TAVI 手术时冠状动脉堵塞的风险

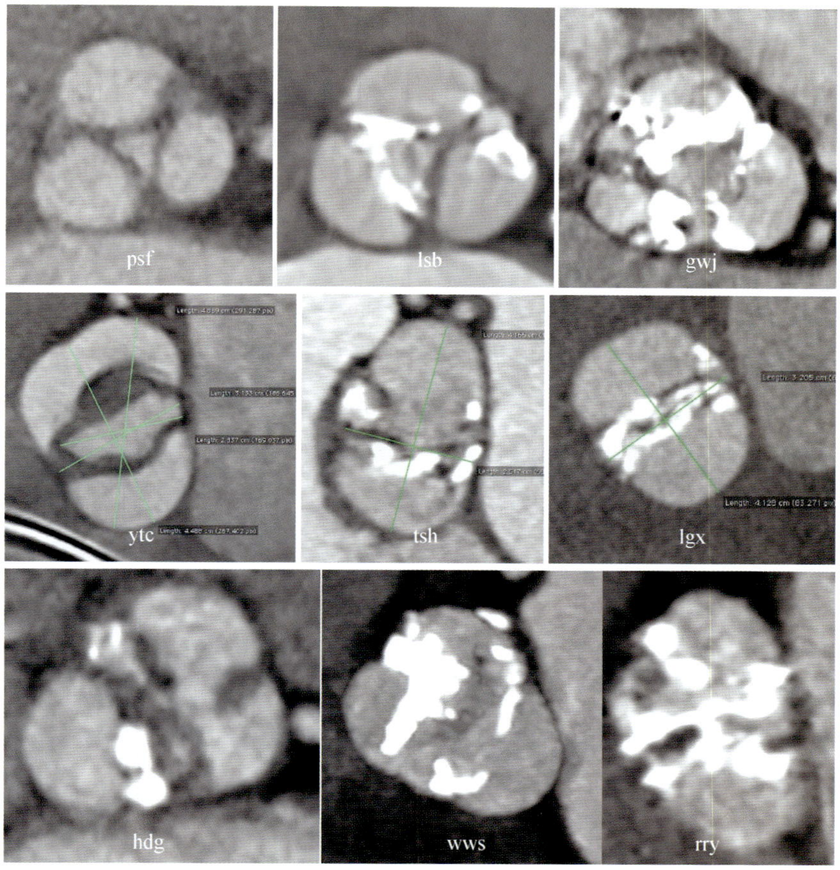

图 7-63　CT 下不同钙化程度主动脉瓣重度狭窄时的不同瓣叶形态

psf：无钙化的三叶瓣；lsb：轻度钙化的三叶瓣；gwj：重度钙化的三叶瓣；ytc：无钙化的 0 型二叶瓣；tsh：轻度钙化的 0 型二叶瓣；lgx：中度钙化的 0 型二叶瓣；hdg：轻度钙化的 1 型二叶瓣；wws：中度钙化的 1 型二叶瓣；rry：重度钙化的 1 型二叶瓣

表 7-9　钙化程度分级

钙化程度	轻度钙化	中度钙化	重度钙化	极重度钙化
钙化积分（mm^3）	＜ 300	300 ～ 500	500 ～ 1000	＞ 1000

相对增加[44]。

同时，虽然心脏彩超是评价主动脉瓣狭窄程度的首选方案，但CT在评价主动脉瓣狭窄程度中也具有其特殊的作用。一方面，可以通过选择CT图像中瓣膜开放程度最大的期相（一般选择RR间期20%～40%的期相，即收缩中期），测量瓣口面积，以评估主动脉瓣狭窄的程度。另一方面，当遇到左心室射血分数保留的低流速低压差主动脉瓣狭窄的患者时，除了临床特征、定性的影像资料数据以外，通过Agatston钙化积分方法测定CT影像中主动脉瓣钙化积分，是诊断主动脉瓣重度狭窄的重要补充方式[45]。

2. 左心室及左心室流出道

主动脉瓣狭窄时常常合并心肌肥厚，CT上主要表现为心肌的明显增厚（图7-64）。当室间隔出现明显肥厚时，可能导致继发的流出道梗阻，引起SAM现象。这类患者在进行TAVI手术时，由于主动脉瓣狭窄解除，二尖瓣前叶进一步贴近室间隔，进而引发“自杀左心室”现象[46]。流出道膜性结构所导致的狭窄也可在CT上找到明确的位置，进而通过外科手术解除狭窄。此外，也可通过CT观察主动脉瓣狭窄患者左心室心腔的大小、是否存在左心室血栓、左心室室壁瘤及憩室等情况。

3. 主动脉瓣瓣环

主动脉瓣瓣环是由三个冠状窦窦底所形成的虚拟平面，为一个假想的椭圆、类圆形或不规则形平面（图7-65）。若瓣环平面上存在团块状钙化结构会增加瓣环破裂的风险。

4. Valsalva窦及窦管结合部

Valsalva窦为瓣环至升主动脉之间的管状膨大结构，左右冠状动脉分别开口于左冠窦、右冠窦，无冠脉开口的窦部称为无冠窦。而在主动脉瓣二叶式畸形中，又存在左右冠共窦的类型。CT上可明确分辨窦部结构、大小，钙化分布及与冠状动脉开口的关系（图7-66）。窦管结合部为Valsalva窦连接升主动脉的平面，CT影像中可明确该平面，该平面呈正圆形或椭圆形，其径线过小会增加TAVI手术中堵塞冠状动脉的风险。

5. 升主动脉及主动脉弓

主动脉瓣狭窄常常伴随升主动脉扩张，特别是在二叶式畸形患者中更为常见。重度主动脉瓣狭窄合并升主动脉径线超过50 mm时，可通过Bentall手术置换主动脉瓣的同时进行主动脉弓人工血管置换。升主动脉扩张也会增加TAVI手术风险及难度。此外，CT上也可观察到瓷样主动脉弓、主动脉夹层、主动脉血栓、外科术后人造血管及冠状动脉分支等情况（图7-67）。

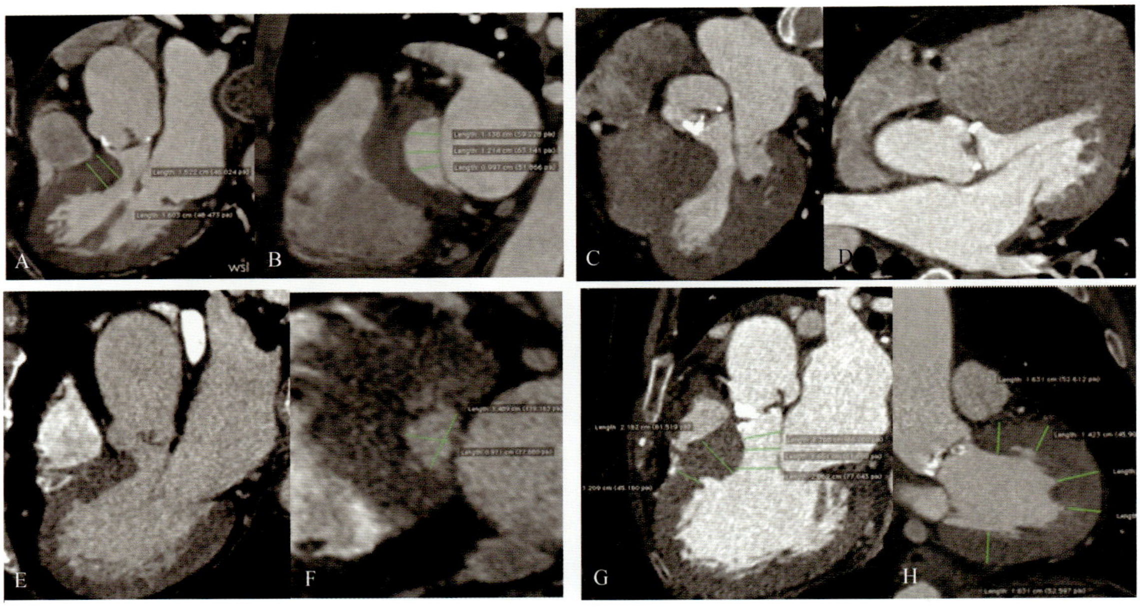

图7-64　主动脉瓣狭窄患者的心肌肥厚

A、C、D、E. 室间隔基底段肥厚所致左心室流出道梗阻；**B、F：** 心肌肥厚的流出道短轴平面径线；**G：** 室间隔基底段肥厚所致左心室流出道梗阻的长轴切面径线及室间隔基底段径线；**H：** 肥厚心肌的测量

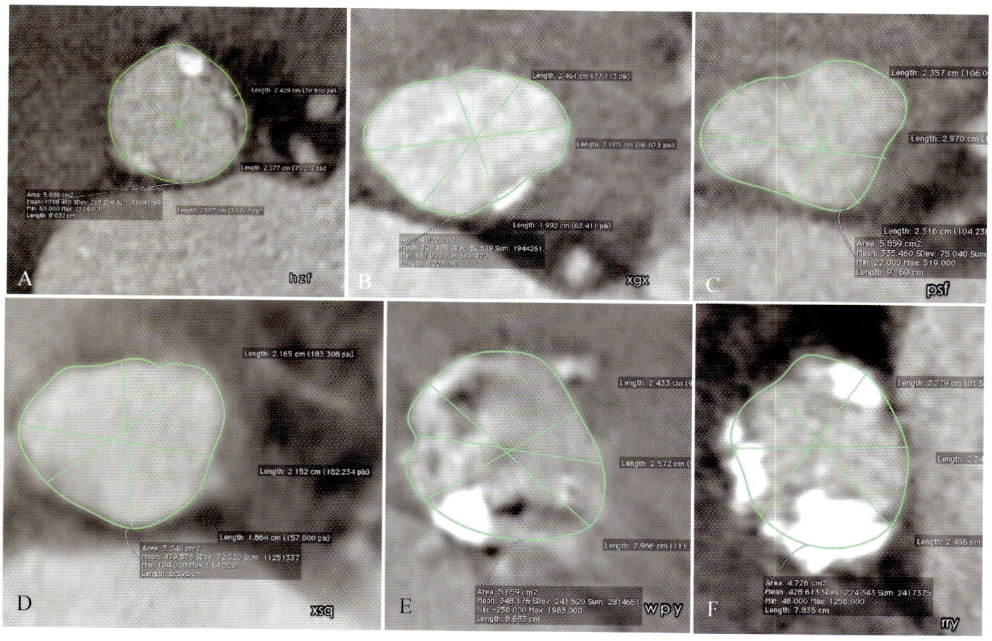

图 7-65　主动脉瓣狭窄的瓣环平面

A. 类圆形的瓣环平面；**B** 至 **D**. 不规则的瓣环平面；**E**、**F**. 瓣环平面多点钙化

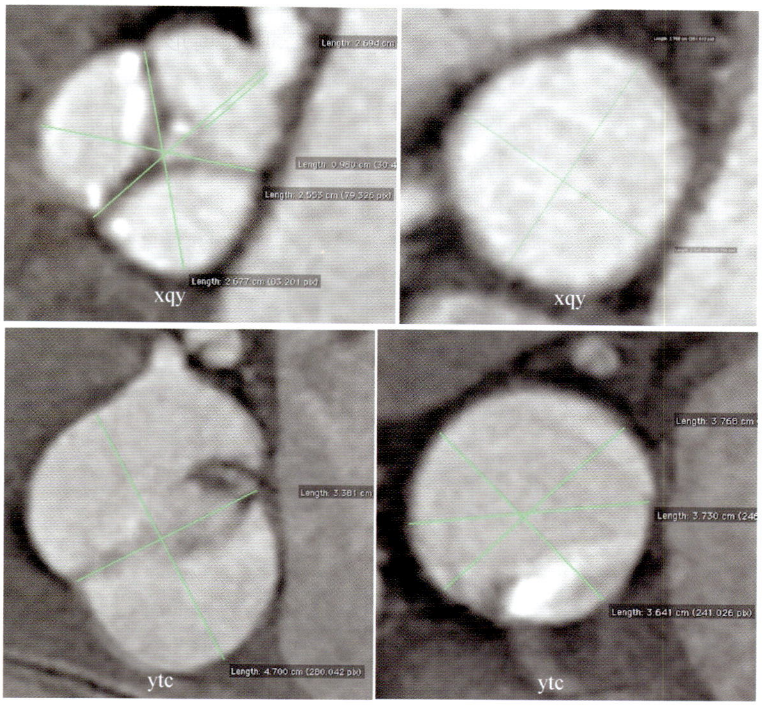

图 7-66　主动脉瓣狭窄患者 Valsalva 窦及相应窦管结合部平面

xqy：三叶瓣 Valsalva 窦平面及窦管结合部平面；ytc：二叶瓣 Valsalva 窦平面及窦管结合部平面

五、主动脉瓣狭窄的磁共振成像

主动脉瓣狭窄患者行磁共振成像检查并不作为首选。如果患者存在不能行 CT 扫描的情况，可使用 MRI 作为替代。现阶段，MRI 更多地运用于瓣膜形态及功能的评估，以及心肌组织学特性的相关研究。

六、小结

主动脉瓣狭窄存在多种多样的影像学检查手

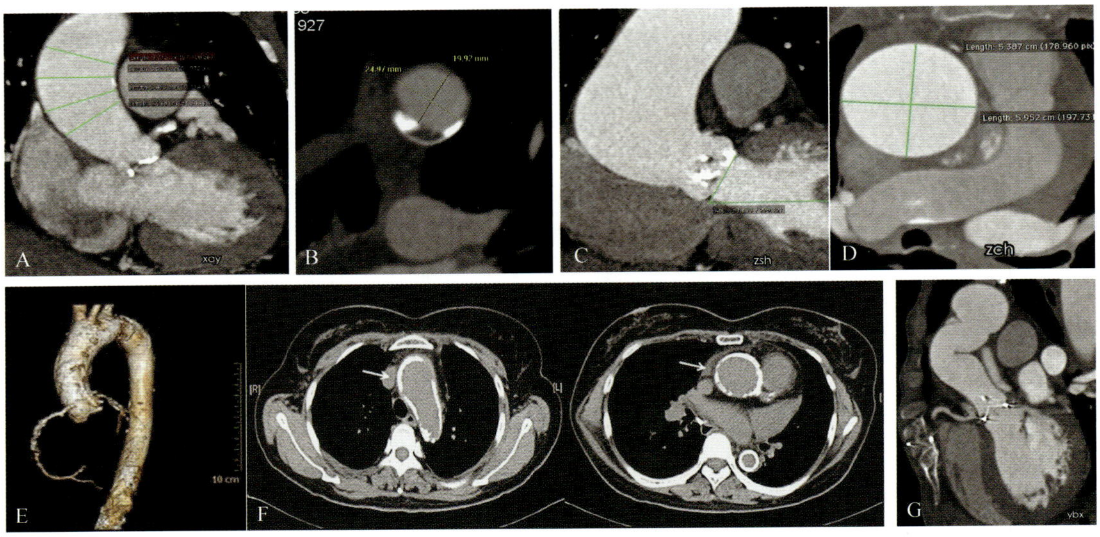

图 7-67　主动脉瓣狭窄患者升主动脉及主动脉弓 CT 影像

A. 近段升主动脉的测量；B. 主动脉附壁血栓及钙化；C. 增宽的近段升主动脉及横位心；D. 升主动脉增宽的短轴测量；E、F. 瓷化主动脉弓；G. Bentall 术后的人工血管及冠状动脉桥血管

段，主要包括超声心动图、CT 及 MRI 等。CT 作为主动脉瓣狭窄的重要影像学检查方式，已经成为了 TAVI 术前手术策略制订的重要辅助手段。如果患者由于特殊情况不能行 CT 检查，可使用 MRI 作为替代检查手段。

（李怡坚　冯　沅）

第六节　CT/MRI 对 TAVI 的指导价值

随着人口老龄化的加剧，心脏瓣膜疾病的发生率在全球均呈逐年上升趋势。根据流行病学资料，我国心脏瓣膜疾病的发病率为 2.5% ～ 3.2%，其中主动脉瓣狭窄是最常见的瓣膜病之一，在超过 65 岁的人群中患病率为 4% ～ 7%。有症状的主动脉瓣狭窄的保守治疗预后很差，两年死亡率可高达 50%。瓣膜钙化为主动脉瓣狭窄的主要病理表现。由于还没有能有效干预瓣膜钙化发生发展的手段，临床上对有症状主动脉瓣狭窄除了药物治疗，常采用侵入性的球囊扩张成形术、外科主动脉瓣置换术或经导管主动脉瓣置换术（transcatheter aortic valve implantation，TAVI）等积极干预。TAVI 最初是为了解决约 30% 的患者因高龄、合并症多而无法进行外科主动脉瓣置换术而发展起来的替代治疗手段。多个大型随机对照试验已相继证明 TAVI 的近、远期效果在外科手术禁忌，外科风险高危、中危、甚至低危的患者中均不亚于甚至优于外科换瓣，TAVI 现已成为指南推荐的治疗重度症状性主动脉瓣狭窄的主要治疗手段。

随着 TAVI 的发展，心脏团队的概念越来越受到重视。心脏团队中除心内科介入医师、心外科医师外，还包括护士、影像医师、麻醉医师等人员。由于介入技术的非直视性，需要在术前对外周血管、主动脉根部等 TAVI 相关的解剖结构进行评估，术中再根据造影、超声、球囊扩张等情况调整，所以 TAVI 术前评估、术中操作、术后随访等多方面都需要多模态影像学的帮助，主要包括超声心动图、计算机断层成像（computed tomography，CT）、X 线摄片、磁共振成像（magnetic resonance imaging，MRI）等手段。对上述手段在 TAVI 中的具体应用方向和评估技术的了解，在手术的整体计划、个性化的手术策略制订、并发症的预防与监测等方面都有着重要意义。本节将主要介绍 CT 及 MRI 目前在 TAVI 中的应用。

一、CT 对 TAVI 的指导价值

（一）CT 对主动脉瓣狭窄的辅助评估

主动脉瓣狭窄的确诊和狭窄程度的判断主要依靠超声心动图，但在一些情况下 CT 扫描也对评估狭窄程度有所帮助。临床上主动脉瓣瓣口面积小于 1 cm^2 的重度狭窄患者中，会有以下几种跨主动脉瓣的血流情况：高跨瓣压差；左心室收缩功能减低的低流速低压差；左心室收缩功能正常的低流速低压差以及正常流速低压差。要注意的是左心室收缩功能正常的低流速低压差主动脉瓣狭窄，在左心室容积较小、左心室肥厚的老年高血压患者中较为常见，在这种情况下重度主动脉瓣狭窄的诊断较为困难，需要仔细评估超声测量中可能出现的错误。由 CT 测量的瓣叶钙化程度在这种情况下对诊断及评估预后都有很大帮助，目前最常用的钙化量化方法为 Agatston 法。利用心电门控的 CT 心脏平扫即可完成 Agatston 法的测量，首先测量每一块钙化在短轴切面的面积；其次测量每一块钙化的最大灰度值，进行赋值（130 ～ 199 Hu 赋值为 1，200 ～ 299 Hu 赋值为 2，300 ～ 399 Hu 赋值为 3，≥ 400 Hu 赋值为 4）；最后将面积与灰度赋值相乘，再对每一块钙化的乘积值求和得到钙化积分（单位为 Agatston unit，AU）。此积分预测重度主动脉瓣狭窄的数值已发现与性别有关，女性约 1300 AU，男性约 2000 AU 时可作为诊断重度主动脉瓣狭窄的参考值[47]。

（二）CT 在 TAVI 术前评估中的重要作用

CT 图像高空间分辨率的特点，是目前精确了解及测量主动脉根部及 TAVI 入路的外周血管解剖的最佳工具。为保证测量的准确性，用于术前评估的 CT 一般应采用心电门控的增强扫描。若患者存在肾功能损伤或拟行急诊 TAVI，CT 平扫、超声心动图或 MRI 也能提供一定的信息。

1. CT 对外周血管入路的评估

TAVI 入路首选外周血管，最常用、创伤最小的是股动脉，股动脉之外也可选择颈动脉、锁骨下动脉、经外周静脉、经升主动脉或经心尖等途径。无论选择何种外周血管路径，对外周血管的评估都应包括对径线、血管壁钙化、血管迂曲度以及血栓、夹层等情况的考量。对入路血管管径的测量可在血管的短轴进行，但 CT 图像以患者长轴所作的横截面往往不是血管走向的正交横截面，因此需要对所评估血管进行多平面重建（MPR）才能得到最精确的测量值，重建能获得与血管中心连线正交相切的血管短轴面，从而得到血管的长短径（图 7-68），以保证最窄处能容纳所用瓣膜产品的输送鞘。

目前一些图像工作站已实现对血管的自动分割，并允许用户手动调节各层面管腔中点的位置，极大便利了测量。对管径的测量中血管壁的钙化对 TAVI 的血管鞘及输送系统的通过性往往有明显的影响，常需要在 CT 上对相关局部结构进行放大分析。但要注意的是由于钙化灰度值高而层厚有限，会产生模糊效应，使得钙化边缘的范围有所放大，从而很容易高估管腔的狭窄程度。当血管壁的钙化在某层面包绕圆周超过 180°（即马蹄铁型钙化）时，若血管径线不足，发生血管并发症的风险会大大增高。对血管迂曲度的评估通常

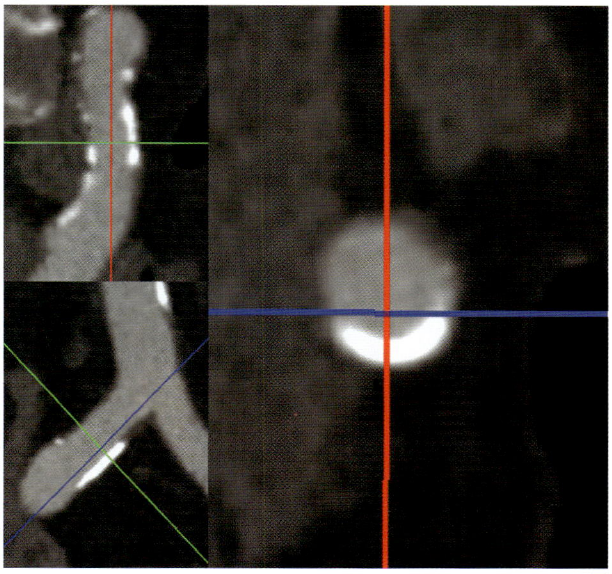

图 7-68　多平面重建下对髂动脉直径的评估

需要对入路血管全段进行重建（图 7-69），血管迂曲一般不是经股动脉 TAVI 的禁忌证，但迂曲度更小的一侧更常被作为主通道。

2. CT 对主动脉根部解剖的评估

对主动脉根部解剖的术前评估及测量应在冠状位、矢状位及横截面三个方向进行多平面重建，并优先选用收缩期（20% ～ 40%）的图像为基本评估时相。评估的结构应至少包括左心室流出道、主动脉瓣瓣环、主动脉瓣瓣叶、Valsalva 窦、左右冠状动脉开口、窦管结合部、升主动脉及左心室等，测量各处的长短径、周长和面积，以及冠状动脉开口距瓣环的高度。上述结构中，主动脉瓣瓣环是一个虚拟的圆环，并不存在于真实结构中，它被定义为主动脉瓣三个瓣兜同时消失时三个最低点连结而成的圆形（图 7-34）[48]。

瓣环平面因被认为是主动脉根部结构中固定植入瓣膜的最重要结构之一，也是目前各种介入主动脉瓣产品设计的基准平面，对选择 TAVI 瓣膜的尺寸意义重大。TAVI 早期瓣环的大小常使用二维超声测量，后发现由于瓣环通常不是正圆形，二维切面往往会低估瓣环的直径，因此目前应用 CT 测量瓣环尺寸成为了金标准。

主动脉瓣瓣叶的长度和钙化、Valsalva 窦的大小、冠状动脉开口与瓣环的距离以及选用的瓣膜类型和尺寸等将共同决定 TAVI 生物瓣植入后发生冠状动脉阻塞的风险。现常认为冠状动脉开口距瓣环不足 10 mm、Valsalva 窦及窦管结合部较小、瓣叶冗长等特点是冠状动脉阻塞的高危因素。除能细致地对瓣叶长度、钙化的多寡与分布情况，是否存在瓣叶的纤维化粘连等进行评估外，CT 还能准确地对主动脉瓣进行解剖分型，对超声图像上有争议的主动脉瓣二叶式畸形进行确认。主动脉瓣二叶式畸形是成年人中最常见的主动脉瓣畸形。由于二叶式主动脉瓣存在瓣兜不对称 / 不等大、瓣叶钙化较重和钙化嵴、升主动脉增宽等不利解剖因素，术前进行正确的解剖分型及评估对 TAVI 的顺利进行十分重要。目前最常用的二叶瓣分型方法为 Sievers 分型，根据融合嵴的数量分为 0 型（无嵴）、1 型（1 个嵴，融合方式可为左冠窦-无冠窦融合、右冠窦-无冠窦融合及左冠窦-右冠窦融合）和 2 型（2 个嵴）（图 7-70）[49]。临床上存在“功能性”二叶瓣的分类，此时瓣叶间的融合部分更靠近瓣叶对合缘而不见于瓣窦底部，融合长度相对较短，需与先天的Ⅱ型二叶式主动脉瓣（即融合部分起至瓣窦底部）进行区别，而 CT 则是最佳手段。

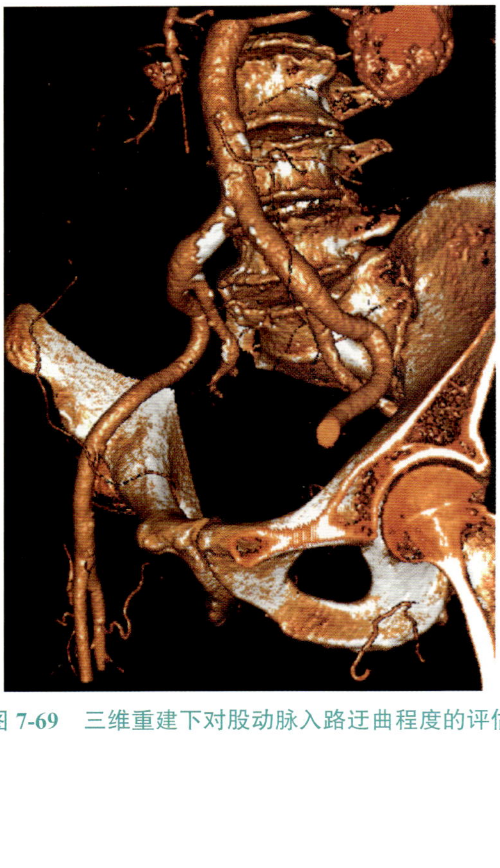

图 7-69　三维重建下对股动脉入路迂曲程度的评估

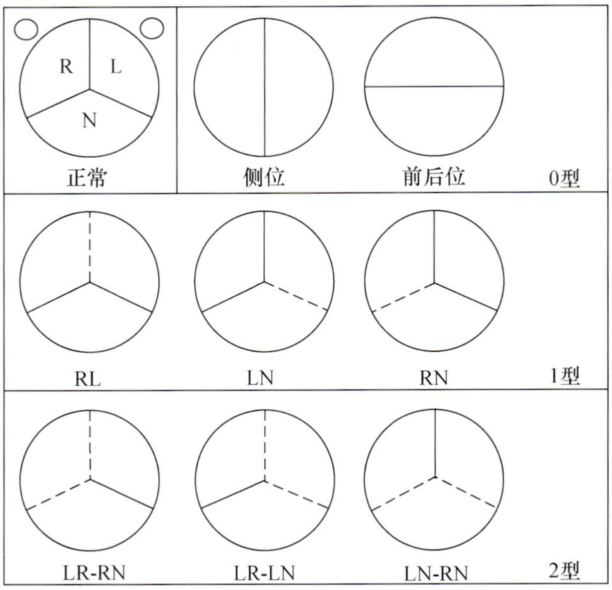

图 7-70　二叶瓣分型示意

L：左冠窦；R：右冠窦；N：无冠窦

3. CT 可发现其他疾病

在为 TAVI 术前评估进行的 CT 扫描中，也能意外发现一些心血管疾病之外的疾病，包括淋巴结病、肺部疾病、各腹部脏器占位、骨折等。由于目前要求 TAVI 患者的预期生存寿命应该超过 1 年以免造成医疗资源的浪费，所以术前评估中若在 CT 上偶然发现疑似肿瘤的占位性病变，也应该仔细分析，甚至重新评估患者是否应该接受 TAVI 治疗。

（三）CT 辅助制订 TAVI 术策略

1. 人工瓣膜尺寸的选择

如前所述，CT 测量的主动脉瓣瓣环的大小是目前确定 TAVI 生物瓣膜尺寸的主要依据。由于瓣环通常不是正圆形，瓣环的大小在 CT 上的测量值可以为长短直径、平均直径、周长、面积、以周长反推的直径以及面积反推的直径。各大瓣膜生产商均有以瓣环的大小为基准推荐的进行适当百分比的放大（称为 Oversizing）而得到的各尺寸所对应的适用瓣环大小，对瓣膜尺寸进行推荐（表 7-10）。

Oversizing 的目的是为了让瓣膜支架推挤自身解剖结构从而保证瓣膜稳定性、新瓣膜的开放面积并减少瓣周漏。目前最常见的两种瓣膜设计类型，即自膨胀瓣膜及球囊扩张瓣膜，前者主要利用支架的自膨胀推挤而顺应自身解剖，后者则利用植入新瓣膜时的球囊扩张迫使自身解剖顺应瓣膜支架，因此使用自膨胀瓣膜时多采用瓣环的周长作为选择尺寸的依据，而使用球囊扩张瓣膜时则多采用瓣环的面积。需要注意，随直径的增大，周长与面积的增大并不成比例，所以相对于周长测量值的 Oversizing 并不等价于相对于面积测量值的 Oversizing，不同类型的瓣膜推荐选择的 Oversizing 的方式和值并不相同。另外，对于瓣环大小的测量也可以辅助判断如果需要进行球囊预扩张处理时应选用的球囊大小。

由于近年来 TAVI 越来越多地应用于二叶式主动脉瓣中，在临床实践中，很多术者逐渐注意到因为钙化程度、分布或者存在钙化嵴，有时实际选择比瓣环基准所推荐尺寸小的瓣膜也能获得良好的结果并可能减少一些严重并发症，因此有术者开始关注瓣环以上的瓣叶等解剖对术前选择人工瓣膜尺寸的帮助。但目前还没有大规模的证据证明依靠瓣环以上的结构选择尺寸是否能带来更好的临床结局。不过，由于植入的瓣膜支架往往下至左心室流出道，上至升主动脉都会与自身解剖有所接触，通过 CT 细致地分析瓣叶个性化的解剖特点，例如瓣叶钙化的程度和分布、是否为二叶式主动脉瓣及类型、是否存在钙化嵴、是否存在瓣叶纤维化增厚病变等（图 7-71），将为选取合适的瓣膜尺寸提供重要依据。

除了瓣环与瓣叶的解剖外，选择瓣膜尺寸还应关注 Valsalva 窦及窦管结合部的大小、冠状动脉开口的高度等其他因素，以确保主动脉根部的各处结构都能容纳拟选用的瓣膜尺寸，确保冠状动脉阻塞的风险足够低。因此，选择 TAVI 瓣膜的尺寸绝不仅仅着眼于瓣环，而应分析根部的整体情况。为达到这个目的，CT 仍是目前最佳的影像学手段。

2. 术前预测透视角度

TAVI 的顺利进行有赖于人工瓣膜准确地定位和放置。主动脉根部是一个三维结构，而术中的影像工具——透视则呈现的是二维的图像。瓣膜的放置常以瓣环平面作为参考面，若瓣环本身在

表 7-10　美敦力 CoreValve 瓣膜各尺寸适用的解剖大小及相应的 Oversizing

	多层螺旋 CT 瓣环测量值			0 mm 深度瓣环周长放大比例，%
	直径，mm	周长，mm	面积，mm^2	
23 mm	18 ～ 20	56.5 ～ 62.8	254.5 ～ 314.2	15.0 ～ 27.8
26 mm	20 ～ 23	62.8 ～ 72.3	314.2 ～ 415.5	13.0 ～ 30.0
29 mm	23 ～ 26	72.3 ～ 81.6	415.5 ～ 530.9	11.5 ～ 26.1
31 mm	26 ～ 29	81.6 ～ 91.1	530.9 ～ 660.5	6.9 ～ 19.2

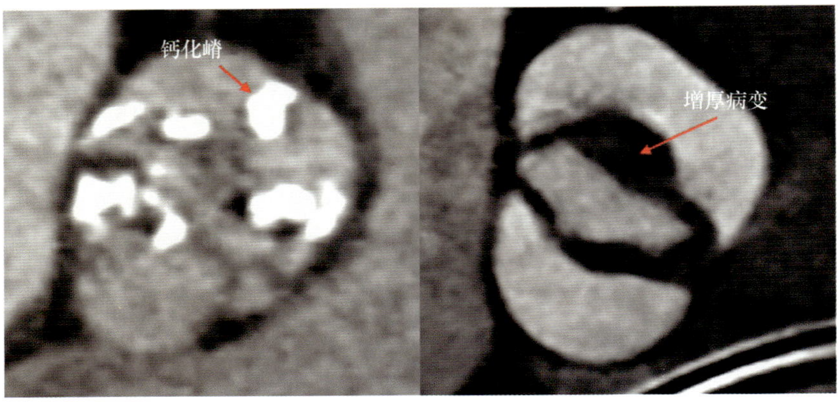

图 7-71　左图示钙化嵴，右图示增厚病变

透视上不能以直线的形式呈现在术者眼前（即瓣兜的最低点没有相互对齐），则我们以某个瓣兜的最低点作为参考点来预估植入深度进行放置时，瓣膜支架在其余位置的深度将被高估或低估，从而产生瓣膜位置不佳或移位、明显瓣周漏、新发的传导阻滞等后果。以往寻找各瓣兜的最低点相互对齐的投射角度（称为最佳投射角度）通常在透视下通过多次主动脉根部造影调整而得，但如此操作耗时且容易造成肾功能损害。现已常规通过术前 CT 预测最佳投射角度，其可重复性和准确性已得到验证。CT 中定位瓣环后，通过对左、右、头、足四个方位的调整，理论上可以得到无数个正交相切于瓣环平面的投射角度组合，由于主动脉瓣根部的相对位置，这些投射角度往往组成一条自右前斜 / 足位至左前斜 / 头位的 S 形曲线（图 7-72），可便利地预测术中的最佳投射角度。

此外，通过 CT 还能对最佳过瓣角度进行预测，在瓣环的横截面方向分析瓣叶的开放与钙化的分布，与最大开放空间的短轴相切的平面所对应的角度在 X 线透视上将能看到瓣叶开放时的最大空间，从而方便导丝通过狭小的瓣口。CT 还能通过与钙化最严重处十字相切的平面对应的角度来预测术中观察球囊、瓣膜支架等三维结构的长短轴应选取的投射角度，帮助术者于术中充分观察自身结构的舒展处与受挤压处。总之，CT 由于自由的多平面重建，可以帮助术者于术前更好地熟悉患者的解剖情况，预测一些常用的投射角度，从而避免多次进行主动脉瓣根部造影耗费的时间和对患者造成的危害。

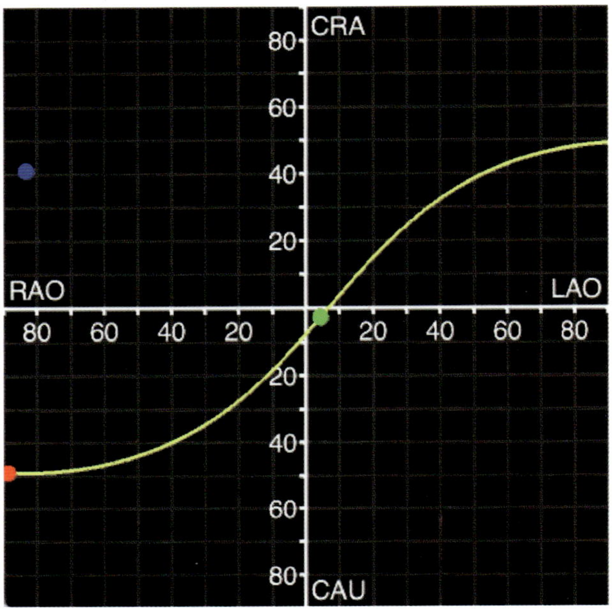

图 7-72　主动脉瓣瓣环 S 形曲线

（四）CT 用于术后随访

瓣膜置换术后最关注的是人工瓣膜的血流动力学表现，因此超声心动图是外科换瓣术后最常规的影像随访工具。但既往有一些研究或中心为了解 TAVI 术后瓣膜支架形态和支架是否移位等进行了术后 CT 扫描，使得我们能够探索原始瓣叶解剖与瓣膜支架间的相互作用、测量植入深度、测量瓣膜支架各部分的形态及扩张程度。近年来术后 CT 扫描的数据也为我们揭示了一个重要的术后影像学改变——植入的生物瓣膜瓣叶增厚改变，这一影像学表现因后续可能引发生物瓣膜的血流动力学改变及抗凝后可能逆转，而被广泛视作亚临床瓣叶血栓的表现，受到了极大的关注。

CT作为最早发现生物瓣叶增厚现象的影像学手段，目前仍是评估这一现象的主要方法。经食管超声心动图虽然在评估瓣叶结构和动态功能时有优势，特别在评价瓣叶活动度及明确是否存在血流动力学异常方面有着重要的作用，但由于金属瓣架及声学伪影的影响，发现瓣叶增厚（特别在早期）的敏感性不及CT。因为正常生物瓣叶非常薄，CT的成像质量对准确的图像重建和动度分析极其重要，用于分析的CT图像至少应保证瓣叶中央的对合缘清晰可见。任何可以进行二维多平面重建的软件都可以进行生物瓣叶增厚的评估，出现瓣叶增厚时，在心动周期的收缩期及舒张期，在一个或多个瓣叶上均可见楔形或半月形的低密度增厚影。多平面重建下，二维的长轴切面上常可见受累的瓣叶上表现出线形的低密度区（最厚处通常在瓣叶最底端，增厚区域向着瓣叶游离缘逐渐减轻）；短轴切面上常可见受累瓣叶上出现楔形或半月形的低密度区（图7-73）。受累的瓣叶数量、瓣叶区域及增厚区的大小变异可以很大。目前通过全心动周期的多时相三维容积扫描重建来获得容积扫描重建图像还能对生物瓣叶的活动度进行评估，从CT上判断增厚影是否影响了瓣叶功能。

不过，现在还不明确常规使用CT随访的意义。尽管已有一些大型注册研究开始系统地在TAVI术后随访过程中增加CT扫描，但这种方案存在一定的资源配置困难、检查预约负担、经济负担等问题，且常规多次进行CT扫描还有辐射暴露和造影剂带来的肾损害等安全性问题。其次，由于TAVI术后几年后都还有检出瓣叶增厚的可能，CT随访的时长和间隔时间等问题还有待解答。

二、MRI对TAVI的指导性价值

MRI虽然在很多方面已被证明能达到与超声心动图和CT相仿的测量结果，但它的使用在日常TAVI实践中还较为局限。不过，MRI对心肌、脑等组织的评估价值和钆造影及一些特殊扫描序列所带来的额外信息还是使其在TAVI的评估与随访过程中有着自己的特殊地位。

（一）MRI在术前评估中的优势

心脏MRI相较于超声心动图能更准确地评估左心室质量及射血分数。此外，MRI通过钆延迟增强和T1 mapping可以提供心肌组织特点的信息。主动脉瓣狭窄引起左心室后负荷增加而使心肌细胞代偿性肥大、凋亡、激活肌纤维母细胞，从而导致心肌纤维化。早期表现为反应性弥漫性间质纤维化，后期逐渐累积形成局灶性纤维替代性病变。钆造影剂已被广泛用作细胞外心脏核磁的造影剂，在静脉给药后可以明显缩短组织的T1值。有替代性纤维化病变的心肌区域会积累和延迟冲洗钆，从而出现白色，结合手动调节将正常心肌显示为黑色，可以便利地显示心肌瘢痕区域（图7-74）。

在主动脉瓣狭窄患者中，心肌的替代性纤维化很常见，一旦出现将快速积累，从而增加心肌负荷并能预测不良结局。虽然心肌纤维化的进程

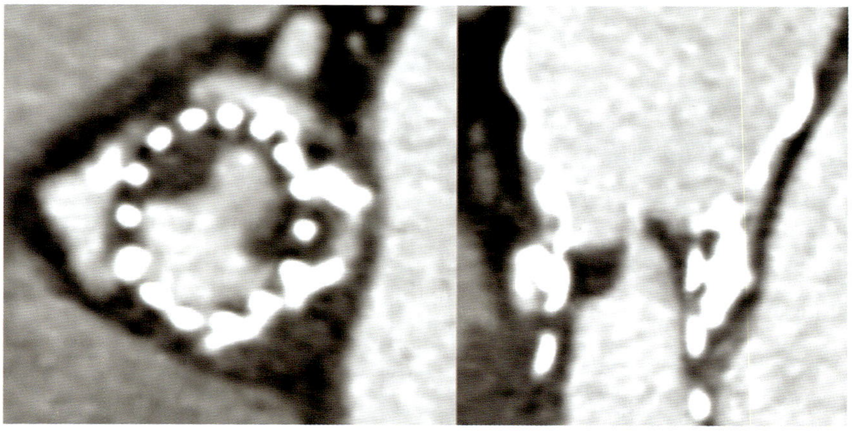

图7-73　术后生物瓣叶增厚现象示例

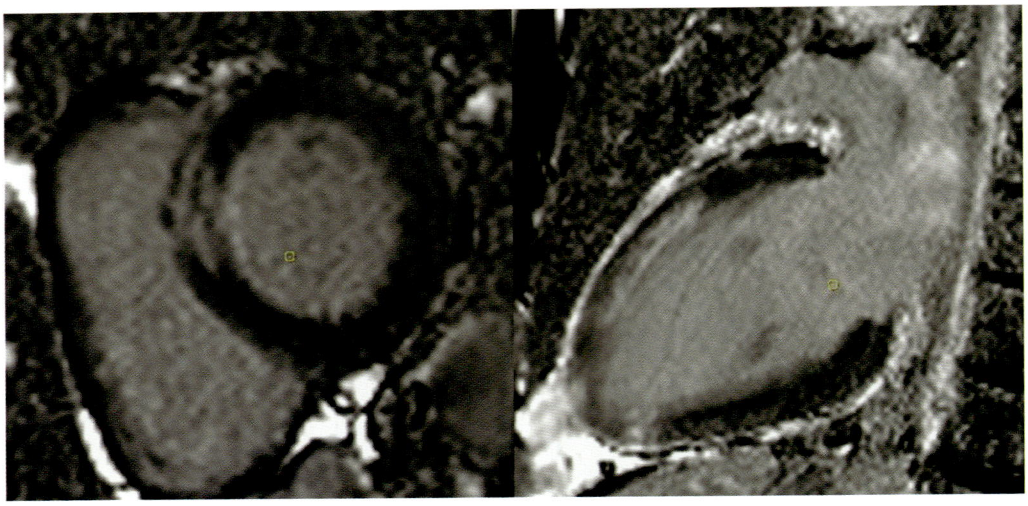

图 7-74 钆延迟增强 MRI 下显示的替代性心肌纤维化

可以被主动脉瓣置换术打断，但已经纤维化的区域是不可逆的，因此心肌中层出现的延迟钆强化可被认为是左心室失代偿的标志，并能用于决定侵入性治疗瓣膜疾病的时机。而心肌纤维化早期表现为弥漫性间质纤维化时，不能由钆延迟强化所识别，此时需要进行 T1 mapping 成像。目前应用最广的评估弥漫性间质纤维化的心脏核磁指标是细胞外容积，通过测量平扫 T1 值、钆增强后的 T1 值及血标本中得到的血细胞比容算得细胞外容积占整个心肌组织容积的百分比。细胞外容积的主要优点是它只与心肌间质状态的改变有关，相对稳定。但由于平扫 T1 值与细胞外容积的计算值在正常心肌与病变心肌中有重叠部分，所以会影响诊断早期的纤维化病变时的准确性和特异性。

在评估主动脉瓣狭窄程度时，MRI 可通过连续方程，用主动脉瓣与左心室流出道的血流和流出道面积计算生理的有效瓣口面积，可比 CT 所勾画的解剖有效瓣口面积更好地反映病变瓣膜的实际开放程度。

（二）MRI 对解剖结构的测量

在患者因重度肾功能不全而无法进行 CT 扫描时，三维的经食管超声心动图是最常用的替代测量手段，但 MRI 同样可以作为替代并能进行重建。高分辨率的三维 MRI 平扫对主动脉瓣根部结构的测量已显示与金标准的 CT 测量值相当，不过需要注意它对钙化的分辨率劣于 CT，可造成对瓣叶钙化程度的低估。

MRI 评估入路血管时的主要不足也是对钙化的识别。若欲利用 MRI 对股、髂动脉的管径进行测量，可进行造影剂强化的 MRI 血管造影，但需要注意，虽然钆并不直接造成肾损害，却可以在重度肾功能不全患者中引起肾纤维化。目前一些新的平扫序列正在进行临床研究。

（三）MRI 在 TAVI 术后的应用

TAVI 的人工瓣膜总体来说不是 MRI 的禁忌证，若术后进行了起搏器植入的患者应明确其起搏器是否兼容 MRI。

由于切面不佳、钙化、金属支架、偏心反流束等原因，TAVI 术后最常用的二维超声心动图检查通常会低估瓣周漏的程度。将图像窗口放置在升主动脉并稍置于人工瓣膜之下，通过平面速度编码的相位对比的心脏核磁能更准确量化反流量及反流分数。相对于半定量的超声测量而言，已有研究显示 MRI 的评估将把一半以上患者的瓣周漏程度提高至少一级，且其测量值的可重复性更高。

术后，MRI 可继续用于评估心室的功能及心肌损伤。不少研究已利用序贯的 MRI 扫描，评估了 TAVI 术后左心室质量、左心室收缩末期容积及左心室射血分数的变化情况。它的心肌标记和特征跟踪等功能在 TAVI 术后描述心肌动度及劳损等变化上均有作用。相较于超声心动图，MRI 对右心室功能的评估更佳。另外，TAVI 术后绝大多数患者将出现心肌标志物的升高，提示围术期心肌损伤的发生。由于钆延迟强化是目前在体反映心肌瘢痕的金标准，MRI 在评估心肌损伤方面也有优势。

TAVI 术后卒中 / 一过性脑缺血发作一直是受到关注的术后并发症之一。多个脑保护装置的临床试验中，因临床有症状的卒中 / 一过性脑缺血发作的发生率较低，脑的弥散加权 MRI 所发现的新发病灶成为了最常用的替代终点，用以提示术后新发的缺血性病变。没有临床意义的病变在 TAVI 术后十分常见，但长期随访中 MRI 上的病变是否影响患者的认知功能或者造成晚期卒中，尚不清楚。

综上所述，多模态影像学对于 TAVI 非常重要。本节论述的 CT 与 MRI 在 TAVI 患者的筛选、TAVI 策略的制订及 TAVI 术后随访过程中都有着各自的重要作用和优势，无法完全相互替代，因此了解它们对 TAVI 的不同指导价值对于正确地选择与应用各影像学手段至关重要。

（熊恬园　冯　沅）

参考文献

[1] Douglas PZ, Peter L, Robert OB, et al. Braunwald's Heart Disease—A Textbook of Cardiovascular Medicine. 11th ed. Philadelphia: Elsevier, 2019: 1389-1414.

[2] 葛均波，徐永健 . 内科学 . 第 8 版 . 北京：人民卫生出版社，2013.

[3] Iung B, Cachier A, Baron G, et al. Decision-making in elderly patients with severe aortic stenosis: why are so many denied surgery? Eur Heart J, 2005, 26: 2714-2720.

[4] Cribier A, Eltchaninoff H, Bash A, et al. Percutaneous transcatheter implantation of an aortic valve prosthesis for calcific aortic stenosis: first human case description. Circulation, 2002, 106: 3006-3008.

[5] Cahill TJ, Chen M, Hayashida K, et al.Transcatheter aortic valve implantation: current status and future perspectives.Eur Heart J, 2018, 39 (28): 2625-2634.

[6] Joint Task Force on the Management of Valvular Heart Disease of the European Society of Cardiology, European Association for Cardio-Thoracic. Guidelines on the management of valvular heart disease (version 2012). Eur Heart J, 2012, 33 (19): 2451-2496.

[7] Nishimura RA, Otto CM, Bonow RO, et al. 2014 AHA/ACC guideline for the management of patients with valvular heart disease: a report of the American College of Cardiology/American Heart Association Task Force on Practice Guidelines. J Am Coll Cardiol, 2014, 63 (22): e57-185.

[8] Nishimura RA, Otto CM, Bonow RO, et al. 2017 AHA/ACC focused update of the 2014 AHA/ACC Guideline for the management of patients with valvular heart disease: a report of the American College of Cardiology/American Heart Association Task Force on Clinical Practice Guidelines. J Am Coll Cardiol, 2017, 70 (2): 252-289.

[9] Baumgartner H, Falk V, Bax JJ, et al. 2017 ESC/EACTS Guidelines for the management of valvular heart disease. Eur Heart J, 2017, 38 (36): 2739-2791.

[10] Mack MJ, Leon MB, Smith CR, et al. 5-year outcomes of transcatheter aortic valve replacement or surgical aortic valve replacement for high surgical risk patients with aortic stenosis (PARTNER 1): a randomised controlled trial. Lancet, 2015, 385 (9986): 2477-2484.

[11] Deeb GM, Reardon MJ, Chetcuti S, et al. 3-Year outcomes in high-risk patients who underwent surgical or transcatheter aortic valve replacement. J Am Coll Cardiol, 2016, 67 (22): 2565-2574.

[12] Leon MB, Smith CR, Mack MJ, et al. Transcatheter or surgical aortic-valve replacement in intermediate-risk patients. N Engl J Med, 2016, 374 (17): 1609-1620.

[13] Popma JJ, Deeb GM, Yakubov SJ, et al.Transcatheter aortic-valve replacement with a self-expanding valve in low-risk patients. N Engl J Med, 2019, 380 (18): 1706-1715.

[14] Mack MJ, Leon MB, Thourani VH, et al. Transcatheter aortic-valve replacement with a balloon-expandable valve in low-risk patients. N Engl J Med, 2019, 380 (18): 1695-1705.

[15] Kapadia SR, Leon MB, Makkar RR, et al. 5-year outcomes of transcatheter aortic valve replacement compared with standard treatment for patients with inoperable aortic stenosis (PARTNER 1): a randomised controlled trial. Lancet, 2015, 385: 2485-91.

[16] Jilaihawi H, Wu Y, Yang Y, et al. Morphological characteristics of severe aortic stenosis in China: imaging corelab observations from the first Chinese

transcatheter aortic valve trial. Catheter Cardiovasc Interv，2015，85 Suppl 1：752-761.
[17] Smith CR，Leon MB，Mack MJ，et al. Transcatheter versus surgical aortic-valve replacement in high-risk patients. N Engl J Med，2011，364：2187-2198.
[18] Hayashida K，Bouvier E，Lefevre T，et al. Transcatheter aortic valve implantation for patients with severe bicuspid aortic valve stenosis. Circ Cardiovasc Interv，2013，6：284-291.
[19] Bauer T，Linke A，Sievert H，et al. Comparison of the effectiveness of transcatheter aortic valve implantation in patients with stenotic bicuspid versus tricuspid aortic valves（from the German TAVI Registry）. Am J Cardiol，2014，113：518-521.
[20] Kochman J，Huczek Z，Scislo P，et al. Comparison of One- and 12-Month Outcomes of Transcatheter Aortic Valve Replacement in Patients With Severely Stenotic Bicuspid Versus Tricuspid Aortic Valves（Results from a Multicenter Registry）. Am J Cardiol，2014，10.1016/j.amjcard.2014.05.063.
[21] Yoon SH，Lefèvre T，Ahn JM，et al. Transcatheter aortic valve replacement with early- and new-generation devices in bicuspid aortic valve stenosis. J Am Coll Cardiol，2016，68：1195-1205.
[22] Yoon SH，Schmidt T，Bleiziffer S，et al. Transcatheter Aortic Valve Replacement in Pure Native Aortic Valve Regurgitation. J Am Coll Cardiol，2017，70（22）：2752-2763.
[23] Brown JM，O'Brien SM，Wu C，et al. Isolated aortic valve replacement in North America comprising 108，687 patients in 10 years：changes in risks，valve types，and outcomes in the Society of Thoracic Surgeons National Database. J Thorac Cardiovasc Surg，2009，137：82-90.
[24] Dvir D，Webb JG，Bleiziffer S，et al. Transcatheter aortic valve implantation in failed bioprosthetic surgical valves. JAMA，2014，312：162-70.
[25] 王志斌译 . 费根鲍姆超声心动图学 . 北京：人民卫生出版社，2009：237-267.
[26] Scott D. Solomon，Justina C. Wu，Linda D. Gillam，et al. Essential echocardiography：a companion to Braunwald's Heart disease. New York：Elsevier，2016：294-303.
[27] 王心房 . 超声心动图学 . 第 4 版 . 北京：人民卫生出版社，2009：285-297.
[28] Zoghbi WA，Asch FM，Bruce C，et al. Guidelines for the evaluation of valvular regurgitation after percutaneous valve repair or replacement：a report from the American Society of Echocardiography Developed in Collaboration with the Society for Cardiovascular Angiography and Interventions，Japanese Society of Echocardiography，and Society for Cardiovascular Magnetic Resonance. J Am Soc Echocardiogr，2019，32（4）：431-475.
[29] Baumgartner HC，Hung JC-C，Bermejo J，et al. Recommendations on the echocardiographic assessment of aortic valve stenosis：a focused update from the European Association of Cardiovascular Imaging and the American Society of Echocardiography. Eur Heart J Cardiovasc Imaging，2017，18（3）：254-275.
[30] Baumgartner H，Hung J，Bermejo J，et al. Echocardiographic assessment of valve stenosis：EAE/ASE recommendations for clinical practice. J Am Soc Echocardiogr，2009，22（1）：1-23；quiz 101-102.
[31] Zoghbi W A，Adams D，Bonow R O，et al. Recommendations for noninvasive evaluation of native valvular regurgitation. Journal of the American Society of Echocardiography，2017，30（4）：303-371.
[32] Boodhwani M，et al. Repair-oriented classification of aortic insufficiency：impact on surgical techniques and clinical outcomes. J Thorac Cardiovasc Surg 2009；137：286-94.
[33] Jilaihawi H，Doctor N，Kashif M，et al. Aortic annular sizing for transcatheter aortic valve replacement using cross-sectional 3-dimensional transesophageal echocardiography. J Am Coll Cardiol，2013，61：908-916.
[34] Khalique OK，Kodali SK，Paradis JM，et al. Aortic annular sizing using a novel 3-dimensional echocardiographic method：use and comparison with cardiac computed tomography. Circ Cardiovasc Imaging，2014，7：155-163.
[35] Sherif MA，Abdel-Wahab M，Stocker B，et al. Anatomic and procedural predictors of paravalvular aortic regurgitation after implantation of the Medtronic CoreValvebioprosthesis. J Am Coll Cardiol，2010，56：1623-1629.
[36] Chen M，Feng Y，Tang H，et al. Strut fractures of CoreValve frames. International Journal of Cardiology，2013，163（3）：42-43.
[37] Kappetein AP，Head SJ，Genereux P，et al. Updated standardized endpoint definitions for transcatheter aortic valve implantation：the Valve Academic Research Consortium-2 consensus document. J Am Coll Cardiol，2012，60：1438-1454.
[38] Achenbach S，Delgado V，Hausleiter J，et al. SCCT

expert consensus document on computed tomography imaging before transcatheter aortic valve implantation (TAVI)/transcatheter aortic valve replacement(TAVI). J Cardiovasc Comput Tomogr, 2012, 6: 366-380.

[39] Blanke P, Weir-Mccall J R, Achenbach S, et al. Computed tomography imaging in the context of transcatheter aortic valve implantation (TAVI) /transcatheter aortic valve replacement (TAVI): an expert consensus document of the Society of Cardiovascular Computed Tomography. JACC Cardiovasc Imaging, 2019, 12: 1-24.

[40] Otto C M, Kumbhani D J, Alexander K P, et al. 2017 ACC expert consensus decision pathway for transcatheter aortic valve replacement in the management of adults with aortic stenosis: a report of the American College of Cardiology Task Force on Clinical Expert Consensus Documents. J Am Coll Cardiol, 2017, 69: 1313-1346.

[41] Hamdan A, Guetta V, Konen E, et al. Deformation dynamics and mechanical properties of the aortic annulus by 4-dimensional computed tomography: insights into the functional anatomy of the aortic valve complex and implications for transcatheter aortic valve therapy. J Am Coll Cardiol, 2012, 59: 119-127.

[42] Sievers H H, Schmidtke C. A classification system for the bicuspid aortic valve from 304 surgical specimens. J Thorac Cardiovasc Surg, 2007, 133: 1226-1233.

[43] Roberts W C. Frequency by decades of unicuspid, bicuspid, and tricuspid aortic valves in adults having isolated aortic valve replacement for aortic stenosis, with or without associated aortic regurgitation. Circulation, 2005, 111: 920-925.

[44] Xiong T Y, Feng Y, Liao Y B, et al. Transcatheter aortic valve replacement in patients with non-calcific aortic stenosis. EuroIntervention, 2018, 13: e1756-e1763.

[45] Baumgartner H, Falk V, Bax J J, et al. 2017 ESC/EACTS Guidelines for the management of valvular heart disease. Eur Heart J, 2017, 38: 2739-2791.

[46] Suh W M, Witzke C F, Palacios I F. Suicide left ventricle following transcatheter aortic valve implantation. Catheter Cardiovasc Interv, 2010, 76: 616-620.

[47] Pawade T, Clavel M-A, Tribouilloy C, et al. Computed tomography aortic valve calcium scoring in patients with aortic stenosis. Circ Cardiovasc Imaging, 2018, 11 (3): e007146.

[48] Piazza N, de Jaegere P, Schultz C, et al. Anatomy of the aortic valvar complex and its implications for transcatheter implantation of the aortic valve. Circ Cardiovasc Interv, 2008, 1: 74-81.

[49] Merkx R, Duijnhouwer AL, Vink E, et al. Aortic diameter growth in children with a bicuspid aortic valve. Am J Cardiol, 2017, 120: 131-136.

8 肺动脉瓣疾病的介入治疗与影像学应用

（潘文志）

第一节 肺动脉瓣疾病概述及介入治疗进展

一、肺动脉瓣狭窄

（一）概述

肺动脉瓣狭窄即肺动脉口的狭窄（pulmonary stenosis，PS），是一种由于肺动脉瓣病变导致的右心室到肺动脉血流受阻的先天性疾病，占先天性心脏病的 8% ～ 10%，可以单独存在，也可以合并其他心脏畸形。复旦大学附属中山医院统计 1085 例先天性心脏病病例，结果显示，肺动脉口狭窄占 13.5%，其中肺动脉瓣狭窄占 90% 以上。PS 患者常表现为肺动脉瓣瓣叶增厚，交界融合，瓣叶增厚使柔韧性变差，瓣叶开放受到限制，产生梗阻（经典型）。有时，肺动脉瓣叶发育不良或畸形（发育不良型），其瓣叶边缘多不规则，出现明显的增厚、伸长、硬化和挛缩，活动度降低，造成瓣口狭窄。有些 PS 患者还可合并瓣环缩小、流出道梗阻或其他心脏畸形。主肺动脉由于血流通过狭窄的瓣口造成涡流，形成狭窄后扩张，且多延及左肺动脉。轻度 PS 患者临床上无症状，可正常生长发育并有正常的生活能力。中度 PS 患者，一般在 20 岁左右出现活动后心悸、气急，如不采取手术治疗，随着年龄的增长会导致右心室负担进一步加重，出现右心衰竭症状，从而丧失生活、工作和劳动能力。严重 PS 患者，常在幼儿期出现明显症状，如不及时治疗常可在幼儿期死亡。PS 患者主要体征是在胸骨左缘第 2 肋间闻及Ⅲ～Ⅳ级响亮粗糙的喷射性吹风样收缩期杂音，向左颈部或左锁骨下区传导，杂音最响亮处可触及收缩期震颤，出现右心衰竭者可有其他相应体征。

PS 可导致右心室收缩压升高，肺动脉压力正常或减低，因此，右心室-主肺动脉收缩压差升高，当此压差≥ 20 mmHg 时可诊断为 PS。压差 20 ～ 40 mmHg 为轻度 PS，压差 40 ～ 100 mmHg 为中度 PS，压差≥ 100 mmHg 为重度 PS。肺动脉瓣发生狭窄时，右心室后负荷增加，可以继发右心室肥厚、右心室扩大以及三尖瓣关闭不全，最终导致右心衰竭，产生相应的临床症状。

（二）肺动脉瓣狭窄的介入治疗

1982 年，Kan 首先报道采用球囊扩张技术治疗 PS，称为经皮球囊肺动脉瓣成形术（percutaneous balloon pulmonary valvuloplasty，PBPV），因其简便、有效、安全获得广泛应用。其原理是通过球囊扩张，撕开粘连的肺动脉瓣叶交界组织而不损坏瓣叶，从而改善瓣膜的开放而不导致瓣膜反流。近 30 年来，随着导管技术和现代工业的发展，PBPV 在适应证、方法学、手术前后血流动力学，以及随访等方面进行了大量的临床应用研究，证实 PBPV 为大部分 PS 患者的首选治疗手段，单纯 PS 患者 PBPV 可替代外科开胸手术[1]。

1. 适应证

PS 跨肺动脉瓣压差≥ 40 mmHg。

2. 相对适应证

（1）部分跨肺动脉瓣压差≥ 30 mmHg，伴有症状者。

（2）重症 PS 伴心房水平右向左分流。

（3）轻、中度发育不良型 PS。

（4）婴幼儿复杂先天性心脏病伴 PS，暂不能进行根治术，应用经皮球囊肺动脉瓣成形术进行姑息治疗，缓解发绀。

（5）PS 经球囊扩张及外科手术后残余压力阶差。

（6）室间隔完整的肺动脉瓣膜性闭锁，右心室发育正常或轻度发育不良，可先行射频打孔，再进行球囊扩张术。

（7）重症 PS 伴左心室腔小及左心室功能低下，可行逐步分次球囊扩张术。

3. 禁忌证

（1）肺动脉瓣下漏斗部肌性狭窄；PS 伴先天性肌性瓣下狭窄。

（2）重度发育不良型 PS。

（3）极重度 PS 或室间隔完整的肺动脉瓣闭锁合并右心室依赖性冠状动脉循环。

（4）PS 伴需外科处理的三尖瓣重度反流。

4. 并发症

大量临床实践表明，PBPV 安全、有效，并发症发生率约 5%，总死亡率＜ 0.5%。而且多见于新生儿、小婴儿及重症患者。

（1）下腔静脉、髂静脉损伤：多见于新生儿，可致腹腔积血、低血压及心搏骤停。多系操作不当、技术不熟练所致。

（2）肺动脉瓣环撕裂及出血：多由于球囊选择过大，或由于高估瓣环直径所致。

（3）心脏压塞：少见，由心房、右心室穿孔所致。及时进行超声心动图检查，早期诊断是治疗的关键。

（4）三尖瓣反流：可能由于球囊导管穿过三尖瓣腱索、扩张时球囊放置太低，回撤球囊时操作不当等导致三尖瓣的损伤，严重者需外科手术治疗。

（5）流出道痉挛、猝死：重度肺动脉狭窄的患者，右心室流出道心肌易激惹发生痉挛，严重者易引起流出道闭塞、猝死。对于重度患者建议分次手术，第一次使用单球囊扩张，扩张的次数不宜频繁，避免对右心室流出道过分刺激，一般 1 ～ 3 个月后再次行介入治疗，相对安全。

（6）高度房室传导阻滞或加速性交界区心律：术中术后均可发生，一般经过激素治疗后可逐渐恢复。

二、肺动脉瓣反流

（一）概述

肺动脉瓣反流（PR）的原因包括：①先天性肺动脉瓣完全畸形，可为完全缺如，单叶、双叶肺动脉瓣及其他畸形，常见于法洛四联症患者。②马方综合征，主要累及主动脉瓣和二尖瓣，但是有报道约有 26.9% 的患者累及肺动脉瓣并有肺动脉瓣反流。③心脏肿瘤、乳头状纤维弹性组织瘤与肺动脉瓣病变关系密切，可见肿瘤呈多个分叶并通过叶蒂附着于心内膜。一般常见于主动脉瓣或肺动脉瓣心室面。随着肿瘤体积增大，可能导致中重度肺动脉瓣反流，伴或不伴肺动脉瓣狭窄。④肺动脉瓣环扩张，如长期肺动脉高压可导致肺动脉及瓣环扩张，从而导致肺动脉瓣反流。右心室流出道（right ventricular outflow tract，RVOT）狭窄梗阻患者，可出现狭窄后扩张，使瓣环扩大，从而引起肺动脉瓣反流。⑤医源性，是目前临床上最具临床意义、最常见的因素，医源性肺动脉瓣反流患者也是目前经皮肺动脉瓣植入术（percutaneous pulmonary valve implantation，PPVI）最主要适合人群。新生儿中患有先天性心脏病合并肺动脉瓣环及右心室流出道畸形的比例接近 20%，常见的疾病包括法洛四联症（Tetralogy of Fallot，TOF）、永存动脉干、肺动脉瓣闭锁等，这些患者行右心室流出道重建后，会出现肺动脉瓣反流。

长期肺动脉瓣反流，可导致右心负荷增加，右心扩大，继而引起右心衰竭、心律失常（室性期前收缩、室性心动过速、心室颤动、心房扑动、心房颤动）甚至是猝死，同时由于扩大的右心挤压左心室导致左心功能不全（左心室射血分数下降、运动耐力降低），进一步恶化患者的临床状态。

（二）肺动脉瓣反流的介入治疗

由于长期的肺动脉瓣反流会对患者长期

预后造成不良影响，人们就提出肺动脉瓣置换（pulmonary valve replacement，PVR）的治疗方法，包括外科PVR及PPVI术。因为外科PVR具有较大的局限性，包括创伤大、恢复慢、风险高，而且今后再次手术的风险会更高。所以，发明了PPVI术。PPVI相对于外科手术创伤性更小、手术风险更低，对于外科手术高危患者尤为合适。PPVI是最先应用于临床的经导管瓣膜置换/植入技术。它不仅能纠正右心室流出道（right ventricular outflow tract，RVOT）狭窄，也可处理肺动脉瓣反流（pulmonary regurgitation，PR）。该技术是经外周静脉途径，通过导管将人工带瓣膜支架植入自体肺动脉瓣处，代替已失去功能的肺动脉瓣，以达到治疗目的。2000年10月，Bonhoeffer的团队报道为一名12周岁接受法洛四联症修复术后出现肺动脉瓣狭窄合并反流患者成功实施PPVI术，标志着经导管治疗肺动脉瓣疾病的新时代已经开启，经历10余年的发展，截至目前全球已完成20000余例PPVI。Medtronic公司的Melody经导管肺动脉瓣膜和Edwards公司的SAPIEN瓣膜，两者均为球囊扩张型瓣膜，它们是最早研发也是目前最成熟的瓣膜系统。

国内，在2013年东方心脏病学会议期间，复旦大学附属中山医院葛均波院士团队率先在国内完成首例PPVI[2]，使用国内自行研发的Venus P瓣膜（杭州启明公司）。作为一款适合于自体右心室流出道的介入肺动脉瓣膜，Venus P瓣膜系统已于近期完成了全球多中心临床研究。来自于中国、欧洲的两个研究分别纳入了55例及38例肺动脉瓣反流患者，研究结果提示手术成功率分别高达98.2%和100%，并发症和不良事件发生率较低，植入肺动脉瓣膜功能良好[3-4]。国内新研发的器械还有自膨胀型肺动脉瓣膜（Med-Zenith PT-Valve），2018年开始在国内开展临床试验，目前已经完成6例。

基于国内的临床实践经验结合参考文献，2016年国内第一版PPVI中国专家建议[5]初步总结出适用于国人的PPVI适应证及禁忌证：

适应证包括：①伴有RVOT狭窄的先天性心脏病外科矫治术后并发的中重度肺动脉瓣反流。②患者有RVOT狭窄相关症状，包括运动耐量下降、右心衰竭；或者患者无症状但有以下任一种情况：a. 中度以上功能性三尖瓣反流，b. 心脏磁共振成像（magnetic resonance imaging，MRI）测得的右心室舒张末期容积指数≥130 ml/m^2，c. MRI测得的右心室射血分数＜45%，d. QRS波宽度≥160 ms，e. 持续性房性或室性心律失常。③解剖学上适合行PPVI。④年龄≥10岁或体重≥25 kg。

禁忌证包括：①肺动脉高压［平均压≥25 mmHg（1 mmHg = 0.133 kPa）］。②严重肺动脉或分支狭窄。③解剖学评估不适合，包括血管入路无法送入瓣膜或右心室流出道-肺动脉无法放置瓣膜，或者术前检查提示瓣膜支架有压迫冠状动脉可能。④存在心导管的手术禁忌。

第二节　肺动脉瓣疾病的超声影像学特征

一、肺动脉瓣狭窄的超声诊断

胸骨旁心底短轴切面可显示右心室漏斗部、肺动脉瓣环及瓣叶、肺动脉长轴及左右肺动脉分叉处，观察肺动脉瓣的回声、厚度、形态以及活动情况，分别测量肺动脉瓣环直径、主肺动脉以及左右肺动脉内径。若上述部位无法显示清楚，可采用剑突下心底短轴切面显示主肺动脉长轴切面及肺动脉瓣。

1. 肺动脉瓣病变

肺动脉瓣增厚，回声增强，收缩期瓣叶活动受限，不能开放至同肺动脉长轴平行，呈圆顶样向主肺动脉腔膨出（图8-1）。

彩色多普勒血流显像显示瓣口狭窄处血流束

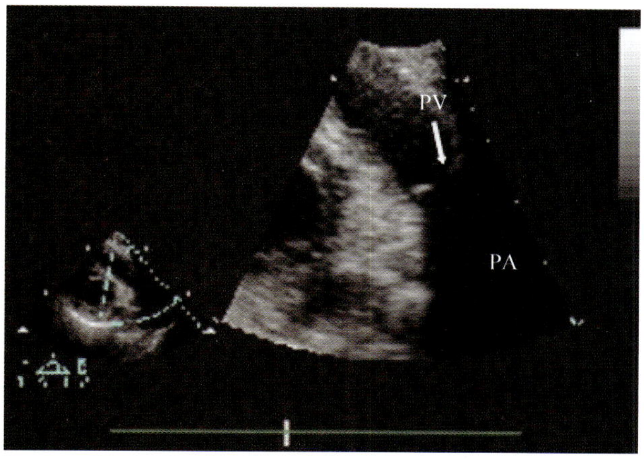

图 8-1 肺动脉瓣狭窄患者，图示大动脉短轴切面可见肺动脉瓣增厚，回声增强，收缩期瓣叶开放受限呈圆顶样

PA：肺动脉，PV：肺动脉瓣

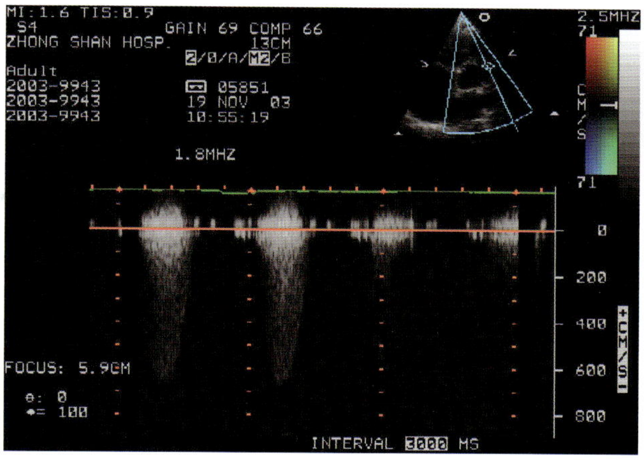

图 8-3 频谱多普勒于瓣口处取样显示全收缩期负向湍流，跨瓣流速明显加快（7 m/s）

变细，主肺动脉内多彩镶嵌湍流起自肺动脉瓣口，射向肺动脉远端（图 8-2）。彩色血流束起始宽度即为瓣口径。频谱多普勒于瓣口处取样显示全收缩期负向湍流，跨瓣流速明显加快（图 8-3）。

2. 继发性改变

主肺动脉狭窄后扩张以及右心室扩大，右心室肥厚。

多普勒超声心动图测定的肺动脉瓣跨瓣压差与心导管检查测定值有良好的相关性，但多数情况下多普勒测定的峰值压差高于右心导管检查测定的峰-峰压差（peak-to-peak gradient，PPG）（偏倚＝＋ 21 ～ 26 mmHg），从而高估肺动脉瓣狭窄程度；Suchaya Silvilairat 等的研究发现多普勒估测的平均跨肺动脉瓣压差同 PPG 相关性最好（r ＝ 0.82，偏倚＝－ 5 mmHg），提示跨肺动脉瓣的平均压差较峰值压差在评价肺动脉瓣狭窄程度方面更有价值。狭窄瓣口的压差不仅与瓣口面积相关，而且与流经瓣口的血流量相关。当右心室收缩功能不全或右心室每搏量降低时肺动脉瓣跨瓣压差将会减低，这时应用连续方程测定瓣口面积有助于评价狭窄严重程度。

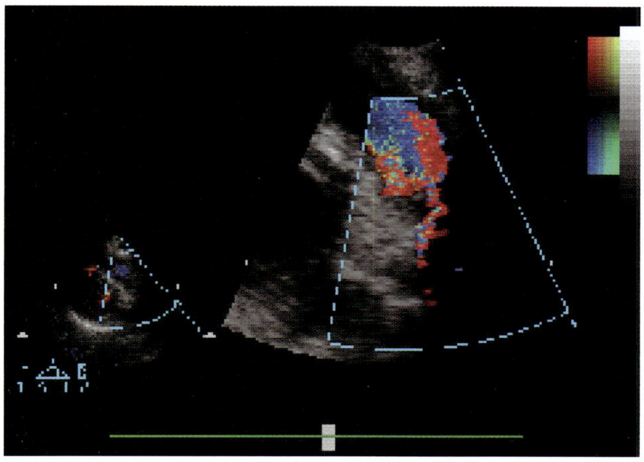

图 8-2 彩色多普勒血流显像示瓣口狭窄处血流束变细，主肺动脉内多彩镶嵌湍流起自肺动脉瓣口，射向肺动脉远端

3. 鉴别诊断

肺动脉瓣狭窄需要与下列疾病进行鉴别：

（1）动脉导管未闭：动脉导管未闭的患者可在肺动脉内检出类似于肺动脉瓣狭窄的异常血流束，但彩色多普勒根据其起源、途径及占据的时相与肺动脉瓣狭窄不同，并结合二维超声可加以鉴别：①肺动脉瓣狭窄的异常血流起源于肺动脉瓣口，而动脉导管未闭的异常血流束起源于未闭的动脉导管。②肺动脉瓣狭窄的异常血流只占据收缩期，为负向频谱，最大收缩期血流速度常于肺动脉瓣口处测及。而动脉导管未闭患者的主肺动脉内异常分流频谱占据整个心动周期，为双期正向频谱，最大血流速度常于动脉导管开口处探及。③肺动脉瓣狭窄者右心室壁往往增厚，动脉导管未闭患者右心室壁厚度往往正常。

（2）可引起肺血流增多的心内分流性疾病：如房间隔缺损、室间隔缺损、主动脉窦瘤破入右心室等。由于存在右向左分流，使右心房、右心室增大，收缩期通过肺动脉瓣口的血流量增多，流速高于正常，肺动脉内蓝色血流显色较明亮，有时可见五彩斑点，易误诊为肺动脉瓣狭窄。但此种血流束并不起源于肺动脉瓣口，而与右心室流出道血流相连贯，频谱多普勒显示该高速血流并不局限于肺动脉瓣口，而与右心室流出道内血流速度相仿，肺动脉瓣两端无明显压力阶差。另外，肺动脉瓣狭窄引起的肺动脉血流速度增快程度显著高于间隔缺损。对于单纯的间隔缺损患者，若肺动脉内血流速度超过 2 m/s 一般提示缺损较大，通常合并右心房、右心室增大等右心容量负荷增加改变，仅凭二维超声不难做出诊断。而肺动脉瓣狭窄患者如肺动脉血流速度在 2 m/s 左右时一般狭窄程度较轻，不会引起血流动力学改变，右心增大不明显，不同于单纯分流性疾病。

3. 肺动脉瓣闭锁

重度肺动脉瓣狭窄应与肺动脉瓣闭锁鉴别。

二、肺动脉瓣反流的超声诊断

对于肺动脉瓣反流患者，其诊断和评估应包括以下几个方面：①通过二维超声观察瓣膜的形态、结构及启闭功能等。②多普勒超声评估反流束的长宽度、反流束面积，并通过相关参数计算反流量等。③心腔的大小、容积以及心功能情况。

多普勒超声是瓣膜反流诊断和评估最有效的检查手段。彩色多普勒（Color Doppler）是目前瓣膜反流定性诊断的主要方式。可见舒张期由肺动脉逆向流向左心室的彩色血流。但是这种基于血流方向和速度编码的成像模式，容易受到速度量程和彩色增益的影响，从而高估或低估瓣膜反流的严重程度。一般情况下，观察左心系统瓣膜反流时，速度量程设置在 50 ～ 60 cm/s 较为合适，而观察右心系统瓣膜反流时，其速度量程可适当调低。此种观察模式不仅可直接发现瓣膜反流，同时还可通过直接或间接征象评估瓣膜反流程度。需要特别说明的是，肉眼直接观测瓣膜反流是目前应用最广泛的一种检查方式，然而这毕竟是一种定性诊断手段，其定量价值受操作者主观性、速度量程、心腔内压力和容积等因素影响较大。因此，我们建议肉眼观察只用于确立诊断，尽可能不用于瓣膜反流严重程度的评估。关于肺动脉瓣反流的定量诊断，包括以下几种方法[6]：

1. 射流紧缩口宽度（vena contracts width，VC）

VC 是半定量评估瓣膜反流严重程度的主要指标。在采集图像时，应该注意反流束在瓣口的汇聚区、射流紧缩口以及反流束面积应显示在同一帧图像中（图 8-4）。该方法优点是简单，技术要求低；缺点是对于多束血流测量不准确，对严重程度的划分没有明确的阈值。

2. 射流紧缩口宽度 / 肺动脉瓣环比

该指标为射流紧缩口宽度根据肺动脉瓣环大小进一步校正，该比值大于 0.5 为重度反流（图 8-5）。

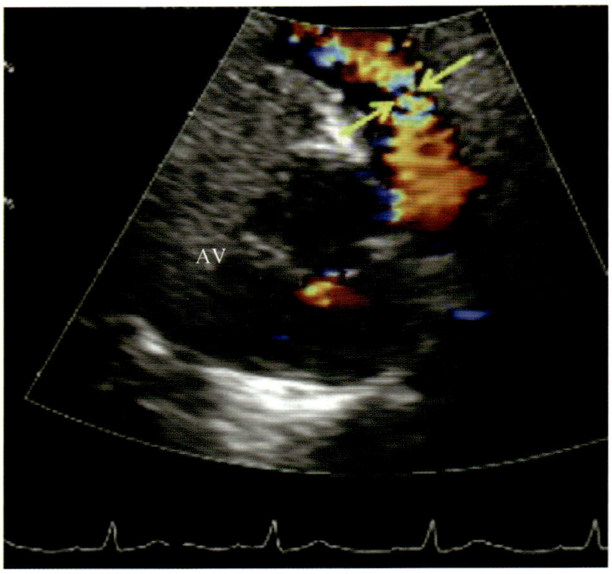

图 8-4　射流紧缩口宽度（箭头）定量肺动脉瓣反流程度

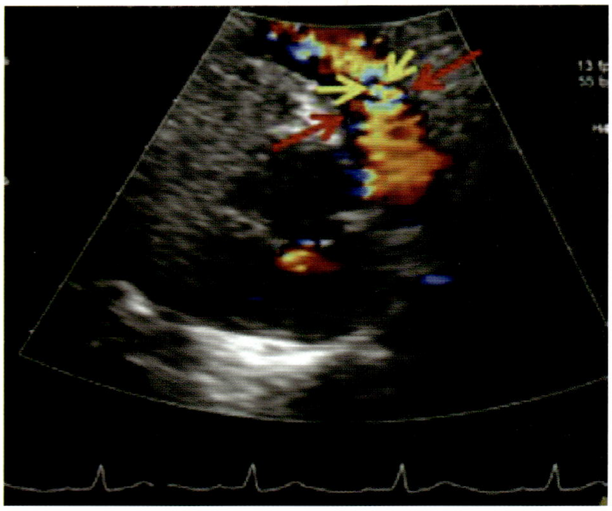

图 8-5　射流紧缩口宽度 / 肺动脉瓣环比

3. 脉冲多普勒显示分支肺动脉逆向血流

该征象是提示重度肺动脉瓣反流的简单方法（图 8-6）。缺点是受到肺动脉顺应性影响，有时低速逆流也为正常现象。

4. 连续多普勒法计算肺动脉瓣反流容积和反流分数

多普勒容积方程（Doppler volumetric method）是用来定量评估瓣膜反流程度的主要指标。先计算有效瓣口面积与反流速度时间积分（TVI），两者积分可得到血流经过瓣口的流量。肺动脉瓣反流容积等于右心室流出道流量减去左心室流出道流量。反流分数等于反流容积 / 右心室流出道流量（图 8-7）。该方法优点是为定量性的，对于多束血流、偏心性反流也合适。缺点是计算比较复杂，如果存在主动脉瓣反流则不适合。

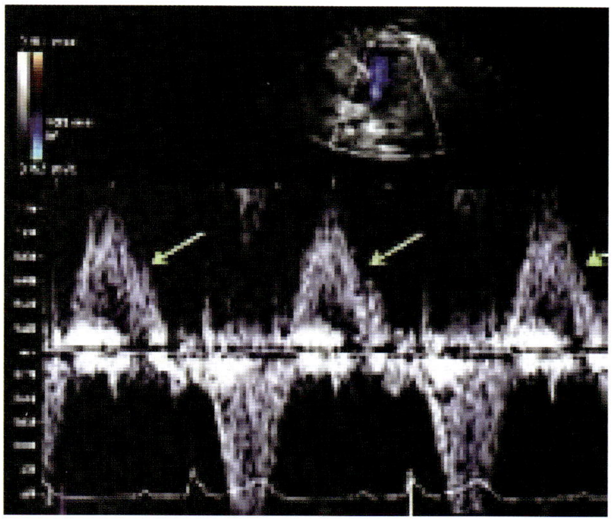

图 8-6 脉冲多普勒显示分支肺动脉逆向血流，提示重度肺动脉瓣反流

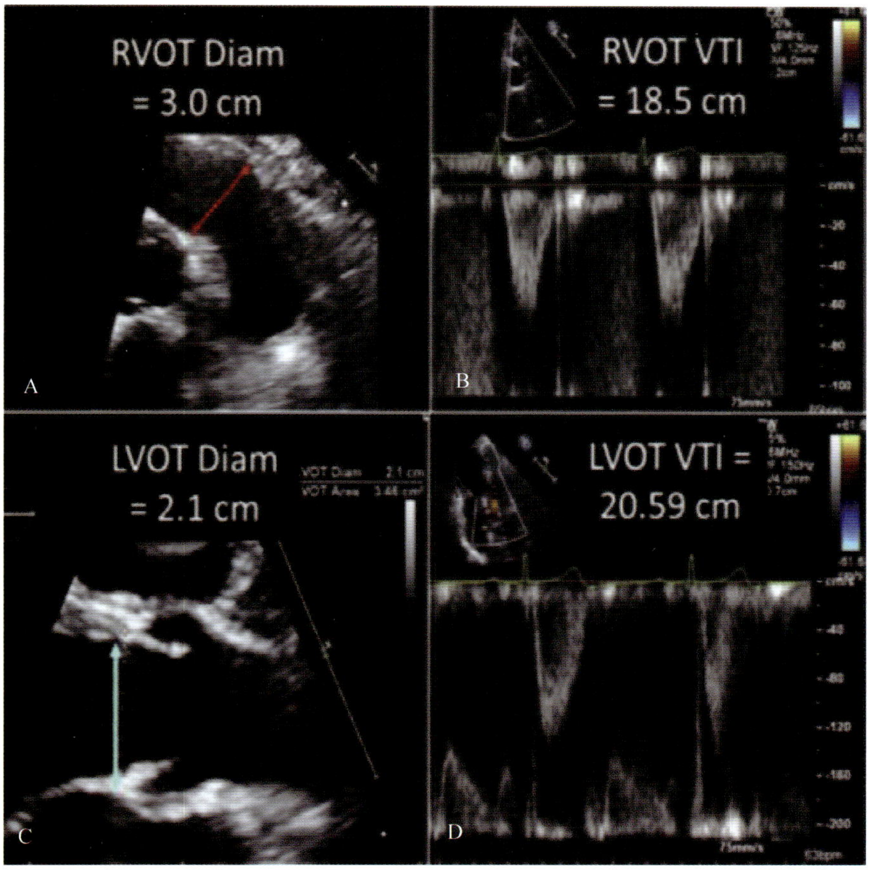

图 8-7 肺动脉瓣反流容积及反流分数的计算

A. 测得肺动脉瓣口内径，可算出肺动脉瓣口面积。**B.** 连续多普勒算得主动脉瓣口速度时间积分。**C.** 测得主动脉瓣口内径，可算出肺动脉瓣口面积。**D.** 连续多普勒算得主动脉瓣口速度时间积分。肺动脉瓣反流容积＝C×D － A×B，反流分数＝（C×D － A×B）/C×D

第三节　影像学检查对肺动脉瓣疾病介入治疗的指导性价值

一、影像学在肺动脉瓣狭窄介入治疗中的作用

肺动脉瓣狭窄术前应该进行超声检查，仔细鉴别，证实是肺动脉瓣病变引起的狭窄，而非肺动脉环狭窄或是右心室流出道梗阻引起的血流压差，具体见前一节。手术时常规进行右心导管检查，测定跨肺动脉瓣压力阶差。然后行左侧位右心室造影，观察肺动脉瓣狭窄的类型及严重程度，并测量肺动脉瓣环直径作为选择球囊大小的依据。典型的肺动脉瓣狭窄造影图像可见“喷射征”（图 8-8），以及主肺动脉狭窄后扩张。

肺动脉球囊扩张是在 X 线影像引导下完成的，其在手术中起到重要指导作用。先以端孔导管或球囊端孔漂浮导管由股静脉途径插入肺动脉，然后经导管插入直头或弯头加硬导引导丝并固定于肺下叶动脉，撤去端孔导管，循导丝插入球囊导管。先以少量 1∶3 或 1∶4 稀释造影剂扩张球囊以观察球囊是否恰跨在瓣环中央，如果球囊位置良好，则用稀释造影剂快速扩张球囊。投射角度取左侧位，随球囊腔内压力的增加，腰征随之消失（图 8-9）。一旦球囊全部扩张，腰征消失，立即回抽造影剂。通常从开始扩张至吸瘪球囊总时间为 5 ～ 10 s，这样可减少由于右心室流出道血流中断时间过长而引起的并发症。通常反复扩张 2 ～ 3 次，有时一次有效扩张即可达到治疗目的。球囊扩张后重复右心导管检查，记录肺动脉至右心室的连续压力曲线，测量跨瓣压差。一般不需要再次进行造影，因为扩张后右心室流出道易激惹，造影可能诱发流出道痉挛。

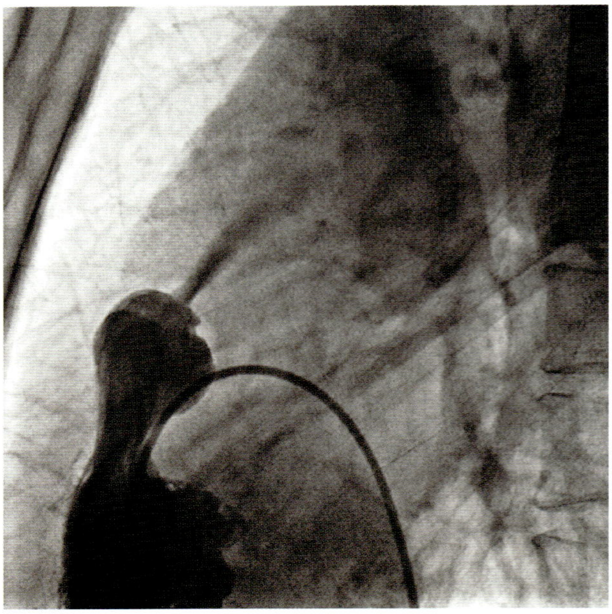

图 8-8　右心室造影可见狭窄的肺动脉瓣开口约 3 mm，血流呈“喷射征”

二、影像学在肺动脉瓣反流介入治疗中的指导作用

我们可以使用无创或有创技术对肺动脉瓣疾病患者进行术前血流动力学评估。无创检查包括超声心动图、磁共振（MRI）等。有创技术包括心导管技术。

使用超声心动图检查评估肺动脉瓣反流量目前仍存在争议，至今尚无一种能够广泛接受的检测方法。三维超声心动图被用于测量右心室容积和射血分数。完整的矩阵排列取样技术能够在四个心动周期中获取整个右心室容积参数。法洛四联症术后患者采用三维超声心动图所测的右心室容积与 MRI 测得结果相关性较好。Tei 心肌作功指数（myocardial performance index，MPI）能够较好反映心肌功能，MPI 计算方法很大程度上不受前负荷、后负荷以及心率影响，可较好地反映收缩功能和舒张功能。右心室 dP/dt 是另一个反映右心室收缩功能的指数。并且该指数与右心室几何形状无关，通过测量三尖瓣反流时喷射血流的上升支斜度而得到。

心脏 MRI 已成为法洛四联症患者心室容积和

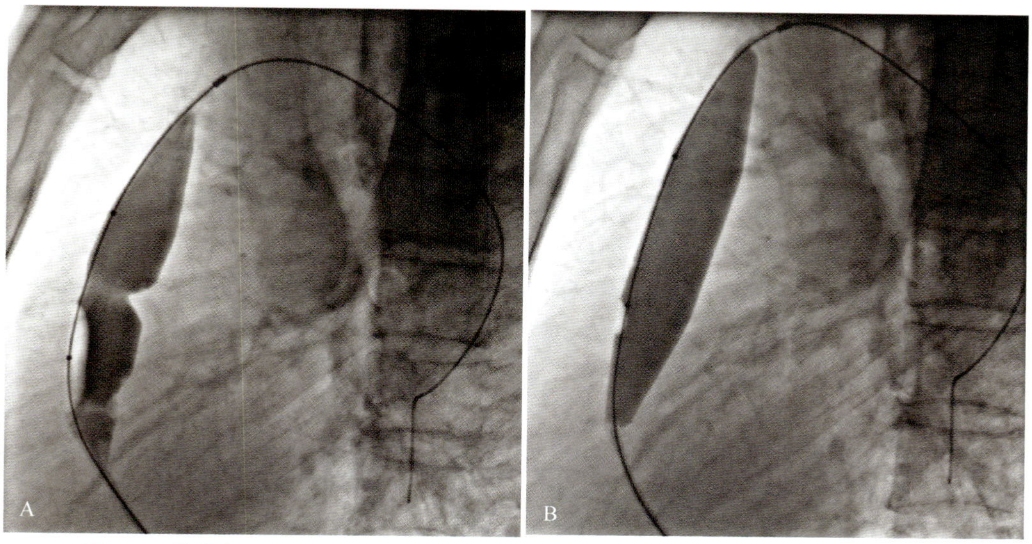

图 8-9　单球囊扩张中，可见明显腰征（A），快速完全扩张球囊后，腰征消失（B）

射血分数检测的金标准，不仅可进行血流动力学压力示踪和精确的冠状动脉疾病显像，还能精确描述右侧心脏和血管的三维解剖结构，对右心室和肺动脉瓣进行评估。

此外，还必须对肺动脉根部的解剖数据进行仔细的测量。这些数据可以为病例的筛选及瓣膜支架的型号选择提供重要依据。可使用超声心动图、CT、MRI 及术中造影。其中，CTA 具有较大的价值，可于整体上了解肺动脉干内径及长度、有无肺动脉狭窄（图 8-10），并可了解冠状动脉与

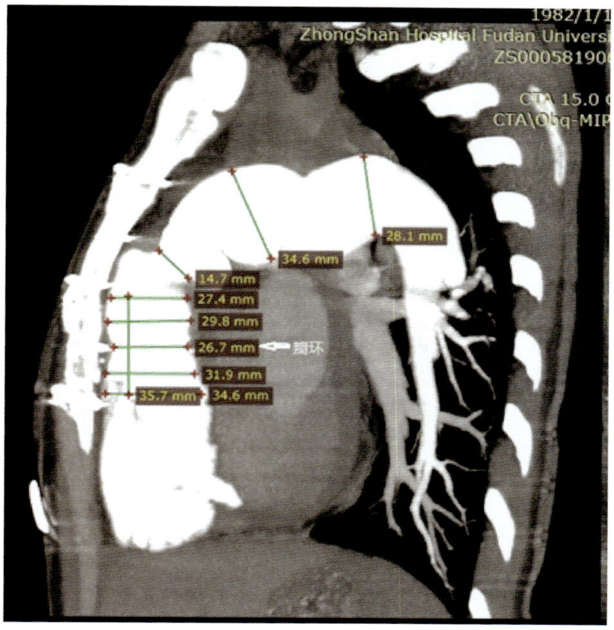

图 8-10　肺动脉 CTA 测量右心室流出道–肺动脉干解剖数据

肺动脉解剖关系。而超声心动图具有简便的优点，可提供初步筛选数据（图 8-11）。

PPVI 在 X 射线引导下完成，其在手术中起到重要指导作用[7]。分别穿刺并置入 6 F 动脉鞘于左侧股动、静脉。穿刺右侧股静脉，从右侧股静脉送入 MPA 导管，行右心导管检查。送入猪尾导管在肺动脉干处行造影观察肺动脉瓣反流情况（图 8-12A）以及右心室流出道（RVOT）、肺动脉干及其分支的走行，并测量 RVOT、肺动脉干内径，肺动脉瓣环内径，RVOT、肺动脉干长度。将超硬导丝导入左肺动脉远端，在该导丝指引下送入测量球囊导管至 RVOT- 肺动脉干处。送入猪尾导管至主动脉根部，将测量球囊完全打开同时予

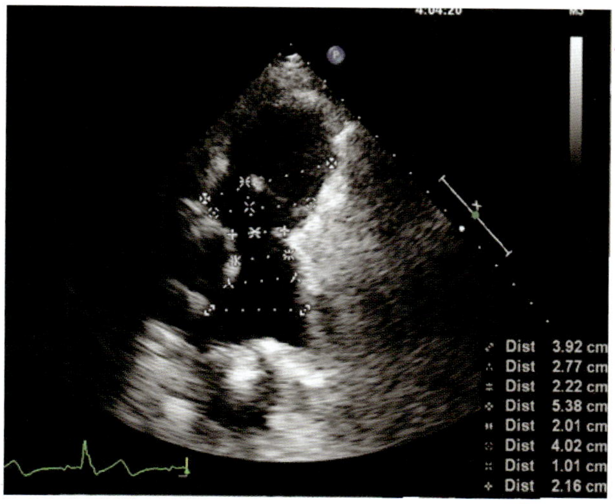

图 8-11　超声心动图测量右心室流出道–肺动脉干解剖数据

主动脉根部非选择性冠状动脉造影，观察冠状动脉与肺动脉解剖毗邻关系及其是否受到球囊压迫（图 8-12B）。送入 6 F 猪尾导管至肺动脉干处，适度打开测量球囊并行肺动脉造影，使得测量球囊刚好堵住 RVOT（球囊能随心跳上下滑动、造影不会出现反流），此时测量球囊的腰部狭窄处内径（图 8-12C），以作为瓣膜型号选择的依据。退出右侧股静脉血管鞘，沿超硬导丝送入输送鞘。通过装配系统将瓣膜装配于输送鞘上。在超硬导丝引导下将装有瓣膜的输送系统送至肺动脉 -RVOT 处。将猪尾导管送至肺动脉干处行血管造影，以显示瓣膜在肺动脉干 -RVOT 的位置（包括右前斜位加头位和侧位），调整瓣膜的位置，使得瓣膜处于合适位置（图 8-12D）。开始释放瓣膜，在此过程中不断行肺动脉干造影并调整瓣膜的位置，在瓣膜支架打开前回撤猪尾导管至右心室并行右心室造影指导瓣膜的释放（图 8-12E）。瓣膜位置理想后，完全释放瓣膜（图 8-12F）。

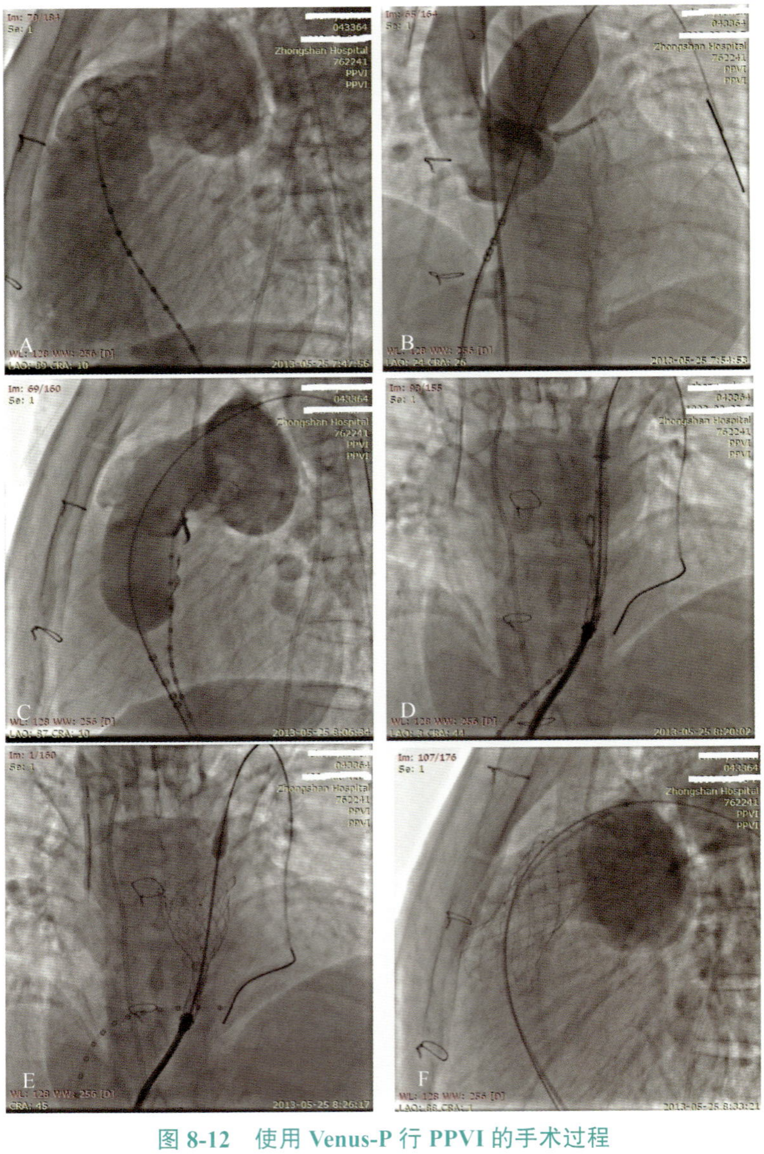

图 8-12　使用 Venus-P 行 PPVI 的手术过程

A. 肺动脉干造影；B. 球囊完全打开同时进行主动脉根部非选择性冠状动脉造影；C. 使用测量球囊测量右心室流出道内径；D. 于肺动脉干－右心室流出道造影指导下调整瓣膜系统位置；E. 于肺动脉干－右心室流出道造影指导下释放瓣膜；F. 瓣膜支架完全释放后造影显示无瓣膜反流

参考文献

[1] 葛均波，周达新，潘文志. 经导管心脏瓣膜治疗术. 上海：上海科技出版社，2013：158-163.

[2] 周达新，潘文志，管丽华，等. 经皮肺动脉瓣置入二例报道. 中国介入心脏病学杂志，2013，21（5）：332-334.

[3] Zhou D，Pan W，Jilaihawi H，et al. A self-expanding percutaneous valve for patients with pulmonary regurgitation and an enlarged native right ventricular outflow tract：one-year results. EuroIntervention. 2018 Nov 6. pii：EIJ-D-18-00715.

[4] Morgan G，Prachasilchai P，Promphan W，et al. Medium-term results of percutaneous pulmonary valve implantation using the Venus P-valve™：international experience. EuroIntervention，2018 Sep 25. pii：EIJ-D-18-00299.

[5] 中华医学会心血管病学分会结构性心脏病学组. 经皮肺动脉瓣置入术中国专家建议. 中国医学前沿杂志：电子版，2016，24（10）：20-24.

[6] Zoghbi WA1，Adams D2，Bonow RO3，et al. Recommendations for noninvasive evaluation of native valvular regurgitation：a report from the American Society of Echocardiography developed in collaboration with the Society for Cardiovascular Magnetic Resonance. J Am Soc Echocardiogr，2017，30（4）：303-371.

[7] 葛均波，周达新，潘文志. 经导管心脏瓣膜治疗术. 上海：上海科技出版社，2013：144-147.

9 先天性心脏病的介入治疗与影像学应用

（何　璐　张玉顺）

第一节　先天性心脏病概述及介入治疗

一、先天性心脏病概述

1. 定义及流行病学

先天性心脏病（congenital heart disease，CHD）是先天性畸形最常见的一种，定义为出生时就已存在的心脏循环结构或功能的异常，通常是胎儿时期血管发育异常或发育障碍以及出生后应当退化的组织或结构未能退化（部分停顿）所致，由于解剖学异常导致血流动力学改变又显著影响了循环系统其他部分的结构和功能形成。Nora 在其所著的《心血管疾病与遗传》一书中提出单纯受环境或遗传因素单一影响而发病的心血管疾病毕竟占少数，大多数是受遗传与环境的相互作用结果。国外资料显示人群总体 CHD 发病率为 0.5% ～ 1.25%。1940—2002 年，美国大约有 100 万 CHD 患儿出生，其中近一半为复杂性畸形[1]。我国部分地区横断面调查显示 CHD 患病率在 1.3‰ ～ 17‰ 之间，多数在 2‰ ～ 8‰ 之间[2]。

2. 分类

常见的 CHD 包括左右心腔之间的异常通道（如房、室间隔缺损，动脉导管未闭），心脏正常通路的梗阻（瓣膜、心室流入道或流出道梗阻），心脏结构发育不良或缺如（如左、右心腔，心脏瓣膜，大血管发育不良或缺如），心脏与肺循环连接异常，心脏与体循环连接异常等（表 9-1）。

二、CHD 的介入治疗

（一）房间隔缺损的介入治疗

房间隔缺损（atrial septal defect，ASD）是

表 9-1　CHD 分类

根据血流动力学变化分类	疾病特点	疾病种类
无分流型（无发绀型）	心脏左右两侧或动静脉之间无异常通路和分流，不产生发绀	主动脉缩窄、肺动脉狭窄、主动脉瓣狭窄、肺动脉分支狭窄、右心室流出道狭窄
左向右分流型（潜伏发绀型）	心脏左右两侧或动静脉循环之间有异常通道，早期由于心脏左侧体循环的压力大于右侧肺循环压力，血流从左向右分流而不出现青紫。当啼哭、屏气或任何病理情况致使肺动脉或右心室压力增高，并超过左心压力时，则可使血流自右向左分流而出现暂时性青紫	房间隔缺损、室间隔缺损、动脉导管未闭、主肺动脉间隔缺损、主动脉窦瘤破裂等
右向左分流型（发绀型）	左右两侧心血管腔内的异常交通，右侧心血管腔内的静脉血通过异常交通分流入左侧心血管腔，大量静脉血注入体循环，出现持续性青紫	法洛三联征、法洛四联征、右心室双出口、单心室、三尖瓣闭锁、完全性大动脉转位、永存动脉干等

指在胚胎发育过程中，房间隔的发生、吸收和融合出现异常，导致左、右心房之间残留未闭的缺损。本病约占所有 CHD 的 10%，占成人 CHD 的 20% ～ 30%，女性多见，男女发病率之比为 1：（1.5 ～ 3）。根据 ASD 胚胎学发病机制和解剖学特点可将 ASD 分为继发孔型和原发孔型，前者常见，占 ASD 的 60% ～ 70%，是介入治疗主要选择的类型；后者占 ASD 的 15% ～ 20%，缺损位于房间隔的下部，因原发房间隔发育不良或者心内膜垫发育异常导致，其上缘为原发房间隔形成的弧形边缘，下缘为左心房室瓣、右心房室瓣的共同瓣环，需手术矫治[3]。

继发孔型 ASD 的总体自然闭合率可达 87%。3 月龄以前婴儿 3 mm 以下的 ASD 在 1 岁半内 100% 可自然闭合；缺损 3 ～ 8 mm 在 1 岁半内有 80% 以上可自然闭合；8 mm 以上的缺损很少能够自然闭合。ASD 的自然愈合年龄为 7 个月至 6 岁，中位数为 1.6 岁。右心室增大者的自愈率为 9.5%，右心室正常者的自愈率为 63.6%。大多数 ASD 儿童无症状，亦不影响活动，多数患者到了青春期后才出现症状。大、中型 ASD 在 20 ～ 30 岁将发生充血性心力衰竭和肺动脉高压，特别是 35 岁后病情发展迅速，如不采取干预措施，患者可因肺动脉高压而使右心室容量和压力负荷均增加，进而出现右心衰竭，而且无论是否手术治疗，均可在术后出现房性心律失常（心房扑动或心房颤动）。此外，部分患者可因反常栓塞而引起脑血管栓塞。对于手术干预的预后，据 Murphy 等[4]报道，术前无肺动脉高压、心力衰竭及心房颤动的患者，早期施行关闭手术，生存率与正常人相同。随访发现，24 岁前实施手术者，长期生存率与正常同龄同性别的对照组相同。40 岁以后手术者，心房颤动的发生率明显升高。因此，对于成人 ASD 患者，只要超声检查有右心室容量负荷增加的证据，均应尽早关闭缺损。另外，尽管传统上认为小于 10 mm 的小型 ASD 无心脏扩大和症状，可不进行外科手术治疗，但考虑到小型 ASD 可能并发反常栓塞和脑脓肿，而且这两种并发症好发于成年人，尤其是 60 岁以后，因此对成年人小型 ASD 也主张行介入治疗。

1. 介入治疗适应证与禁忌证

（1）明确适应证[5]

1）通常年龄≥ 3 岁。

2）继发孔型 ASD 直径≥ 5 mm，伴右心容量负荷增加，≤ 36 mm 的左向右分流（left-to-right shunt，LRS）ASD。

3）缺损边缘至冠状静脉窦，上、下腔静脉及肺静脉的距离≥ 5 mm；至房室瓣≥ 7 mm。

4）房间隔的直径大于所选用封堵伞左心房侧的直径。

5）不合并必须进行外科手术的其他心脏畸形。

（2）相对适应证[6]

随着 ASD 介入技术的提高和经验的积累，国内专家提出相对适应证：

1）年龄＜ 3 岁，但伴有右心室负荷加重。

2）ASD 前缘残端缺如或不足，但其他边缘良好。

3）缺损周围部分残端不足 5 mm。

4）特殊类型 ASD，如多孔型或筛孔型 ASD。

5）伴有肺动脉高压，但 Qp/Qs ≥ 1.5，动脉血氧饱和度≥ 92%，可试行封堵。

（3）禁忌证

1）原发孔型 ASD 及静脉窦型 ASD。

2）感染性心内膜炎及出血性疾患。

3）封堵器安置处有血栓存在，导管插入处有静脉血栓形成。

4）严重肺动脉高压导致右向左分流（right-to-left shunt，RLS）。

5）伴有与 ASD 无关的严重心肌疾患或瓣膜疾病。

6）近 1 个月内患感染性疾病，或感染性疾病未能控制者。

7）患有出血性疾病，未治愈的胃、十二指肠溃疡。

8）左心房或左心耳血栓，部分或全部肺静脉异位引流，三房心，左心房或左心室发育不良。

2. 介入器材选择

目前国际上有 Amplatzer、CardioSEAL、Gore Helex、STARFlex 等[7-8] 多种 ASD 封堵器，但

在我国仅有 Amplatzer 双盘型封堵器广泛应用于临床。由美国圣犹达公司生产的 Amplatzer 房间隔封堵器（图 9-1），由具有自膨胀性的双盘及连接双盘的腰部三部分组成。双盘及腰部均系镍钛记忆合金编织成的密集网状结构，双盘内充填高分子聚合材料。根据 Amplatzer 封堵器腰部直径决定型号大小，从 4 mm 至 40 mm 且每一型号相差 2 mm，封堵器的左心房侧的边缘比腰部直径大 12 ～ 14 mm，右心房侧伞面比腰部直径大 10 ～ 12 mm。此种房间隔封堵器具有自膨胀性能，可多次回收再重新放置，输送鞘管细小，适于小儿 ASD 的封堵。2002 年起，经国家食品药品管理总局批准注册国产 ASD 封堵器并应用于临床，价格仅为进口同类产品的 1/3 左右。

3. 操作方法

（1）术前检查

1）常规实验室检查项目：胸部 X 线片，心电图，超声心动图，血常规，肝、肾功能和电解质，出、凝血时间和传染性指标等。检查目的为全面评价患者的心脏和其他脏器功能，必要时根据病情增加相关项目。

2）经胸超声心动图和（或）经食管超声心动图

经胸超声心动图（transthoracic echocardiography，TTE）通常在以下 3 个切面监测，并测量 ASD 的大小：①大动脉短轴切面，观察主动脉前后壁及其对侧有无房间隔残端组织，心房顶部房间隔残端的长度及厚度；②四腔心切面，观察 ASD 与左、右房室的距离，测量房室环部位残端组织的长度和厚度；③剑下两房心切面，观察上腔静脉和下腔静脉部位 ASD 边缘的长度和厚度。

经食管超声心动图（transesophageal echocardiography，TEE）通常选择心房两腔心、大动脉短轴、四腔心等切面，主要有助于观察 TTE 不能清楚显示的房间隔及周围组织边缘图像，尤其是心房两腔心切面可以充分观察上、下腔静脉端 ASD 残端的长度及厚度。

（2）术前准备

常规签署书面知情同意书，与患者及其家属或监护人交代介入治疗中可能发生的并发症，取得同意后方可进行手术。

（3）操作过程

1）麻醉：婴幼儿采用全身麻醉，术前 5 ～ 6 h 禁食、禁水，同时给予一定比例添加钾、镁的等渗盐水和足够热量的葡萄糖静脉补液。成人和配合操作的大龄儿童可用局部麻醉。

2）穿刺：常规穿刺股静脉，送入动脉鞘管，静脉推注肝素 100 U/kg，此后每隔 1 h 追加负荷剂量的 1/4 ～ 1/3。

3）常规右心导管检查：测量上、下腔静脉至肺动脉水平的压力，并留取血标本行血氧分析。

4）交换导丝：将右心导管经 ASD 处进入左

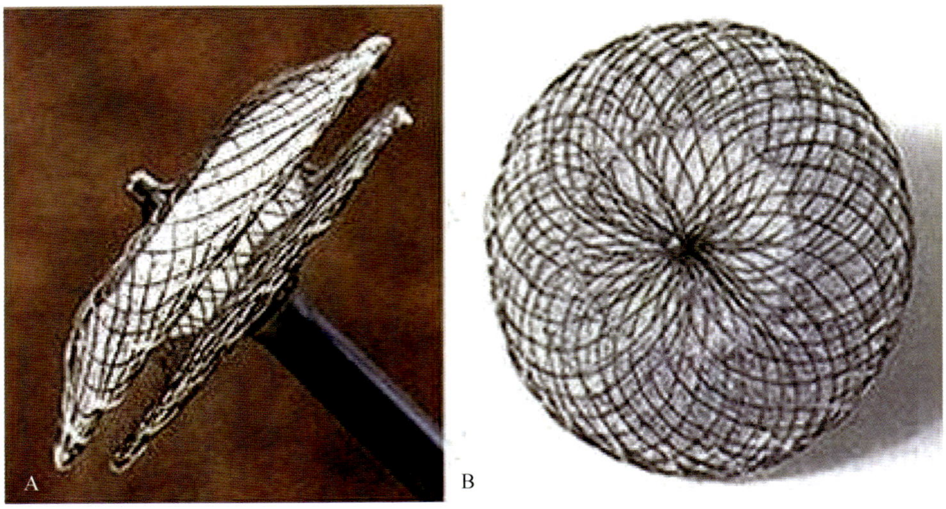

图 9-1　双盘状 ASD 封堵器

A. 侧面观；**B.** 左盘面观

心房和左上肺静脉，交换 0.035 英寸（0.89 mm）、260 cm 长加硬导丝置于左上肺静脉内。

5）选用球囊导管测量 ASD 大小（图 9-2）：沿加硬导丝送入测量球囊，用稀释造影剂（1∶4）充盈球囊，在 X 线透视和 TTE 监测下，见球囊嵌于 ASD 缺口处可见腰征出现，记录推入造影剂量，回抽造影剂将球囊退出体外，用等量造影剂再次充盈球囊，用卡尺测量球囊腰部直径，同时与 X 线和超声测得缺损直径大小比较，根据测量结果选择封堵器。此方法直观、准确，早期可用于判断 ASD 的伸展直径，缺点是有时会撕裂缺损边缘，使 ASD 增大而导致介入治疗失败或使选择的封堵器型号增大。随着对 ASD 介入治疗经验的积累和超声图像清晰度的增加，目前已基本不再使用球囊测量 ASD 伸展直径。偶尔在超声图像欠清晰或多孔型 ASD 难以准确判断时，可考虑应用球囊导管测量。

6）封堵器选择：对于使用球囊导管测量的 ASD，选择的封堵器直径应比球囊测量的缺损伸展直径大 1 ~ 2 mm。目前，多数医院根据 TTE 测量的 ASD 最大缺损直径，成人在此基础上增加 4 ~ 6 mm，小儿在此基础上增加 2 ~ 4 mm 选择封堵器，同时测量房间隔总长度，以便判断封堵器是否能充分展开。大 ASD 时封堵器可能增加至 8 ~ 10 mm。将所选择的封堵器用生理盐水冲洗

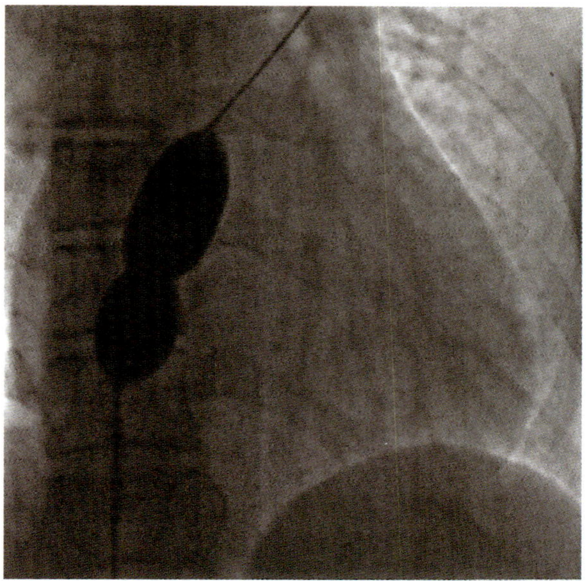

图 9-2　选用球囊导管测量 ASD 大小

收入传送短鞘内。

7）送入输送鞘：根据封堵器大小，选择不同的输送鞘管，在加硬导丝导引下置于左心房内或左肺上静脉开口处。

8）封堵器植入：在 X 线和超声心动图监测下沿鞘管送入封堵器至左心房，打开左心房侧伞盘，回撤至房间隔的左心房侧，然后固定输送杆，继续回撤鞘管，打开封堵器的右心房侧伞盘。在左前斜位 45° ~ 60° + 头位 20° ~ 30°，X 线下见封堵器呈“工”字形展开，稍用力反复推拉输送杆，封堵器固定不变。超声心动图四腔心切面上，封堵器夹在房间隔两侧；主动脉缘无残端者，大动脉短轴切面上见封堵器与主动脉形成“Y”字形；剑下两房心切面上，封堵器夹在 ASD 的残缘上，无残余分流（图 9-3）；对周边结构包括左心房室、右心房室和冠状静脉窦等无不良影响；心电图监测下无房室传导阻滞。如达到上述条件，可旋转推送杆释放封堵器，撤出鞘管，局部加压包扎。

（4）术后处理及随访

1）术后局部砂袋压迫 4 ~ 6 h，卧床 20 h；静脉给予抗生素 3 天防治感染。

2）术后给予肝素抗凝 48 h。普通肝素 100 U/（kg · d），分 4 次静脉注入，低分子肝素每次 100 U/kg，皮下注射，每 12 h 1 次。

3）小儿和成人都可按 3 ~ 5 mg/（kg · d）剂量服用阿司匹林，共 6 个月；成人封堵器直径 ≥ 30 mm 者可酌情加服氯吡格雷 75 mg/d，有心房颤动者应长期服用华法林。

4）术后 24 h，1 个月、3 个月、6 个月至 1 年复查心电图、超声心动图，必要时复查胸部 X 线片。

4. 特殊情况下 ASD 的介入治疗

（1）ASD 合并重度肺动脉高压

多数患者病情较重，心功能较差，多伴有房性心律失常。根据外科手术治疗的经验，肺动脉压力和阻力重度增高，平静时 Qp/Qs ≤ 1.5，肺血管阻力超过体循环阻力 75%，有双向分流或 RLS 者应禁忌手术。Steele 等[9]分析了 25 年治疗的 40 例肺血管阻力明显升高者，发现肺血管

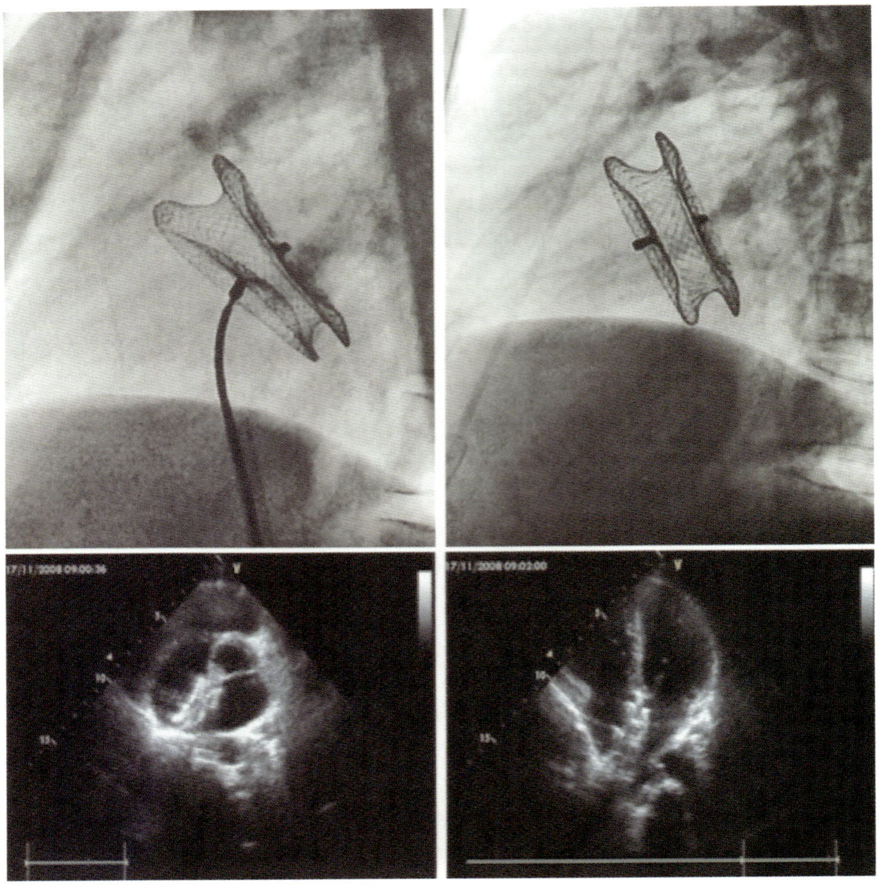

图 9-3　在左前斜位 45° ～ 60° + 头位 20° ～ 30° X 线下，见封堵器呈“工”字形展开；TTE 大动脉短轴和四腔心切面上封堵器夹在房间隔两侧

阻力指数高于 15 U · m^2 时外科手术不再有任何益处。对这类患者判断肺动脉高压是因分流量引起的动力型还是由于肺血管病变引起的阻力型甚为重要，明确肺动脉高压性质后可采用相应的治疗方法。对于伴明显右房室瓣反流、心房水平双向分流以左向右为主者，如果肺动脉压力与主动脉压力比 ≤ 0.8，封堵 ASD 后，测量肺动脉压力下降 20% 以上，而主动脉压力不降或下降不明显，SaO_2 升高到 94% 以上和右房室瓣反流减轻，可以行介入治疗。Lezo 等[10]对 29 例［平均年龄（56±14）岁］的 ASD 伴肺动脉收缩压 > 40 mmHg［平均（65±23）mmHg，Qp/Qs 平均值 1.8±0.5］者行 ASD 封堵治疗后，平均随访（21±14）个月，超声心动图检查示肺动脉压持续降低至（31±11）mmHg，证实部分 ASD 合并肺动脉高压者行介入治疗是安全和有效的。伴肺血管阻力增加的 ASD，肺小血管造影显示肺动脉发育尚可的患者，同时 Qp/Qs ≥ 1.3，可试行封堵术，如果封堵后肺动脉压力下降不明显，可以使用带孔 ASD 封堵器进行封堵（图 9-4），以减少心房水平左向右的分流量，降低肺循环压力，术后必须给予降肺动脉压的药物如内皮素受体拮抗剂、前列环素类和磷酸二酯酶抑制剂等治疗，远期疗效有待进一步观察。操作过程中必须严密监测肺动脉和主动脉压力及 SaO_2 的变化。如果封堵后肺动脉压力和肺血管阻力明显下降，而体循环压力

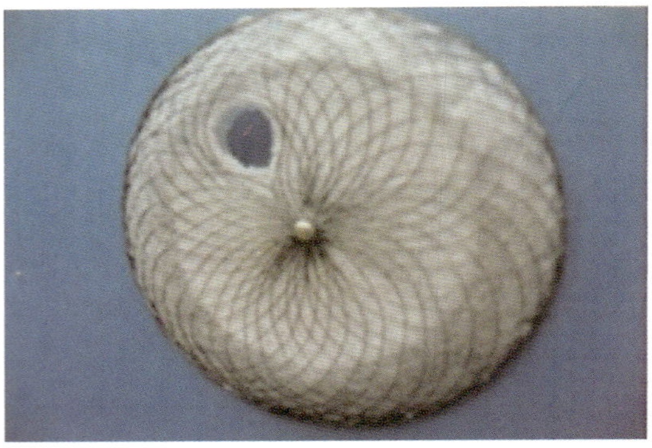

图 9-4　带孔 ASD 封堵器

和 SaO_2 不下降或者升高，则可以考虑释放封堵器（图 9-5），否则应立即收回封堵器。可采用降肺动脉压力药物治疗 3 ～ 6 个月后，待肺动脉高压改善后再行 ASD 封堵术。目前尚无足够的临床经验确定可以安全进行介入治疗的肺动脉高压界限，而且术后长期效果也有待进一步肯定，因此，这种治疗本身具有较大的风险，是否可以安全释放封堵器需要足够的临床经验判断，对于临床经验不足的医务人员，不提倡将 ASD 合并肺动脉高压封堵术的适应证任意放大。

（2）多发性 ASD

术前必须仔细进行 TTE 检查以判断 ASD 的大小、数目和缺损之间距离，必要时行 TEE 检查确定。对于存在 2 个 ASD，但缺损间距≤ 7 mm，可选择 1 枚封堵器闭合；多个缺损的间距＞ 7 mm，无法采用 1 枚封堵器实施介入治疗，需要选择 2 ～ 3 枚封堵器分别闭合；如果缺损数目过多，缺损过大，缺损间距过大，用 2 ～ 3 枚封堵器仍不能完全闭合，则外科手术是最佳选择。

（3）合并房间隔瘤

房间隔瘤临床少见，其发生率仅为 0.2% ～ 1.1%，常合并继发孔型 ASD。可引起房性心律失常、脑栓塞、肺栓塞及冠状动脉栓塞等并发症，建议采取干预措施。ASD 合并房间隔瘤时，因房间隔瘤处组织发育薄弱，正确判定缺损的最大直径有一定困难。建议术中采用球囊测量最大缺损口的伸展直径，通过测量球囊对周围房间隔的挤压，薄弱的间隔多能被撑开，并将小缺损孔的血流一起阻断，然后用超声心动图进一步检测有无过房间隔的血流及分流量大小。由于房间隔瘤内血流淤滞，容易形成血栓，而房间隔瘤的摆动使形成的血栓更易于脱落引起栓塞。因此，有栓塞病史者建议术前行 TEE 检查除外心房附壁血栓，并且术中要仔细观察所有缺损是否完全被关闭或完全覆盖膨出瘤。否则，建议外科手术处理。

（4）边缘较短的 ASD

在 ASD 介入治疗中，超声准确测量缺损的残端是选择适应证的关键。在所有残端不足的 ASD 中，最为常见的是缺损前缘残端缺乏或不足。存在残端不足时，介入治疗应注意以下几点：

1）缺损前缘残端不足而后缘残端足够时可以行介入治疗；缺损前缘残端不足或缺乏时，若后缘、下腔静脉缘及后上缘残端大于 5 mm，可以尝试介入治疗，但应选择偏大的封堵器。

2）主动脉缘缺损残端不足的 ASD 进行介入治疗时，释放封堵器前要仔细进行超声心动图检查，若见封堵器呈“Y”字形夹持在主动脉后壁上，则封堵器一般稳定牢靠。

3）下腔缘残端不足的缺损实施封堵术时，容易出现封堵器脱落。

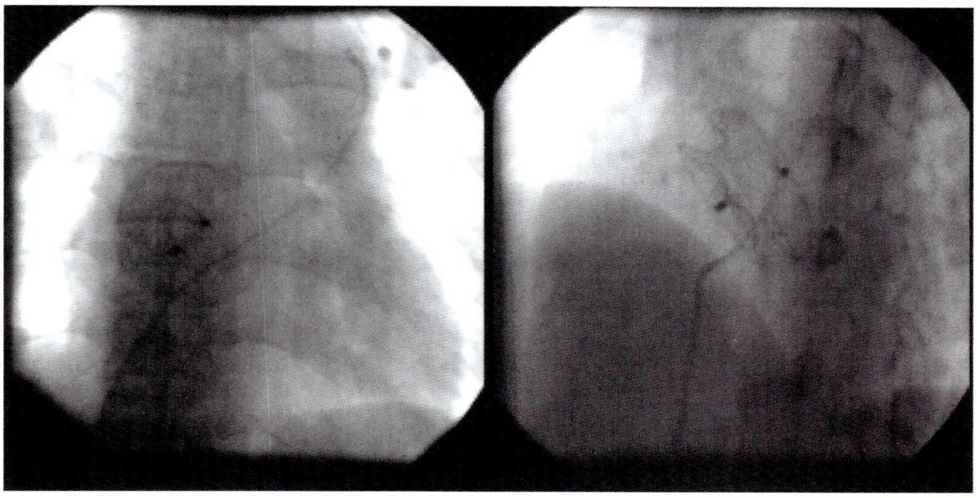

图 9-5 采用带孔 ASD 封堵器封堵 ASD 合并肺动脉高压的患者，操作中必须严密监测肺动脉压力的变化，图中显示封堵前后将端孔导管置于肺动脉内监测压力

（5）老年患者 ASD[11-13]

老年 ASD 特点是病程长，往往合并不同程度的心功能损害、肺动脉高压及房性心律失常。介入治疗难度较大，易出现并发症，应更加充分地做好术前准备，围术期需仔细观察病情变化。

1）对年龄 50 岁以上的患者，介入治疗前建议常规行冠状动脉造影以除外冠状动脉病变。

2）有心房颤动病史患者术前应行 TEE 检查左心房和左心耳是否合并血栓形成。

3）老年 ASD 长期右心系统负荷过重，使左心室受压，左心功能不全，左心室舒张内径≤ 35 mm 时，封堵 ASD 后左心负荷骤然增加，容易加重左心功能不全并诱发心律失常，因此术后应严密观察患者心功能和心律变化，一旦出现应立即给予药物处理。

4）部分老年人血小板数量偏低，术后应使用华法林抗凝治疗，而不使用阿司匹林等抗血小板药物。

5. 疗效分析

我国 ASD 封堵术已经全面推广，经验趋于成熟，对有条件和大小合适的 ASD，成功率可达 100%。目前主要影响技术成功率的因素是适应证的选择、操作者经验和手术技术的熟练程度 3 个方面。许多病例介入治疗失败的重要原因在于恣意放大介入治疗适应证。据沈阳军区总医院（现北部战区总医院）总结全军多所治疗中心 2000 余例 ASD 封堵术显示，总体成功率可达 98.04%，并发症发生率仅为 1.89%[14]。

6. 并发症及处理

（1）残余分流

1）残余分流表现：根据多普勒超声心动图 LRS 信号判定，无 LRS 信号为效果佳，早期可出现经封堵器的星点状分流，但不应出现呈束状的穿隔血流。LRS 束直径＜ 1 mm 为微量残余分流，1 ～ 2 mm 为少量残余分流。由于 Amplatzer 封堵器具有良好的生物相容性，植入人体后，封堵器内血栓形成和金属表面内皮化使其有很高的闭合率。即刻残余分流发生率为 6% ～ 40%，术后 72 h 为 4% ～ 12%，而 3 个月之后残余分流发生率仅为 0.1%。临床发生残余分流多见于缺损不规则，所选封堵器偏小，展开封堵器后在封堵器边缘出现残余分流[15]；或者缺损为多发或筛孔状，在未行闭合术时，大部分血流经过最大的缺损进入右心房，超声心动图无法发现小型缺损而误以为是单孔型缺损，一旦闭合大缺损后，小型缺损的血流随即显现出来，形成残余分流假象。

2）处理方法：①术后出现通过封堵器的微量分流，一般不需要处理，随着时间的推移，会自行闭合。②因缺损不规则导致所选封堵器偏小，可考虑更换更大的封堵器。③封堵器覆盖以外部分发现束状分流，且缺损大于 5 mm 应考虑再置入另 1 枚封堵器，保证完全封堵；如缺损小于 5 mm，可不处理。

（2）血栓栓塞

左心房的封堵器表面形成血栓，可引起全身的血栓栓塞，如外周动脉栓塞、视网膜动脉栓塞等。国内报道血栓栓塞并发症的发生率较低，术中和术后应用肝素及抗血小板药物抗凝，可减少血栓栓塞并发症。对直径较大的 ASD，封堵术后 6 个月内应加强超声随访，以便及时发现封堵器表面血栓。一旦发现血栓，应加强抗凝治疗，如血栓移动度较大，有发生脱落危险者，应考虑行外科治疗。

（3）气体栓塞

主要是术中未能排尽封堵器和输送鞘内的气体所致。临床表现为突发胸痛、胸闷，心率减慢；心电图上可见 ST 段明显抬高，或因栓塞脑血管而出现意识障碍和肢体运动障碍等脑栓塞症状。对症处理后通常在 20 ～ 30 min 病情可缓解，但也有致残的报道。预防气体栓塞的主要措施是严格操作程序，充分排空输送鞘和封堵器中气体，当输送鞘置入左心房后，嘱患者平静呼吸并堵住输送鞘体外开口，避免因负压导致气体进入左心房。一旦出现上述症状，应立即吸氧，心率减慢者给予阿托品维持心率，同时给予硝酸甘油防止血管痉挛加重病情，必要时立即穿刺股动脉，将导管置入栓塞发生处用生理盐水冲洗。

（4）头痛或偏头痛

术后头痛或偏头痛发生率约为 7%[16]，疼痛的部位、性质、程度及持续时间因人而异，最长时间持续半年，有的伴呕吐、恶心、肢体麻木、耳鸣、听力下降。主要为封堵器选择过大使表面不能形成完整的内皮化，或为术后抗血小板治疗不够或存在阿司匹林抵抗，导致微小血栓形成脱落阻塞脑血管所致。因此，ASD 介入治疗术后抗血小板治疗最少半年，如有头痛史可延长至 1 年，并根据具体情况确定是否加用氯吡格雷加强抗血小板治疗或改用华法林抗凝治疗。

（5）穿刺部位血肿和股动静脉瘘

因静脉压力低，静脉穿刺很少引起血肿。发生血肿可能系同时穿刺了动脉，且术后压迫止血不当所致。小型血肿可以不用特殊处理，少量的淤血能够自行吸收；偏大的血肿应立即压迫穿刺处，防止继续出血导致血肿增大，同时挤出淤血。股动静脉瘘系穿刺针同时穿透股动脉和股静脉使两者间形成通道所致，多因穿刺时下肢外展不充分使动静脉血管不能充分展开或者血管畸形引起。形成股动静脉瘘后，腹股沟处可有包块，伴疼痛，穿刺区域或包块处可闻及连续性血管样杂音，并可伴有震颤。出现股动静脉瘘后应积极处理，瘘口小者可经手压迫或超声引导按压修复治疗，瘘口大且经压迫法无法治愈时需及时行外科手术修补。

（6）心脏压塞

与操作者经验不足、对心脏解剖结构不熟悉有关，在推送导管和多次释放与回收封堵器过程中引起心壁穿孔所致，多发生于左心耳处，发生率约 0.12%。发生心脏压塞之后，轻者可无明显症状，重者立即出现胸闷胸痛、心悸、血压下降甚至呼吸困难等症状。预防方法在于操作者在推送导管、导引导丝和输送鞘过程中动作应轻柔，切忌粗暴，一旦出现阻力，立即停止前送并回撤。出现心脏压塞后，必须立即停止操作，严密监视心率、血压和心包积液容量变化。如心脏壁破口较小，超声观察心包积液量增加不明显，可给予鱼精蛋白中和肝素，避免患者深呼吸和体位变化，破口多可自愈；如破口大，心包积液量迅速增加时应立即进行心包穿刺，留置猪尾导管于心包内，抽出心包内积血并从股静脉鞘管中回输至患者体内，直至心包积液量不再增加后撤出留置的导管，再择期介入治疗；经心包穿刺抽液后症状无改善者需尽快行外科手术治疗。

（7）封堵器移位、脱落

封堵器移位、脱落发生率为 0.24% ～ 1.44%[17]，术中封堵器脱落常在封堵器推出输送鞘时发生，可能与推送时发生旋转、封堵器螺丝过松等因素有关；术后脱落多与所选封堵器偏小或 ASD 边缘薄软、短小有关。封堵器可脱落至左心房或右心房，较多脱落在右心房，并可进入左心室或右心室，甚至入肺动脉或主动脉。封堵器脱落后患者可出现心悸、胸闷等症状，重新闻及已经消失的杂音，同时可出现心律失常，心律失常的性质随封堵器脱落的部位而不同。心电监测可见房性或室性期前收缩（早搏）甚至心动过速。术前和术中超声心动图的判断最为重要，若经胸超声心动图不能清楚显示缺损边缘或缺损较大者，应采用经食管超声心动图进一步明确以避免封堵器脱落。重点在于规范化治疗，选择合适的封堵器，尤其是下腔静脉缘残端薄而短者，释放封堵器前需要反复推拉封堵器并观察其形态和位置是否有异常。封堵器脱落后如未发生心室颤动，可经导管取出，国内外均有成功取出的报道，若封堵器较大或者难以取出时应行急诊外科手术。

（8）心律失常[18-19]

由于 ASD 患者传导系统的先天发育异常，加上血流动力学变化对心脏组织电生理特性产生不良影响，ASD 患者在病程进展及治疗过程中可出现各种心律失常。窦性心动过速、窦性心动过缓、室上性心动过速、频发房性早搏、房室传导阻滞和心房颤动等均可在术中和术后出现。过大封堵器植入易损伤窦房结及其邻近区域，或者使窦房结动脉供血受阻均可导致窦房结功能暂时性障碍，而封堵器对房室结的挤压，或对房室结及其周围组织摩擦造成暂时性水肿，则可导致房室结功能障碍或减退。多数患者上述心律失常可迅速缓解，个别患者可持续数小时甚至更长时间。因此，ASD 介入治疗后 2 个月内应注意避免剧烈咳嗽和活动，减少封堵器对周围组织的刺激。出现心律失常后药物对症处理多可缓解，若出现传导阻滞，必要时可植入临时或永久起搏器治疗，部分患者取出封堵器后心律失常消失。

（9）主动脉至右心房和左心房瘘[20]

为ASD封堵术严重并发症，发生率约0.06%，患者主要表现为持续性胸痛。出现这种并发症可能因缺损位置较偏、残端较短、封堵器偏大，植入封堵器后其伞片损伤主动脉而引起。建议严格掌握适应证，对缺损较大、位置较偏、残端较短者，必须仔细观察封堵器植入后的状况，是否会对主动脉造成不良影响。一旦出现上述并发症通常应外科手术治疗，国外有1例介入治疗成功的报道。

（10）溶血

ASD封堵后溶血罕见，考虑系血细胞在较大网状双盘结构中流动所致。此时可停用阿司匹林等抗血小板药物，促进封堵器表面血栓形成，另外给予大剂量激素稳定细胞膜，减少细胞碎裂。

（11）其他少见并发症[21]

已有ASD封堵后患感染性心内膜炎而需要开胸手术治疗的报道，因此，术后预防感染十分重要。

（二）室间隔缺损的介入治疗

室间隔缺损（ventricular septal defect，VSD）为最常见的先天性心脏畸形，多单独存在，亦可与其他畸形合并发生，本病的发生率占存活新生儿的0.3%，先天性心血管疾病患儿的25%～30%。由于VSD有比较高的自然闭合率，约占成人先天性心血管疾病的10%，在上海早年文献报道的1085例CHD患者中，VSD占15.5%，女性稍多于男性[22]。

传统的治疗方法是外科手术，但是外科治疗创伤大，并发症发生率高，占用医疗资源多，术后对患者有一定不良的心理影响。因此，外科治疗不是一种理想的治疗选择。1988年Lock等首次应用双面伞关闭VSD以来，已有多种装置应用于经导管VSD的介入治疗，如CardioSEAL双面伞、Sideris钮扣式补片和弹簧圈等，但由于操作难度大，并发症多，残余分流发生率高，均未能在临床推广应用。1998年Amplatzer发明了肌部VSD封堵器，成功治疗了肌部VSD，但是由于肌部VSD仅占VSD的1%～5%，临床应用数量有限。2002年Amplatzer在ASD封堵器和动脉导管未闭封堵器研制的基础上，研制出膜周部偏心型VSD封堵器，并成功应用于临床。国内于2001年研制出对称型镍钛合金膜周部VSD封堵器，同年12月应用于临床。随着治疗病例的增加和对VSD解剖学认识的提高，对封堵器进行了改进，先后研制出非对称性、零边、细腰大边等封堵器，使适应证范围进一步扩大，成功率提高，房室传导阻滞和右房室瓣反流并发症的发生率降低[23]。但是，与此相反，进口封堵器在应用中发现需要安置人工心脏起搏器的房室传导阻滞发生率高达3.8%，并且有一些患者在术后1年发生房室传导阻滞，分析其原因可能是由于封堵器的结构缺陷[24]。因此，进口封堵器的临床应用受到极大的关注，同时也影响其在临床的推广应用，国外仅在一些大的中心临床应用，累计例数不足2000例。而国产VSD封堵器在国内治疗膜周部VSD的病例数达20 000余例，其并发症的发生率低于进口封堵器，也低于外科手术[25]。伦敦Great Ormond Street Hospital总 结1976—2001年2079例VSD患者外科术后永久性完全房室传导阻滞的发生率，单纯性VSD患者996例中7例发生（0.7%），主要为膜周部VSD。单纯VSD术后患者医院总死亡率为1.5%，在1997—2001年间为0.7%[26]。国内通过大量病例的随访研究，对VSD的封堵治疗有了较深入的认识，严重并发症的发生率明显降低。

1. 介入治疗适应证和禁忌证

（1）明确适应证

1）膜周部VSD：①年龄通常≥3岁。②体重大于10 kg。③有血流动力学异常的单纯性VSD，直径＞3 mm且＜14 mm。④VSD上缘距主动脉右冠瓣≥2 mm，无主动脉右冠瓣脱入VSD及主动脉瓣反流。⑤超声在大血管短轴五腔心切面显示缺损位于9～12点位置。

2）肌部VSD＞3 mm。

3）外科手术后残余分流。

4）心肌梗死或外伤后室间隔穿孔。

（2）相对适应证

1）直径小于 3 mm，无明显血流动力学异常的小 VSD。临床上有因存在小 VSD 而并发感染性心内膜炎的病例，因此，封堵治疗的目的是避免或减少患者因小 VSD 并发感染性心内膜炎。

2）嵴内型 VSD，缺损靠近主动脉瓣，成人患者常合并主动脉瓣脱垂，超声和左心室造影多低估 VSD 的大小。尽管此型 VSD 靠近主动脉瓣，根据目前介入治疗的经验，如缺损距离肺动脉瓣 2 mm 以上，直径小于 5 mm，大多数患者可成功封堵，但其长期疗效尚需随访观察。

3）感染性心内膜炎治愈后 3 个月，心腔内无赘生物。

4）VSD 上缘距主动脉右冠瓣≤ 2 mm，无主动脉右冠窦脱垂，不合并主动脉瓣反流，或合并轻度主动脉瓣反流。

5）VSD 合并一度或二度Ⅰ型房室传导阻滞。

6）VSD 合并动脉导管未闭（PDA），有 PDA 介入治疗的适应证。

7）伴有膨出瘤的多孔型 VSD，缺损上缘距主动脉瓣 2 mm 以上，出口相对集中，封堵器的左心室面可完全覆盖全部入口。

（3）禁忌证

1）感染性心内膜炎，心内有赘生物，或存在其他感染性疾病。

2）封堵器安置处有血栓存在，导管插入路径中有静脉血栓形成。

3）巨大 VSD、缺损解剖位置不良，封堵器放置后可能影响主动脉瓣或房室瓣功能。

4）重度肺动脉高压伴双向分流。

5）合并出血性疾病和血小板减少。

6）合并明显的肝肾功能异常。

7）心功能不全，不能耐受操作。

2. 介入器材的选择

膜周部 VSD 封堵治疗选择封堵器的合适与否与并发症的发生有一定的关系，因此应根据 VSD 的形态、缺损大小、缺损与主动脉瓣的距离选择不同类型的封堵器（图 9-6）。VSD 远离主动脉瓣，首选对称型 VSD 封堵器；VSD 靠近主动脉瓣，选择偏心型封堵器为佳；多孔型缺损可选择左右两侧不对称的细腰型封堵器。选择的封堵器大小应比 VSD 的最小直径大 1 ～ 3 mm。

3. 操作方法

（1）术前检查和准备

包括胸部 X 线片，心电图，超声心动图，血常规，肝、肾功能和电解质，出、凝血时间和传染性指标等。检查目的为全面评价患者的心脏和其他脏器功能，必要时根据病情增加相关项目。

（2）TTE 和（或）TEE

TTE 评价 VSD 的位置、大小、数目与瓣膜的关系，膜部 VSD 需测量缺损边缘与主动脉瓣的距离，VSD 伴有室间隔膜部瘤者，需检测基底部缺损直径、出口数目及大小等。术前筛选必须观察的切面有心尖或胸骨旁五腔心切面，心底短轴切面和左心室长轴切面。在心尖或胸骨旁五腔心切面上重点观察 VSD 与主动脉瓣的距离和缺损的大小。在心底短轴切面上观察缺损的位置和大小。于左心室长轴切面观察缺损与主动脉瓣的关系以及是否合并主动脉瓣脱垂[27]。右房室瓣与 VSD 的关系通常可选择主动脉短轴切面、心尖或胸骨

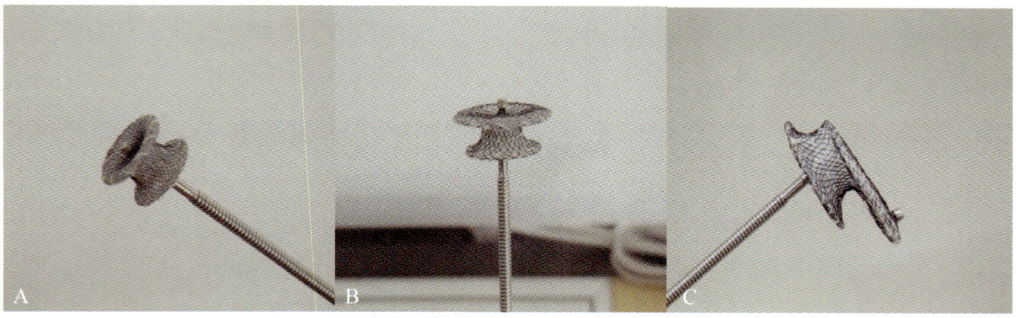

图 9-6　VSD 封堵器

A. 对称型；B. 小腰大边型；C. 偏心型

旁五腔心切面等观察。在 TTE 显示不清时可行 TEE 检查。近心尖部肌部 VSD，还需检查周围解剖结构，有助于封堵器及介入途径的选择。

（3）左右心导管检查和心血管造影检查

10 岁以下儿童选择全麻，≥ 10 岁儿童和成人在局麻下穿刺股静脉，常规给予肝素 100 U/kg，先行右心导管检查，抽取各腔室血氧标本和测量压力，如合并肺动脉高压，应计算肺血管阻力和 Qp/Qs。左心室造影取左前斜 45° ～ 60° ＋头位 20° ～ 25°，必要时增加右前斜位造影，以清晰显示缺损的形态和大小。同时应行升主动脉造影，观察有无主动脉窦脱垂及反流。

（4）封堵方法

1）膜周部 VSD 封堵方法

建立动、静脉轨道：通常应用右冠状动脉造影导管或剪切的猪尾导管作为过隔导管。经主动脉逆行送至左心室，在导引导丝帮助下，导管头端经 VSD 入右心室，将 260 mm 长的 0.032 英寸泥鳅导丝或软头交换导丝经导管插入右心室并推送至肺动脉或上腔静脉，再由股静脉经端孔导管插入圈套导管和圈套器，套住位于肺动脉或上腔静脉的导丝，由股静脉拉出体外，建立股静脉-右心房-右心室 -VSD- 左心室-主动脉-股动脉轨道。当上述方法建立的轨道不通畅时，有可能缠绕腱索，需将导引导丝送至右心室，重新操作导丝经右房室瓣至右心房进入上腔静脉或下腔静脉。在上腔或下腔静脉内圈套导丝，建立轨道可避免导丝缠绕腱索。

由股静脉端沿轨道插入合适的输送长鞘至右心房与过室间隔的导管相接（对吻），钳夹导引导丝两端，牵拉右冠状动脉造影导管，同时推送输送长鞘及扩张管至主动脉弓部，缓缓后撤输送长鞘和内扩张管至主动脉瓣上方。从动脉侧推送导丝及过室间隔导管达左心室心尖部，此时缓慢回撤长鞘至主动脉瓣下，沿导引导丝顺势指向心尖，撤去导引导丝和扩张管。

封堵器的选择：所选封堵器的直径较造影测量直径大 1 ～ 2 mm。缺损距主动脉窦 2 mm 以上者，选用对称型封堵器，不足 2 mm 者，选用偏心型封堵器，囊袋型多出口且拟放置封堵器的缺损孔距离主动脉窦 4 mm 以上者选用细腰型封堵器。

封堵器放置：将封堵器与输送杆连接。经输送短鞘插入输送系统，将封堵器送达输送长鞘末端，在 TTE/TEE 导引下结合 X 线透视，将左盘释放，回撤输送长鞘，使左盘与室间隔相贴，确定位置良好后，封堵器腰部嵌入缺损处，后撤输送长鞘，释放右盘。在 TTE/TEE 监视下观察封堵器位置、有无分流和瓣膜反流，随后重复上述体位左心室造影，确认封堵器位置是否恰当及分流情况，并进行升主动脉造影，观察有无主动脉瓣反流。对缺损较大、建立轨道相对困难者，可选用偏大输送长鞘，保留导引导丝，待封堵器放置满意后撤出导丝。

释放封堵器：在 X 线及超声检查效果满意后即可释放封堵器，撤去输送长鞘及导管后压迫止血（图 9-7）。

2）肌部 VSD 封堵方法

建立经 VSD 的动静脉轨道：由于肌部 VSD 多位于室间隔中部或接近心尖，在技术上与膜部 VSD 封堵术不尽相同。通常建立右股动脉-主动脉-左心室-右心室-右颈内静脉（或右股静脉）的轨道。

封堵器的放置与释放：输送长鞘经颈内静脉

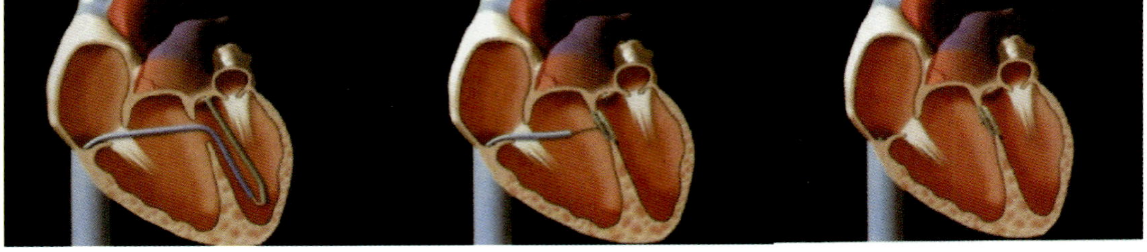

图 9-7　膜部 VSD 封堵治疗示意图

（或股静脉）插入右心室，经缺损处到达左心室，封堵器的直径较造影导管直径大 2 ～ 3 mm，按常规放置封堵器。

3）弹簧圈封堵法

经静脉前向法：建立股静脉–右心室 -VSD-左心室–股动脉轨道，选用 4 ～ 5 F 输送导管，沿轨道将输送导管通过 VSD 送入左心室。选择弹簧圈的大小为弹簧圈中间直径至少比右心室面 VSD 直径大 1 ～ 2 mm，而远端直径等于或略大于左心室面直径。再依左心室 -VSD- 右心室顺序释放弹簧圈。首先推送远端弹簧圈入左心室面盘绕 2 ～ 3 圈，然后略后撤，释放弹簧圈受阻于缺损处，弹簧圈部分骑跨在 VSD 上。随后后撤输送导管，使弹簧圈的其余部分释放于 VSD 内及右心室面。如 VSD 呈囊袋型，宜将大部分弹簧圈放在瘤体内。

经动脉逆向法：先将长导引导丝从左心室通过 VSD 进入右心室，交换 4 ～ 5 F 输送导管入右心室，按右心室 -VSD- 左心室顺序释放弹簧圈。

（5）封堵效果判定

封堵器放置后在 TTE/TEE 及左心室造影下观察，确定封堵器放置位置恰当，无明显主动脉瓣及房室瓣反流或新出现的主动脉瓣和房室瓣反流，为封堵治疗成功。如术中并发三度房室传导阻滞，应放弃封堵治疗。

（6）术后处理及随访

1）术后于病房进行心电监测，24 h 内复查超声心动图，术后观察 5 ～ 7 天情况良好后，出院随访。

2）手术后肝素化 24 h，为预防感染应用抗生素。

3）阿司匹林：小儿和成人都可按 3 ～ 5 mg/（kg · d）剂量服用，共 6 个月。

4）术后 1、3、6、12 个月随访，复查心电图和超声心动图，必要时行胸部 X 线检查。

4. 特殊情况下 VSD 的处理

（1）直径小于 5 mm 的 VSD，无症状且年龄大于 3 岁

是否需手术治疗，尚存争议，但缺损可引起心内膜炎，某些特殊部位如肺动脉瓣下缺损等可能会因长期的血液冲击造成瓣膜等病变。另外，患者终身存在这种生理缺陷，可能会有心理负担，加上社会因素如升学、就业等影响，建议根据患者的具体情况选择介入治疗。

（2）嵴内型 VSD

嵴内型缺损位于室上嵴之内，缺损四周均为肌肉组织，从左心室分流的血液往往直接进入右心室流出道，其上缘距主动脉瓣较近，有些缺损上缘即为主动脉右冠窦，容易使右冠瓣失去支撑造成瓣膜脱垂。如超声检查在心底短轴切面上，缺损位于 11 点半至 1 点钟位置，距离肺动脉瓣 2 mm 以上，直径小于 5 mm 者有可能介入治疗成功。与膜部缺损不同，嵴内型 VSD 常规角度造影往往不能显示缺损分流口，需要左前斜到左侧位 65° ～ 90°，加头向成角造影，也可取右前斜位造影，以显示缺损大小。封堵时必须保证封堵器左心室侧的零边朝向主动脉瓣。在放置过程中可先将封堵器的左盘面横放在左心室内推出鞘管，观察封堵器的指向标志是否指向心尖部，如方向不对，可将封堵器全部放在左心室内推出鞘管，顺钟向旋转推送杆，多方向观察封堵器指向标志指向心尖部后回拉封堵器的右心室盘和腰部至鞘管内；或拉出体外，通过将封堵器的指向标志指向 6 点钟的位置推送入输送鞘管内，保证推出鞘管后封堵器的指向标志指向心尖，如位置和方向不合适，可反复调整直至位置正确。由于嵴内型缺损边缘全为肌肉组织，封堵器放置后不会发生移位。嵴内型 VSD 与希氏束相距较远，封堵后一般不引起房室传导阻滞。术后出现交界区心动过速和室性加速性自主心律较多，一般不需要特殊处理，心律失常多在 1 周内自行消失。

（3）膜部瘤型 VSD

膜部瘤型 VSD 左心室面入口通常较大，右心室面出口较小。由于膜部瘤形态复杂，其大小、出入口的位置、出入口间的长度、囊壁厚薄均有较大差异。根据造影结果大致可分为漏斗型、漏斗管型、莲蓬型、囊袋型 4 种，其中以漏斗型最常见。

1）漏斗型：如漏斗型膜部瘤左心室面入口直径在 12 mm 以内，出口上缘距离主动脉瓣 2 mm 以上，一般选择对称型或偏心型封堵器封堵缺损

左心室面即可达到完全封堵，方法与不合并膜部瘤的缺损相同。术中将左心室盘完全覆盖膜部瘤左心室基底部，右心室盘从膜部瘤右心室面口拉出后打开，使封堵器腰部卡在出口处，右心室盘将整个瘤体夹住移向室间隔左心室面。如缺损上缘距主动脉右冠窦 4 mm 以上，应选择细腰型封堵器，这样能保证完全封堵入口，同时封堵器的右心室面相对较小，放置后平整的盘片对右房室瓣的影响较小，且不影响右心室流出道，封堵器的腰部直径应比出口直径大 1 ～ 2 mm 或相等。如缺损上缘距主动脉右冠窦 2 mm 以上，可选择对称型封堵器，腰部直径应比出口直径大 1 ～ 3 mm（图 9-8）。如果缺损上缘距主动脉窦小于 2 mm、大于 1 mm，可选择与缺损左心室面入口大小相同的零边偏心型封堵器，将封堵器的零边准确放置在主动脉瓣下（图 9-9）。

2）漏斗管型：一般缺损直径较小，入口与出口间的距离较长，放置封堵器后封堵器的左心室面可张开，而右心室面不能充分张开，呈现“丁”字形外观，此种类型 VSD 选择弹簧圈封堵可能更合适。对直径较大的漏斗管型缺损，可应用对称型或偏心型封堵器，封堵器腰部直径比出口直径大 1 ～ 2 mm。

3）莲蓬型：此型缺损出口多，出口方向不一致，出口间距离不一。在选择封堵器时需要考虑封堵器能否完全覆盖入口，是否影响主动脉瓣、右房室瓣的启闭，以及对右心室流出道的影响。一般主张完全封堵左心室面入口，这样左心室基底部被完全覆盖后右心室面多发破口的血流就自然被堵闭，如果选择封堵右心室面出口，应选择大孔送入鞘管，以保证封堵器腰部能充分展开。通常选择细腰封堵器可以达到封堵左心室的入口，且不影响右房室瓣和流出道的效果，其他种类的封堵器也可选择，但是必须完全封堵入口，且封堵器应能较好展开。

4）囊袋型：囊袋型膜部瘤型 VSD 一般左心室基底部直径较大，多在 10 mm 以上，瘤体也大，入口与出口均大于 10 mm，缺损的上缘距主动脉窦应大于 3 mm，可选择对称型封堵器，封堵器腰部直径应比缺损直径大 3 ～ 4 mm，如出口小，可选择细腰型封堵器，封堵器腰部直径比缺损直径大 1 ～ 3 mm（图 9-10）。总之，由于 VSD 膜部瘤的大小、位置、形态、破口多种多样，应根据具体情况，灵活选择封堵的部位及封堵器型号，总的原则是在不影响主动脉瓣、右房室瓣功能的基础上，达到完全阻止过隔血流的目的，并能减少并发症的发生。

（4）合并重度肺动脉高压

合并重度肺动脉高压时，VSD 一般较大，分流量小，常常伴有比较严重的心功能不全，能否封堵主要根据缺损是否适合堵闭和肺动脉压力升高的程度及性质决定，如 VSD 适合封堵，并且是动力型肺动脉高压，可以选择介入治疗。

5. 疗效评价

封堵器安置后在 TTE 或 TEE 及左心室造影下观察，封堵器放置位置恰当，无或仅有微量至少

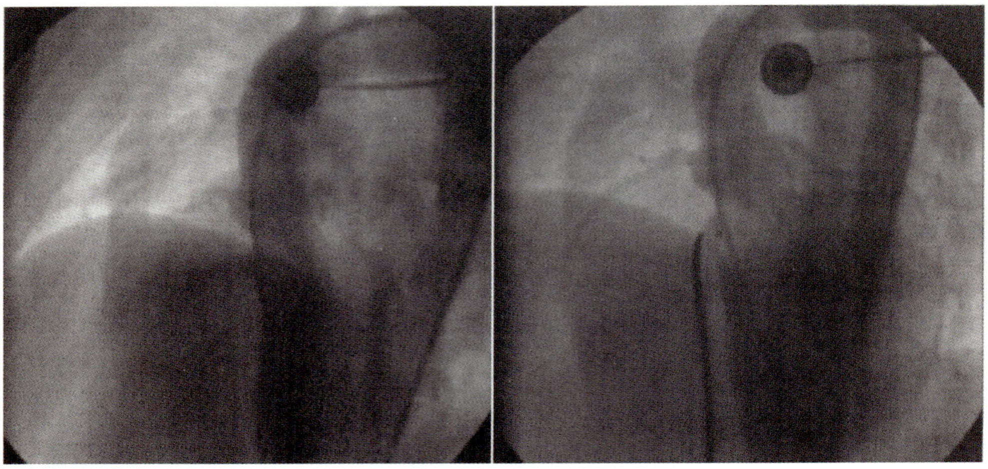

图 9-8　漏斗型 VSD 封堵前后左心室造影图像，显示缺损上缘距主动脉右冠窦 2 mm 以上，选择对称型封堵器封堵

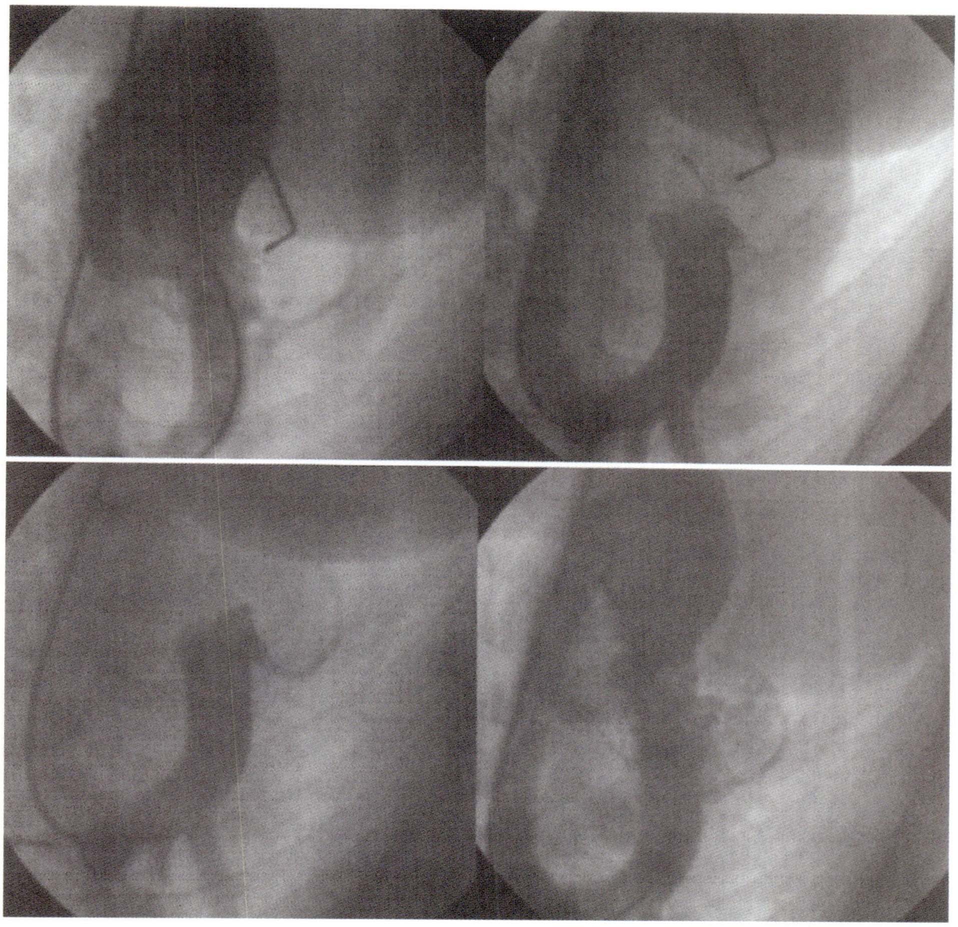

图 9-9 VSD 恰好位于主动脉瓣下，升主动脉造影显示主动脉右冠窦增大下垂，无主动脉瓣反流，选择偏心型封堵器将封堵器的零边准确放置在主动脉瓣下，重复主动脉造影未见反流，左心室造影未见残余分流

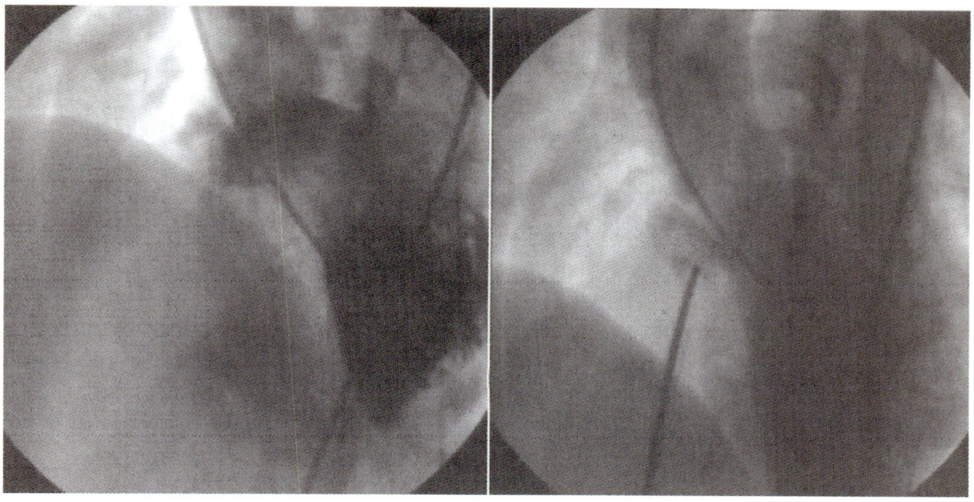

图 9-10 囊袋型膜部瘤型 VSD，左心室造影可见右心室面有上、中、下 3 处分流，选用小腰大边型封堵器通过右心室中间出口封堵，术后造影可见右心室面有少量造影剂通过，听诊无杂音，24 h 后复查 TTE 无异常血流束

量分流，无明显主动脉瓣及房室瓣反流或新出现的主动脉瓣和房室瓣反流，心电图提示无严重的传导阻滞，为封堵治疗成功。符合适应证条件的膜周部 VSD 基本上可全部获得成功，相对适应证的患者成功率低一点，总体成功率在 95% 以上。根据“第四届 CHD 介入治疗沙龙学术研讨会”资

料显示，目前我国 VSD 封堵术总体成功率可达 96.45%，严重并发症发生率为 2.61%，病死率为 0.05%。迟发严重并发症包括三度房室传导阻滞、左心室进行性增大及右房室瓣反流等，少数迟发并发症的发生机制尚不十分明确，有待今后进一步探讨。

6. 并发症与处理

（1）心导管术相关并发症

（2）心律失常

术中可有室性早搏、室性心动过速、束支传导阻滞及房室传导阻滞，多在改变导丝、导管和输送鞘位置和方向后消失，不需要特殊处理。加速性室性自主心律多见于嵴内型 VSD，或膜周部 VSD 向肌部延伸的患者，与封堵器刺激心室肌有关。如心室率在 100 次 / 分以内，不需要药物治疗。心室颤动较少见，可见于导管或导引导丝刺激心室肌时。术前应避免发生低钾血症，一旦发生应立即行电复律。三度房室传导阻滞和交界区逸搏心律，与封堵器的大小、VSD 部位和术中操作损伤有关。交界区逸搏心律可见于合并三度房室传导阻滞时，若心率在 55 次 / 分以上，心电图 QRS 波在 0.12 s 以内，可静脉注射地塞米松 10 mg/d，共 3 ～ 7 天；并严密观察，若心室率过慢，出现阿–斯综合征时，需安置临时心脏起搏器。3 周后如仍未见恢复，需安置永久起搏器。三度房室传导阻滞多发生于术后早期，近年来也有在晚期发生三度房室传导阻滞的病例，因此，术后应长期随访观察。近年的临床观察显示，术后传导阻滞的发生主要与封堵器的结构与性能有关，进口封堵器出现的晚期房室传导阻滞，与封堵器在形变过程中产生的持续张力有关[28]。国产封堵器 2004 年间曾出现多例房室传导阻滞，经改进封堵器的结构和性能后，传导阻滞的发生率明显降低，提示封堵器大小的选择和结构与性能的调整是预防和减少房室传导阻滞发生的主要措施。

（3）封堵器移位或脱落

与封堵器选择偏小、操作不当有关。脱落的封堵器可用圈套器捕获后取出，否则应外科手术取出。

（4）腱索断裂

在建立轨道时由于导引导丝经腱索内通过，此时在左前斜加头位投影下可见导管走行扭曲，通常应重新建立轨道，强行通过鞘管可引起腱索断裂。应用猪尾导管经右房室瓣至肺动脉，可减少进入腱索的机会，如发生腱索断裂，应行外科处理。另外，输送鞘管放置在左心室内，鞘管从腱索间通过，送出或牵拉封堵器，可引起左房室瓣的腱索断裂。

（5）右房室瓣关闭不全

发生率为 1.6%，与缺损部位、操作方式和封堵器大小有关[6]。隔瓣后型 VSD 与右房室瓣关系密切，置入封堵器后可引起明显的右房室瓣反流。操作过程中也可损伤右房室瓣及腱索，主要是轨道从腱索中通过，继而强行送入导管或鞘管，导致腱索断裂。因此，术中在建立轨道时应确认导引导丝未经右房室瓣腱索中通过。释放封堵器时，应将鞘管远端推近封堵器时再旋转推送杆，以防止其与腱索缠绕。若封堵器边缘过长，特别是选择封堵器过大，腰部因缺损口小，封堵器腰部伸展受限，出现边缘相对较长，或封堵器的盘片形成球形外观，释放后占据较大空间，会影响右房室瓣关闭。术中应行超声监测，如发现明显的右房室瓣反流，应放弃封堵治疗。

（6）主动脉瓣反流

与封堵器和操作有关。如边缘不良型的 VSD，选择封堵器的边缘大于 VSD 至主动脉瓣的距离，封堵器的边缘直接接触主动脉瓣膜均会影响主动脉瓣的关闭。封堵器左心室的盘片直径大于主动脉瓣下流出道周径的 50%，封堵器放置后可引起流出道变形，导致主动脉瓣关闭不全。在封堵过程中操作不当，或主动脉瓣本身存在缺陷，导引导丝可直接穿过主动脉瓣的缺陷处，如果未能识别，继续通过导管和输送鞘管，可引起明显的主动脉瓣反流。在主动脉瓣上释放封堵器，如操作不当也可损伤主动脉瓣，引起主动脉瓣关闭不全，因此不宜在主动脉瓣上释放封堵器。

（7）残余分流

经过封堵器的分流在短时间内随着封堵器中聚酯膜上网孔被血液成分填塞后分流消失，明显的残余分流见于多孔型 VSD 封堵治疗的患者，封堵器未能完全覆盖入口和出口。如为多孔型 VSD 应保证封堵器的左侧面完全覆盖入口，否则应放弃封堵治疗。

（8）溶血

与存在残余分流有关，高速血流通过封堵器可引起溶血。表现为酱油色尿、寒战、贫血和肾功能不全等，应严密观察，对轻度溶血者，停用阿司匹林，静滴止血药，口服或静脉滴注碳酸氢钠。如系弹簧圈引起的分流并发溶血，也可再放置一枚封堵器或弹簧圈。如血红蛋白＜ 70 g/L，应外科手术取出封堵器。

（9）急性心肌梗死

国内曾有术后发生急性广泛前壁心肌梗死的病例报道，可能与术中抗凝不够导致导管内或封堵器表面形成的血栓脱落至冠状动脉内引起。此种并发症极少见，一旦发生处理困难。术中应常规抗凝，一般按 100 U/kg 给予肝素抗凝，或根据 ACT 监测结果指导应用肝素剂量。术后密切观察，如出现腹痛或胸痛症状，应及时检查心电图。如早期发现，可行溶栓治疗。

（10）心脏及血管穿孔

同 ASD 封堵术。

（11）神经系统并发症

头痛、脑卒中等。

（12）局部血栓形成及周围血管栓塞。

（三）动脉导管未闭的介入治疗

动脉导管未闭（patent ductus arteriosus，PDA）是常见 CHD 之一，其发病率占 CHD 的 10% ～ 21%，每 2500 ～ 5000 例存活新生儿中即可发生 1 例。早产儿发病率明显增加，出生时体重＜ 1 kg 者发病率可高达 80%。女性多见，男女比例约为 1∶3。根据 PDA 直径的大小可有不同的临床表现，大多数专家认为 PDA 一经诊断就必须进行治疗，而且大多能通过介入方法治愈[29-31]。

1. 介入治疗适应证和禁忌证

（1）明确适应证

体重＞ 8 kg，具有临床症状和心脏超负荷表现，不合并需外科手术的其他心脏畸形。

（2）相对适应证

1）体重 4 ～ 8 kg，具有临床症状和心脏超负荷表现，不合并需外科手术的其他心脏畸形。

2）“沉默型”PDA。

3）导管直径＞ 14 mm。

4）合并感染性心内膜炎，但已控制 3 个月。

5）合并轻至中度左房室瓣关闭不全、轻至中度主动脉瓣狭窄和关闭不全。

（3）禁忌证

1）感染性心内膜炎、心脏瓣膜和导管内有赘生物。

2）严重肺动脉高压出现 RLS，肺总阻力＞ 14 wood 单位。

3）合并需外科手术矫治的心内畸形。

4）依赖 PDA 存活的患者。

5）合并其他不宜手术和介入治疗疾病的患者。

2. 介入器材选择

PDA 介入器材有以下几种，应用最为广泛的是蘑菇伞型封堵器（Amplatzer PDA 封堵器及国产类似形状封堵器）。

（1）蘑菇伞型 PDA 封堵器（图 9-11）

封堵器由镍钛记忆合金编织，呈蘑菇形孔状结构，内有 3 层高分子聚酯纤维，具有自膨胀性能。Amplatzer PDA 封堵器主动脉侧直径大于肺动脉侧 2 mm，长度有 5 mm、7 mm 和 8 mm 3 种规格，肺动脉侧直径可分为 4 ～ 16 mm 7 种型号。国产封堵器与其相似，但直径范围加大。

（2）弹簧圈

包括不可控弹簧圈封堵器如 Gianturco coil 和可控弹簧圈封堵器如 Cook detachable coil、PFM Duct-Occlud coil（图 9-12），多用于最窄直径≤ 2.0 mm 的 PDA。

（3）其他封堵器

包括 Amplatzer Plug、成角型蘑菇伞封堵器、第二代 PDA 封堵器（ADO Ⅱ）、肌部和膜部 VSD 封堵器等（图 9-13 至图 9-15）。其中 Amplatzer Plug 和 ADO Ⅱ多用于小型长管状 PDA，其他多用于大型 PDA。

3. 操作方法

（1）术前准备

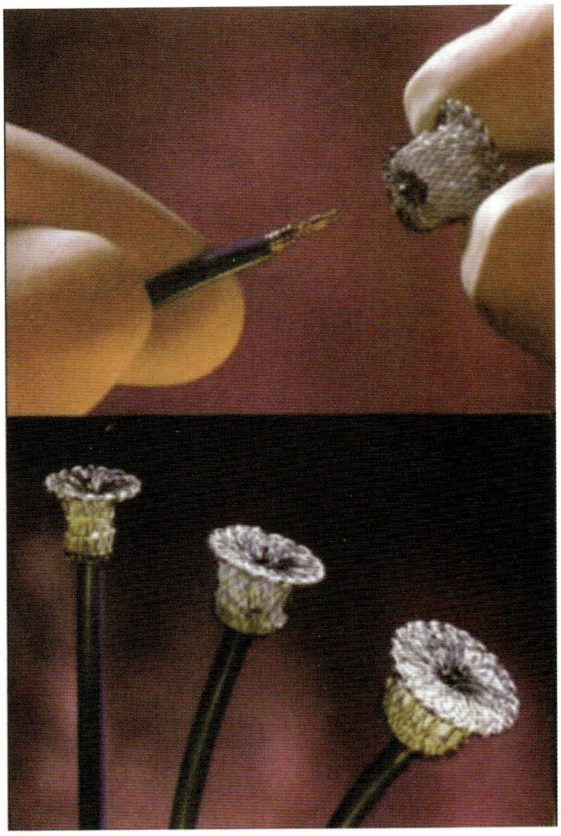
图 9-11 蘑菇伞型 PDA 封堵器

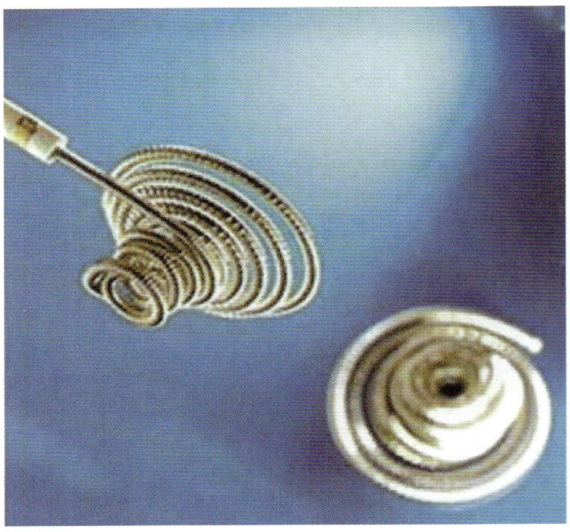
图 9-12 德国 PFM 公司生产的 Duct-Occlud coil 可控弹簧圈

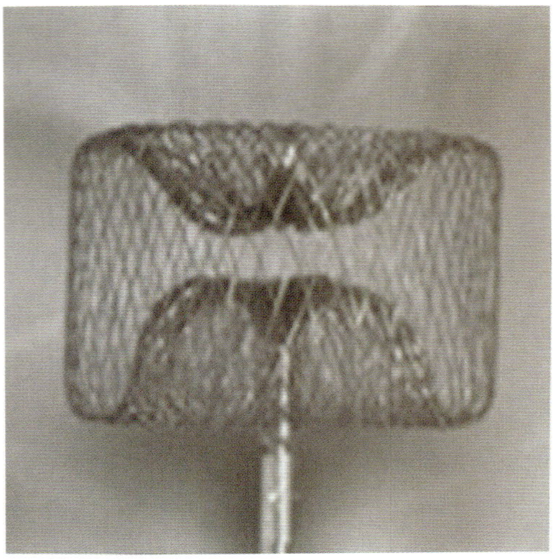
图 9-13 美国 AGA 公司生产的 Amplatzer Plug 封堵器

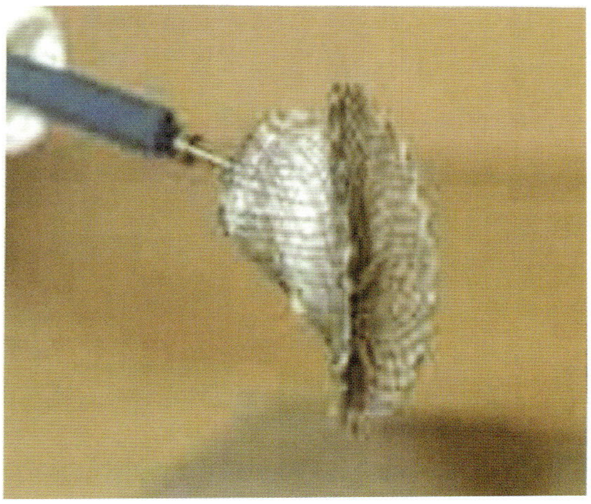
图 9-14 成角型蘑菇伞封堵器

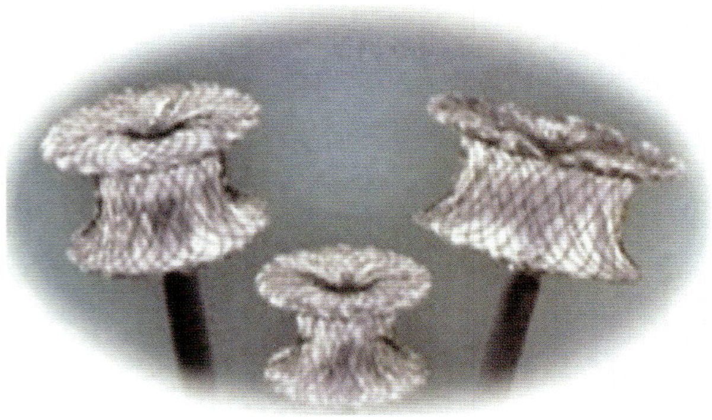
图 9-15 肌部 VSD 封堵器

常规签署书面知情同意书，向患者及其家属或监护人交代介入治疗中可能发生的并发症，取得同意后方可进行手术。

（2）操作过程

1）麻醉：婴幼儿采用全身麻醉，术前 5 ～ 6 h 禁食、水，同时给予一定比例添加钾镁的等渗盐水和足够热量的葡萄糖静脉补液。成人和配合操作的大龄儿童可用局部麻醉。

2）常规穿刺股动、静脉，送入动静脉鞘管，6 kg 以下婴幼儿动脉最好选用 4 F 鞘管，以免损伤动脉。

3）行心导管检查测量主动脉、肺动脉等部位压力。合并有肺动脉高压者必须计算体、肺循环血流量和肺循环阻力等，判断肺动脉高压程度与性质，必要时行堵闭试验。行主动脉弓降部造影了解PDA形状及大小，常规选择左侧位90°造影[32]。成人动脉导管由于钙化、短缩，在此位置不能清楚显示时可加大左侧位角度至100°～110°或采用右前斜位30°＋头15°～20°来明确解剖形态。注入造影剂的总量≤5 ml/kg。

4）将端孔导管送入肺动脉，经动脉导管至降主动脉，若PDA较细或异常而不能通过时，可从主动脉侧直接将端孔导管或用导丝通过PDA送至肺动脉，采用动脉侧封堵法封堵；或者用网篮导管从肺动脉内套住交换导丝，拉出股静脉外建立输送轨道。

5）经导管送入260 cm加硬交换导丝至降主动脉后撤出端孔导管。

6）使用肝素盐水冲洗传送长鞘管，保证鞘管通畅且无气体和血栓。沿交换导丝送入相适应的传送长鞘管至降主动脉后撤出内芯及交换导丝。

7）封堵法：①蘑菇伞封堵法（图9-16）。选择比PDA最窄处内径大3～6 mm的蘑菇伞封堵器，将其连接于输送杆前端，同时拉输送杆，使封堵器进入装载鞘内，用生理盐水冲洗去除封堵器及其装载鞘内气体，从传送鞘管中送入封堵器至降主动脉，打开封堵器前端，将封堵器缓缓回撤至PDA主动脉侧，嵌在导管主动脉端，回撤传送鞘管，使封堵器腰部镶嵌在动脉导管内并出现明显腰征，观察5～10 min，重复主动脉弓降部造影，显示封堵器位置良好，无明显造影剂反流后可释放封堵器。②弹簧圈堵塞法：采用经动脉侧放置弹簧圈方法，先将导管从动脉侧送入，通过PDA放置于肺动脉内，再将选择适当的弹簧圈装载到传送导丝顶端，送入端孔导管内，小心将其送出导管顶端2～3圈，回撤全套装置，使弹簧圈封堵导管主动脉侧。经静脉途径放置弹簧圈方法同蘑菇伞封堵法，先释放主动脉侧弹簧圈，再将端孔导管退至动脉导管的肺动脉侧，继续推送传送装置，使弹簧栓子在肺动脉侧形成1.5～2圈，10 min后重复主动脉弓降部造影，显示弹簧圈位置合适、形状满意、无残余分流则可旋转传送柄，释放弹簧栓子。经动脉法若要在释放前明确封堵效果，可从传送导管内注入造影剂观察或者需从对侧股动脉穿刺，送入猪尾导管，行主动脉造影[33]。

8）撤除长鞘管及所有导管，局部压迫止血，包扎后返回病房。

（3）术后处理及随访

1）术后局部砂袋压迫4～6 h，卧床20 h；静脉给予抗生素3天。

2）术后24 h、1个月、3个月、6个月、1年复查心电图、超声心动图，必要时复查胸部X线片。

4. 特殊PDA的处理

（1）合并重度肺动脉高压

正确判断肺血管病变的类型是手术成功的关键。当患者心导管检查Qp/Qs＞1.5、股动脉血氧饱和度＞90%，可拟行介入治疗。可先作试验性封堵，并严密监测肺动脉、主动脉压力和动脉血氧饱和度的变化，如肺动脉收缩压或平均压降低20%或30 mmHg以上，肺小血管阻力下降，而主动脉压力和动脉血氧饱和度无下降或上升，且无全身反应，主动脉造影证实封堵器

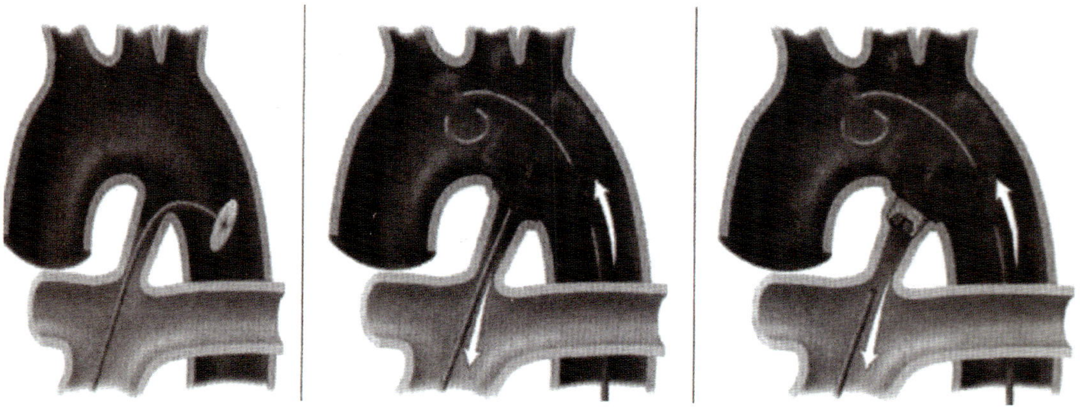

图9-16 Amplatzer蘑菇伞封堵法操作示意图

位置合适，无造影剂分流，可进行永久封堵；如肺动脉压力升高或主动脉压力下降，患者出现心悸、气短、心前区不适、烦躁、血压下降等明显的全身反应时，应立即收回封堵器，并对症处理。对于试验性封堵后肺动脉压无变化、患者无全身反应、血氧饱和度及心排血量无下降者，预后难以估测，此时最好做急性肺血管反应试验，若结果为阳性者可释放封堵器，术后需应用降低肺动脉压的药物治疗；若结果为阴性者应该选用药物治疗一段时间后，再进行心导管检查判断能否封堵治疗，对这部分患者的介入治疗尤应慎重[34]。

（2）婴幼儿 PDA 封堵要点[35]

1）正确选择封堵伞的型号：婴幼儿 PDA 弹性较大，置入封堵器后动脉导管最窄直径大多增宽，年龄越小扩大越明显，最好大于 PDA 最窄处 4 ～ 6 mm，管状 PDA 选用封堵器要大于 PDA 直径 1 倍以上，同时要考虑到主动脉端的大小，使主动脉侧的伞盘尽量在主动脉壶腹部内，以免造成主动脉管腔狭窄，术后要测量升主动脉到降主动脉的连续压力曲线，如压差大于 10 mmHg 提示有狭窄，必须收回封堵器，重新置入合适的封堵器材或改为外科手术。

2）要避免封堵器过分向肺动脉端牵拉，造成医源性左肺动脉狭窄，多普勒超声心动图若显示左肺动脉血流速度超过 1.5 m/s，提示存在左肺动脉狭窄，应调整封堵伞的位置。

3）动脉导管形态变异：婴幼儿 PDA 内径较大，以管状形态居多，主动脉壶腹部直径相对较小，常规蘑菇伞置入后会凸入主动脉腔内，容易造成主动脉的变形和管腔狭窄，此时选用成角型封堵伞治疗，可以减少封堵器置入后占据部分管腔和相对主动脉的牵拉所引起的变形。

4）传送鞘管的使用：体重≤ 8 kg 的婴幼儿静脉不宜选用＞ 9 F 的鞘管。送入鞘管时应用逐渐增粗的鞘管逐一扩张静脉穿刺口，以免大鞘管的突然进入造成静脉痉挛、撕裂、内膜卷曲断裂而产生静脉血栓和破裂等并发症。

（3）巨大 PDA

对于体重＜ 8 kg 患儿 PDA 直径≥ 6 mm，或体重≥ 8 kg 儿童和成人 PDA 直径≥ 10 mm 为巨大 PDA，可选用国产大号蘑菇伞或肌部 VSD 封堵器封堵。操作中应该避免反复多次释放和回收，以免引起肺动脉夹层。

（4）中老年 PDA[36]

随着年龄的增长，中老年 PDA 血管壁钙化明显，开胸手术危险大，易出现大出血、残余漏和动脉瘤等并发症，应该积极建议患者进行介入治疗。≥ 50 岁患者应常规行冠状动脉造影排除冠状动脉病变。由于中老年 PDA 管壁纤维化严重，血管弹性差，不宜选择过大的封堵器，以免造成术后胸闷不适等症状，一般选择≥ PDA 最窄直径 2 ～ 4 mm 封堵器。年龄较大的患者病史长，心肌损伤较重，术中常出现血压升高、心律紊乱等，术前应给予镇静药物，常规准备硝普钠、硝酸甘油等药物及时对症处理。

（5）PDA 外科手术后再通

PDA 术后再通者由于局部组织粘连、纤维化及瘢痕形成，管壁弹性差，可伸展性小，且结扎后漏斗部有变小、变浅的倾向。封堵器直径与 PDA 最窄直径不能相差太大，以免造成主动脉弓或肺动脉的狭窄，一般比最窄直径大 1 ～ 2 mm 即可，若 PDA 管径无变化，则大 3 ～ 4 mm。对于形态怪异的小导管多选用弹簧圈封堵。

（6）合并下腔静脉肝下段缺如

PDA 合并下腔静脉肝下段缺如时，常规方法操作受限，可通过特殊途径释放封堵器。根据 PDA 的大小和形状，穿刺右锁骨下静脉、右颈内静脉，最好是选用右颈内静脉或经主动脉侧送入封堵器进行封堵。

5. 疗效评价

应用弹簧圈和 Amplatzer 蘑菇伞型封堵器介入治疗 PDA 均取得了满意的疗效。弹簧圈的手术成功率为 95%，Amplatzer 蘑菇伞型封堵器的手术技术成功率为 98% ～ 100%。术后残余分流是评价 PDA 介入治疗疗效的最主要指标，弹簧圈的即刻术后残余分流发生率为 36.2%，术后 24 ～ 48 h 为 17.7%，术后 1 ～ 6 个月为 11%，术后 1 年为 4.3%；而 Amplatzer 蘑菇伞型封堵器术后即刻残余分流发生率为 34.9%，其中主要为微量至少量分流，术后 24 ～ 48 h 为 12.3%，术后 1 ～ 3 个月为 1%，术后 6 个月为 0.2%。

6. 并发症及处理

应用弹簧圈和蘑菇伞型封堵器介入治疗 PDA 的并发症发生率很低，主要包括以下并发症。

（1）封堵器脱落

发生率约 0.3%，主要为封堵器选择不当，个别操作不规范造成，术中推送封堵器切忌旋转动作以免发生脱载。一旦发生弹簧圈或封堵器脱落可酌情通过网篮或异物钳将其取出，难于取出时要急诊行外科手术。

（2）溶血

发生率＜ 0.8%，主要与术后残余分流过大或封堵器过多突入主动脉腔内有关。尿色呈洗肉水样，严重者为酱油色，可伴发热、黄疸、血红蛋白下降等。防治措施是尽量避免高速血流的残余分流。一旦发生术后溶血可使用激素、止血药、碳酸氢钠等药物治疗，保护肾功能，多数患者可自愈。残余分流较大，内科药物控制无效者，可再置入 1 枚或多枚封堵器（常用弹簧圈）封堵残余缺口。若经治疗后患者病情不能缓解，出现持续发热、溶血性贫血及黄疸加重等，应及时请外科协同处理。

（3）残余分流和封堵器移位

采用弹簧圈和蘑菇伞型封堵器均有残余分流的发生。一般可以采用 1 枚或多枚弹簧圈将残余分流封堵，必要时接受外科手术。封堵器移位的发生率为 0.4%，如移位后发现残余分流明显或影响到正常心脏内结构，须行外科手术取出封堵器。

（4）降主动脉狭窄

应用蘑菇伞型封堵器的发生率为 0.2%，主要发生在婴幼儿，系封堵器过多突入降主动脉造成。对于轻度狭窄（跨狭窄处压差小于 10 mmHg）可严密观察，如狭窄较重，需考虑外科手术。

（5）左肺动脉狭窄

主要由于封堵器突入肺动脉过多造成。应用弹簧圈的发生率为 3.9%，蘑菇伞型封堵器的发生率为 0.2%。与 PDA 解剖形态有关，术中应对其形态有充分的了解，根据解剖形态选择合适的封堵器有助于避免此种并发症。轻度狭窄可严密观察，若狭窄较重则需外科手术。

（6）心前区闷痛

蘑菇伞型封堵器发生率为 0.3%。主要由于置入的封堵器较大，扩张牵拉动脉导管及周围组织造成，一般随着置入时间的延长逐渐缓解。

（7）一过性高血压和心电图 ST 段下移

短暂血压升高和心电图 ST 段下移，多见于大型 PDA 封堵后，系动脉系统血容量突然增加等因素所致，可用硝酸甘油或硝普钠静脉滴注，部分患者可自然缓解。少数患者出现术后高血压可用降压药物治疗。

（8）血管损伤

穿刺、插管可损伤血管，术后下肢制动、伤口加压致血流缓慢，穿刺处形成血凝块，均可致动脉栓塞或部分栓塞。因此，在拔出动脉套管时，应轻轻压迫穿刺部位 10 ～ 15 min，压迫的力量以穿刺部位不出血且能触及足背动脉搏动为标准。血栓形成后应行抗凝、溶栓和扩血管治疗。若药物治疗后上述症状不能缓解，应考虑外科手术探查。股动脉的出血、血肿形成，多是由于穿刺后未能适当加压或外鞘管较粗、血管损伤严重造成。一般小血肿可自行吸收，大血肿则将血肿内血液抽出后再加压包扎。

（9）声带麻痹

Liang 等报道 1 例小型 PDA，应用弹簧圈封堵后出现声带麻痹。可能是动脉导管较长，直径较小，置入弹簧圈后引起动脉导管张力性牵拉和成角，从而损伤附近的左侧喉返神经所致。

（10）感染性心内膜炎

PDA 患者多数机体抵抗力差，反复呼吸道感染，若消毒不严格，操作时间过长，术后抗生素应用不当，都有引起感染性心内膜炎的可能。导管室的无菌消毒，规范操作，术后应用抗生素，是预防感染性心内膜炎的有力措施。

（四）卵圆孔未闭的介入治疗

卵圆孔是心脏房间隔胚胎时期的一个生理性通道，出生后 5 ～ 7 个月左右，大多数人房间隔的继发隔和原发隔相互粘连、融合形成永久性房间隔，若未融合则形成卵圆孔未闭（patent foramen ovale，PFO）。约 25% ～ 34% 的成人卵圆窝部两层隔膜未完全融合，中间遗留一个永久性的裂缝样缺损[37]。由于 PFO 的分流量太小，长期以来认为 PFO 不会造成临床后果。直到近年来，越来越多的研究发现，PFO 患者发生脑卒中、偏头痛、外周动脉栓塞、减压病等风险较正常人群呈数倍升高，PFO 的致病作用才引起了广大专家和学者的关注。临床探索采用闭合 PFO 的方法来预防脑卒中复发事件、治疗偏头痛和斜卧呼吸-直立型低氧血症等。

1. 介入治疗适应证和禁忌证

虽然对于 PFO 的治疗尚存一定争议，但我国学者根据最新国内外研究进展，结合国内经验，于 2015 年提出了《卵圆孔未闭处理策略中国专家建议》[38]；并在此基础上，又于 2017 年提出了《卵圆孔未闭预防性封堵术中国专家共识》[39]。

（1）明确适应证

1）不明原因脑卒中或短暂性脑缺血发作合并 PFO，有中至大量 RLS；或使用抗血小板或抗凝治疗仍有复发；或有明确深静脉血栓。

2）顽固性或慢性偏头痛合并 PFO，有中至大量 RLS。

3）PFO 合并静脉血栓或下肢静脉曲张 / 瓣膜功能不全，有中至大量 RLS。

4）斜卧呼吸-直立型低氧血症伴 PFO，有中至大量 RLS。

5）高危 PFO：PFO 合并房间隔瘤或间隔活动度过大、大的 PFO、PFO 合并静息 RLS。

6）年龄 18 ～ 60 岁（合并明确不明原因脑卒中者，年龄可适当放宽）。

（2）相对适应证

1）偏头痛合并 PFO，有中量 RLS。

2）PFO 伴静脉血栓形成高危因素（长期坐位或卧床等），有中量 RLS。

3）PFO 伴颅外动脉栓塞。

4）合并 PFO 的特殊职业人群（如潜水员、飞行员等）。

5）临床难以解释的缺氧合并 PFO。

（3）禁忌证

1）可以找到任何原因的脑栓塞，如心源性脑栓塞、血管炎、动脉硬化。

2）抗血小板或抗凝治疗禁忌者，如 3 个月内有严重出血情况，明显的视网膜病，有颅内出血病史，明显的颅内疾病。

3）下腔静脉或盆腔静脉血栓形成导致完全梗阻，全身或局部感染，败血症，心腔内血栓形成。

4）妊娠。

5）合并肺动脉高压或 PFO 为特殊通道。

6）急性脑卒中 2 周以内。

2. 介入器材选择

（1）PFO 的结构特点需要多种封堵器

PFO 形态学上是一个细长裂隙（甚至 > 20 mm），两个间隔在靠近裂隙的边缘时 PFO 直径会更小，而在经导管 PFO 封堵过程中，主要是将原发隔拉向继发隔，封堵器的选择实际上与 PFO 大小无关，而与其形态有关。早期应用 ASD 封堵器介入封堵 PFO，但由于 PFO 为非窗形缺损，而 ASD 封堵器的腰部较短，选择尺寸偏大的封堵器后会出现封堵器两侧心房伞盘呈圆球形，选择尺寸偏小的封堵器，则容易出现封堵器脱落，因此 ASD 封堵器不适合大部分 PFO，尤其是长隧道型 PFO 的介入治疗。根据 PFO 的解剖结构设计的封堵器与 ASD 封堵器的不同点在于，右心房的伞盘应大于左心房的伞盘，体现重点是阻隔 RLS，与封堵 ASD 正好相反；且 PFO 封堵器腰部直径细，两盘间的连接部相对较长，连接部最好有一定的长度伸展空间，并能改变方向。从解剖结构考虑，双盘细腰型封堵器适合大部分 PFO 的介入治疗，对于解剖结构特殊的患者，如房间隔脂肪瘤样肥厚、巨大 PFO、合并房间隔瘤等患者，需要特殊类型的封堵器才能达到完全闭合 PFO 并能将并发症发生率降至最低的可能。因此，应用一种规格和类型的封堵器难以适应解剖各异的 PFO，对特殊类型的 PFO 需要特殊设计的封堵器方能达到治疗目的。此外，目前临床应用的 PFO 封堵器均为不可吸收材料，植入体内后永久存在，这是其弊端。可吸收的封堵器正处于研制和动物实验阶段，有可能取代不可吸收封堵器。

（2）中国目前应用的 PFO 封堵器

1）Amplatzer PFO 封堵器（图 9-17）：类似

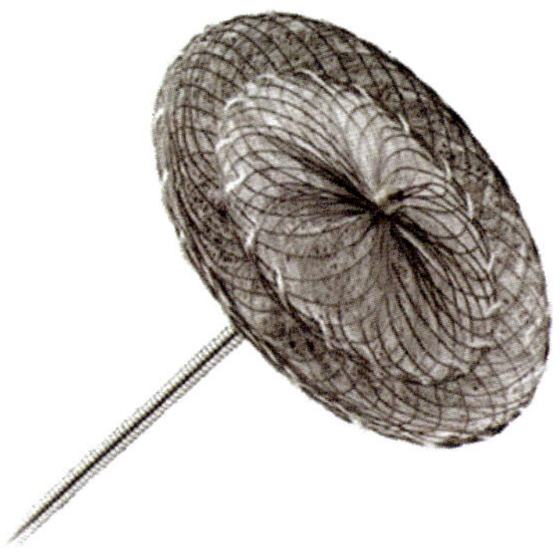

图 9-17 Amplatzer PFO 封堵器

于 Amplatzer ASD 封堵器，但有不同。它包括两个具有记忆效应、能自膨胀的盘片，中间通过一短、细而易弯曲的腰部连接。两个盘片由 0.005 英寸镍钛合金丝编织而成，中间充填聚酯纤维膜。有 3 点不同于 ASD 封堵器，首先，不是自中心封堵器；其次，仅有 4 个型号，分别为 18 mm、25 mm、30 mm 和 35 mm；最后，腰部长度及直径均为 3 mm。PFO 封堵器型号以右盘大小来定，不像 ASD 封堵器是以腰部直径大小而定的。18 mm 和 30 mm 封堵器左、右盘大小相等，亦为 18 mm 和 30 mm，25 mm 和 35 mm 封堵器左盘分别为 18 mm 和 25 mm，即 18/25 mm 和 25/35 mm，这是由于封堵卵圆孔的理论是防止发生反常栓塞即封堵 RLS，故而右盘＞左盘。Amplatzer PFO 封堵器的操作类似 ASD，易掌握，其难点在于如何通过卵圆孔。

2）Amplatzer ASD 封堵器：PFO 封堵器应用前，Amplatzer ASD 封堵器已成功使用于所有 PFO 患者中。使用合适的 ASD 封堵器可以避免 PFO 的偏心放置和闭合不全的风险。但一般封堵器大小难以选择，易过大选择封堵器，使封堵器过厚，有可能增加远期并发症。长管型 PFO 中，由于 ASD 封堵器腰部短，封堵器到位相当困难。但对于合并房间隔瘤或较大 PFO 裂隙者，适宜用 ASD 封堵器。对于间隙＞ 10 mm 的病例，建议使用球囊测量其大小，并使用相应大小 ASD 封堵器可能更好。如果 TEE 显示间隙仅几毫米，则使用 PFO 封堵器。

3）Cardi-O-Fix PFO 封堵器：为国产封堵器，由北京华医圣杰医疗公司生产，为目前国产唯一经国家食品药品监督管理总局（SFDA）批准的可应用于临床的 PFO 专用封堵器。类似于 Amplatzer PFO 封堵器，但型号更全，除与 Amplatzer 相似的 4 个型号外，还有 25/25 mm 等型号。封堵器的质量和性能与进口的封堵器无差别，价格仅为进口同类产品的 1/2 左右。

3. 操作方法

（1）术前准备

在签署知情同意书之后，患者应接受详细的临床检查，包括临床症状、其他心脑血管疾病、肺动脉压力评定以及 PFO 解剖学评估等，并完善相关实验室检查。应行头颅 CT 或 MRI 检查，评价脑卒中；行下肢静脉超声检查，了解静脉瓣功能或静脉血栓状况。所有患者均应完成经胸超声心动图右心声学造影（contrast transthoracic echocardiography，cTTE）及 TEE 检查，评估 PFO-RLS 多少，PFO 解剖特征、有无血栓及与周围组织的关系。

所有患者术前 48 h 口服阿司匹林 3 ～ 5 mg/kg，每日 1 次，氯吡格雷 75 mg，每日 1 次，术前 1 h 可给予预防性抗生素。

（2）介入器械

1）封堵器：目前可应用的 PFO 封堵器包括 Amplatzer PFO 封堵器或国产类似 Cardi-O-Fix PFO 封堵器，及 Amplatzer ASD 封堵器。

2）输送鞘管：需要 7 ～ 10 F 输送鞘管。一般封堵器的供应商会有配套供应。

3）推送杆：为不锈钢材料制作的金属杆，头端有与封堵器相连接的螺丝，顺钟向旋转为连接，逆钟向旋转为释放。通常与输送鞘管配套供应。

4）加硬导丝：主要为配合球囊测量房间隔直径设计的，导丝较硬，在加硬导丝上充盈球囊，一般球囊移动较少。加硬导丝长 260 cm，直径为 0.9 mm。

5）测量球囊：为 Amplatzer 专用测量球囊，直径为 7 F，充盈直径有 24 mm 和 34 mm 两种规格，PFO 一般选择 24 mm 测量球囊。球囊壁薄，充盈后无张力，故不引起 PFO 扩大。球囊后方的导管上有 3 个标志，分别为 10 mm、5 mm、2 mm

（测量标志的内缘）。在术中可作为测量 PFO 直径的参照。由于球囊壁比较薄，充盈后对房间隔残缘无扩张和撕裂作用。

6）其他材料：Seldiger 穿刺针和动脉鞘管，右心导管，或右冠状动脉造影导管，0.032/0.035 英寸，145 cm 长导丝等。必要时应用 Mullins 鞘管或 Swartz 鞘管及房间隔穿刺针。

（3）操作过程

1）麻醉：PFO 封堵一般为成人，用 1% 普鲁卡因或利多卡因局麻。

2）常规穿刺股静脉，送入动脉鞘管，静脉推注肝素 100 U/kg，此后每隔 1 h 追加负荷剂量的 1/4 ～ 1/3。

3）常规右心导管检查，测量上、下腔静脉至肺动脉水平的压力，并留取血标本行血氧分析。必要时计算分流量和肺血管阻力。

4）将右心导管经 PFO 处送入左心房和左上肺静脉，交换 0.035 英寸 260 cm 长加硬导丝置于左上肺静脉内。此为 PFO 介入治疗最为关键一步，与 ASD 不同，有三点需要特别强调：

a. 右心房或卵圆窝造影：右心房或卵圆窝造影除了用于 PFO 形态和大小的判断外，主要在于定位作用。根据造影结果可以明确 PFO 位置、开口方向，为导丝或导管的递送提供参考，避免了盲目性，减少了心脏损伤的风险，而且提高了手术成功的概率。另外，可以辅助选择封堵器大小。

b. 如何通过 PFO：PFO 介入治疗难点之一就是导管如何通过 PFO 通道。当 PFO 位于下腔静脉进右心房入口对面时，1/3 的患者不需特别操作，导丝或导管就可直接通过 PFO。不能直接通过 PFO 则需多功能导管引导，当导管头端位于肝静脉水平以下，且指向脊柱方向时，将导丝朝向房间隔方向前送，又将会有 1/3 的患者用这一方法通过 PFO。如果将导丝 J 形头端拉直仍不能通过 PFO，则需要在后前位透视下，用多功能导管头端沿房间隔中部滑动寻找 PFO。一旦导管头端到达卵圆窝区域，则从 8 点钟到 2 点钟的位置，前后旋转导管，以使其通过 PFO。亦可在右心房的下部，先将导管指向患者左侧（3 点钟方向），边前送导管边顺时针（向后）旋转导管大约 1/4 圈（6 点钟方向），这一操作应轻柔连续完成，有时需要重复操作。仅在极少数情况下需要使用泰尔茂直头导丝或可操控的冠状动脉导丝通过 PFO。

c. 必要时肺动脉声学造影：一般认为，右心声学造影阳性结果 95% 归因于 PFO，另 5% 可能与肺动静脉瘘有关。虽然可通过心动周期的次数来判别为 PFO 或肺动静脉瘘，但亦可能误判。特别当肺动静脉瘘较大时，亦可能在第 3 个心动周期内右心声学造影阳性。当怀疑 PFO，右心声学造影提示大量 RLS，术中导管难以通过 PFO 或造影未发现 PFO 时，建议行肺动脉声学造影，以除外肺动静脉异常。

5）PFO 大小及结构特征的确定：与 ASD 介入治疗不同，PFO 封堵更注重了解其结构特征，而针对其大小选择不同封堵器时，要求亦不一致。PFO 第一间隔柔软，开放直径可变，应用 Cardio SEAL/Star Flex 和 Helex 封堵器时，必须以球囊测量 PFO 最大直径来选择封堵器，因此测量其最大直径很有必要。但应用 Amplatzer PFO 封堵器，已基本不用测量球囊。原因在于，PFO 无论大小如何，其两个间隔所构成的活瓣样 PFO 间距在靠近裂隙的边缘时其直径会更小。当置入 Amplatzer 封堵器关闭 PFO 时，右心房面盘片还未展开，第一隔膜将会被左心房面盘片拉向第二隔膜。这就如同将一折叠伞通过半开的门，在门的另一边打开伞，同时尝试由门外回拉伞，门将会被关上。伞能最大程度地打开，与门开的间距并无关系。但根据我们的经验，在一些巨大 PFO 或较大 PFO 合并房间隔瘤时，球囊测量大小亦会有助于选择 ASD 封堵器的大小。

6）选择封堵器：大多数 PFO，选择 25 mm PFO 封堵器。由于简单 PFO 占介入治疗的 45%，此类 PFO 基本都可用 25 mm 封堵器封堵；复杂 PFO，亦有相当比例可以选择 25 mm 封堵器。因此，为防止过大选择封堵器，可先常规尝试选择 18/25 mm 中等大小封堵器，如用力不大就将左房伞拉入右心房，则需更换更大型号的封堵器。若 PFO 具有以下特征时，如：因巨大的房间隔瘤而担心发生血栓栓塞、活动度大的原发间隔（≥ 6.5 mm）、长管形 PFO、第二间隔特别厚、或粗大的主动脉根部凸出并紧靠卵圆窝而担心封堵器的盘片对主动脉造成侵蚀时，则直接选择 35 mm 的 PFO 封堵器。对于巨大 PFO，选择 ASD 封堵器。但是，无论选择何种封堵器，都要考虑左、右伞盘与主动脉的关系，以防密切接触而发生主动脉侵蚀。

7）根据选择的封堵器选择输送长鞘。

8）封堵器的植入：在透视及超声心动图监测下沿鞘管送入封堵器，打开左心房侧伞盘，回撤至 PFO 的左心房侧，然后固定输送导丝，继续回撤鞘管打开封堵器的右房侧伞。在左前斜位 45° ～ 60° ＋头位 20° ～ 25° 透视下，封堵器呈“工”字形张开，稍许用力反复推拉输送杆，封堵器应固定不变；TTE 心尖四腔心切面上和剑下两房心切面上，封堵器夹在 PFO 处房间隔的两侧；心底短轴切面上可见封堵器与主动脉抱成“V”字形。再从输送鞘管推入造影剂，观察有无 RLS。如达到上述条件，可操纵输送杆释放封堵器。撤出鞘管，压迫止血。释放封堵器后，再次从输送鞘管推入造影剂，观察分流情况。大多数封堵器释放后无造影剂通过房间隔进入左心房（图 9-18）。

（4）术后用药与随访

1）术后卧床 12 ～ 16 h。

2）静脉注射肝素 10 U/（kg · h），或皮下注射低分子肝素 4000 ～ 5000 U，2 次 / 日，24 h。

3）成人口服阿司匹林 3 ～ 5 mg/（kg · d），6 个月；氯吡格雷 50 ～ 75 mg/d，共 3 个月；应用 35 mm 封堵器的患者可酌情应用氯吡格雷 75 mg/d（成人）或口服华法林 6 个月；有心房颤动者口服华法林。

4）术后 3 个月、6 个月和 1 年应复查超声心动图，除了解封堵器位置、有无封堵器血栓及心脏结构外，重点应作 cTTE 或经颅多普勒声学造影（cTCD）检查，判断有无 RLS，以及封堵器血栓。

5）必要时行 Holter 检查，评估有无新发心律失常特别是阵发性心房颤动等。

4. 特殊类型 PFO 的介入治疗

（1）长管型 PFO

长管型 PFO 介入治疗的特殊性在于封堵器的选择，对于此类 PFO，最合适的封堵器为可调

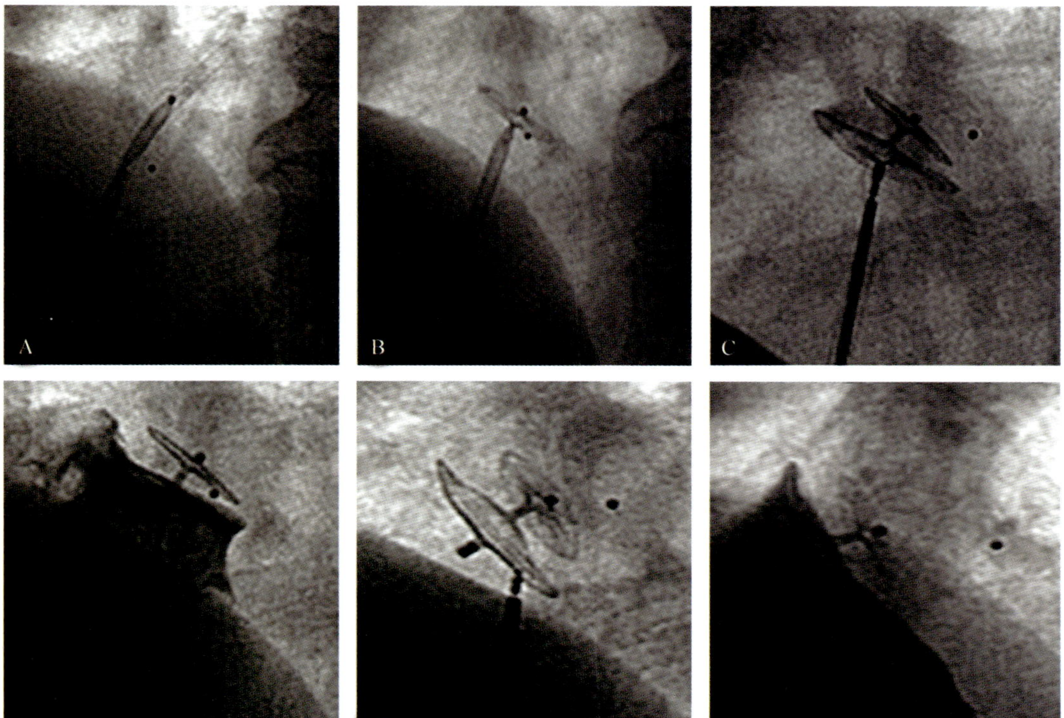

图 9-18　Amplatzer 法封堵 PFO 全过程

A ～ **C.** 放置封堵器；**D.** 鞘管造影；**E.** 释放封堵器后；**F.** 释放后造影

控腰部长度的 Premere 封堵器。另外，可以选择 35 mm PFO 封堵器，此时，封堵器的右盘的右一部分变为“腰部”，使腰部延长，右盘虽不能完全张开，但不会成形差，不影响内皮化；另外，右盘亦足够大，有足够的稳定性。亦有人提出房间隔穿刺技术封堵长管型 PFO，原理见图 9-19，操作过程见图 9-20。

（2）PFO 合并房间隔瘤

大型的房间隔瘤常常导致很多问题的出现，在选择封堵器的大小与类型时需要慎重考虑患者的个体化情况。封堵中到大型房间隔瘤合并较小 PFO 时通常需要选择较大的封堵器，将瘤样间隔固定于封堵器双盘之间。一般选择 30 mm 或 35 mm

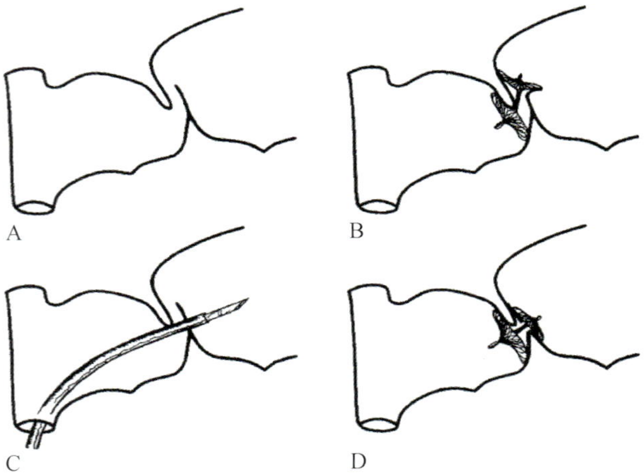

图 9-19　房间隔穿刺封堵长管型 PFO 原理

A. 长管型 PFO；B. 封堵器位置不理想；C. 房间隔穿刺-穿过原发隔，D. 封堵器位置理想

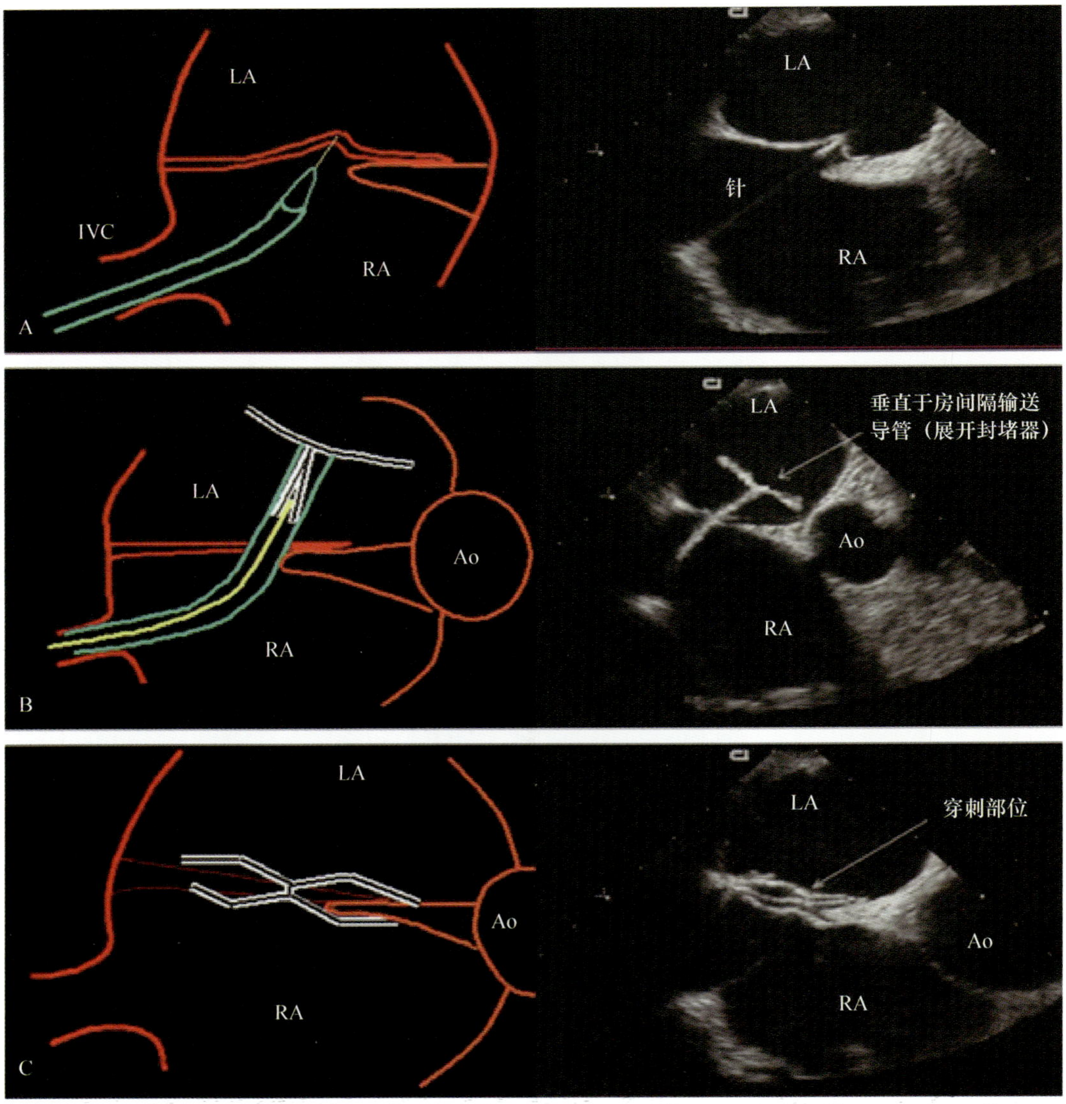

图 9-20　房间隔穿刺封堵长管型 PFO 示意图与手术过程（左：示意图；右：超声）

A. 房间隔穿刺；B. 放置鞘管，释放左侧盘伞；C. 释放封堵伞后。LA：左心房；RA：右心房；Ao：主动脉；IVC：下腔静脉

PFO 封堵器。对于巨大 PFO 合并房间隔瘤，ASD 封堵器可能更为合适，需先用球囊测量其直径。ASA 有很多小穿孔聚集为两簇时，视情况可能需要植入两枚封堵器。合并多孔的房间隔瘤很少可通过现有的经导管器械来治疗，可能需要终身抗凝治疗或者外科手术处理。应注意的是，同时植入多个封堵器，有更多封堵器与房间隔错位或者主动脉侵蚀的可能。

（3）复合病变型 PFO

卵圆窝范围内除了 PFO 以外还存在其他缺损，通常为 ASD。这种缺损可以是单个或多个缺损，可发生在卵圆窝的任何部位。在封堵治疗的 PFO 中，有 5% 合并小 ASD，容易漏诊。介入治疗时，导管更易通过 ASD。如果两个缺损很靠近，那么可以通过一枚封堵器有效进行封堵。如果两个缺损距离较大，通常需要两枚封堵器分别进行封堵，也可在与两个缺损等距离的房间隔上进行穿刺，然后植入 1 枚封堵器即可。

（4）其他

1）房间隔脂肪瘤样肥厚：封堵 PFO 遇到此类解剖异常时，由于短腰封堵器通常不可变形，而较难通过肥厚的肌性继发隔。操作上的难度使出现残余分流和封堵器栓塞等需要外科矫正的情况增多。在一些情况下，房间隔脂肪瘤样肥厚被视为经导管封堵的绝对禁忌证。对于合并肥厚边缘和较大房间隔瘤的患者，没有安全有效的封堵器可使用，因此，常考虑代替的药物与外科治疗。

2）伴有扭曲解剖结构的 PFO：在这种特殊情况下，缺失的边缘是导致封堵器栓塞的潜在危险因素。然而主动脉根部扩大了封堵器与主动脉和心房壁碰触的机会，从而提高了心脏侵蚀与主动脉根部-右心房瘘的风险。一般选择 30 mm 或 35 mm 封堵器，应注意封堵器与主动脉的关系。

5. 疗效评价

与封堵 ASD 等其他先天性心脏病不同，PFO 通过术后常规随访来观察心脏结构的变化进而评估疗效。封堵 PFO 主要基于反常栓塞的理论，随访要观察有无脑卒中等脑血管事件的发生，以及偏头痛的疗效等有无改善。

6. 并发症及处理

PFO 介入治疗并发症的发生率很低，尤其是随着封堵器革新，“新一代”PFO 封堵器的并发症发生率已下降至接近 1%[40]，主要包括以下几个方面：

（1）封堵器上血栓形成

封堵器上血栓形成发生率占 2.5% ～ 13.3%。通常在 6 个月内随访时在超声检查中被发现，大部分血栓于封堵器植入后 1 个月内发现，这些“早期”血栓往往通过 TEE 而非 TTE 发现。虽然多为无症状，但作为脑卒中、短暂性脑缺血发作、动脉栓塞等的危险因素而受到重视。近期对病例分析超过 23 000 例患者的 meta 分析表明，与 ASD 封堵器相比，PFO 封堵器有着更高的血栓形成发生率[41]。少部分病例需要外科手术处理，比如口服抗凝药治疗下血栓仍逐渐增大而不得不接受外科处理的情况；而大部分病例中，使用肝素抗凝及应用抗血小板药物通常可以分解血栓，减少发生血栓栓塞的并发症。华法林仅在患者并存血栓栓塞的高危因素如心房颤动、血栓栓塞史或已经有血栓形成的情况下联合使用。

（2）残余分流

封堵术后残余分流也是 PFO 介入治疗的常见并发症，可能会导致血栓栓塞事件复发。心房水平分流可发生于封堵器周围或内部。PFO 封堵术后多见少量残余分流，大量残余分流比较罕见，术后 1 年残余分流发生率＜ 3%。残余分流与封堵器种类有关，单中心同一术者应用 3 种封堵器的随机对照研究显示，单封堵器植入后完全闭合率 Amplatzer 封堵器最高，CardioSEAL 次之，Helex 最差[42]。残余分流治疗选择包括抗血小板或抗凝治疗，外科手术移除封堵器并修补缺损，以及经导管植入第 2 枚封堵器。

（3）心律失常

PFO 封堵术后心房颤动的发生率为 2% ～ 5%，绝大多数心房颤动发生于术后 4 周内，另一部分发生于术后 6 个月内，发生率分别为 62.5% 和 15%[43-44]。术后新发心房颤动患者中，少部分为阵发性心房颤动，可自行转复或经电复律后恢复正常心律。频发者需药物治疗，大部分发展为慢性心房颤动，应加强抗凝治疗。PFO 封堵术后新发的一度房室传导阻滞也和术后房性心律失常的风险增加有关。最严重的缓慢性心律失常并发症为完全性房室传导阻滞，但其发生率很低，仅来自个别病例报道。大多数情况下，完全性房室传导阻滞是一过性的，短时间内可自行恢复，仅极个别病例需要植入永久性起搏器治疗[45-46]。

（4）心脏损伤和穿孔

与其他心导管术相同，经导管 PFO 封堵术同样有心脏压塞的风险。心脏穿孔的发生率为 0.5% ～ 1%[47]，常因跨房间隔的导丝固定于左心耳处而发生左心耳穿孔；其他部位穿孔较少见，包括右心室、右心房和肺静脉穿孔。若封堵器腐蚀邻近心肌组织，可能发生心脏压塞的晚期并发症。所以操作要轻柔，尤其当导丝及导管试图进入左上肺静脉时，一定要判断准确，切勿伤及左心耳部。为避免左心耳穿孔发生，最好在透视下送导管或导丝，如遇到阻力，即使遇到一个很小的阻力也应退出，再顺时针旋转导管使其尖端指向后方的肺静脉开口。如果发现导管随心房收缩、舒张同时跳动及房性期前收缩，且退出导管后房性期前收缩消失，往往提示导管在心耳内而非在肺静脉内。这是因为与心耳比较，肺静脉是一个相当固定的结构。如果在操作过程中非常细心，能注意到这些细节，将会避免大部分并发症的发生。一旦发生了心房穿孔，最重要的是在心脏压塞发生前阻止积液进展，应严密观察病情，超声心动图可明确“心包积液”量的多少，以便酌情选择心包引流还是外科手术。

（5）封堵器侵蚀

心脏侵蚀是 PFO 封堵术后晚期严重并发症之一，发生率约 0.1%[48]。这种罕见的并发症多发生于术后前 3 个月内，但也有发生于术后 2 天和 8 年的报道。主要发生在前上部心房壁和毗邻的主动脉，如右心房或左心房顶部、心房与主动脉连接处，并导致主动脉-左心房瘘、主动脉-右心房瘘、心脏压塞，多与 Amplatzer 封堵器的镍合金构架硬度过高有关。发现心脏侵蚀导致的急性心脏压塞时，可在超声定位下进行心包穿刺引流，稳定血压，及时转外科急诊处理。但往往心脏侵蚀的并发症不易早期发现，导致错失急救机会，提醒我们对这些患者选择封堵器要谨慎，释放后要认真观察封堵器形态及主动脉和心房壁的情况，术后要进行严格的长期随访。

（6）封堵器脱落

封堵器脱落是文献报道中常见的并发症之一，发生风险已从 0.4% 上升到 3%[49]。封堵器可脱落于左心房或右心房，然后可移动至心室、肺动脉，甚至主动脉处，PFO 封堵器一般都可用圈套器抓捕取出。

（7）封堵术后镍过敏或偏头痛。

（8）其他并发症

同其他 CHD 介入治疗，包括瓣膜相关并发症、封堵器伞臂断裂、感染性心内膜炎等。

第二节　先天性心脏病的影像学评估及指导性价值

近年来，心血管疾病影像学技术发展迅猛，为 CHD 的临床诊断和治疗提供了重要依据。胸部 X 线、超声心动图和心血管造影等技术成为临床常规检查的一部分，在 CHD 诊断中不可或缺，而最新的多排螺旋计算机断层显像（MSCT）和心血管磁共振成像（CMR）等技术则进一步提高了临床诊断的效率和准确性，大大弥补了常规方法的不足。然而，鉴于电离辐射、严格的心率和呼吸控制等因素，MSCT 和 CMR 并非 CHD 的首选检查方法，目前其主要作用是补充超声心动图和心导管法造影在诊断中的不足，此外也适用于评价外科根治术或姑息性手术治疗效果和术后随访等。

随着 CHD 介入治疗手术复杂程度的不断增加，其对心脏影像学的要求也越来越高。作为介入治疗的重要基石，心脏影像学的发展也推动着心脏介入治疗的不断进步，二者相辅相成。CHD

种类繁多，本节简要论述临床常见且与介入治疗密切相关的一些 CHD 影像学评估及应用，以期对这些常见病治疗有所帮助。

一、ASD 的影像学评估及指导价值

ASD 是常见的 CHD 之一，女性稍多于男性，约占先心病的 15% ～ 20%。ASD 分为多个类型，其中Ⅱ孔型最为常见，也是介入治疗的主要类型，我们主要介绍这类 ASD。其他类型相对少见，虽然也有介入治疗成功的个案报道（如下腔型、冠状静脉窦型等），但多数学者认为外科手术仍是这些类型 ASD 治疗的首选，在此不详做阐述（后面其他 CHD 的分析也以此类推）。ASD 临床症状和血流动力学变化取决于缺损大小、心房水平分流量及肺血管阻力等因素。因为心脏具有较强的代偿能力，ASD 病变早期通常无明显症状，分流量大的患者易反复发生呼吸道感染。多数患者出现症状的时间发生在青、中年或老年期，此时心脏常处于失代偿期，此时 ASD 引发的并发症如肺动脉高压、心律失常等陆续出现。

常见体征是在胸骨左缘第 2、3 肋间闻及Ⅱ级柔和的收缩期杂音。不同程度的右心房室扩大以及缓慢发生的肺动脉高压为主要病理生理学改变。临床上，诊断 ASD 最常用方法是超声心动图（经胸及经食管），不仅可以明确 ASD 的诊断，而且可以提供其缺损大小、边缘条件及伴发畸形等信息，为介入封堵治疗提供依据。

（一）胸部 X 线检查

ASD 患者的胸部 X 线特征取决于缺损的大小和伴发畸形。ASD 小于 10 mm 的成人，胸部 X 线片通常无明显异常或仅有轻度变化，临床上往往难以发现。而中至大的 ASD，胸部 X 线片上典型改变有：双侧肺血增多，右心房、右心室增大，肺动脉段凸出以及主动脉结缩小或正常，心影呈“二尖瓣”型等典型特征（图 9-21）。右心房增大在前后位胸部 X 线片上表现为心右下缘向右突出，且突出点位置较高。有时右心房增大在前后位胸

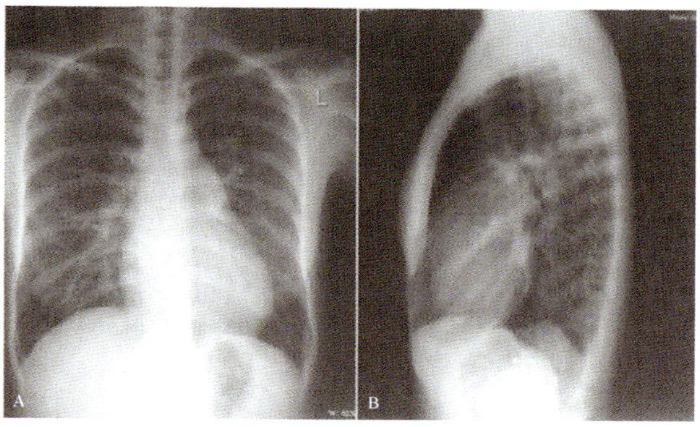

图 9-21 ASD 正、侧位胸部 X 线片示双侧肺血增多，肺动脉段轻度凸出，右心房室增大，为典型 ASD 表现

A. 正位；B. 侧位

部 X 线片上表现得不明显，是因为 ASD 时右心室扩大，心脏顺钟向转位所致。右心室增大在前后位胸部 X 线片上表现为心尖位置较低，类似左心室扩大，也是由于右心室扩大导致心脏顺钟向转位所致。与其他 LRS 型 CHD 相比，ASD 最容易发生心脏顺钟向转位，此时心右上缘有空虚感，上腔静脉影消失。

透视下见心脏及大血管搏动增强，以肺动脉段及肺门动脉表现尤为显著，称为“肺门舞蹈征”。封堵术后胸部 X 线片可以评估疗效（图 9-22）。因胸部 X 线检查心肺兼顾，还可以发现 ASD 患者其他可能伴发的病变或畸形，如伴肺动脉高压患者可出现“枯树征”，伴心上型肺静脉异位引流患者可出现“雪人征”（图 9-23）或“半雪人征”等。有时上腔型 ASD 可见上腔静脉近端阴影增大；原发孔型 ASD 可有左心室增大。这些表

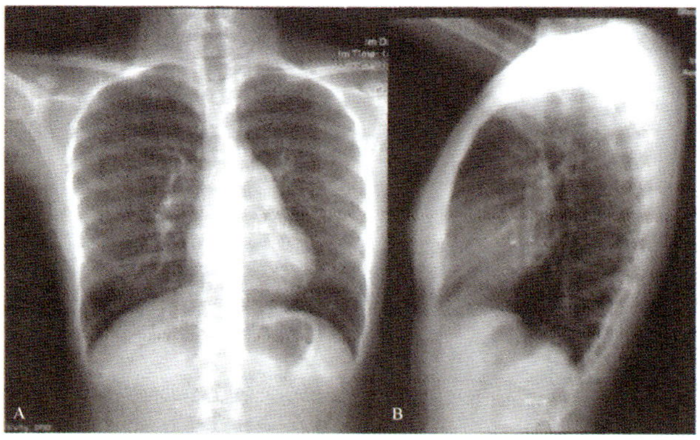

图 9-22 ASD 封堵术后复查胸部 X 线片，正、侧位均可见封堵器影，形态、位置良好

A. 正位；B. 侧位

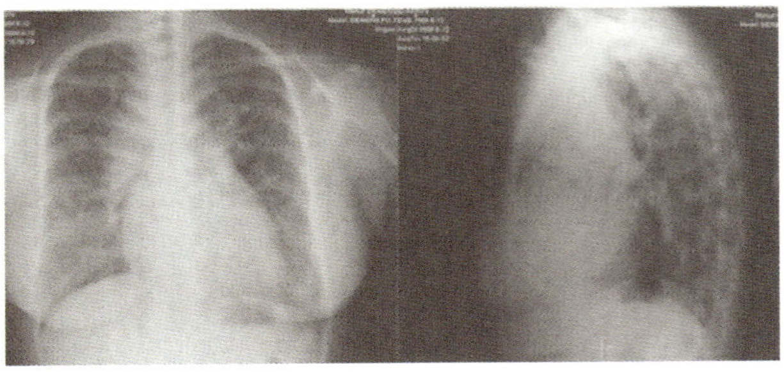

图 9-23　ASD 伴右上肺静脉异位引流，胸部 X 线片除显示继发于 ASD 的征象外，上纵隔影增宽，可见“雪人征”，是心上型肺静脉畸形引流的征象

现对指导临床诊疗具有重要的意义。

（二）心导管造影

二维超声结合多普勒彩超或声学造影一般足可确立 ASD 的诊断。但在疑有复杂畸形和明显的肺动脉高压时还应做心导管检查。目前，心导管检查及造影很少应用于 ASD 的诊断，更多应用于肺动脉高压的评估、伴发畸形的诊断和介入治疗中。心导管检查过程中右心房比上、下腔静脉血氧含量高 9% 则提示心房水平 LRS。造影方法以肺静脉-左心房造影为宜，行四腔心位投照。值得注意的是，本方法对于存在导管入路异常的病例诊断价值有限，当导管从右心房自然进入左心房并非一定就是 ASD，也可能是 PFO 所致。导管通过缺损的部位如在心影的上方，且上腔静脉血氧饱和度增高或从右心房直接进入肺静脉，提示为上腔型 ASD；如导管在心影中部通过，可能提示 PFO 或继发孔型 ASD；如导管通过的部位较低，在 8 ～ 9 胸椎水平，且较易进入左心室，则提示原发孔型 ASD。

而且，通过心导管检查可以测压及计算分流量，以了解肺动脉压力、缺损的分流量等。在测压中如发现肺动脉与右心室间有 2.67 ～ 4.00 kPa（20 ～ 30 mmHg）的压差，提示有相对性肺动脉口狭窄，超过 5.33 kPa（40 mmHg）以上，多为器质性肺动脉口狭窄。

（三）超声心动图

超声心动图可以直观地显示 ASD 及其分流，并可测量其大小、部位，是目前 ASD 最为理想的检查方法。超声心动图检查可显示右心房、右心室增大，肺动脉增宽，于主动脉短轴切面或胸骨旁四腔心切面可显示房间隔连续性中断。另外，尚可有室间隔运动异常或三尖瓣异常回声。经食管多普勒彩超更可清楚地显示各型 ASD 情况。经皮 ASD 封堵术要求准确测量缺损大小及了解缺损周缘的残留房间隔长短及软硬情况，以便术前确定是否适合进行介入封堵治疗。尤其是缺损周缘的情况，是直接关系到 ASD 能否成功进行封堵的关键条件。

1. TTE

由于常规超声心动图为二维切面成像，而 ASD 为空间结构。因此，正确理解二维超声心动图各切面与缺损及其边缘的位置关系、选择不同的切面显示 ASD 不同部位是做好封堵术前选择病例的关键所在。TTE 主要观察切面及观察内容如下：

（1）胸骨旁四腔心切面：测量 ASD 后上前下径、缺损前下缘至二尖瓣前瓣附着点的距离、缺损后上缘至左心房后上壁的距离及房间隔（包括缺损）总长度（图 9-24）。

（2）大血管短轴切面：测量 ASD 前后径、缺损前缘至主动脉根部后壁的距离、缺损后缘距左心房后壁的距离及房间隔总长度（图 9-25）。

（3）剑突下上腔静脉长轴切面：测量 ASD 上缘至上腔静脉入口处的距离，并测量缺损大小及房间隔总长度（图 9-26）。

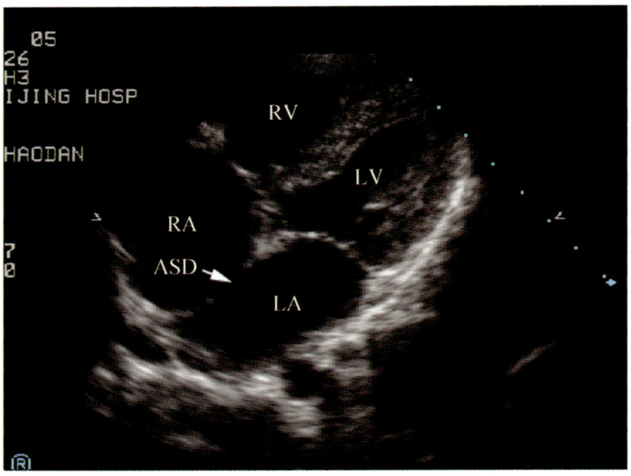

图 9-24　胸骨旁四腔心切面

ASD：房间隔缺损；LA：左心房；LV：左心室；RA：右心房；RV：右心室

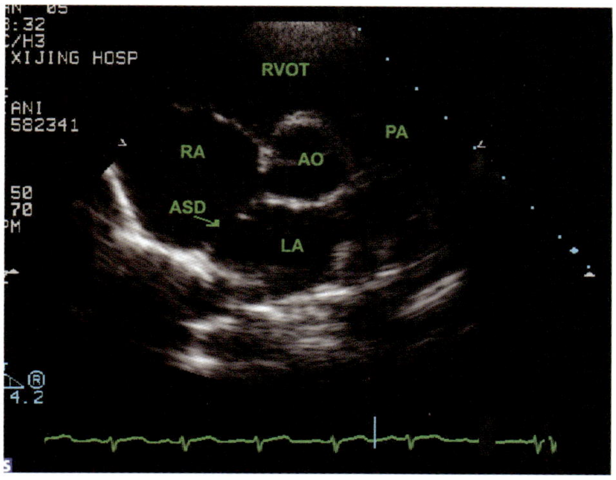

图 9-25　大血管短轴切面

AO：主动脉；ASD：房间隔缺损；LA：左心房；PA：肺动脉；RA：右心房；RVOT：右心室流出道

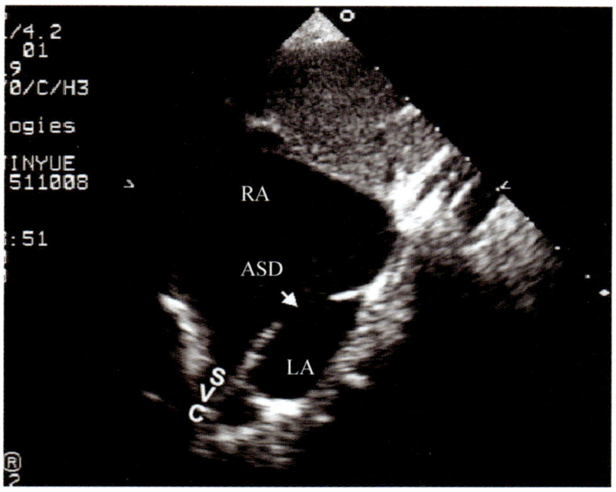

图 9-26　剑突下上腔静脉长轴切面

ASD：房间隔缺损；LA：左心房；RA：右心房；SVC：上腔静脉

（4）剑突下上腔静脉长轴略偏左切面：标准的剑突下上、下腔静脉长轴切面可显示上、下腔静脉，右心房等，但通常不易显示房间隔及左心房或仅显示很小部分房间隔及左心房，影响房间隔下部与下腔静脉结合处的观察（图 9-27）。此时探头略向右偏，大部分患者可显示房间隔与下腔静脉结合部。该切面主要用于测量 ASD 下缘至下腔静脉入口处的距离，并测量缺损总长度；但需注意此切面显示的房间隔不是房间隔中部，故其总长及所测缺损多不是最大径。如此切面显示缺损下缘直至下腔静脉入口处，则为下腔型 ASD（图 9-28）。

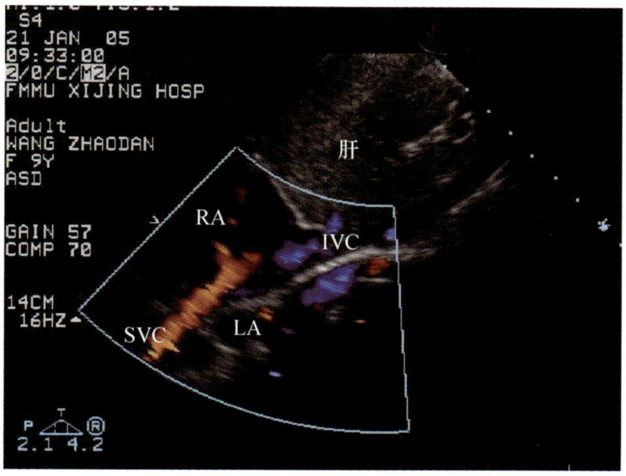

图 9-27　标准剑突下上、下腔静脉长轴切面

IVC：下腔静脉；LA：左心房；RA：右心房；SVC：上腔静脉

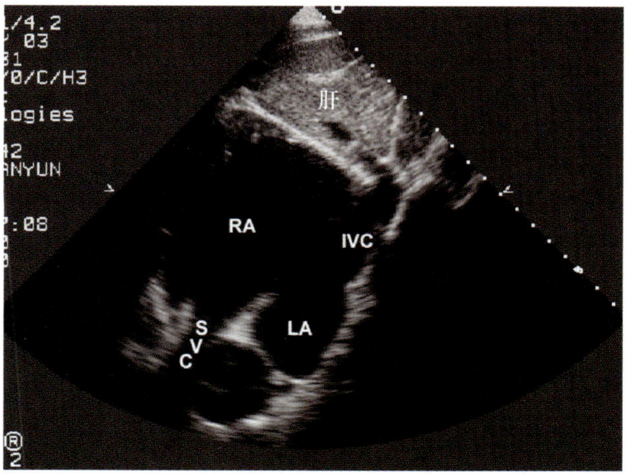

图 9-28　剑突下上腔静脉长轴略偏左切面

IVC：下腔静脉；LA：左心房；RA：右心房；SVC：上腔静脉

（5）剑突下四腔心及大血管短轴切面：在婴幼儿应用此切面可清楚显示 ASD 的大小及边缘，并可调节图像角度，避免房间隔假性回声失落。

2. TEE

TEE 由食管置入探头，从后方向前扫查心脏，具有不受胸廓骨性结构、肺部气体影响的优点，且距离心脏近，可采用高频探头提高分辨率。因此，TEE 可以清晰地显示缺损的断端、大小、数目、部位，并可显示心房水平分流情况。TTE 不如 TEE 显示心内结构清晰，但在有 TEE 指导 ASD 封堵术经验的基础上，掌握适当的扫查手法和技巧后，大部分患者可用 TTE 代替 TEE。TTE 显示不清的图像多为肥胖患者的剑突下切面扫查 ASD 上、下腔静脉侧缘时，此时必须选用 TEE。

TEE 主要观察切面及观察内容如下：

（1）心房两腔心切面：观测 ASD 上下径，尤其应注意缺损上、下腔静脉侧残缘，观察下腔静脉侧残缘时应在心房两腔心切面的基础上将探头进一步向下插入至清楚显示下腔静脉入口或其血流后，逐渐轻轻回撤及轻微左右旋转探头，直至显示下腔静脉侧 ASD 残缘（图 9-29）。

（2）四腔心切面：观察 ASD 大小、缺损距二尖瓣隔瓣附着点的长度及后上方房顶部残余间隔的长度及软硬程度。

（3）大血管短轴切面：观察 ASD 大小及其距主动脉后壁和距心房后壁残余间隔的长度及软硬程度。

但是，TEE 亦有较多的缺陷。由于 TEE 检查中，ASD 位于图像近场，而近场角度范围较小，扫查时要注意多角度、不同深度观察缺损各边缘情况。个别患者右心房过大，能够显示的左心房过小，甚至存在观察盲区。由于近场角度小，对于有些较大 ASD 不能完全地显示其全貌，影响其大小的测量。而且，部分患者不适宜行 TEE 检查，婴幼儿及小儿无麻醉条件下无法进行此检查；且其为半介入性检查，患者有一定痛苦，一定程度上限制了它的临床应用。

3. 三维超声心动图

超声心动图三维重建工作经过近 30 年的研究，至今已有临床应用的实时三维超声心动图问世。三维超声心动图的最大优势是可以从各种不同视角观察心内结构。可以像外科医生手术时面对房间隔的视野去观察 ASD。因此，利用三维超声心动图可以更全面地观察 ASD 形态、大小及与周围结构的关系。而二维超声心动图观察 ASD 大小、与周围结构的关系等较大程度上依赖于超声医生的操作手法及对 ASD 边缘及其与周边结构关系的空间构象的正确理解。目前的三维超声心动图成像模式包括实时成像和全容积成像。前者可以实时立体地观察心内结构，但由于处理数据量大、能显示的范围受限，观察的结构不全面、不完整；后者采样及成像速度稍慢（目前约需 4 ～ 5 s），采样及成像完成后可进一步从不同视角动态观察更为完整的心内结构。

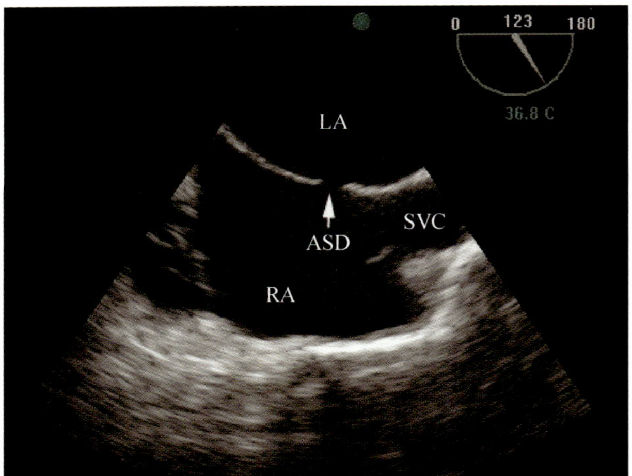

图 9-29　TEE 显示 ASD 声像图

ASD：房间隔缺损；LA：左心房；RA：右心房；SVC：上腔静脉

三维超声心动图的成像质量有赖于二维超声心动图的质量。二维超声心动图的伪像及回声失落等在三维重建过程中无疑也会影响到三维超声心动图。检查者对此需有充分认识。

4. 心腔内超声心动图（ICE）

ICE 在 ASD 封堵术中，只需要增加一个股静脉的穿刺，经 11 F 鞘管送入 ICE 导管至右心房，该导管直径 10 F，顶端带有超声探头，可以方便地转向及固定。ICE 引导下的 ASD 封堵目前多数资料来自国外，国内有部分病例介绍，均收到了满意的效果。北京安贞医院金梅[50]等报道，ICE 测得的 ASD 大小与球囊测得的延长径相关性很好，图像也较 TTE 清晰。随着 ICE 导管内径的降低，成本的下降，其在 ASD 封堵中应该会有更好的前景。

（四）MSCT/CMR

MSCT 横断扫描避免了图像重叠，有利于观察心内解剖及心腔与大血管的关系，三维重组技术的效果与造影相仿，可直接地显示心脏大血管连接，大血管形态及空间位置关系，同时发现并发的内脏改变，对内脏转位等复杂心血管畸形的节段分析均有重要价值。MSCT 扫描速度快，重建图像质量高，可多角度、多方位显示病变的空间位置，已逐渐成为最具潜力和价值的无创性心血管检查方法之一。在 ASD 的诊断中，TTE 必要时辅以MSCT，除能对ASD做出准确诊断和精确测量外，MSCT还能弥补TTE的许多不足，尤其在测量下腔静脉前缘和后缘时，准确性更高、效果更好。但是，目前MSCT很少应用于ASD的诊断，其主要价值在于除外ASD的伴发畸形，尤其是肺静脉异位引流、左侧三房心等的诊断；另外，在诊断冠状静脉窦型ASD等少见类型中，MSCT也具有一定优势。ASD在MSCT上的征象主要包括：房间隔连续性中断（至少两个层面以上），右心负荷增加导致的右心房、右心室增大，肺动脉扩张等。另外，对于中、老年患者，MSCT也应用于术前除外冠心病。近年来，随着3D打印技术的发展，鉴于MSCT的高清图像，也可以制作个体化ASD心脏模型指导临床介入封堵治疗（图9-30）。

MSCT的大剂量辐射以及有限的时间分辨率限制了其在先天性心脏病中的应用。磁共振“一站式”扫描能够全面评估心脏的解剖连接、心室功能、心肌活性、血流动力学和进行血管成像，且无电离辐射。CMR诊断ASD的优势在于，其可不受限制地观察心血管解剖结构和功能，包括体静脉和肺静脉异位引流等；而且，适宜于多次或终身的随访检查。

二、VSD的影像学评估及指导价值

VSD为最常见的先天性心脏畸形，多单独存在，亦可与其他畸形合并发生。本病的发生率约占成活新生儿的0.3%，占先天性心脏病的20%左右。VSD的临床症状、血流动力学改变及预后等亦取决于缺损大小。根据解剖学部位，VSD可大致分为膜部或膜周部、肌部和漏斗部三大类。其中前两类是介入封堵的主要适应证。膜部或膜周部VSD最多见，约占全部VSD的80%。肌部缺损最少见，约占3%。漏斗部VSD约占20%，可分为两个亚型：①干下型：位置最高，因缺损上缘为肺动脉瓣，又称肺动脉瓣下型；②嵴内型：位于室上嵴，又称穿嵴型。心肌梗死后或外科术后（如肥厚型心肌病疏通术等）、外伤后造成的VSD发生率极低，本部分不做讨论。

VSD的临床症状取决于缺损大小、心室水平分流量、病程及伴发病变或畸形等多个因素。较小的膜周部VSD，特别是隔瓣下型膜周部VSD可因瓣叶与缺损边缘粘连而变小甚至出现自然闭合的可能（多在6岁之内）。若VSD大，分流量亦大，可在很小年龄发生心力衰竭或进展为肺

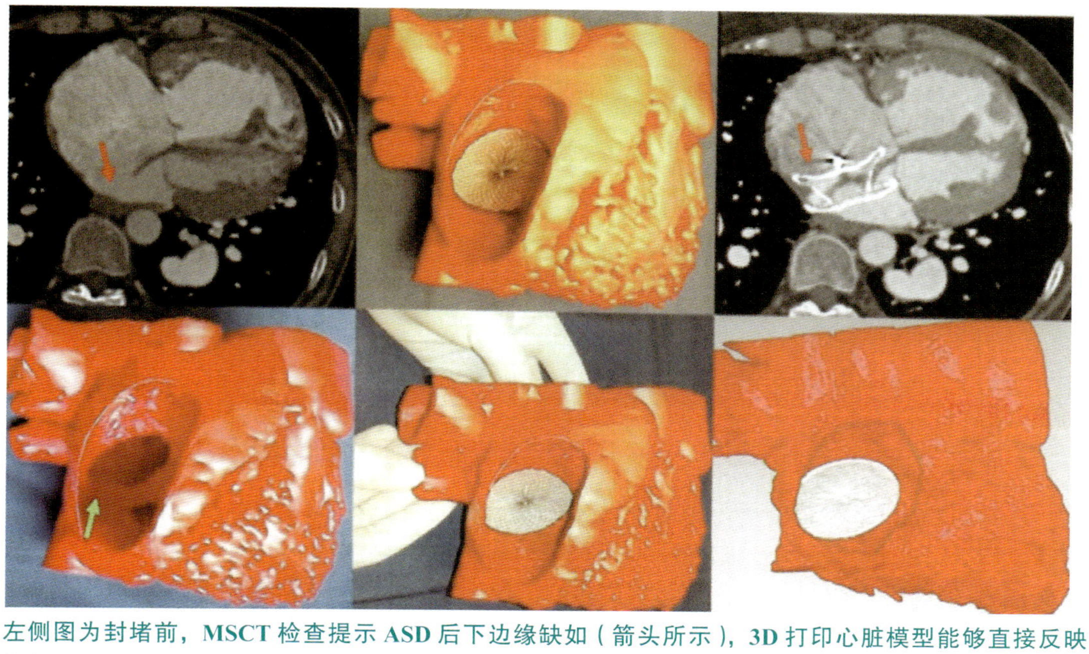

图9-30　左侧图为封堵前，MSCT检查提示ASD后下边缘缺如（箭头所示），3D打印心脏模型能够直接反映ASD的大小和边缘条件。中间组图为在个体化心脏模型（高弹性橡胶）上进行体外试封堵，提示38 mm封堵器可以成功封堵ASD。右侧图为术后复查，MSCT提示封堵器形态、位置良好，重建MSCT图像显示体内封堵器形态、位置与体外试封堵一致。这验证了个体化心脏模型能够准确模拟人体ASD病变并且可以帮助医师术前筛选合适患者

动脉高压，因此需引起高度重视。病程长的巨大VSD患者，随着肺动脉高压的加重，可发生艾森门格（Eisenmenger）综合征。

（一）胸部X线检查

胸部X线征象取决于VSD造成的血流动力学改变和伴发病变或畸形。小的VSD，心影可以大致正常（Roger病），此时的诊断更多依赖于临床体征和超声心动图。随着缺损的增大和分流量的增加，胸部X线片出现左心为主的心影增大和双侧肺血增多（图9-31）。当缺损造成中至大量分流时，肺动脉段明显凸出伴双侧肺动脉扩张。当大量分流造成肺动脉高压时，双肺外围血管出现扭曲变细，与双侧肺门处扩张的肺动脉形成对比，即“枯树征”。晚期发生Eisenmenger综合征时，则左心室缩小和右心室增大，此时基本上已经失去治疗机会。

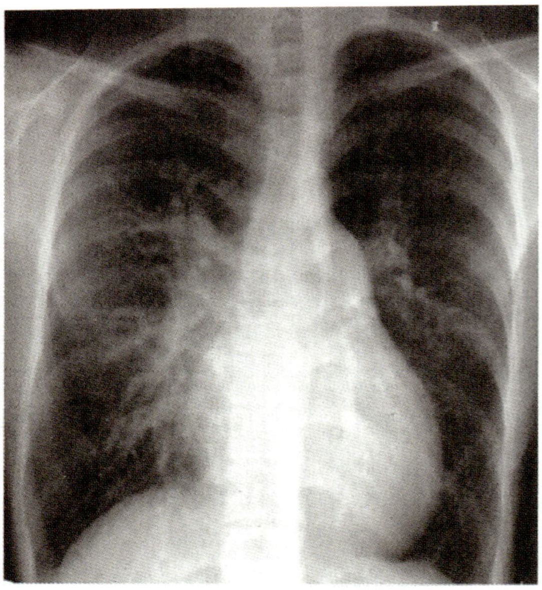

图9-31　VSD后前位胸部X线片，可见双侧肺血增多，主动脉结不宽，肺动脉段凸出，心影增大

（二）心导管造影

右心导管检查中右心室血氧含量高于右心房5%，提示心室水平LRS，同时可测定肺动脉压力。造影方法以左心室造影为宜，长轴斜位为显示膜周部VSD最理想的投照体位。左心室充盈后右心室立即显影并且可见过隔血流束为VSD的可靠征象。根据右心室显影的密度、分流柱的喷射方向及右心室最早显影的部位，一般可大致判断其分流量及缺损的解剖类型（图9-32）。心血管造影检查可以明确诊断，指导介入治疗（图9-33）。

（三）超声心动图

1. TTE

由于缺损类型不同，可在不同切面显示VSD局部回声失落，亦称连续中断（图9-34），如大血管短轴切面，嵴内型VSD通常位于11点半至1点半之间；膜部VSD多数位于9点至11点半之间。但由于肺动脉瓣及主动脉瓣附着位置可发生异常，单纯按照时钟的位置确定VSD的类型，常会导致判断上的误差。确定VSD类型，关键是

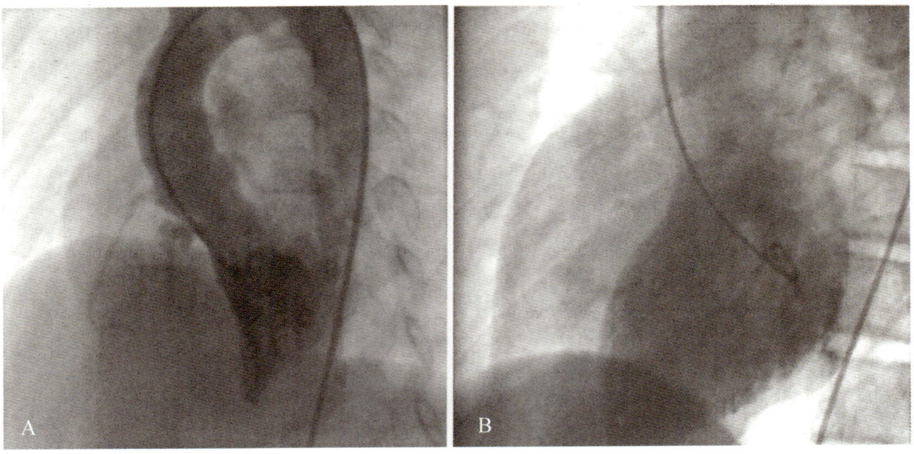

图9-32　A. 膜周部VSD，可见膜周部呈“囊袋状”向右心室膨出，基底部破口，造影剂进入右心室。B. 肌部VSD，室间隔中部可见小缺损，舒张期显影清楚，收缩期近于闭塞

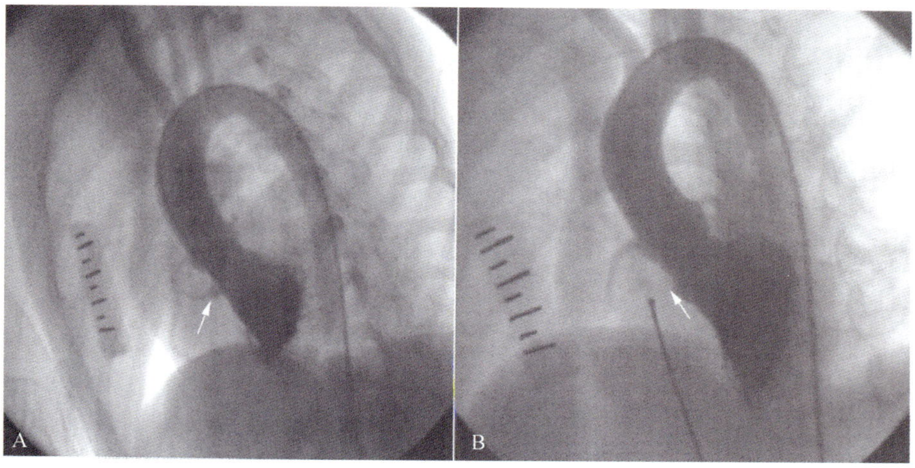

图 9-33 左心室造影长轴斜位

A. 膜部 VSD（箭头所示），直径约 5 mm；**B**. 采用直径 6 mm 的 VSD 封堵器封堵后（箭头所示），分流消失

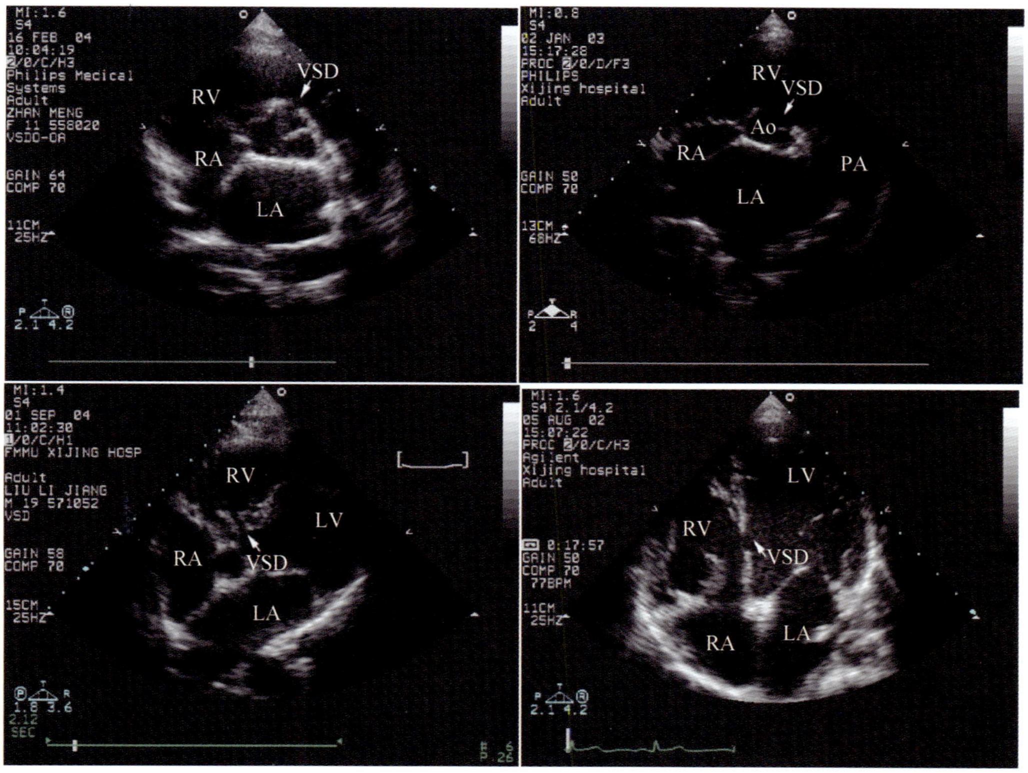

图 9-34 上图：大血管短轴切面，显示干下型及嵴内型 VSD；下图：胸骨旁五腔心及心尖四腔心切面，显示膜部及肌部 VSD

RA：右心房，RV：右心室，LA：左心房，LV：左心室，Ao：主动脉，VSD：室间隔缺损；PA：肺动脉

要根据缺损与周围解剖结构的关系决定。通常，VSD 断端处回声增强。缺损口的大小在不同切面、不同时相大小略有差异。通常，同一切面舒张期略大于收缩期；大血管短轴、胸骨旁及心尖四腔心或五腔心观一般大于左心室长轴切面所测的缺损口大小。

单纯膜部或膜周部 VSD 右心室侧周缘纤维增生或三尖瓣瓣叶和（或）腱索粘连形成 VSD 不同形态并突入右心室，右心室侧可为单孔或多孔。缺损周缘粘连可牢固或不牢固，并随心动周期大小略有变化，通常收缩期略大于舒张期，需注意与真性室间隔膜部瘤鉴别。西京医院对 542 例单纯膜部或膜周部 VSD 封堵患者研究结果表明[51]，87.1% 患者缺损口右心室侧形态各异，右心室侧多孔者占 59.4%，根据 TTE 表现特征将缺损右心室侧形态分为四型（图 9-35）：①不规则型：缺损口右心室侧径较大，中部径可≤左心室侧径，亦可＞左心室侧径，缺损口的右心室侧有多个类似“花瓣样”局限性突起，突起处可呈盲端和（或）单孔或多孔，此型发生率较高，占 37.0%。②漏斗型：缺损口左心室侧径（缺损口底部）较大，中部径＜左心室侧径，右心室侧径＜中部径＜左心室侧径，此型发生率略低于不规则型，为 26.4%。③瘤型：缺损口左心室侧径与中部径相似，右心室侧径通常＜左心室侧径，呈“球形”突出，发生率为 21.3%。④管型（隧道型）：缺损口左心室侧径与中部径及右心室侧径相似，此型发生率最低，仅为 15.3%。

2. TEE

对于 TTE 检查图像显示不清楚的患者，可采用 TEE 检查方法。选择食管下段四腔心、食管中段主动脉短轴及胃底左心室长轴等切面，可清晰显示 VSD 的部位、形态、大小，同时观察彩色多普勒分流时相、出现部位及分流量。

（四）MSCT/CMR

MSCT/CMR 亦很少专门用来直接诊断 VSD。但 CT 增强扫描和 MR 常规扫描均可显示室间隔连续性中断以及相应的继发改变如左、右心室扩大和肺动脉扩张等征象。此外 MR 电影于心室收缩期可见过隔的无信号血流束。室间隔连续性中断是 VSD 的直接征象，根据中断的部位及与周围组织的关系可以对 VSD 的类型进行划分。临床上，MSCT/CMR 仅是诊断 VSD 的补充，其主要目的多是为了除外其他病变或畸形。

三、PDA 的影像学评估及指导价值

PDA 也是常见的先天性心脏病，女性多见，约占 CHD 的 12% ～ 15%。动脉导管在胎儿期不可缺失，一般生后 6 个月内闭合，少数可延迟至 1 年，持续不闭者即为 PDA。根据解剖形态，可

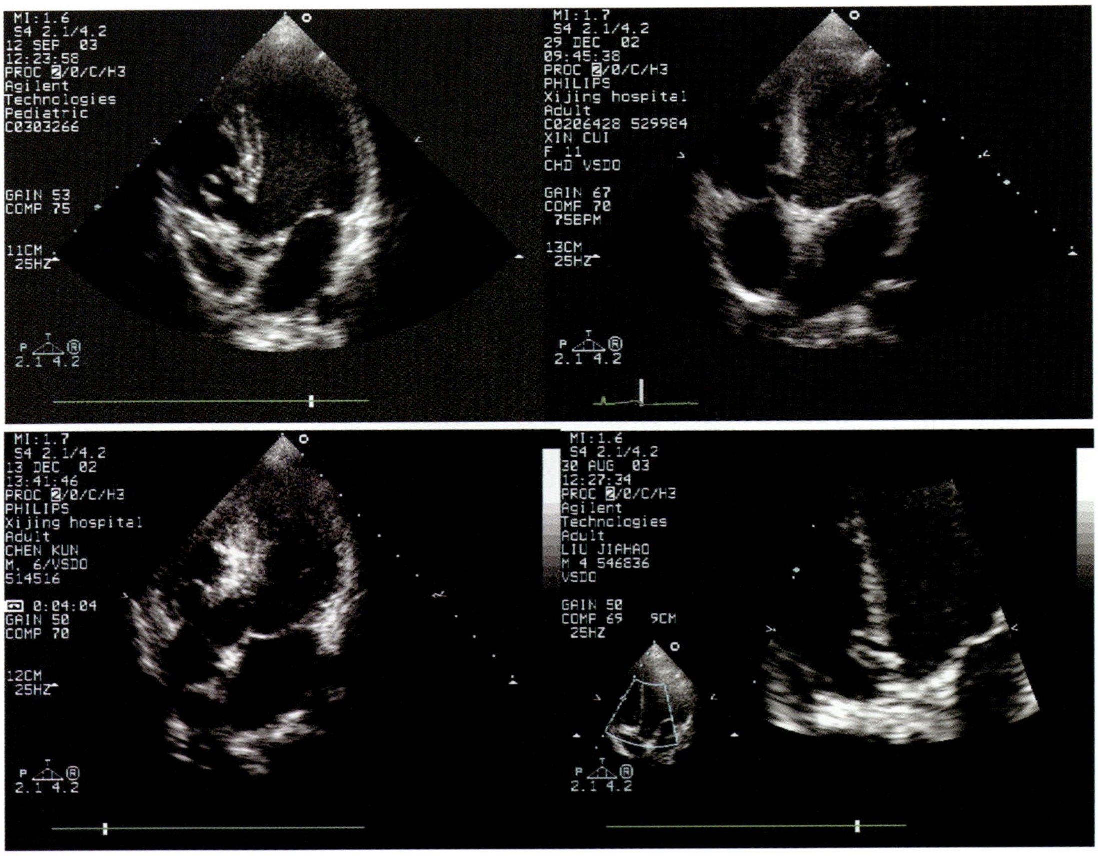

图 9-35　上排图：VSD 形态呈不规则型及漏斗型；下排图：VSD 形态呈瘤型及管型（隧道型）

以分为多个类型。形态学上，PDA 大致可以分为以下 5 种类型：①管型：导管两端直径相等而导管长度超过宽度；②漏斗型：导管一端直径大于另一端，一般是主动脉端粗而肺动脉端细；③窗型：动脉导管粗而短，像主动脉与肺动脉间直接吻合；④哑铃型：中间细而两端粗；⑤动脉瘤型：动脉导管两端细而中间呈动脉瘤样扩张，瘤壁往往脆而薄。这一类型又可分为自发性和继发性两种，其中前者多见于婴幼儿，预后良好；而后者多见于年长儿及成人，往往由感染和手术引起，预后不良。临床上，我们所见最多者为漏斗型，管型和窗型次之，哑铃型与动脉瘤型少见。漏斗型 PDA 是介入封堵的主要类型；其次是管型，多数也可以介入封堵治疗；其他类型临床介入治疗少见。

正常情况下，主动脉压高于肺动脉压，故 PDA 引起连续性 LRS，久之可发生肺动脉高压。轻者可无症状，重者可出现活动后心悸、气短、反复呼吸道感染等。合并重度肺动脉高压者可发生 Eisenmenger 综合征，临床上出现分界性发绀。

（一）胸部 X 线检查

细小 PDA 患者在胸部 X 线片上往往无明显异常（图 9-36）。典型 PDA 患者的胸部 X 线征象包括：肺血增多，肺动脉段凸出，主动脉结凸出或增宽，部分病例可有“漏斗征”以及左心房、左心室增大。“漏斗征”的病理基础是动脉导管主动脉端管腔的漏斗状扩张在后前位上的投影。粗大 PDA 患者可以出现左心衰竭或肺动脉高压的征象（图 9-37），这主要取决于双侧肺血管的反应性（高阻力或低阻力因人而异）。

（二）心导管造影

右心导管测量肺动脉血氧含量高于右心室 5%，则提示 PDA 或其他心底部 LRS。导管自肺动脉进入降主动脉通常提示 PDA 的存在。心血管造影体位一般取左侧位或右前斜位。主动脉造影弓降部充盈的同时主肺动脉亦显影即可确诊。心导管及造影检查的主要目的是了解合并的肺动脉高压病变程度以及指导介入封堵治疗（图 9-38，图 9-39）。

（三）超声心动图

1. TTE

TTE 利用综合检查方法对 PDA 进行诊断，二维超声一般都能清楚显示动脉导管的位置、大小、形态及走行方向，结合彩色多普勒技术，能够精确判断血流动力学的性质和变化。另外，对于一些二维超声不能清晰显示的 PDA，彩色多普勒可敏感检测出主动脉向肺动脉的分流。因而，对于不合并其他复杂畸形的 PDA，利用常规超声综合

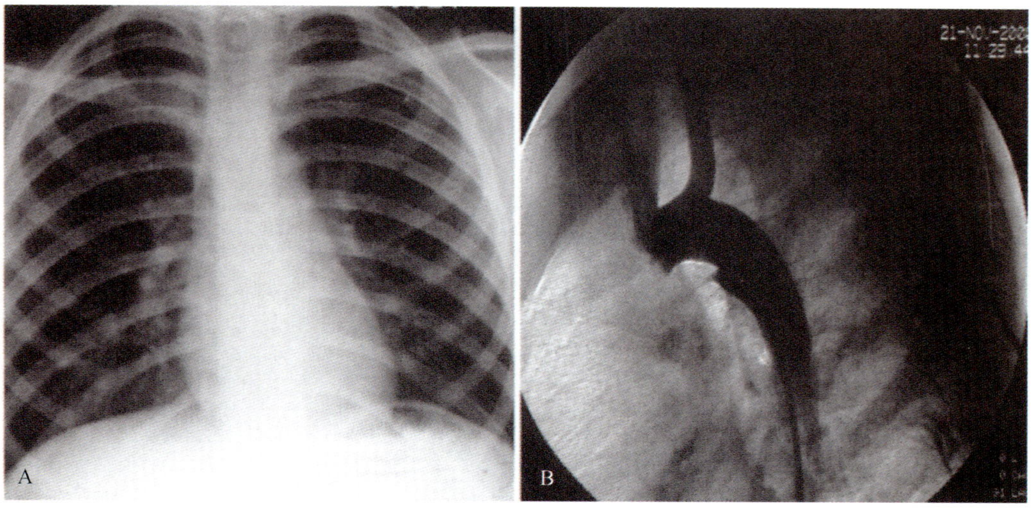

图 9-36　细小 PDA

A. 正位胸部 X 线片提示心脏大小和双肺血无明显变化；B. 造影提示细小 PDA

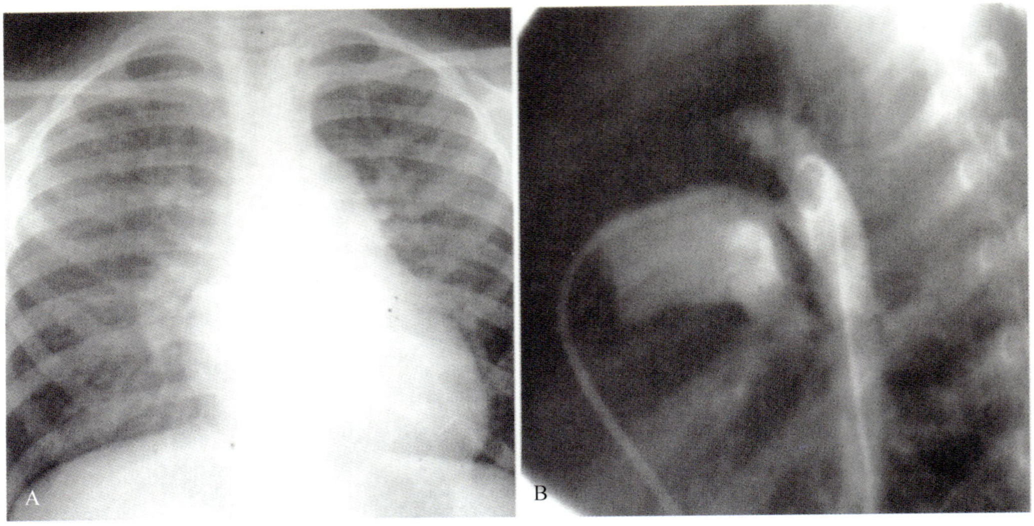

图 9-37　粗大 PDA

A. 正位胸部 X 线片提示双肺肺血明显增加，主动脉结增宽，肺动脉段凸出伴心脏增大（左心房室增大为主）；**B.** 造影提示粗大 PDA，通过未闭的动脉导管肺动脉提前显影

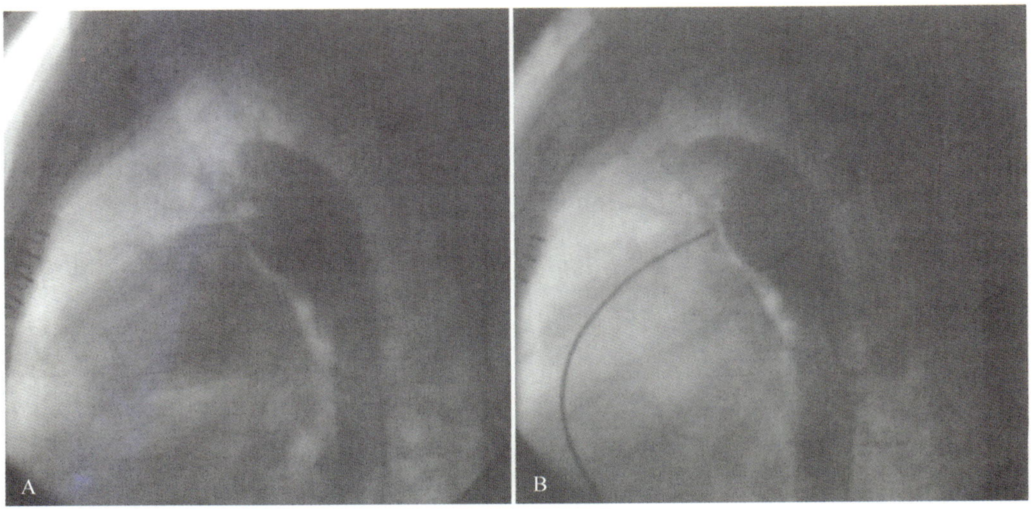

图 9-38　主动脉左侧位造影

A. 主动脉显影后通过粗大 PDA 肺动脉显影；**B.** 封堵后（应用 PDA 封堵器）重复造影提示封堵器形态位置良好，无残余分流

检查方法，结合临床症状，一般都能明确诊断。但是，对于位置异常或者合并其他复杂畸形的 PDA，可结合 TEE 和心导管等检查来明确诊断。一些复杂先天性心脏病，如果已存在较大 LRS 或其他复杂畸形，此时合并 PDA，导管一般较细小，检查者很容易漏诊，需特别仔细寻查，此时应注意应用彩色多普勒技术进行扫查，以达到准确检出的目的。PDA 常用超声检查切面：

（1）胸骨左缘肺动脉长轴切面：是诊断 PDA 的常用切面，一般都能够清楚显示动脉导管的大小、形态等（图 9-40）。另外，由于导管的走行与超声束传播方向之间的夹角较小，利用彩色多普勒成像能够清楚显示分流的方向和分流的大小，此切面也是测量分流速度的最佳切面。但遇到肥胖患者，或肋间隙较窄以及肺气较多的患者，图像质量往往不佳，此时应结合其他切面进行判断，必要时可行 TEE 检查。

（2）胸骨上窝主动脉弓长轴切面：一般能够显示导管的长度以及各段的内径（图 9-41），特别是应用于婴幼儿，图像比较清晰，但对于成人，由于病变部位距离探头较远和肺气干扰，图像质量往往不佳。在此切面上，由于导管的走行

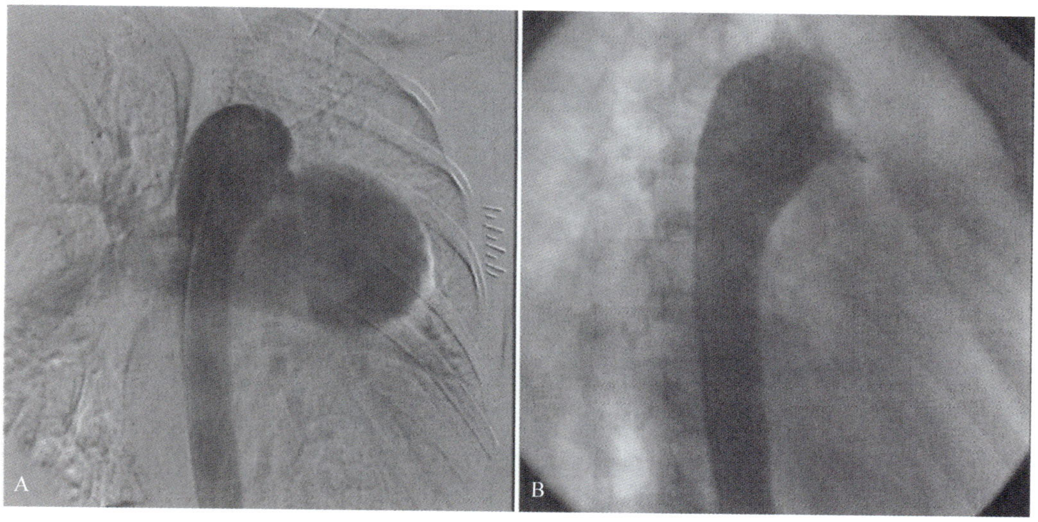

图 9-39　主动脉右前斜位造影

A. 主动脉显影后通过粗大 PDA 肺动脉显影；**B.** 封堵后（应用肌部 VSD 封堵器）重复造影提示封堵器形态位置良好，无残余分流

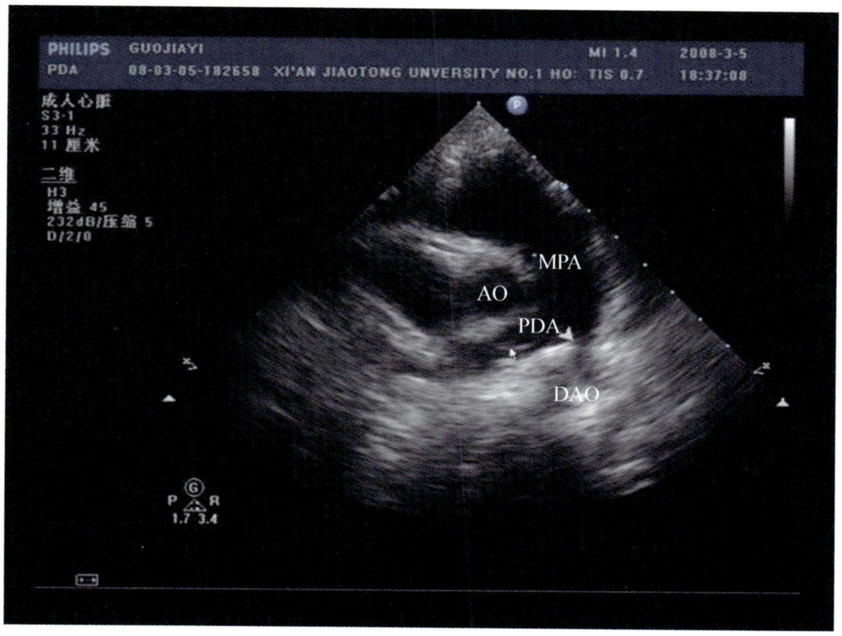

图 9-40　胸骨左缘肺动脉长轴切面：显示降主动脉短轴和肺动脉长轴，在两者之间可见一管型 PDA

AO：主动脉，DAO：降主动脉，MPA：主肺动脉，PDA：动脉导管未闭

和超声束的传播方向几乎垂直，当患者有肺动脉高压时，彩色多普勒成像有可能检测不到血流信号。

（3）胸骨旁左侧高位动脉导管纵切切面：将探头置于胸骨旁左侧 1 ～ 2 肋间，方向指向 2 点至 3 点位时，声束朝后下方扫查，可显示降主动脉长轴和主肺动脉以及左右肺动脉分支，动脉导管呈纵向连接于降主动脉与肺动脉之间，导管与左右肺动脉纵向排列，状似分开的三个手指，也称“三指征”，动脉导管位于图像上三指中最左侧（图 9-42）。该切面能较为准确显示导管的长度、内径和形状，是观察这些指标的最佳切面，但也容易受肺气的干扰而使图像质量欠佳。

2. TEE

由于患者肥胖、肋间隙较窄、肺气较多或一些其他因素导致二维超声心动图图像不佳，或者彩色多普勒成像检测不到血流信号时，利用 TEE 检查可帮助诊断 PDA。探头角度 25° ～ 60°，可显

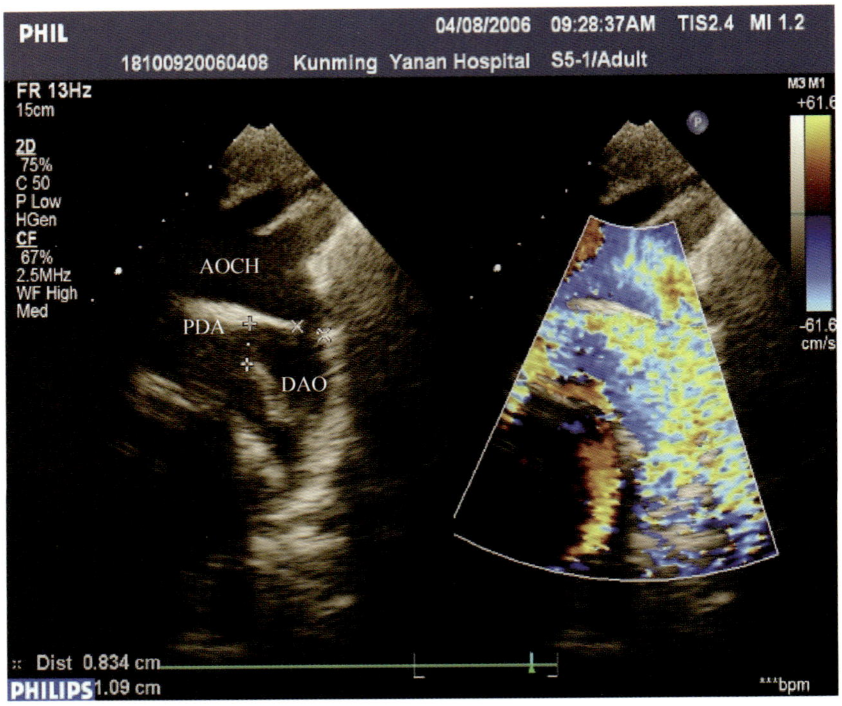

图 9-41 胸骨上窝主动脉弓长轴切面：显示降主动脉与肺动脉之间可见一漏斗型 PDA，彩色血流可见以蓝色为主的五彩镶嵌血流自降主动脉进入主肺动脉

AOCH：主动脉弓，DAO：降主动脉，PDA：动脉导管未闭

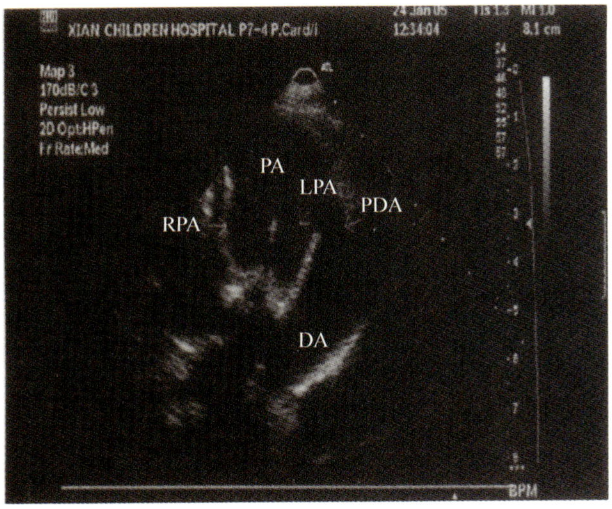

图 9-42 胸骨旁左侧高位动脉导管纵切切面：显示一巨大漏斗型 PDA，左、右肺动脉和动脉导管呈“三指征”，PDA 位于最左侧

DA：降主动脉，LPA：左肺动脉，PA：主肺动脉，PDA：动脉导管未闭，RPA：右肺动脉

示出动脉导管。此时，导管、降主动脉和左肺动脉的关系为降主动脉为斜切的短轴，左肺动脉为长轴，在两者之间为动脉导管，继续旋转探头角度 110° ～ 130° 可显示近似的降主动脉长轴和斜切的左肺动脉短轴，动脉导管位于两者之间。在上述切面可显示动脉导管的形态、内径和长度，利用彩色多普勒检查可检测到分流的方向、大小，连续多普勒可测量分流速度、主动脉和肺动脉间的压力阶差等。

3. cTTE

经静脉注射声学造影剂时，可观察到主肺动脉分叉处出现造影剂的缺损区，但诊断意义不是很大。当肺动脉高压出现 RLS、Eisenmenger 综合征时，可应用 cTTE，于外周静脉注射声学造影剂，造影剂在舒张期可从肺动脉通过未闭导管进入降主动脉。

（四）MSCT/CMR

MSCT/CMR 检查的直接征象是主动脉弓下可见一异常交通与肺动脉分叉处相连，其他征象包括继发的左侧房室增大、肺动脉扩张等。MSCT/CMR 更重要的价值在于除外合并的其他畸形，尤其是主动脉畸形，如主动脉弓发育不良、主动脉缩窄等（图 9-43）。

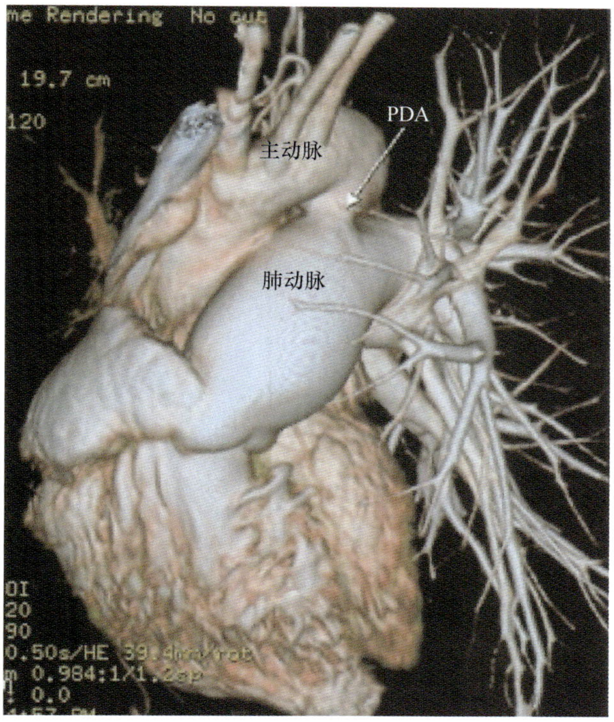

图 9-43 MSCT 三维重建图：主动脉和肺动脉间可见粗大的异常交通。箭头所示为 PDA

四、PFO 的影像学评估及指导价值

PFO 是由于各种原因导致出生后卵圆孔瓣未能充分与继发隔粘连融合，以至卵圆孔部位仍存在微量心房水平分流的一种心脏畸形。在正常人群尸检中，PFO 的发生率约 20% ～ 35%，检出率与年龄有关，30 岁以内为 35%，30 ～ 90 岁为 22% ～ 27%。未闭的卵圆孔大小直径不尽相同，一般为 1 ～ 10 mm，平均 4.9 mm。除非伴有其他心血管病变，PFO 在临床、心电图、胸部 X 线检查中无明显异常表现。过去认为 PFO 分流量微小无明确临床意义，晚近认为 PFO 与反常栓塞，特别是与部分原因不明的脑卒中有关。另外，PFO 还与减压病、手术后神经系统功能异常、偏头痛、斜卧呼吸-直立型低氧血症、某些右心压力增高病变时出现顽固低氧血症等多种病变有关。

（一）超声心动图

超声心动图可以直观地显示房间隔解剖结构及其分流情况，是目前 PFO 最为理想的检查方法。

1. TTE

（1）切面选择：常规 TTE 检查，在胸骨旁大血管短轴和四腔心切面，由于房间隔走行与超声声束的方向夹角较小，房间隔容易产生假性回声失落，TTE 很难清楚显示房间隔及 PFO 的结构，只有极少数较大 PFO，才可以在这两个切面观察到。但在剑下两房心切面，房间隔与超声声束近似垂直，常规 TTE 往往较易发现 PFO。但即使有经验的超声医生，TTE 检查 PFO 亦会常常漏诊，特别是对于肥胖、肺气过多等声学条件差的成人患者更易漏诊。因此，TTE 主要用于儿童及部分成人患者。

（2）TTE 特征：二维 TTE 可见 PFO 的典型表现，原发隔（第一隔）与继发隔（第二隔）呈“搭错样改变”或“搭错倾向”（图 9-44，图 9-45）。典型 PFO 同时可见菲薄的原发隔随心房收

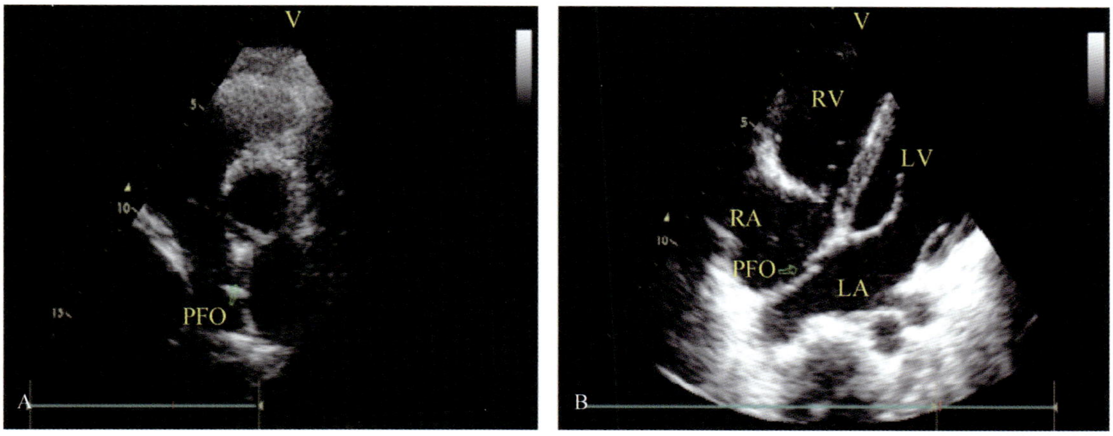

图 9-44 胸骨旁大血管短轴切面（A）与胸骨旁四腔心切面（B）均显示：房间隔原发隔与继发隔呈“搭错样改变”
LA：左心房，LV：左心室，PFO：卵圆孔未闭，RA：右心房，RV：右心室

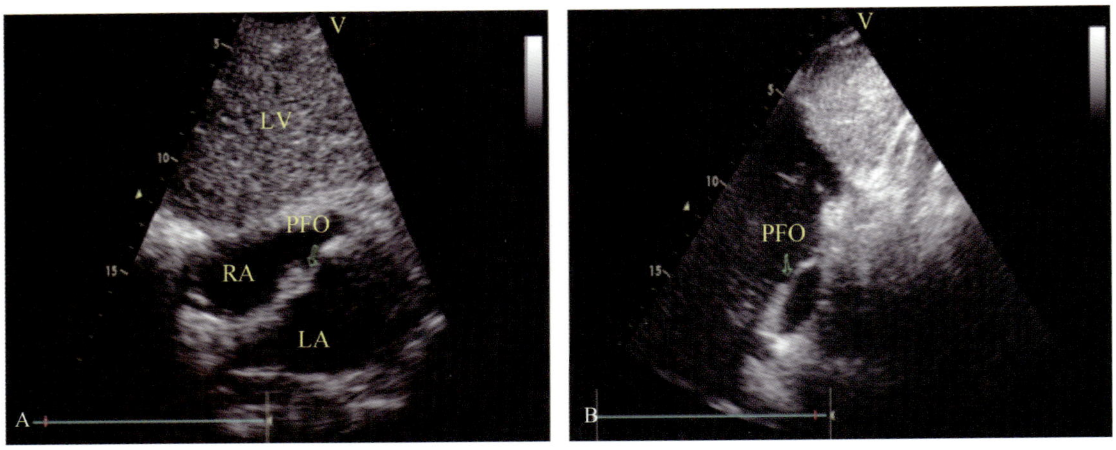

图 9-45 A. 剑下两心房切面：房间隔原发隔与继发隔呈“搭错样改变”；B. 房间隔有“搭错倾向”，可见卵圆窝
LA：左心房，LV：肝，PFO：卵圆孔未闭，RA：右心房

缩和舒张有轻度摆动及两者之间存在小裂隙。

二维超声心动图虽然发现了 PFO 的特征，但是否有血流通过或者判断分流方向，则需行彩色多普勒检查证实。心内结构正常、右心压力不高的情况下 PFO 彩色血流往往显示：卵圆窝处斜行向下的 LRS 或卵圆窝处可疑点状加速血流信号（图 9-46）。PFO 分流方向可表现为左向右、右向左或双向分流。以往认为 PFO 主要表现为 RLS，而最近随高分辨率彩色多普勒超声的应用发现在普通人群中 PFO 主要表现为 LRS。西安交通大学第一附属医院的研究发现[52]，PFO 患者心内结构正常、右心压力不高的情况下均为 LRS，未检测到 RLS，与文献报道相一致[53]。应注意当卵圆窝处可疑点状加速血流信号难以确诊为 PFO 时，为避免假阳性，需要结合 cTTE 的结果而最终确定。脉冲多普勒在卵圆窝处分流部位可探及低速的血流频谱，频谱形态与 ASD 相似。

（3）TTE 检查内容及评价

1）排除其他心脏病：由于 PFO 反常栓塞为排除性诊断，因此 TTE 应用最主要目的之一就是除外其他的结构性心脏病或左心系统疾病，寻找 PFO 以外的其他栓子来源，如其他先天性心脏病（ASD、VSD、PDA 等）、扩张型心肌病、缺血性心肌病、瓣膜病变（如二尖瓣狭窄、主动脉瓣狭窄）等所致的附壁血栓形成（图 9-47）等。文献报道大约 20% 的缺血性脑卒中的病因是心源性栓塞所致，故 TTE 排除其他结构性心脏病、左心系统疾病也至关重要。

2）测量 PFO 基本参数：确诊 PFO 后需测量其大小、长度、构成 PFO 的间隔厚度和房间隔的

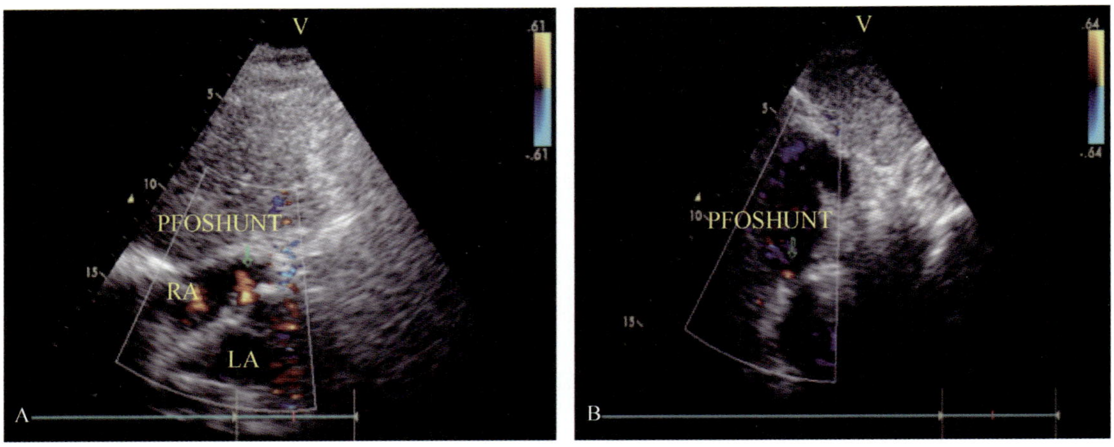

图 9-46 彩色多普勒显示：A. 心房水平卵圆窝处探及细小 LRS；B. 心房水平卵圆窝处探及可疑点状加速 LRS
LA：左心房，PFOSHUNT：卵圆孔未闭分流，RA：右心房

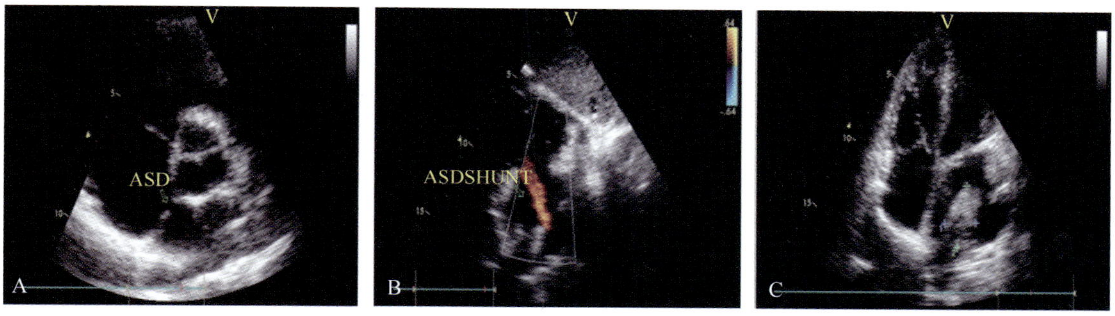

图 9-47 A. 大血管短轴切面二维超声显示房间隔回声中断；B. 剑下两房心切面彩色多普勒显示心房水平可见 LRS；C. 二维超声心尖四腔心切面显示左心房顶可见附壁血栓形成

ASD：房间隔缺损；ASDSHUNT：房间隔缺损分流

移动度等。PFO 大小范围从 1 ～ 19 mm 不等，平均 4.9 mm，根据 PFO 的直径大小，通常将 PFO 分为大 PFO（≥ 4.0 mm）、中 PFO（2.0 ～ 3.9 mm）和小 PFO（≤ 1.9 mm）三种类型。TTE 上，除了部分图像清晰的儿童和成人其房间隔第一隔与第二隔于二维超声可见明显交错时可较准确测量 PFO 的大小及重叠长度外（图 9-48），多数 PFO 经 TTE 很难准确测量其大小及长度。

3）观察 PFO 形态特征与分型

A. 有无合并房间隔瘤：在胸骨旁大血管短轴切面、胸骨旁或心尖四腔心切面均可观察有无房间隔瘤。如有房间隔瘤，二维超声可测量瘤底大小及膨出幅度，彩色多普勒可观察卵圆窝处分流情况（图 9-49）。PFO 合并房间隔瘤测量房间隔瘤瘤底直径至关重要，介入治疗选择封堵器时，着重考虑瘤底的大小，尽量使房间隔得以重塑而夹闭整个软房隔，一般需选择较大的 PFO 封堵器。

B. 房间隔动度过大：TTE 观察房间隔是否飘而软的切面同观察房间隔瘤时一样。文献报道指出，原发隔动度过大（＞ 6.5 mm）是好发不明原因脑卒中的独立危险因素，这种类型 PFO 属于高危 PFO[54-55]。测量软房隔的长度及动度，对于术中封堵器的选择亦至关重要（图 9-50）。

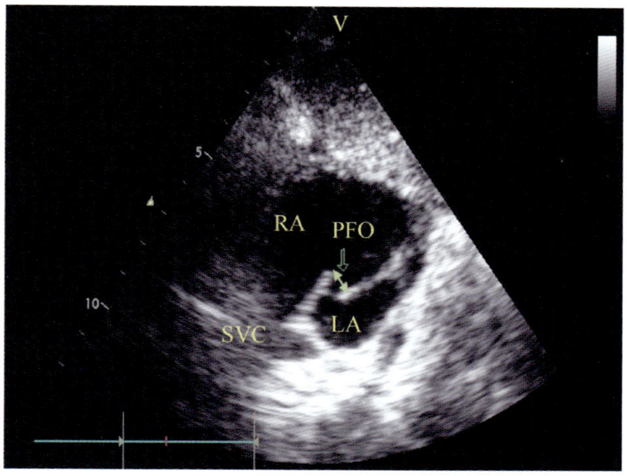

图 9-48 剑下两房心切面测量 PFO 大小

LA：左心房；PFO：卵圆孔未闭；RA：右心房；SVC：上腔静脉

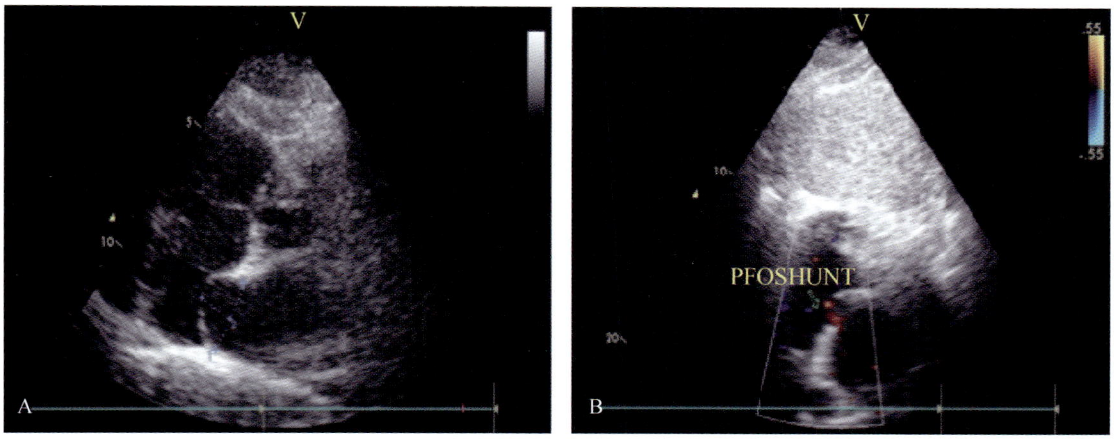

图 9-49 A. 胸骨旁大血管短轴切面显示房间隔向右心房膨出＞ 10 mm；B. 剑下两房心切面卵圆窝处可见细小 LRS

PFOSHUNT：卵圆孔未闭分流

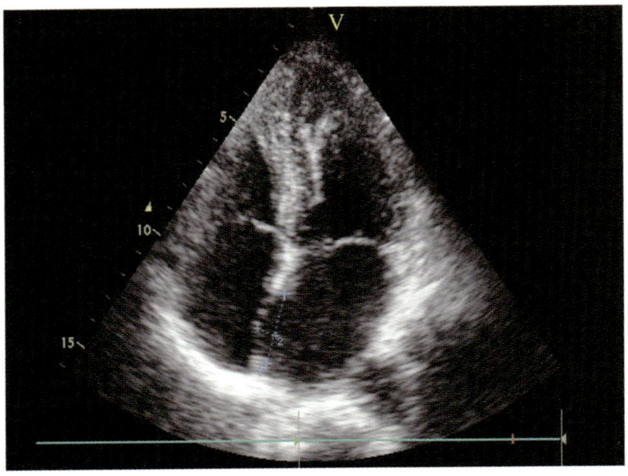

图 9-50　心尖四腔心切面示房间隔飘而软，向右心房膨出 > 6.5 mm

C. 右心房内有无较长的欧氏瓣（Eustachian valve，EV）或希阿里网（Chiari network，CN）：TTE 于心尖四腔心切面、剑下两房心切面更易检测到右心房内“跳绳样”改变的 CN 或者“水草样”飘动的 EV（图 9-51）。存在 EV 或 CN 的 PFO，在其血流导向作用下，增加了来源于下腔静脉栓子反常栓塞的概率；同时介入术中也可能会发生如 EV 或 CN 钩住或者包住导管，甚至缠绕封堵器导致移位等并发症，因此需特别注意。

D. 有无合并小 ASD：PFO 患者易合并小 ASD，应多切面仔细观察房间隔，如合并小 ASD，除测量缺损的大小以外最重要的是需要测量 PFO-ASD 间距，以便指导术中封堵器的选择（图 9-52）。同

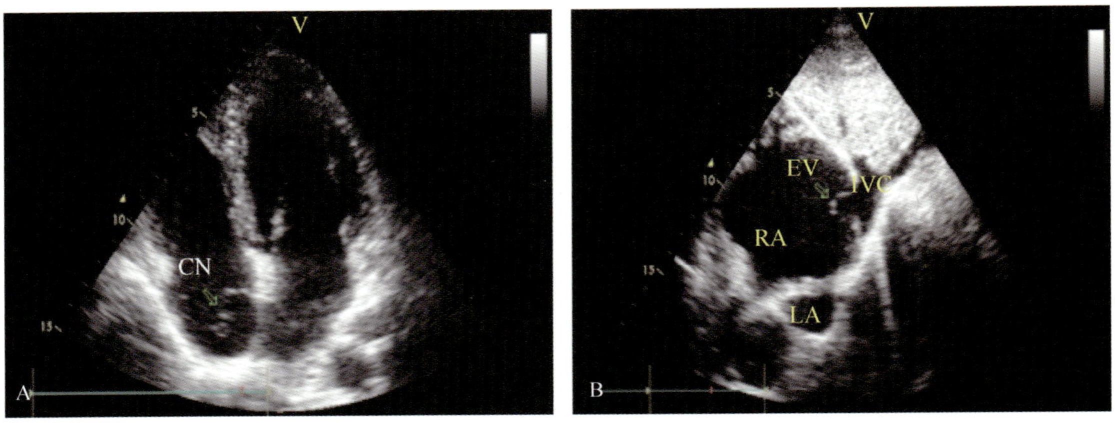

图 9-51　A. 心尖四腔心切面：箭头所示为右心房内“跳绳样”改变的 CN；B. 剑下两房心切面：右心房内下腔静脉口处飘动的“水草样”EV

CN：希阿里网，EV：欧氏瓣，IVC：下腔静脉，RA：右心房，LA：左心房

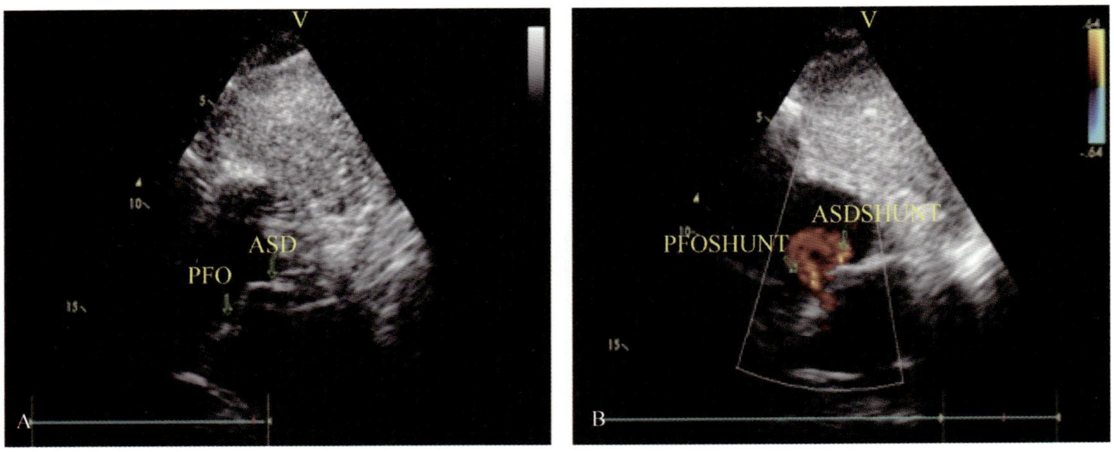

图 9-52　A. 二维超声可见房间隔原发隔与继发隔呈“搭错样改变”，中下段可见房间隔小缺损；B. 彩色多普勒示卵圆窝处及中下段均探及细小 LRS 束

ASD：房间隔缺损，ASDSHUNT：房间隔缺损分流，PFO：卵圆孔未闭，PFOSHUNT：卵圆孔未闭分流

双孔 ASD 封堵相似，间距如果在 7 mm 以内考虑单伞封堵，如果超过 7 mm 则考虑双伞封堵。但 TTE 对于该类型的检测，往往敏感性较低，很容易漏掉小 ASD，故应推荐行 TEE 进一步明确 PFO 及房间隔的解剖结构。

E. 观察有无主动脉根部扩张：TTE 于胸骨旁左心室长轴、大血管短轴切面可测量主动脉根部的内径。如主动脉根部扩张使房间隔变短从而增加了房间隔的动度及 RLS 程度，其可能的机制有两点：第一，右心房被扩张的动脉压缩使右心房压升高；第二，变形的右心房使下腔静脉的血流直接流向并通过卵圆窝。

4）利用三尖瓣反流法估测肺动脉收缩压：估测肺动脉的压力至关重要，因为对于肺动脉高压的患者，PFO 可能是其生命通道，堵闭 PFO 会加重病情发展。因此，如果合并肺动脉高压者则不适宜进行 PFO 封堵治疗。

2. TEE

TEE 评价房间隔的方法及图像与 ASD 相同。首先以横切面 0° 探查整个房间隔，其次以纵切面 90° 详细检查缺损的位置和形态。另外多切面扫查进一步观察 PFO 的形态和其他可能的缺损。

（1）横切面（0°）：为了避免漏掉其他缺损，建议使用双成像法，即二维成像与二维加彩色多普勒成像。这样会发现任何已知或未知的房间隔分流，并清楚了解房间隔的解剖。扫描房间隔应从上腔静脉食管上段开始向下缓慢进行，到食管中段可看到卵圆孔，然后继续向下到达下腔静脉（IVC）和冠状静脉窦（CS）。典型的 PFO 图像（图 9-53）：从食管上段至中段水平的左心房可看到 PFO。在食管中段水平，可清楚地观察到卵圆孔的上部，以及卵圆孔较薄的第一房间隔与较厚的第二房间隔。探头移动至食管下段，可看到 IVC 和 CS。这个区域的图像在 TEE 上显示较困难，TTE 可能相对较好。

（2）纵切面（90°）：在上腔静脉（食管上段），用二维超声成像与彩色多普勒加二维超声成像开始扫描。探头慢慢地从右至左进行扫描。然后探头继续向下至食管中段，再换至 IVC 水平。在每个水平，扫描房间隔都能将整个房间隔显示出来。在食管上段水平，第二房间隔紧邻上腔静脉（SVC），PFO 在左心房的开口往往也能清楚地看到。在此下方即是卵圆窝（FO）的位置，房间隔也变得更薄。FO 下方即是 IVC，FO 下部被第

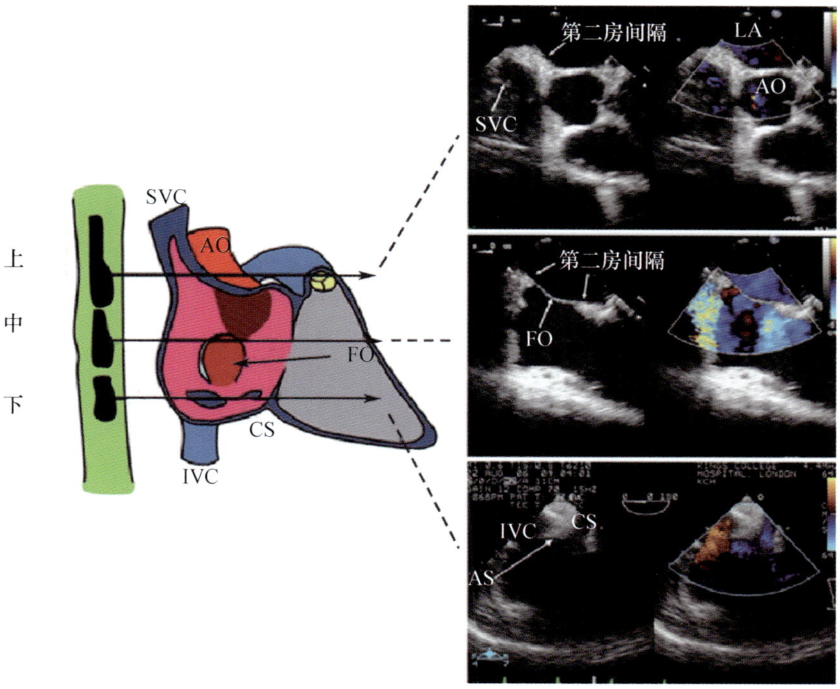

图 9-53　0° 时食管的 3 个段及相应的 TEE 图像

AO：主动脉，CS：冠状静脉窦，FO：卵圆窝，IVC：下腔静脉，SVC：上腔静脉，LA：左心房

二房间隔分开。第二房间隔从 IVC 起始的长度往往变异较大（图 9-54）。

（3）多角度连续观察（30° ~ 120°）：如在 50° 的切面进行观察时（食管中段），主动脉瓣及根部和 FO 相连，FO 与主动脉瓣毗邻。下方即是房间隔，当第二房间隔出现时，房间隔变厚。越过主动脉瓣，可能会在左心房看到 PFO 的开口。从大约 30° 慢慢扫描至 120°，可以显示 PFO 的隧道（扫描 FO 的上部，并帮助确定分流的级别，如左房活瓣开放的范围）。可以评估隧道大概的长度，隧道中是否有持续的彩色血流（图 9-55，图 9-56）。

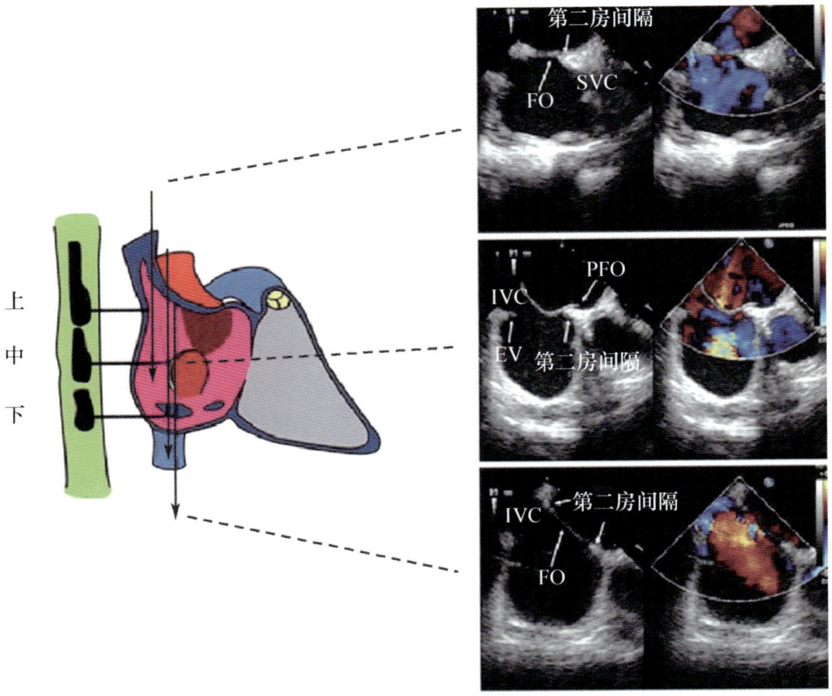

图 9-54　90° 时食管的 3 个段及相应的 TEE 图像

EV：欧式瓣；FO：卵圆窝，IVC：下腔静脉，PFO：卵圆孔未闭，SVC：上腔静脉

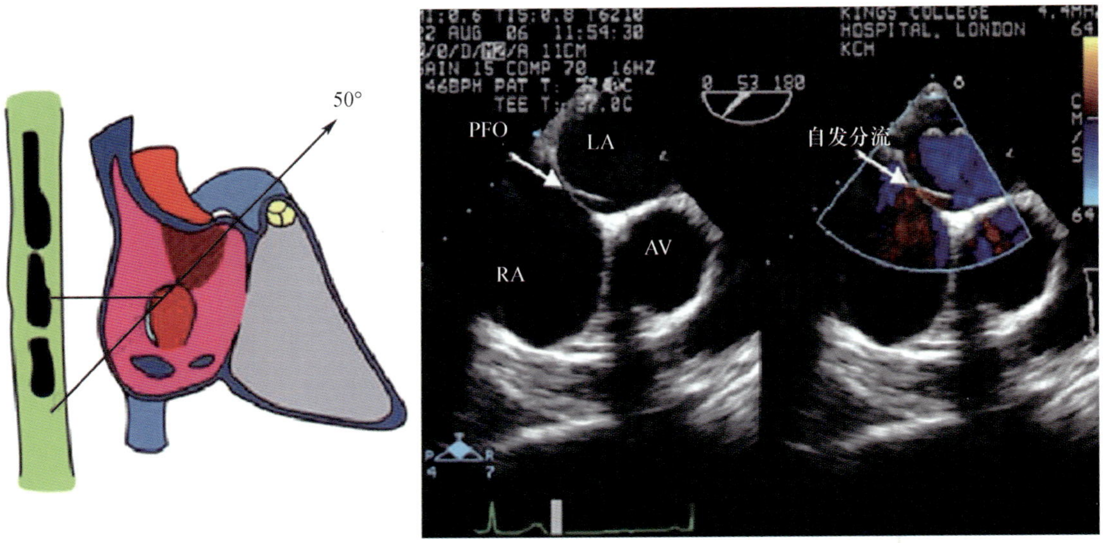

图 9-55　TEE 50° 切面显示 PFO 的形态第一隔、第二隔呈搭错样改变，主动脉瓣、主动脉根部与房间隔的毗邻关系；彩色血流示：卵圆孔处可见少量 LRS

LA：左心房，PFO：卵圆孔未闭，RA：右心房，AV：主动脉瓣

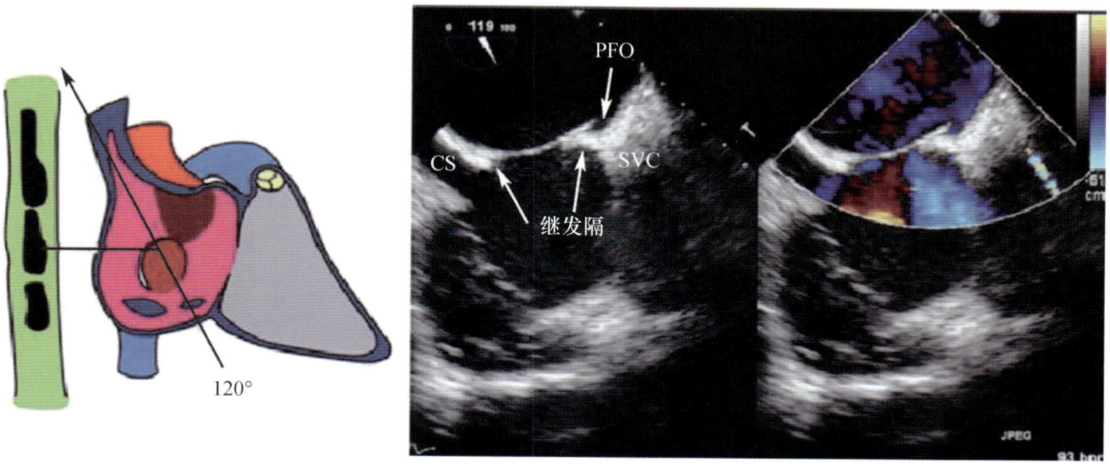

图 9-56　TEE 120°切面显示 PFO 的形态及边缘，PFO 在左心房内的开口，原发隔、继发隔的边缘

CS：冠状静脉窦，PFO：卵圆孔未闭；SVC：上腔静脉

3. 三维 TEE

以往多数研究 PFO 形态都用二维常规 TEE 超声评估。然而，PFO 在同一心动周期不同时相的形态变化是一个三维立体结构。因此，利用二维超声很难准确地评估 PFO 的形态和大小。实时三维 TEE 是二维 TEE 图像的有力补充，三维 TEE 使人们有能力实时了解房间隔与 PFO 的解剖形态，从而更有利于选择合适的封堵装置。

（1）三维 TEE 检测 PFO 的方法

“三维放大”模式是显示房间隔的首选方法。各个区域的三维放大模式图像一起组成整个房间隔。实时三维图像可以选择观看左心房或者右心房。获得最好的三维图像常常需要将超声束垂直于房间隔进行扫描。“三维体积”模式可以得到其他的解剖信息，包括心脏的最大容量。为了尽量避免计算时产生误差，在进行三维体积测量时，应让患者屏住呼吸。但在心房颤动患者中，因为 RR 间期不等，仍无法避免产生误差。

（2）三维 TEE 对 PFO 患者重点观察的内容

1）PFO 左心房侧的大小、右心房侧的大小、管道的长度（图 9-57）。

2）有无合并其他 ASD（常是卵圆窝处缺损）（图 9-58）。

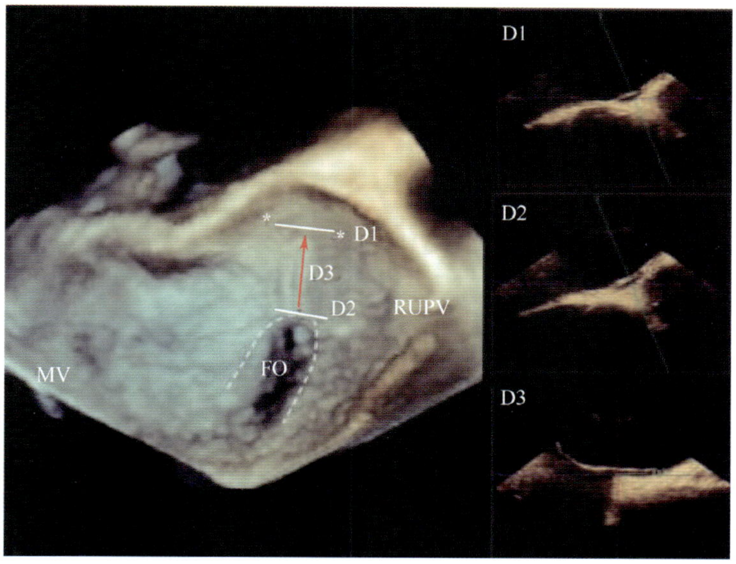

图 9-57　利用三维 TEE 测量

D1：PFO 左心房侧开口径，D2：PFO 右心房侧开口径，D3：PFO 管道长度，FO：卵圆窝，MV：二尖瓣，RUPV：右上肺静脉

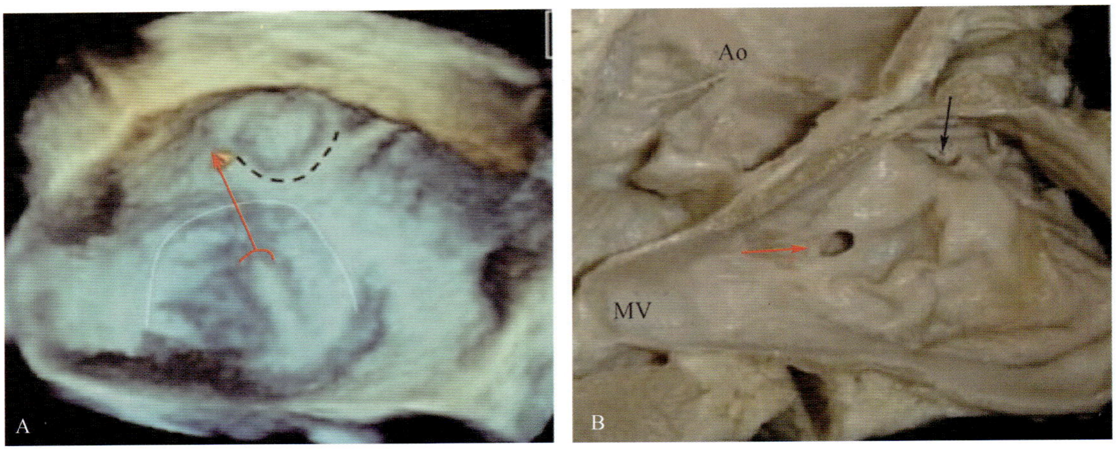

图 9-58 A. 三维 TEE 显示，黑线处为 PFO 左心房侧开口，白线处为多余的房间隔瘤，红色箭头为导丝通过小缺损进入左心房；B. 实体 3D 解剖显示左心房侧可见卵圆窝处多余的膨出瘤，黑色箭头为 PFO 在左心房侧开口，红色箭头为另一个小缺损

MV：二尖瓣，Ao：主动脉

3）左心房侧 PFO 开口的数目。

4）房间隔瘤及其动度、边缘。

5）继发隔的厚度。

6）欧氏嵴的程度、位置。

7）是否存在 EV 或 CN。

4. 心腔内超声心动图

心腔内超声心动图（intracardiac echocardiography，ICE）检测 PFO 常用的切面为：房间隔长轴切面（图 9-59）、短轴切面（图 9-60），其与 TEE 长轴、短轴切面相比有良好的相关性。放置封堵器前应多切面观察房间隔、测量 PFO 直径和管道的长度。房间隔长轴切面是输送鞘过 PFO、更换导管，以及放置装置的最佳切面。左心房盘片放置好后在 ICE 指导下整个后撤直到盘片覆盖在房间隔上会有一个抵抗。两个盘片都放置好后，多切面观察位置是否良好、确定盘片没有被拉入管道内、也没有影响到重要的组织结构后释放封堵器（图 9-61）。

（二）右心声学造影

目前用于检测 RLS 的方法有：cTTE、经食管超声心动图右心声学造影（contrast transesophageal echocardiography，cTEE）、心腔内超声心动图右心声学造影（contrast intracardiac echocardiography，cICE）。几种方法各有其优缺点。但因受价格及操作困难等因素的影响，目前临床广泛应用的是无创、重复性高的 cTTE。

1. cTTE 对 PFO-RLS 的检测

（1）cTTE 检测方法：①所需物品：取 2 支 10 ml 注射器，1 个三通管，1 个静脉留置针，1

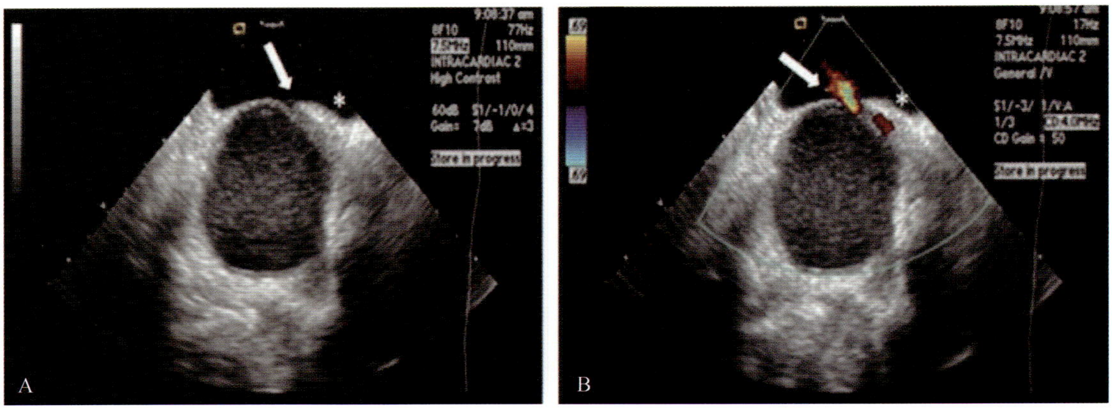

图 9-59 房间隔长轴切面

A. 二维超声下白箭头所示为 PFO；B. 彩色多普勒示卵圆窝处可见细小 LRS（箭头）

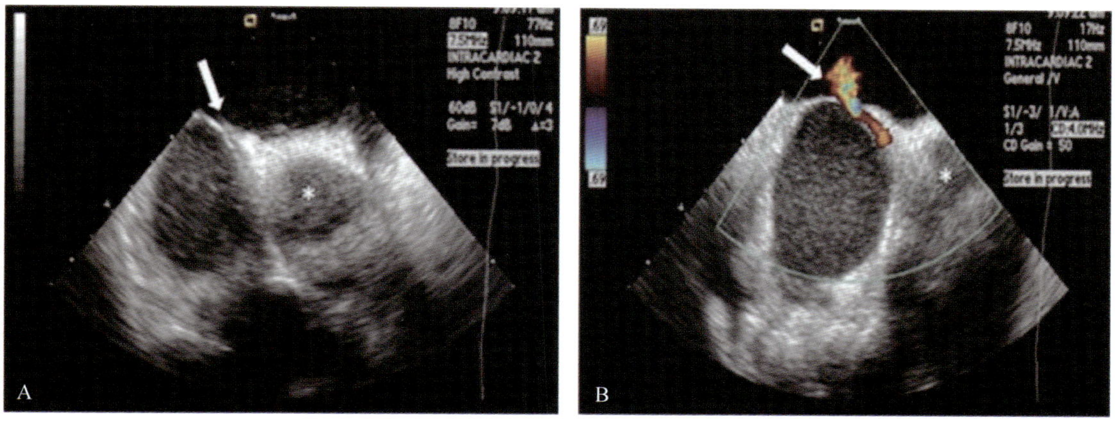

图 9-60　房间隔短轴切面

A. 二维超声白箭头所示为 PFO；**B.** 彩色多普勒示卵圆窝处可见细小 LRS（箭头）

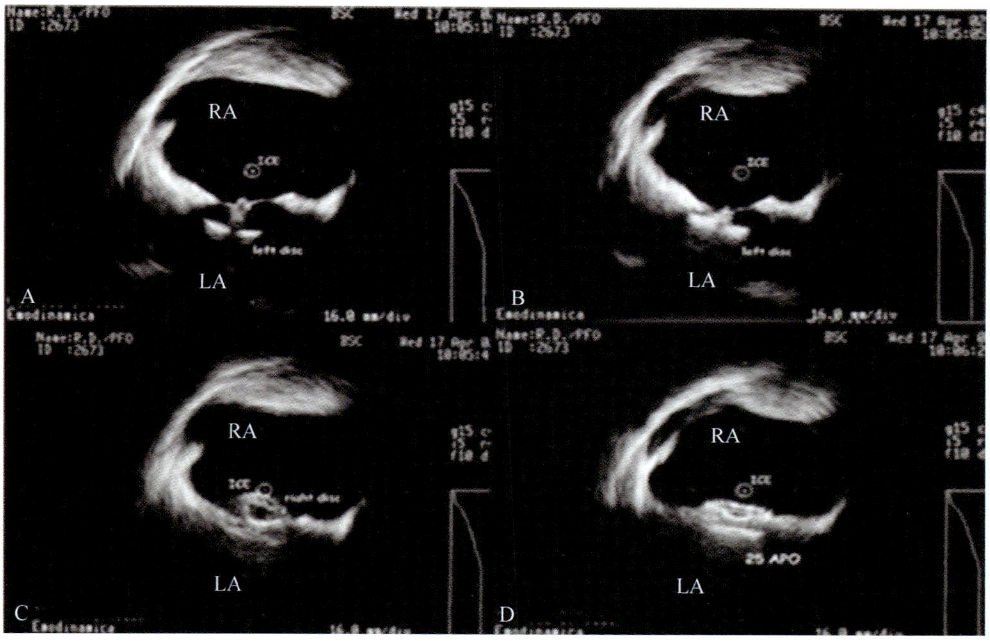

图 9-61　ICE 指导封堵器放置

A. 封堵器左侧伞盘片打开；**B.** 左侧伞盘贴近房间隔；**C.** 右侧伞盘打开贴近房间隔；**D.** 封堵器释放

瓶 50 ml 的生理盐水（图 9-62A）。②激活盐水制备：于患者肘静脉留置静脉通路，连接三通管；取 10 ml 注射器 2 支，一支装有 8 ml 生理盐水，另外一支存有 1 ml 空气，通过三通管将两支注射器相连。确认静脉通路通畅后回抽 1 ml 血液，将生理盐水、血液与空气在两支注射器间来回推注不少于 20 次，促使空气与含有血液的生理盐水充分混合后存于一支注射器，称之为激活盐水（图 9-62B）。③激活盐水制备好后立即“弹丸式”注射。④选择心尖四腔心切面，观察静息状态下右心显影后及 Valsalva 动作停止后左心有无微泡显影及显影的量。⑤一般至少 2 次，如果静息状态可见大量微泡显影则无需加做 Valsalva 动作。⑥若效果欠佳，可重复观察 4 ～ 6 次。

（2）cTTE 检测 PFO-RLS 的激发试验：由于静息状态下往往没有 RLS，行 cTTE 检查时强调必须辅以激发试验来激发 RLS。最常用的激发方法是 Valsalva 动作（尽力憋气后迅速吐气）。研究表明 Valsalva 动作后 RLS 检出率较静息状态下明显提高，加做 Valsalva 动作后能更敏感地检出潜在的 RLS、更准确地判断 RLS 的程度。PFO 血流动力学上类似一个“功能性瓣膜”，一旦右心

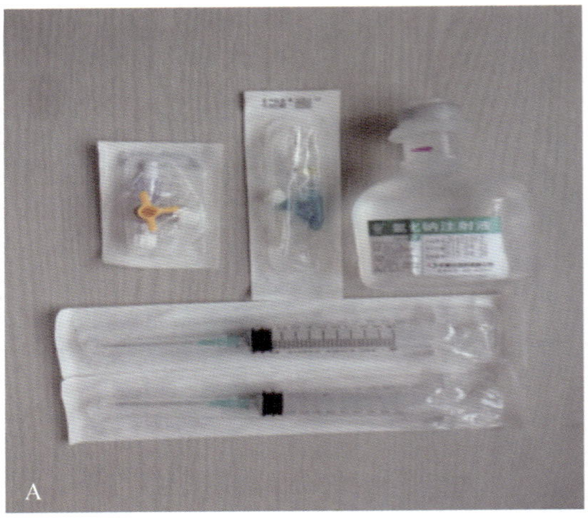

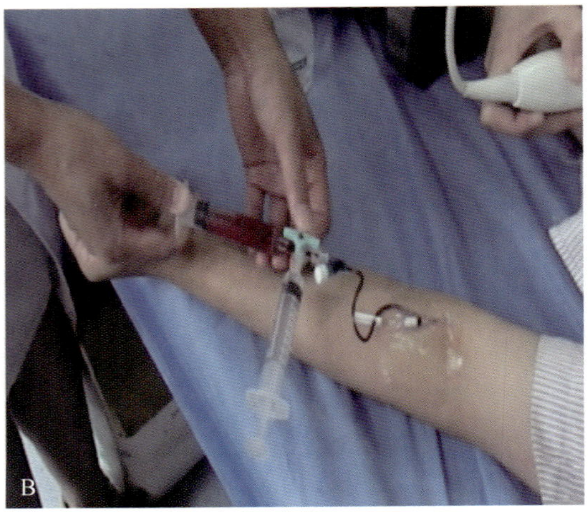

图 9-62 A. cTTE 检测所需物品；B. 激活盐水的制备过程

房压大于左心房压，左心房侧薄弱的原发隔被推开，就会出现 RLS。激发试验的原理是 Valsalva 动作释放后右心房压力一过性升高、高于左心房压力从而增加静脉回心血量，使房间隔原发隔从继发隔上抬起，并向左心房移动，造影剂顺序经 PFO 从右心房进入左心房。充分的 Valsalva 动作对初期阻止静脉回流非常重要，但当压力释放后回流右心房静脉血增加，心房间的压力阶差迅速发生翻转，使微泡通过 PFO 进入左心房即可确诊 PFO、房间隔开放。

（3）cTTE 检测 PFO-RLS 的注意事项：①注射速度：如果注射速度太慢，右心造影剂的浓度不能瞬间达到最高峰从而影响造影效果，将降低 RLS 的检出率。因此要求造影剂制备好后立即“弹丸式”快速注射；选择静脉血管和静脉留置针不能太细，多数选择肘静脉及较大型号（20 ～ 22 G）的静脉留置针，如果太细阻力大，将影响注射的速度从而影响造影效果。②注射的部位：通常操作时多选用便于操作、便于注射并能鉴别是否存在永存左上腔静脉的左侧肘静脉。经股静脉注射途径造影效果优于经肘静脉注射，可增加 PFO 的检出率，原因是肘静脉注射造影剂从上腔静脉入右心房远离房间隔，经三尖瓣进入右心室。而经股静脉注射造影剂，尤其是存在 EV 或 CN 时，造影剂在血流导向作用下经下腔静脉直接指向房间隔和卵圆窝，使得造影剂微泡经 PFO 更易进入左心房。但因操作较难，且容易合并血管并发症如假性动脉瘤、动静脉瘘形成等，从而限制了临床使用。③ TTE 选择观察切面：必须选择心尖四腔心切面，其原因是为了避免造影剂后的声影影响左心微泡的观察。④提前示教并训练 Valsalva 动作同时寻找 Valsalva 动作时最佳切面的探头位置。⑤有效 Valsalva 动作的判定标准：胸腔压达到 40 mmHg；房间隔向左心房轻微膨出；分别测量 Valsalva 动作前、后二尖瓣流速，如果后者流速减低 20%，即为有效 Valsalva 动作。⑥ Valsalva 动作的规范化：Valsalva 动作持续时间至少 10 s；注射激活盐水时机：尽力吸气、憋气或吹气开始后 5 s 左右注射；松气时机：右心房显影后立即松气（松气的瞬间是右心房压力最高点）。⑦如果效果欠佳最多可重复观察 4 ～ 6 次。

（4）cTTE 阳性量化分级的标准：目前尚没有一项被广泛接受的评估 RLS 的分级方案，通常按静止的单帧图像上左心房内出现的微泡数量将 RLS 分级，有 4 级分法与 5 级分法。4 级分法为：0 级，左心房内没有微泡，无 RLS；Ⅰ级，左心房内 1 ～ 10 个微泡 / 帧，为少量 RLS；Ⅱ级，左心房内 10 ～ 30 个微泡 / 帧，为中量 RLS；Ⅲ级，左心内可见＞ 30 个微泡 / 帧，或左心房几乎充满微泡，心腔浑浊，为大量 RLS（图 9-63）。5 级分法：0 级，左心房内没有微泡，1 级，小于 5 个微泡 / 帧；2 级：5 ～ 25 个微泡 / 帧；3 级：大于 25 个微泡 / 帧，但密度较低；4 级：整个左心腔浑浊，密度与右心相似。

2. cTEE 在检测 PFO-RLS 中的应用

（1）cTEE 检测方法：加血激活盐水制备同

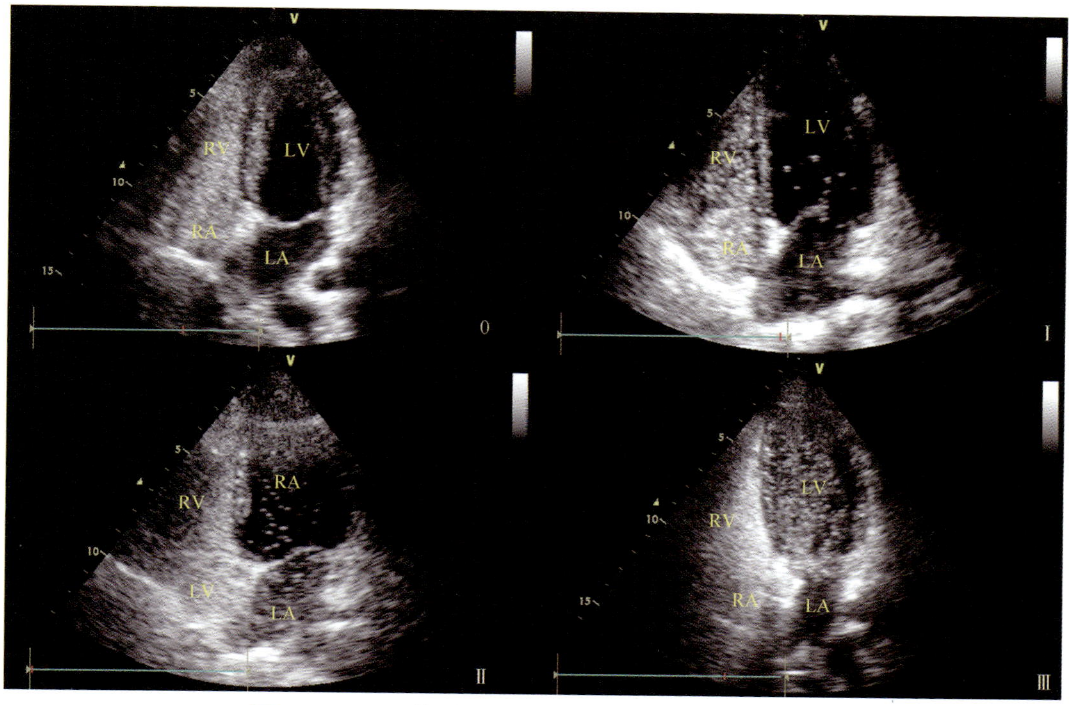

图 9-63　cTTE 检测 PFO-RLS 量化分级 4 级分法标准

LA：左心房，LV：左心室，RA：右心房，RV：右心室

cTTE。由于静息状态下往往并没有 PFO-RLS，故 cTEE 观察 PFO-RLS，激活盐水混合物“弹丸式”注入患者静脉后，同样要求利用 Valsalva 动作激发 PFO 的开放，提高 RLS 的检出率。然而，由于食管探头置于食管内，患者往往很难做出标准、有效的 Valsalva 动作，使得 RLS 的检出率较 cTTE、cTCD 明显降低，故临床对于 PFO-RLS 的检测中并不将 cTEE 作为常规方法。

（2）cTEE 阳性量化分级标准：cTEE 检测 PFO-RLS 量化分级标准同样没有统一的标准。Braun 等[56]认为以左心房内检出 3 ～ 10 个、10 ～ 20 个、＞ 20 个气泡为标准，将 RLS 分别定义为少量、中量、大量分流。Windecker 等[57]以单帧图像左心房内微气泡数量半定量分级：1 级＝少量（1 ～ 5 个微气泡）、2 级＝中量（6 ～ 20 个微气泡）、3 级＝大量（＞ 20 个微气泡）。Serena 等[58]认为左心房内微气泡无法计数但密度低于右心房为中量，而左右心房微气泡浓度相近认为是大量。国内目前分级方法同 cTTE，通常按静止的单帧图像上左心房内出现的微泡数量将 RLS 分级，0 级：左心房内没有微泡，无 RLS；Ⅰ级：左心房内 1 ～ 10 个微泡 / 帧，为少量 RLS；Ⅱ级：左心房内 10 ～ 30 个微泡 / 帧，为中量 RLS；Ⅲ级：左心房内可见＞ 30 个微泡 / 帧，或左心房几乎充满微泡，心腔浑浊，为大量 RLS（图 9-64）。

3. cICE 在检测 PFO-RLS 中的应用

由于 cICE 技术的推广应用受到以下因素的影响：①操作较困难；单平面影像、缺乏多平面扫描的灵活性；有时为寻找理想切面耗时较长；②超声导管为一次性用品，成本太高；③介入医师熟悉 X 线透视影像，需要对心腔内超声切面有一个适应，使得术前很难常规利用 cICE 评估 PFO-RLS。而在介入治疗术中，可于封堵器放置前行 cICE 检查，明确 RLS 分流的来源及程度，于封堵器释放后行 Valsalva 动作下的 cICE 了解封堵后即刻疗效（图 9-65）。

（三）对比增强经颅多普勒超声发泡试验在检测 PFO-RLS 中的应用

1. 对比增强经颅多普勒超声（contrast-enhanced transcranial Doppler，cTCD）发泡试验检测方法

（1）激活盐水制备过程同 cTTE 检测。

（2）静脉注射激活盐水后，于静息状态下观察经颅多普勒超声（transcranial doppler，TCD）

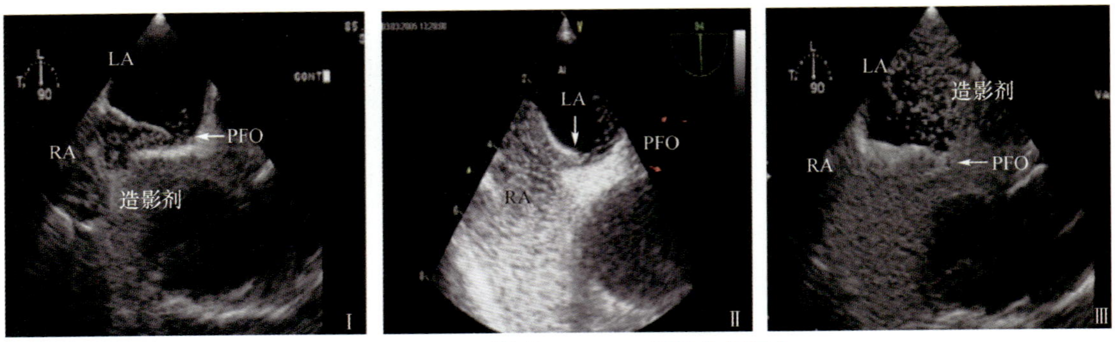

图 9-64　cTEE 检测 PFO-RLS 量化分级标准

LA：左心房，PFO：卵圆孔未闭，RA：右心房

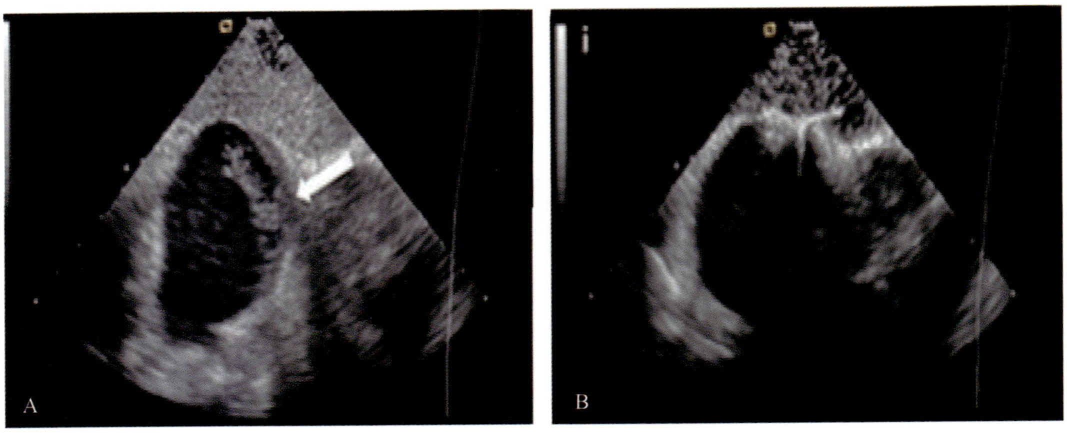

图 9-65　cICE

A. 术前左心房内可见过 PFO 的中量微气泡显影；**B.** 封堵器释放后行 cICE 检查示 Valsalva 动作后左心房内未见微气泡显影

屏幕在 10 s 内的信号变化，并及时记录或随机自动记录。

（3）若未出现气栓信号，利用 Valsalva 动作重复检查，在激活盐水注射约一半时，嘱患者迅速深吸气然后用力屏气 5 s 后立即放松，观察放松后 10 s 内 TCD 屏幕的变化，并记录是否有栓子信号。

2. 激发试验

cTCD 探测装置优于 TEE 的最大特点同 cTTE，即可以通过非侵入的方法使患者轻松完成标准的 Valsalva 动作。Valsalva 动作可使右心压力增加，从而增加卵圆孔开放的概率和面积。所以，Valsalva 动作可使 cTCD 检查的阳性率提高。为了确保每个患者都能有效地完成标准 Valsalva 动作，推荐正式注射前进行一次练习。Valsalva 动作有效性判断：① Valsalva 动作时血流速度减慢，10 ～ 15 s 后出现反应性充血，并在 Valsalva 动作后血流速度加快较静息状态高 25% 方称之为有效；②使用压力表吹气测压使得胸腔压达到 40 mmHg，该方法更直观、有效。

3. cTCD 检测的阳性量化分级标准

按照文献报道，cTCD 微泡数量分级的双侧标准 4 级分法为：① 0 级：没有微栓子信号，无 RLS；② Ⅰ 级：1 ～ 20 个微泡信号（单侧 1 ～ 10 个），为少量 RLS；③ Ⅱ 级：≥ 20 个微泡信号（单侧≥ 10 个）、非帘状，为中量 RLS；④ Ⅲ 级：栓子信号呈帘状（curtain）或淋浴型（shower），为大量 RLS（图 9-66）。还有一种 6 级分法：① 0 个微栓子信号；② 1 ～ 10 个微栓子信号；③ 11 ～ 30 个微栓子信号；④ 31 ～ 100 个微栓子信号；⑤ 101 ～ 300 个微栓子信号；⑥ > 300 个微栓子信号。虽然 6 级分法更详细，但这种方法对于没有自动计数栓子信号软件的仪器来说并不实用。因此临床常用的为 4 级分法。

4. 患者体位对 cTCD 检测 PFO-RLS 的影响

据推测，在 PFO 患者中 PFO 大小、RLS 量和

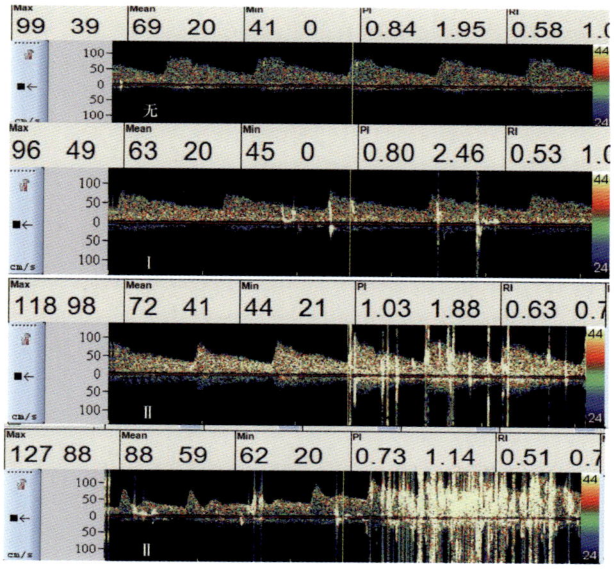

图 9-66 cTCD 检测微泡的量化分级标准

体位（站立或卧位）之间存在相互影响。这种影响不仅仅是静脉血回流到右心房的动态变化结果，而且也可能是房间隔和大血管（主要是大动脉）之间解剖关系的结果所致。这种复杂的解剖和功能关系可以解释斜卧呼吸-直立型低氧血症综合征的病理生理机制。有学者对 109 位 PFO 患者的连贯序列研究中，采用 cTCD 分别检测平静呼吸时直立位和卧位右侧大脑中动脉的微气泡负荷状态，50% 的患者于直立位检测到栓子信号，46 位患者（占 42%）从卧位改为直立位时微气泡数量明显增加，32 位患者体位改变后气泡数量无显著差别。而 Valsalva 动作后直立位与卧位微气泡检出量无显著差异。可见，平静呼吸时 PFO 患者 RLS 量似乎是体位依赖性的。其可能的解释是房间隔十分接近主动脉和肺动脉，因此一些患者直立位时邻近的大动脉可能对隧道样的 PFO 产生牵拉作用因而增加了 RLS 量；也可能与其他因素有关，如直立位心率和每搏量增加可能也会影响 cTCD 检查的结果[59]。

参考文献

[1] Bakek K，Cathrine DV，Veronique VV，et al. Trends in prenatal diagnosis，pregnancy termination，and perinatal mortality of newborns with congenital heart disease in France，1983-2000：A population-based evaluation. Pediatrics，2005，115（1）：95-101.

[2] 中华医学会儿科学分会心血管学组，中国医师协会儿科医师分会先天性心脏病专家委员会．胎儿先天性心脏病诊断及围产期管理专家共识．中华儿科杂志，2015，53：728-733.

[3] 中国医师协会心血管内科医生分会先心病工作委员会．常见先天性心脏病介入治疗中国专家共识．介入放射学杂志，2011，20（1）：3-9.

[4] Murphy Jr，Daniel J. Pediatric cardiology and adult congenital heart disease. J Am Coll Cardiol，2003，42(2)：380-381.

[5] 中华儿科杂志编辑委员会，中华医学杂志英文版编辑委员会．先天性心脏病经导管介入治疗指南．中华儿科杂志，2004，42：234-239.

[6] 朱鲜阳，陈火元．房间隔缺损介入治疗现状与未来．心血管病学进展，2008，29：343-346.

[7] Jones TK，Latson LA，Zahn E，et al. Results of the U.S. multicenter pivotal study of the HELEX septal occluder for percutaneous closure of secundum atrial septal defects. J Am Coll Cardiol，2007，49：2215-2221.

[8] Jux C，Bertram H，Wohlsein P，et al. Interventional atrial septal defect closure using a totally bioresorbable occluder matrix：development and preclinical evaluation of the BioSTAR device. J Am Coll Cardiol，2006，48：161-169.

[9] Steele PM，Fuster V，Cohen M，et al. Isolated atrial septal defect with pulmonary vascular obstructive disease—long-term follow-up and prediction of outcome after surgical correction. Circulation，1987，76（5）：1037-1042.

[10] de Lezo JS，Medina A，Romero M，et al. Effectiveness of percutaneous device occlusion for atrial septal defect in adult patients with pulmonary hypertension. Am Heart J，2002，144：887-880.

[11] Holzer R，Cao QL，Hijazi ZM，et al. Closure of a moderately large atrial septal defect with a self-fabricated fenestrated Amplatzer septal occluder in an 85-year-old patient with reduced diastolic elasticity of the left ventricle. Cath Cardiovasc Interv，2005，64：513-518.

[12] Patel A，Lopez K，Banerjee A，et al. Transcatheter closure of atrial septal defects in adults ≥ 40 years of age：immediate and follow-up results. J Interv Cardiol，2007，20：82-88.

[13] Elshershari H，Cao QL，Hijazi ZM. Transcatheter device closure of atrial septal defects in patients older than 60 years of age：immediate and follow-up results. J Invasive Cardiol，2008，20：173-176.

[14] 朱鲜阳，张端珍．结构性心脏病介入治疗现状分析．

中华心血管病杂志，2008，36：608-612.
[15] Chessa M，Carminati M，Butera G，et al. Early and late complications associated with transcatheter occlusion of secundum atrial septal defect. J Am Coll Cardiol，2002，39：1061-1065.
[16] Kato Y，Furuya D，Ishido H，et al. New-onset migraine with aura after transcatheter closure of atrial septal defect. J Headache Pain，2012，13（6）：493-495.
[17] Bartel T，Bonatti JO，Müller S. Device dislocation，probably due to paroxysmal coughing early after percutaneous closure of secundum type atrial septal defect. Am J Cardiol，2008，101：548-549.
[18] Oliver JM，Gallego P，Gonzalez A，et al. Predisposing conditions for atrial fibrillation in atrial septal defect with and without operative closure. Am J Cardiol，2002，89：39-43.
[19] Hessling G，Hyca S，Brockmeier K，et al. Cardiac dysrhythmias in pediatric patients before and 1 year after transcatheter closure of atrial septal defects using the Amplatzer septal occluder. Pediatr Cardiol，2003，24：259-262.
[20] Chun DS，Turrentine MW，Moustapha A，et al. Development of aorta-to-right atrial fistula following closure of secundum atrial septal defect using the Amplatzer septal occluder. Catheter Cardiovasc Interv，2003，58：246-251.
[21] Slesnick TC，Nugent AW，Fraser CD Jr，et al. Images in cardiovascular medicine. Incomplete endothelialization and late development of acute bacterial endocarditis after implantation of an Amplatzer septal occluder device. Circulation，2008，117：e326-e327.
[22] 秦永文 . 实用先天性心脏病介入治疗 . 上海：上海科学技术出版社，2005：36.
[23] Qin Y，Chen J，Zhan X，et al. Transcatheter closure of perimembranous ventricular septal defect using a modified double-disk occluder. Am J Coll，2008，101：1781-1786.
[24] Holzer R，de Giovanni J，Walsh KP，et al. Transcatheter closure of perimembranous ventricular septal defects using the Amplatzer membranous VSD occluder：immediate and midterm results of an international registry. Catheter Cardiovasc Interv，2006，68：620-628.
[25] 秦永文，赵仙先，吴弘，等 . 国产室间隔缺损封堵器的安全性和疗效 . 中国循环杂志，2005，20：10-13.
[26] Carminati M，Butera G，Chessa M，et al. Transcatheter closure of congenital ventricular septal defects：results of the European Registry. Eur Heart J，2007，28：2362-2368.
[27] 李军，张军，李利，等 . 超声检查室间隔缺损封堵术并发症及原因分析 . 中国超声医学杂志，2006，22：592-594.
[28] Sullivan ID. Transcatheter closure of perimembranous ventricular septal defect：is the risk of heart block too high a price？ Heart，2007，93（3）：284-286.
[29] Butera G，De Rosa G，Chessa M，et al. Transcatheter closure of persistent ductus arteriosus with the Amplatzer duct occluder in very young symptomatic children. Heart，2004，90（12）：1467-1470.
[30] Pass RH，Hijazi Z，Hsu DT，et al. Multicenter USA Amplatzer patent ductus arteriosus occlusion device trial：initial and one-year results. J Am Coll Cardiol，2004，44：513-519.
[31] Masura J，Gavora P，Podnar T. Transcatheter occlusion of patent ductus arteriosus using a new angled Amplatzer duct occluder：initial clinical experience. Catheter Cardiovasc Interv，2003，58（2）：261-267.
[32] Krichenko A，Benson LN，Burrows P，et al. Angiographic classification of the isolated，persistently patent ductus arteriosus and implications for percutaneous catheter occlusion.Am J Cardiol，1989，63（12）：877-880.
[33] 张玉顺，朱鲜阳，张军，等 . 先天性心脏病介入治疗与超声诊断进展 . 西安：世界图书出版公司，2005，153-163.
[34] Hsin HT，Lin LC，Hwang JJ，et al. Retrograde wire-assisted percutaneous transcatheter closure of persistent ductus arteriosus with Amplatzer duct occluder in the elderly：a new application. Catheter Cardiovasc Interv，2004，61（2）：264-267.
[35] 朱鲜阳，王琦光，韩秀敏，等 . 经导管法治疗动脉导管未闭 941 例临床分析 . 中国介入心脏病学杂志，2007，15：306-309.
[36] Thanopoulos BD，Tsaousis GS，Djukie M，et al. Transcatheter closure of high pulmonary artery pressure persistent ductus arteriosus with the Amplatzer muscular ventricular septal defect occluder. Heart，2002，87（3）：260-263.
[37] Hagen PT，Scholz DG，Edwards WD. Incidence and size of patent foramen ovale during the first 10 decades of life：an autopsy study of 965 normal hearts. Mayo Clin Proc，1984，59（1）：17-20.
[38] 张玉顺，朱鲜阳，蒋世良，等 . 卵圆孔未闭处理策略中国专家建议 . 心脏杂志，2015，4：373-379.
[39] 张玉顺，朱鲜阳，孔祥清，等 . 卵圆孔未闭预防性封堵术中国专家共识 . 中国循环杂志，2017，32（3）：209-214.

[40] Braun M, Gliech V, Boscheri A, et al. Transcatheter closure of patent foramen ovale in patients with paradoxical embolism. Periprocedual safety and mid-term follow-up results of three different device occluder systems. Eur Heart J, 2004, 25 (5): 424-430.
[41] Abaci A, Unlu S, Alsancak Y, et al. Short and long term complications of device closure of atrial septal defect and patent foramen ovale: meta-analysis of 28142 patients from 203 studies. Catheter Cardiovasc Interv, 2013, 82: 1123-1128.
[42] Hornung M, Bertog SC, Franke J, et al. Long-term results of a randomized trial comparing three different devices for percutaneous closure of a patent foramen ovale. Eur Heart J, 2013, 34: 3362-3369.
[43] Heinisch C, Bertog S, Wunderlich N, et al. Percutaneous closure of the patent foramen ovale using the HELEX Septal Occluder: acute and long-term results in 405 patients. Euro Intervention, 2012, 8 (6): 717-723.
[44] Staubach S, Steinberg DH, Zimmermann W, et al. New onset atrial fibrillation after patent foramen ovale closure. Catheter Cardiovasc Interv, 2009, 74 (6): 889-895.
[45] Johnson JN, Marquardt ML, Ackerman MJ, et al. Electrocardiographic changes and arrhythmias following percutaneous atrial septal defect and patent foramen ovale device closure. Catheter Cardiovasc Interv, 2011, 78 (2): 254-261.
[46] Szkutnik M, Lenarczyk A, Kusa J, et al. Symptomatic tachy and bradyarrhythmias after transcatheter closure of interatrial communications with Amplatzer devices. Cardiol J, 2008, 15 (6): 510-516.
[47] Wang JK, Tsai SK, Wu MH, et al. Short and intermediate-term results of transcatheter closure of atrial septal defect with the Amplatzer Septal Occluder. Am Heart J, 2004, 148 (3): 511-517.
[48] Amin Z, Hijazi ZM, Bass JL, et al. PFO closure complications from the AGA registry. Catheter Cardiovasc Interv, 2008, 72 (1): 74-79.
[49] Abaci A, Unlu S, Alsancak Y, et al. Short and long term complications of device closure of atrial septal defect and patent foramen ovale: meta-analysis of 28142 patients from 203 studies. Catheter Cardiovasc Interv, 2013, 82: 1123-1128.
[50] 金梅，丁文虹，郑可，等．心腔内超声心动图引导经心导管关闭房间隔缺损 207 例报告．中国循环杂志，2005，20（1）：7-9.
[51] 李军，张军，宋艳，等．室间隔缺损封堵术并发三尖瓣反流的原因分析．中华超声影像学杂志，2005，14（12）：900-903.
[52] 杜亚娟，张玉顺，成革胜．TTE 结合 cTTE 在成人 PFO 诊断及分流方向判定中的应用．心脏杂志，2014，30（9）：56-60.
[53] Schneider B, Hofmann T, Justen MH, et al. Chiari's network: normal anatomic variant or risk factor for arterial embolic events? Am Coll Cardiol, 1995, 26 (1): 203-210.
[54] Di Tullio MR, Sacco RL, Sciacca RR, et al. Patent foramen ovale and the risk of ischemic stroke in a multiethnic population. Am Coll Cardiol, 2007, 49 (7): 797-802.
[55] Martín M, Secades S, Campos AG, et al. Patent foramen ovale and stroke: rethinking the need for systematic transesophageal echocardiography. Minerva Med, 2012, 103 (6): 413-414.
[56] Braun MU, Fassbender D, Schoen SP, et al. Transcatheter closure of patent foramen ovale in patients with cerebral ischemia. Am Coll Cardiol, 2002, 39 (12): 2019-2025.
[57] Windecker S, Wahl A, Nedeltchev K, et al. Comparison of medical treatment with percutaneous closure of patent foramen ovale in patients with cryptogenic stroke. Am Coll Cardiol, 2004, 44 (4): 750-758.
[58] Serena J, Segura T, Perez-Ayuso MJ, et al. The need to quantify right-to-left shunt in acute ischemic stroke: a case-control study. Stroke, 1998, 29 (7): 1322-1328.
[59] Caputi L, Carriero MR, Parati EA, et al. Postural dependency of right to left shunt: role of contrast-enhanced transcranial Doppler and its potential clinical implications. Stroke, 2008, 39 (8): 2380-2381.

10 瓣周漏的介入治疗与影像学应用

（杨剑）

人工心脏瓣膜置换术后瓣周漏（Paravalvular leakage，PVL）是心脏瓣膜置换术后特有的并发症。其病因往往不明确，常与术后瓣环缝线松脱、断裂，人工瓣环缝合处自体组织撕裂，假体瓣膜型号不当，术后感染性心内膜炎等多种复杂原因有关（见图 10-1）。国外文献报道[1]，外科换瓣术后瓣周漏的发生率在主动脉瓣约为 2% ～ 10%，二尖瓣约为 7% ～ 17%，二尖瓣瓣周漏发生率明显高于主动脉瓣。机械瓣或生物瓣置换术后均可并发瓣周漏，并且机械瓣置换术后并发瓣周漏远较生物瓣常见[2]。近年来随着经导管瓣膜置换术［经导管主动脉瓣置换术（TAVR），经导管二尖瓣置换术（TMVR）］的广泛应用，术后瓣周漏发生率较传统外科术式显著升高，约为 12% ～ 30%，研究同时发现中重度瓣周漏是经导管主动脉瓣置换术后死亡的主要危险因素[3]。

瓣周漏产生的血流动力学改变和瓣膜反流相似，引起的症状和并发症轻重取决于反流量的多少。一般而言，少量瓣周漏由于引起血流动力学改变轻微，可无明显症状。较大的瓣周漏引起严重的病理生理改变，如左心系统的较大瓣周漏可以引起左心容量超负荷，持续严重的过度容量负荷终致左心衰竭，左心房压和左心室舒张末压明显上升导致肺淤血、肺动脉高压和右心衰竭发生[1, 4]。如为右心系统的瓣周漏，可引起右心慢性重构，顺应性降低，其充盈阻力增加而使右心压力增高，继之出现进行性扩大、室间隔矛盾运动和下肢水肿等右心衰竭表现[5]。随着心脏结构发生明显的重构，易继发快速性心律失常如房性期前收缩、心房颤动、心房扑动、室性期前收缩等。

反流的血流束通过瓣周漏形成高速射流和湍流，产生巨大机械剪切力，引起红细胞膜直接破裂或缺损，破裂的红细胞引起血管内溶血，而缺损的红细胞会重新修复并发生明显的变形，变形红细胞在血涂片上呈破碎、三角形、盔形红细胞或小型球形细胞。这种变形的红细胞不久即在血循环或单核巨噬细胞系统内提前被破坏而发生溶血性贫血。瓣周漏可引起血管内和血管外溶血的表现，出现不同程度的血红蛋白血症、血红蛋白尿、变性血红蛋白血症、含铁血黄素尿及血胆红

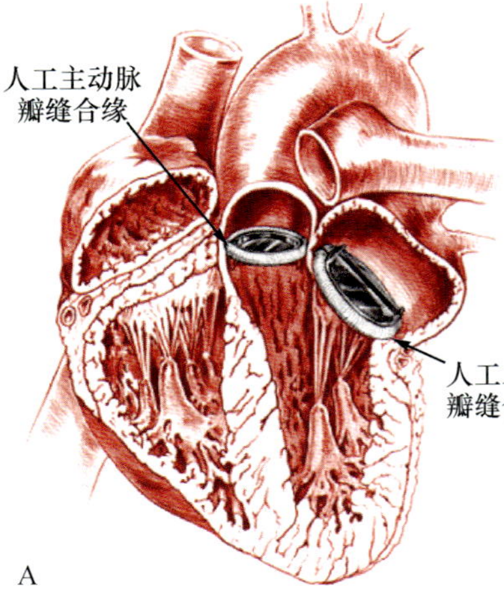

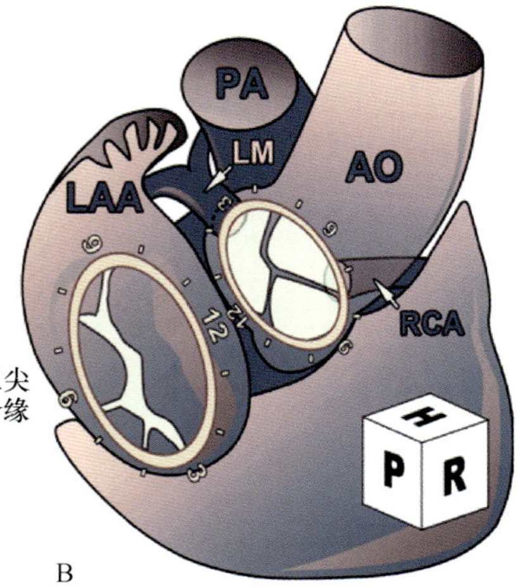

图 10-1　瓣膜置换术后瓣周漏（A），及瓣周漏方位外科示意图（B）

AO：主动脉；PA：肺动脉；LM：左主干；LAA：左心耳；RCA：右冠状动脉

素过多、血浆结合珠蛋白减少或完全缺乏、乳酸脱氢酶增多。瓣膜置换术后早期是瓣周漏的好发时间，尽管医生对于瓣膜解剖与病理特点不断了解、操作技术不断提升、缝合技术不断改进，但由于多种复杂原因，瓣周漏的发生率尚未见到明显下降。传统观念认为较大的瓣周漏可引起心力衰竭、心律失常、溶血、心内膜炎等并发症，但临床发现小的瓣周漏也常引起溶血、心内膜炎等并发症。上述情况往往需要重新换瓣，但开胸处理瓣周漏增加了手术风险及术后患者死亡率。

第一节　瓣周漏的介入治疗概述

既往瓣周漏的手术治疗以外科手术为主，手术方式有修补术和再次人工瓣膜置换术两种。外科再次手术风险和死亡率较高，且由于瓣周漏患者常伴有心内膜炎、营养状况差、溶血、贫血、多器官功能不全等合并问题，故而很多临床心脏外科医生对于瓣周漏二次外科手术心存忌惮。近年来，随着心脏介入技术和器械不断发展，经导管堵闭心内缺损或血管异常通道已日趋成熟。1992 年 Hourihan 等率先报道经导管应用 Rashkind PDA 封堵器成功堵闭主动脉瓣瓣周漏，随后十余年，随着弹簧圈和新型 Amplatzer 封堵器的问世和改进，以及实时三维超声等影像学技术的发展，国外文献关于瓣周漏介入治疗的报道日益增多，其技术成功率可达 65% ～ 90%，随访中大部分患者术后原有症状明显改善[1-2, 6]。国内于 2010 年起在少数临床中心开展此项技术，并逐渐推广。由于介入技术具有微创、安全、有效、简便易行等优势，因此，越来越多的临床经验表明，瓣周漏患者在接受对症保守治疗的同时，应当首先评估是否适合介入封堵术。

瓣周漏介入治疗的适应证[7-8]为：①劳力性呼吸困难，活动耐力下降，NYHA 心功能＞Ⅱ级；②明显的溶血性贫血，如血红蛋白＜ 10 g/dl，乳酸脱氢酶＞ 600 mg/dl，需要输血维持血红蛋白＞ 10 g/dl，排除其他慢性失血性疾病；③中－重度的瓣周反流；④人工瓣膜置换术后 3 个月以上；⑤感染性心内膜炎有效控制 3 个月以上。

瓣周漏介入治疗的禁忌证[9-11]为：①感染性心内膜炎活动期；②心腔内血栓或赘生物；③瓣周缺损超过 1/4 瓣环周径；④人工瓣移位、活动或者不稳定；⑤合并其他需要外科手术治疗的心脏疾病，如合并其他瓣膜严重病变、冠心病；⑥合并其他出血性疾病；⑦近期发生过动脉系统栓塞。

一、主动脉瓣瓣周漏的介入封堵

主动脉瓣瓣周漏因其解剖结构处于主动脉根部，故而主要通过经外周动脉（股动脉、桡动脉、颈动脉等）逆行（retrograde transarterial approach）介入封堵治疗（图 10-2），极少数患者因外科血管条件差可以尝试经心尖途径封堵。目前临床上缺乏针对瓣周漏介入治疗的专用封堵器材，往往采用先天性心脏病的封堵器材进行超适应证（off-label）使用。常用的封堵器主要为各种类型的 Amplatzer 先天性心脏病封堵器（St.Jude Medical，Inc.，St. Paul，MN），其中包括肌部室间隔缺损（VSD）封堵器、房间隔缺损（ASD）封堵器、动脉导管未闭（PDA）封堵器、AVP Ⅱ - Ⅳ代血管塞封堵器、ADO Ⅱ二代动脉导管未闭封堵器等。

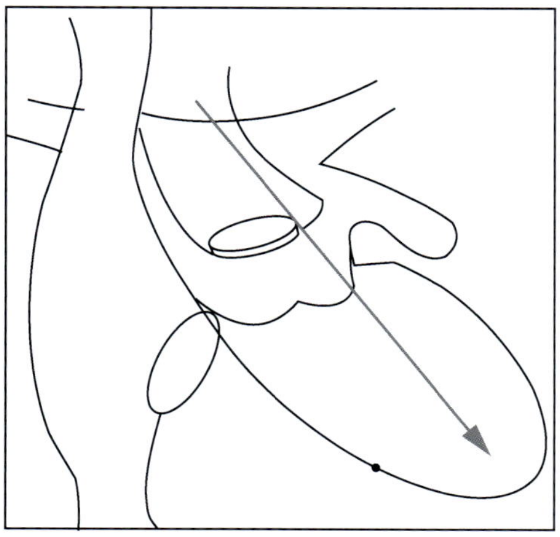

图 10-2　经动脉行主动脉瓣瓣周漏封堵示意图

经外周动脉主动脉瓣瓣周漏封堵的手术方案主要是：①穿刺动脉，设主入路和备用入路，一侧用于植入封堵器，另一侧用于造影判断封堵效果；②全身肝素化，保持 ACT > 300 s；③冠状动脉造影，评价冠状动脉开口与人工瓣关系；④多角度主动脉根部逆行造影显示瓣周漏；⑤导丝通过瓣周漏建立轨道；⑥选择合适封堵器（大小、形状）和输送鞘（抗折、长度）；⑦透视和超声心动图影像判断封堵效果和对瓣膜活动的影响；⑧重复主动脉根部造影显示主动脉瓣周漏封堵的即刻疗效以及封堵器与冠状动脉开口的影像学关系（见图 10-3）。

二、二尖瓣瓣周漏的介入封堵

不同于主动脉瓣瓣周漏的简单解剖结构，二尖瓣瓣周漏的病理状态更为复杂，因处于心脏内部且瓣环周径较大，加之与假体瓣膜本身、主动脉瓣叶的毗邻结构相近，故而针对不同的情况，可以选择以下不同途径进行封堵（见图 10-4）：①经动脉跨主动脉瓣左心室逆行封堵；②经静脉穿房间隔顺行封堵；③经心尖途径封堵；④综合途径封堵。

1. 左心室逆行途径

沿主动脉逆行跨主动脉瓣进入左心室，选用合适角度的导管配合适当硬度的导丝通过二尖瓣瓣周漏，并将导丝送至左心房。如果瓣周漏远离室间隔侧，输送导管角度过大不利于封堵器植入，可选择穿刺房间隔，用圈套器在左心房内抓捕导丝，导丝可从股静脉或者右侧颈静脉引出，建立"全轨"；如瓣周漏靠近室间隔侧，输送角度较小，可以尝试不建立导轨，直接置换加硬导丝送入鞘管后植入封堵器。根据临床应用效果，大部分二尖瓣单瓣置换术后瓣周漏患者都可采用此法通过瓣周漏施行介入封堵（图 10-5）。

2. 颈静脉房间隔顺行途径

穿刺房间隔后，在导管引导下，直接将泥鳅导丝通过二尖瓣瓣周漏并交换 Amplatzer 加硬导丝建立"半轨"。由于该途径逆反流血液方向，大部分情况下，尤其室间隔侧瓣周漏应用该途径通

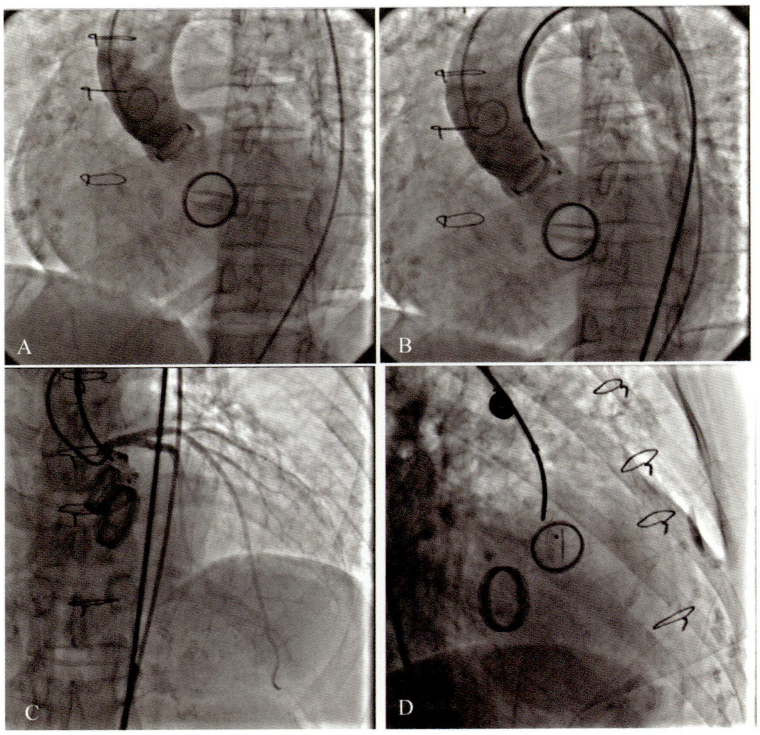

图 10-3　主动脉瓣瓣周漏封堵的数字减影血管造影（DSA）视图

A. 主动脉根部造影显示左侧象限主动脉瓣瓣周漏；**B.** 封堵器植入后造影瓣周漏封堵完善；**C.** 左冠状动脉造影示封堵器不影响左冠状动脉开口；**D.** 封堵器不影响机械瓣功能

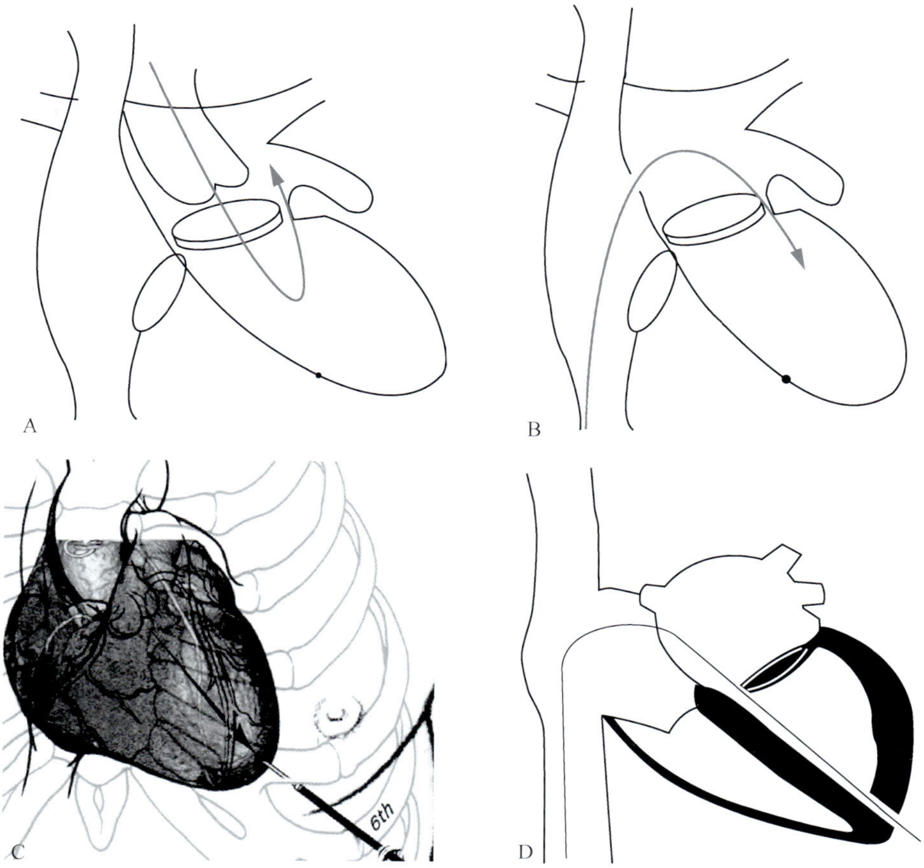

图 10-4　不同二尖瓣介入封堵路径

A. 左心室逆行封堵；**B**. 经静脉穿房间隔顺行封堵；**C**、**D**. 经心尖途径封堵

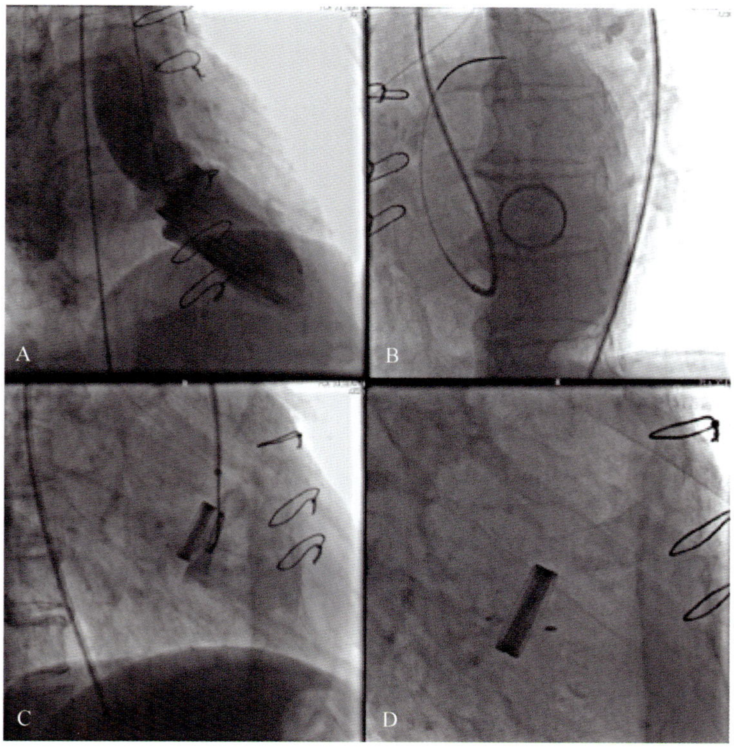

图 10-5　左心室逆行途径主动脉瓣瓣周漏封堵

过瓣周漏的概率较低，且存在导丝支撑力相对不足从而导入输送鞘困难。对于此类情况，有学者建议可从上腔静脉途径穿刺房间隔，可减少输送鞘角度，容易通过间隔侧瓣周漏。需要注意的是，该途径有出现血胸及术后残余房间隔缺损的风险，不适合较粗的输送鞘通过（图 10-6）。

3. 经心尖途径

由于直接心尖穿刺到达二尖瓣途径较短且直接，因此适用于双瓣（尤其是机械瓣）置换术后二尖瓣瓣周漏，穿刺股动脉无法将导管逆行通过人工主动脉瓣进入左心室，同时估计左心房顺行途径不能通过瓣周漏，以及部分患者经皮导管操作困难者。可在全麻下直接经皮心尖穿刺或者由外科在左侧胸前区做一横切口，逐层分离并暴露左心室心尖，在“荷包”缝线止血保护下用套管针直接穿刺左心室心尖，然后导丝通过瓣周漏。后者虽然创伤较大却可以避免：①“盲穿”导致左冠状动脉远程出血和损伤。②术后出现血气胸。

该途径在一定程度上属于内外科“嵌合”手术，需要良好的麻醉外、心外科、心内科、放射科、超声团队配合，并应具有符合“嵌合”手术的导管室。一些特殊病例也可直接经心尖穿刺并同时经皮静脉穿刺建立轨道，该途径往往需要经心尖穿刺导丝通过瓣周漏，然后经皮穿刺静脉和房间隔，用圈套器在左心房抓捕导丝头端，建立“全轨”（图 10-7）。

三、三尖瓣瓣周漏介入封堵

目前临床上三尖瓣置换较少，但部分接受三尖瓣置换的患者仍有一定概率并发术后瓣周漏，长期影响右心功能。三尖瓣瓣周漏的介入封堵步骤简要介绍如下：①穿刺股静脉；②肝素化，使 ACT > 300 s；③右心导管测定右心房压、右心室压和肺动脉压；④泥鳅导丝引导下将导管通过三尖瓣瓣周漏建立右心房–右心室–肺动脉轨道，交换并保留加硬导丝；⑤将输送鞘沿导丝送入，依据超声心动图或者右心室造影显示三尖瓣瓣周漏反流束宽度并选择封堵器（大小、形状）；⑥于透视和超声心动图影像下判断封堵效果和对瓣膜活动的影响（图 10-8）。

四、TAVR 术后瓣周漏介入封堵

经导管瓣膜置换术后瓣周漏，是多种原因导致的支架瓣膜与瓣环间产生异常漏口，进而导致血液反流等一系列危重情况的并发症[12]（图 10-9）。根据瓣膜部位不同，可将介入换瓣分为经导管主动脉瓣置换 / 植入（TAVI/TAVR）、经导管二尖瓣置

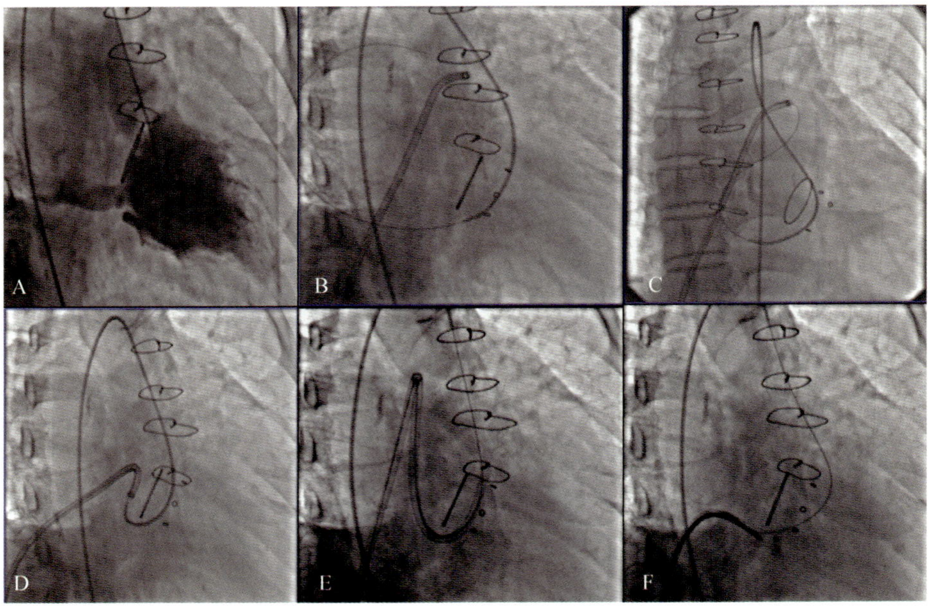

图 10-6　二尖瓣生物瓣置换术后，左心室造影显示二尖瓣瓣周漏，穿刺房间隔，建立动脉–瓣周漏–静脉轨道过程，PDA 封堵器堵闭瓣周漏

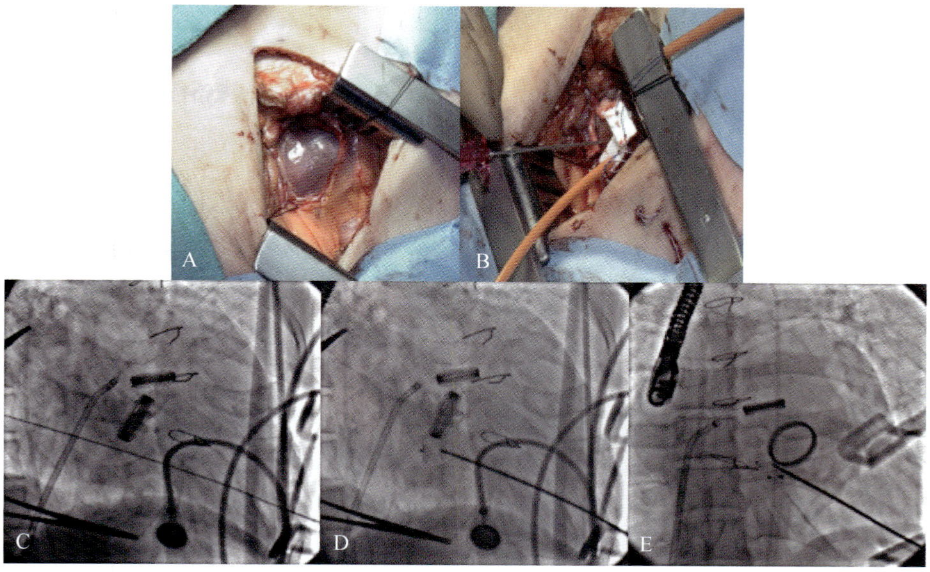

图 10-7　机械双瓣置换术后二尖瓣瓣周漏，经胸小切口心尖穿刺瓣周漏封堵

A，**B**. 心前区小切口暴露心尖；**C** 至 **E**. 心尖穿刺顺瓣周反流方向介入封堵

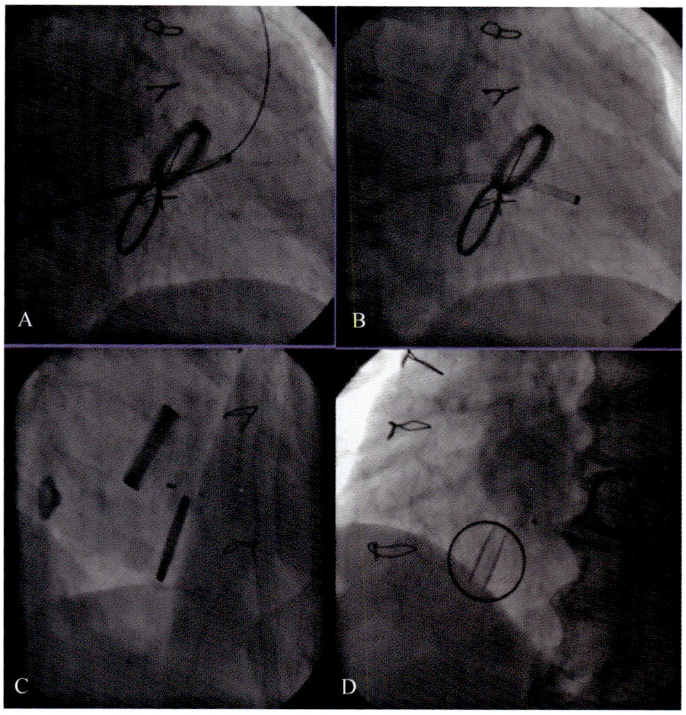

图 10-8　三尖瓣瓣周漏介入封堵数字减影血管造影视图

A. 建立右心房-三尖瓣瓣周漏-右心室-肺动脉轨道；**B**. 输送鞘通过瓣周漏；**C**. 封堵器到位释放，“腰征”明显；**D**. 封堵器对人工机械瓣无影响

换（TMVI）和经导管肺动脉瓣置换 / 植入（TPVR/TPVI）。目前广为应用的是经导管主动脉瓣置换，和经导管肺动脉瓣置换，经导管二尖瓣置换只有 CardiAQ 公司为数不多的临床试验报告，其余尚且停留在临床前期大动物实验阶段[13]。

TAVR 术后瓣周漏主要分为三类[14-15]：①支架瓣膜足够扩张且良好定位后的瓣周漏；②瓣膜置入过高或者过低后瓣周漏；③支架瓣膜不匹配或扩张不够的瓣周漏。不同类型 TAVR 术后瓣周漏处理方式不同。支架瓣膜扩张足够且良好定位后因瓣膜或左心室流出道严重钙化引起的瓣周漏，介入封堵可取得较好的效果，操作过程与外科手术后瓣

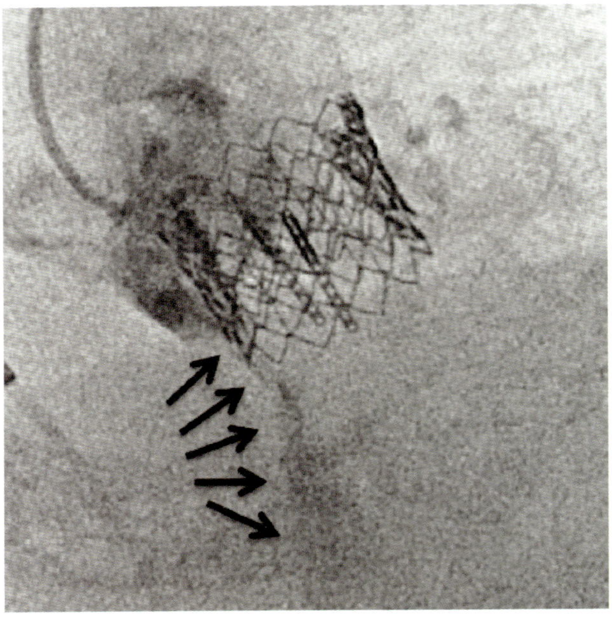

图 10-9　数字减影血管造影下 TAVR 支架瓣膜瓣周漏即刻显影

周漏介入治疗方法相同，需要注意的是，由于严重钙化的自体瓣膜未移除，介入操作时有致钙化碎片脱落而导致脑栓塞的风险。对于 CoreValve 瓣膜，导引导丝应注意避免进入瓣膜花边。TAVR 术后瓣周漏介入治疗国内尚无经验。国外学者报道倾向于使用 AVP 封堵器，因其可经 5 F 输送鞘输送，通过性更好[16]。对于支架瓣膜置入过高或过低导致的中重度 PVL，可选择再次植入支架瓣膜（即瓣中瓣技术）；支架不匹配和扩张不够引起的 PVL 可再次进行球囊扩张或支架瓣膜再植入[17]。

经导管瓣膜置换术，由于是在 X 线透视及造影下完成的，于瓣膜支架释放后常规进行主动脉根部造影及超声心动图检查瓣膜的形态、位置，因此如有瓣周漏存在一般均可发现。特别是术后即刻造影能够即时准确地评估支架瓣与患者瓣环的位置关系，并能发现微小的瓣周漏反流以助于评估严重程度。如发现中-大量瓣周漏，需要术者即刻处理，具体处理方法总结如下[4, 18-20]：

（1）术中即刻球囊扩张：术中瓣膜支架释放后，如造影提示有中度以上瓣周反流，可采用球囊扩张瓣膜支架。通常可选用 Numed（Corbwall, ON, Canada）公司的 Z-Med 球囊导管。该导管长 120 cm，9 F，球囊长度 40 mm，球囊直径 20 mm、23 mm、25 mm，根据情况选择。选择球囊后，应进行体外测试，造影剂按 1∶4 稀释，充分排气测试后，送入瓣膜支架位置进行扩张。球囊扩张时，需要再次进行心室快速起搏，可选择 180 ～ 220 次 / 分的频率，球囊扩张前应再次测试快速起搏效果及血压变化情况。球囊扩张后，行主动脉根部造影，如瓣周反流未见明显改善，应考虑瓣周漏介入封堵或转为外科手术。如扩张后瓣周反流改善，而介入瓣膜反流量增大，可考虑在原瓣膜支架内再次置入新的瓣膜。

（2）瓣周漏介入封堵：瓣周漏介入封堵的原理类似于先天性心脏病介入封堵术，早期应用于外科手术人工瓣膜置换术后瓣周漏的治疗。Hourihan 于 1992 年首次报道了 3 例外科术后瓣周漏的介入封堵，效果良好。近年来，由于 TAVI 手术的迅速普及，而瓣周漏发生率较高，且 TAVI 手术本身又在透视造影条件下完成，因此 TAVI 术后即刻造影提示瓣周漏，多可采用介入封堵的方法治疗。

介入器材的选用：封堵器的选择主要取决于瓣周漏的位置、大小、形态及与瓣叶的距离。目前由于经皮瓣周漏封堵术没有专用封堵器，介入器材的选择主要是根据患者瓣周漏超声心动图、造影检查结果的具体情况和术者经验选取封堵器。常用于闭合瓣周漏的封堵器有 Amplatzer 房间隔缺损封堵器、Amplatzer 卵圆孔未闭封堵器、Amplatzer 室间隔缺损封堵器、Amplatzer 动脉导管未闭封堵器、AGA-PLUG 血管封堵器、弹簧圈等。

通过超声心动图准确测量漏口的大小对封堵器械的选择非常重要，特别是术中三维经食管超声心动图对漏口大小、形状、位置的测量具有较大价值。单个瓣周漏，可考虑用一个封堵器进行封堵；如果漏口范围超过瓣环 1/4 长度，选择一个封堵器进行封堵，成功的可能性不大，有可能需要两个封堵器或两种不同器械联合应用。如果是多个漏口，可以考虑用多个不同型号封堵器分别封堵。

介入治疗操作方法：TAVI 术中瓣膜释放后即刻造影，提示中度以上瓣周反流患者，如瓣膜位置形态正常，可直接考虑瓣周漏封堵。操作采用原有经股动脉入路或经心尖入路，结合超声心动图和造影，确定瓣周漏位置，选用合适的诊断导管和超滑导丝，将超滑导丝跨过瓣周漏逆行经股动脉送入左心室，或顺行经心尖送入主动脉。根据笔者经验，主动脉瓣周漏采用 5 F-MPA 诊断导管结合 260 mm 直头超滑导丝操作通过瓣周漏相对容易。导丝导管跨过瓣周漏后，保留导管，撤除超滑导丝，交换塑型后的加硬导丝跨过瓣周漏，退出诊断导管，送入输送鞘，建立轨道。然后沿输送鞘送入预选封堵器，在瓣周漏远端释放封堵器第一伞盘，回撤输送系统，进而拉紧输送杆继续回撤鞘管，释放封堵器于瓣周漏位置，牵拉推送输送杆观察封堵器的稳定性。经超声心动图检测封堵效果，并再次行主动脉根部造影，封堵效果满意后，旋松输送杆，撤除整个输送系统。如造影及超声显示仍有较大瓣周反流，可收回原封堵器，选择更大型号封堵器或释放多个封堵器进行封堵（图 10-10）。

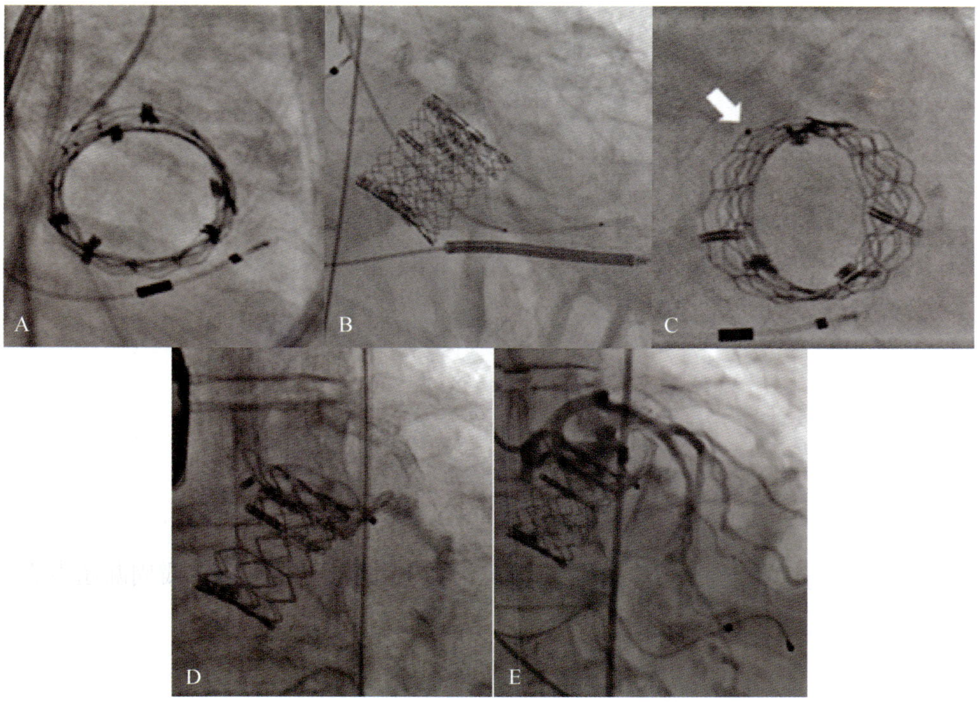

图 10-10 经导管 TAVR 术后瓣周漏介入封堵

第二节 瓣周漏的超声影像学特征

超声心动图是诊断瓣周漏最常用且最敏感的方法，二维经胸及 2D-TEE 能够直观显示瓣周反流并评估其反流程度，初步评估其大小、部位[11-12, 21]。二维超声心动图提供心脏解剖结构的平面信息，无法准确切到漏口的最长径，其次也是由于瓣周漏特殊的形态致使测量较为困难，而 2D-TEE 仅能对其所在区域（象限）进行初步的认定，对于跨象限的瓣周漏位置往往无法准确判断，因而无法对瓣周漏的解剖特征（包括漏口的形态、数目、大小等）做出准确的评估[12]。实时三维经食管超声心动图（RT3D-TEE）能获取与外科视野一致的三维立体图像，可以对瓣周漏准确定位，评估瓣周漏与人工瓣膜位置关系及其沿人工瓣环延伸的范围，能比较准确地测量瓣周漏缺损的长径、宽度及面积，尤其对于二尖瓣瓣周漏具有独特的诊断优势。瓣周漏的这些超声心动图策略下获得的解剖特征及定量诊断参数在介入封堵术中起着关键性的作用，可以帮助介入医生选择相对合适的封堵器种类、尺寸并决定放置封堵器的数量。

瓣周漏的诊断和评估主要依赖经胸心脏彩色多普勒超声心动图（TTE）和经食管超声心动图（TEE）。现有的超声检查可以提供瓣周漏的确切诊断，瓣周漏所致瓣膜反流的程度，瓣周漏的大小、位置和数目等信息。如果结合三维成像则可以通过重建瓣膜“左心房正面观”明确显示瓣周漏的形态。此外，超声心动图还可判别漏口周围有无赘生物或者血栓，并在术中指导瓣周漏介入治疗。需要注意的是，超声心动图检查对瓣周严重钙化和 TAVR 术后瓣周漏评估具有一定局限性。

主动脉瓣瓣周漏的诊断一般较二尖瓣瓣周漏容易，临床上根据溶血性贫血及主动脉瓣关闭不全的杂音，即可做出瓣周漏的诊断，但此法准确性较低。二尖瓣瓣周漏出现溶血性贫血较轻，瓣膜关闭不全的杂音有时也不明显，必须依靠超声心动图检查明确诊断。因此，超声心动图检查已成为一种可以明确诊断瓣周漏的检查方法。

一、经胸超声心动图

瓣周漏可发生于二尖瓣、主动脉瓣、三尖瓣，甚或是肺动脉瓣位人工瓣置换术后，但以二尖瓣位人工瓣瓣周漏最为常见，其次是主动脉瓣位人工瓣瓣周漏。二维及彩色多普勒超声可以对各个瓣膜的人工瓣瓣周漏进行诊断，并且可以做到定性、定位和定量诊断。彩色多普勒比较敏感，能清楚地显示瓣周高速反流信号。二维图像敏感度较低，仅部分病例能清楚显示瓣周漏。

对于瓣周漏的诊断往往首先是在术后复查超声心动图时由彩色多普勒超声敏感地发现人工瓣周围反流，并且能够鉴别反流是源自瓣周，而非人工瓣本身。彩色多普勒血流显像还能够对反流量进行定量分析，从而评估瓣周漏的大小和严重程度。在显示最大反流的切面，二维超声也往往能够显示人工瓣瓣环与自身瓣环之间的间隙。旋转探头的动态扫查过程中，通过观察能够连续显示瓣周漏的位置和范围。或者是在人工瓣的短轴切面上，可用二维或者彩色多普勒超声对瓣周漏进行观察和评估[12]。

在金属瓣置换术后，由于在金属瓣后方存在“彗星尾”征或者其他伪像，生物瓣的金属瓣环也会形成后方伪像，所以存在超声观察的盲区，通常需要在胸骨旁切面和心尖部切面多角度观察并相互印证，必要时还需补充剑突下切面进行观察和诊断。对于二尖瓣位人工瓣的瓣周漏，在心尖四腔心切面、心尖左心室长轴和心尖两腔心切面，可以分别显示二尖瓣位人工瓣内、外侧，前、后方，或者前外、后内侧的瓣周漏及其反流（图 10-11）。对于主动脉瓣位人工瓣的瓣周漏，心尖五腔心切面和心尖左心室长轴切面，可以分别显示主动脉瓣瓣位人工瓣内、外侧，与前、后方的瓣周漏及其反流。经胸彩色多普勒超声可显示二尖瓣位人工瓣的瓣环外侧近间隔处明显反流，即瓣周反流。

瓣周漏反流程度主要依赖多普勒超声评估。对于二尖瓣瓣周漏，根据瓣周反流束面积占同一切面左心房面积的程度分为轻度（＜20%），中度（20%～40%），重度（＞40%）瓣周漏。而对于主动脉瓣瓣周漏，根据经胸多普勒超声检测瓣周反流束宽度占同一切面的瓣环周径程度分为，轻度（＜10%），中度（10%～20%），重度（＞20%）瓣周漏。

瓣周漏位置的确定，主要采用外科视野时钟法定位，有研究显示超声采用外科视野时钟法定位与造影显示瓣周的位置具有较高的一致性[11-12]。对于二尖瓣瓣周漏，左心房面正面观，左心耳定义为 9 点钟方向，3 点钟方向为间隔侧，12 点钟方向为正对主动脉瓣环方向，De Cicco 等发现，二尖瓣瓣周漏多发生于间隔侧，其可能的原因为瓣环与室间隔之间的机械剪切力导致。对于主动脉瓣瓣周漏，漏的位置主要参照冠状动脉窦的位置，主动脉瓣瓣周漏多发生于无冠窦（图 10-12）。

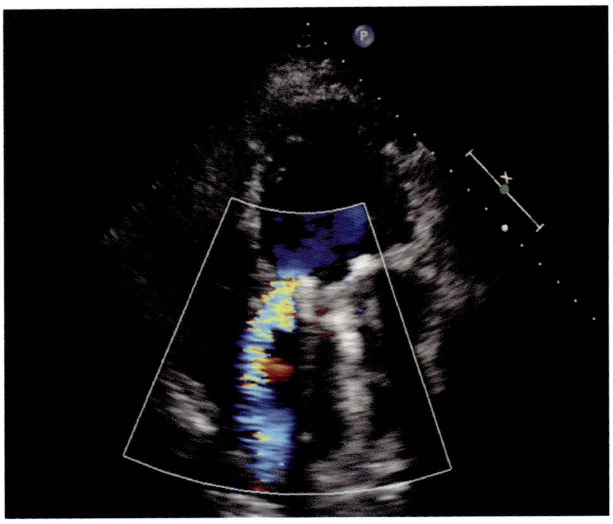

图 10-11　经胸超声心动图显示二尖瓣位人工瓣瓣周反流

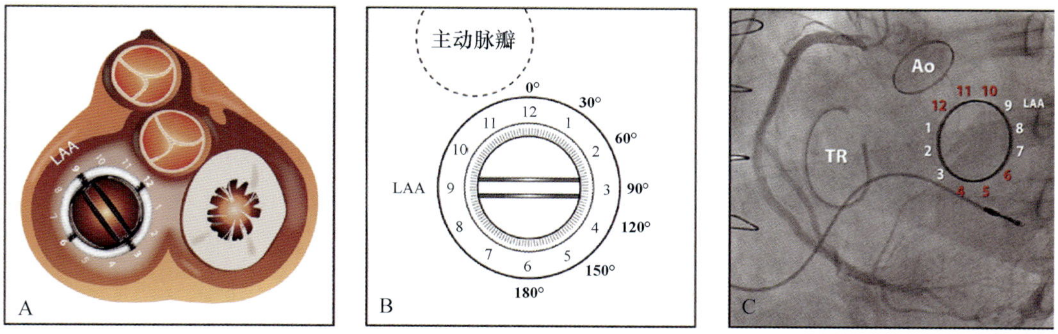

图 10-12 瓣周漏的位置定义示意图

LAA：左心房；Ao：主动脉；TR：三尖瓣反流

（一）主动脉瓣瓣周漏的经胸二维超声心动图表现

彩色多普勒可见主动脉瓣位人工瓣环与主动脉根部前壁、后壁、侧壁之间的舒张期五彩镶嵌反流束进入左心室。脉冲多普勒可于上述部位记录相应时相的充填湍流频谱。瓣周漏较大时二维超声心动图可见人工瓣环与周围组织之间的裂隙（图 10-13）。

（二）二尖瓣瓣周漏的经胸二维超声心动图表现

彩色多普勒提示收缩期可见蓝色为主五彩镶嵌反流束自人工瓣环与房室环之间进入左心房。脉冲多普勒可于上述部位记录相应时相的充填湍流频谱。瓣周漏较大时二维超声心动图可见人工瓣环与周围组织之间裂隙，漏口范围较大时，此处人工瓣瓣环运动幅度增大，并随心动周期明显向左心房摆动（图 10-14）。

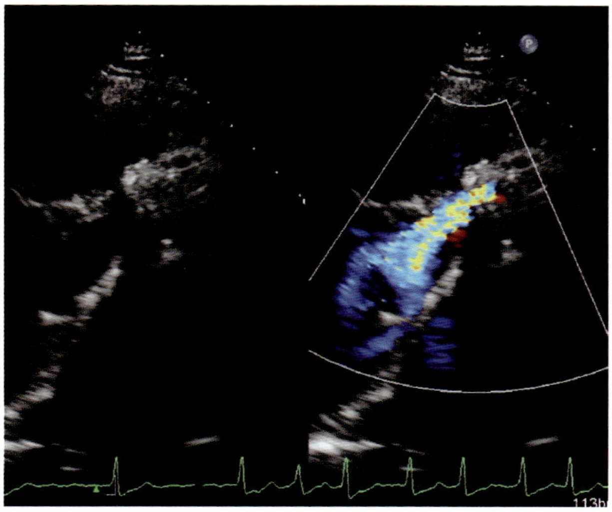

图 10-13 主动脉瓣瓣周漏

（三）TAVR 术后瓣周漏经胸超声心动图视图

对于经导管瓣膜置换术后瓣周漏患者的随访，可行经胸或经食管超声心动图，特别是三维经食管超声心动图一般均能够准确反映瓣周漏的位置、形状及大小（见下文），有助于进一步诊治或随访观察，必要时可行心脏 CTA 检查或心脏造影检查（图 10-15）。

（四）实时三维经胸超声心动图

二维超声切面图像往往只能反映瓣周漏的一个径线，也就是其宽度，对其累及的范围往往只能进行粗略的估计。三维心脏成像能够更好地显示和评估心脏结构异常，近年来，实时三维经胸超声心动图（real-time three-dimensional transthoracic echocardiography，RT3D-TTE）的成像速度和质量不断提高，特别是矩阵型换能器所采用的先进技术，大大提高了其分辨率和穿透力，目前 RT3D-TTE 技术已经比较成熟，进入实用性阶段（图 10-16）。其对于检测瓣周漏以及准确评价心功能都具有重要价值，但是由于 RT3D-TTE 在胸骨旁成像时，无论是二尖瓣还是主动脉瓣置换术后，都会受到人工瓣装置所产生的伪像的影响，即便是生物瓣，其瓣环后方也会有声影的影响。而从心尖部扫查成像的话，尽管可能显示二、三尖瓣或者主动脉瓣位人工瓣的全貌，但是由于

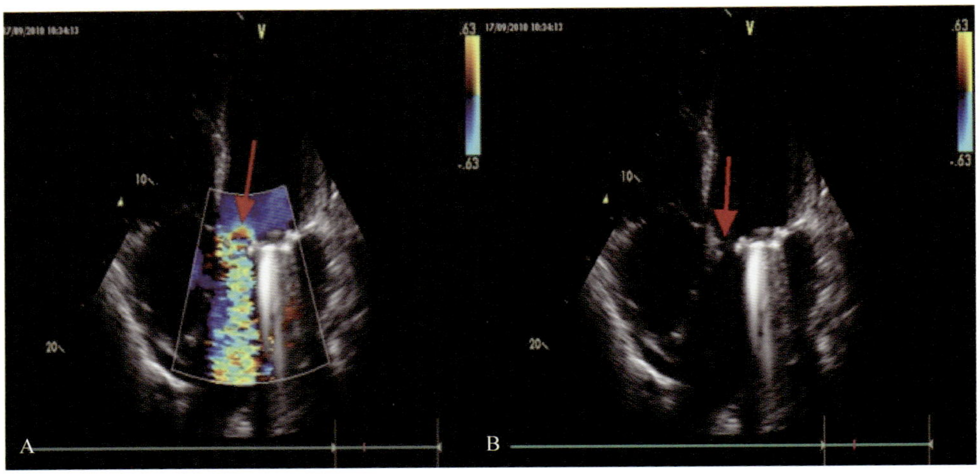

图 10-14　二尖瓣位人工瓣瓣周漏二维超声心动图

A. 彩色多普勒显示二尖瓣位机械瓣环与房室环之间收缩期蓝色为主五彩镶嵌反流束进入左心房（红色箭头所示）；**B.** 二维超声心动图显示二尖瓣位人工瓣缝合环与房室环之间裂隙（红色箭头所示）

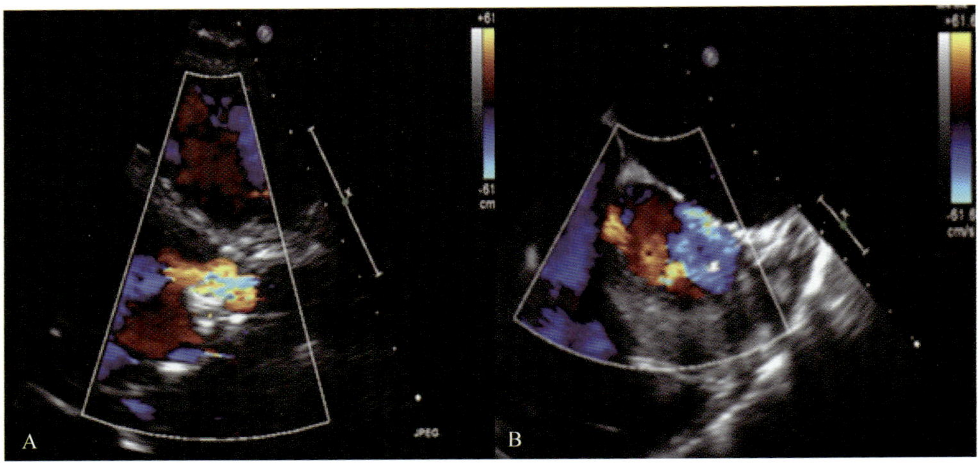

图 10-15　经食管超声心动图显示 TAVR 术后瓣周漏

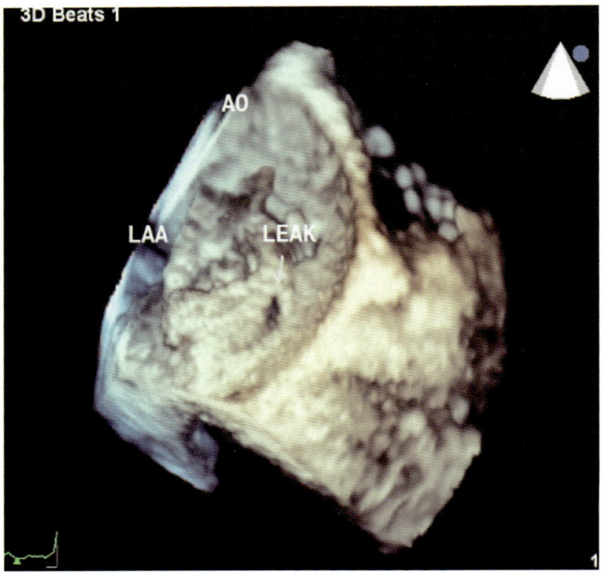

图 10-16　主动脉瓣瓣周漏三维经胸超声心动图

LAA：左心耳；AO：主动脉；LEAK：漏

距离探头较远，而且可能受到胸壁、肋骨、肺气的干扰，成像质量常常不甚理想。

二、经食管超声心动图（TEE）诊断瓣周漏

（一）经食管超声心动图诊断瓣周漏的原理和基本操作

经食管超声心动图是将超声探头置于食管内，从心脏后方扫查、显示心脏和大血管结构与其血流的一种超声检查手段，由于其避免了肺气、骨骼、胸壁等因素的干扰，并且探头距离心脏更近，能够获得更清晰的图像，特别是在显示心脏后上

方结构，如二尖瓣、房间隔、左心耳及降主动脉方面明显优于经胸超声心动图。目前常用的二维经食管超声心动图探头多为多平面探头，它由一组圆形或矩形排列的晶片组成，通常图像的获得可以通过控制探头插入的深度和弯曲方向及调整扫查角度来获得，角度调节需要借助手柄上的旋钮来获得，可对心脏进行 0 ～ 180° 全方位连续扫描，获得一系列的二维、M 型、频谱与彩色多普勒超声图像[11]。

二维经食管超声心动图通过左心房“鸟瞰”二尖瓣，图像非常清晰。在食管中段通过于不同角度对二尖瓣及其瓣周连续扫查，对其二维和彩色多普勒超声图像的观察，很容易发现二尖瓣位人工瓣的瓣周漏，不但能准确测量瓣周漏的大小，而且能够对瓣周漏的位置进行确定。与经胸超声心动图相仿，经食管超声心动图也可以获得心脏四腔心切面、左心室长轴切面和左心两腔心切面，图像与经心尖切面几乎一样，只是从前后及上下的方位判断时与经胸图像颠倒，并且，由于 TEE 是通过左心房“鸟瞰”二尖瓣，因此，人工瓣自身所产生的伪影出现在左心室面，在声像图上，对二尖瓣左心房面和瓣周情况，特别是瓣周漏及瓣周反流显示得十分清晰。因此可以根据瓣周漏及瓣周反流出现的切面和能够显示漏口的角度范围，确定瓣周漏的数量、位置和大致范围，并且通过测量漏口宽度判断其大小。

（二）二尖瓣瓣周漏的二维经食管超声心动图表现

二维图像可见人工瓣环与周围组织之间裂隙（图 10-17A），通常由于漏口的位置不同，在 0 ～ 180° 可显示漏口的角度也不同，通过调整角度范围可估算出漏口范围的大小，如在 0 ～ 60° 可连续观察到漏口时，则漏口范围占整个瓣周的 1/6。当漏口较大时，此处人工瓣瓣环运动幅度增大，并随心动周期明显向左心房摆动。二维图像可在不同角度显示人工瓣环与房室瓣环间的回声失落。彩色多普勒示收缩期可见自人工瓣环与房室环之间红色为主五彩镶嵌反流束进入左心房（图 10-17B）。当存在多个漏口时，在不同角度可显示多束反流束（图 10-17C），脉冲多普勒可于上述部位记录相应时相的充填湍流频谱，彩色多普勒超声显示二尖瓣位人工瓣的瓣环除了有近间隔处的明显反流外，在近左心耳开口处另可见一束较少量的反流，故瓣周应为至少 2 个漏口。

（三）实时三维经食管超声心动图

实时三维经食管超声心动图（real-time three-dimensional transesophageal echocardiography，RT3D-TEE）是近年来发展起来的一种新的显像技术，它能够实时显示心脏的容积图像，提供心

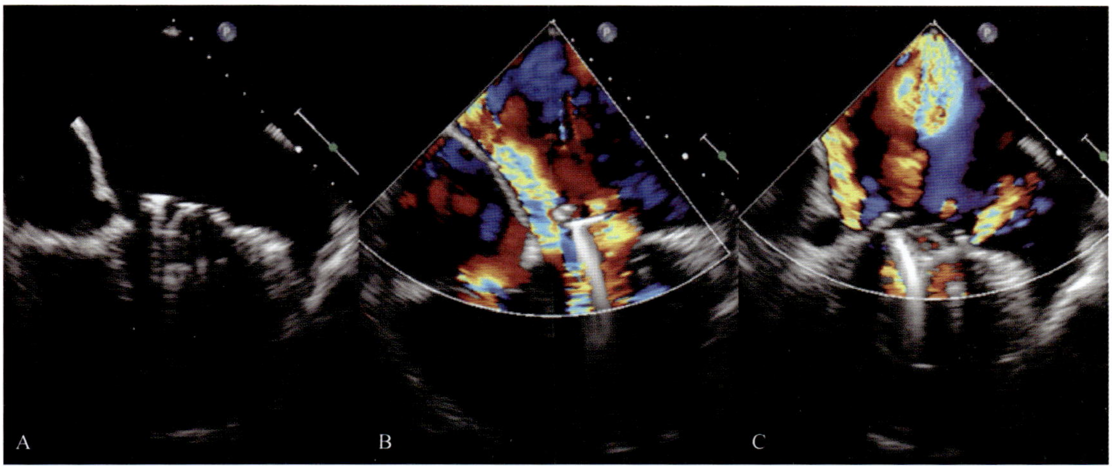

图 10-17　经食管超声心动图显示二尖瓣位人工瓣瓣周漏

A. 二维超声显示二尖瓣位人工瓣的瓣环内侧近间隔处的回声中断，白色箭头所示，即瓣周漏；**B.** 彩色多普勒超声显示二尖瓣位人工瓣的瓣环内侧近间隔处有明显红色为主反流束，即瓣周反流；**C.** 经食管超声心动图彩色多普勒显示二尖瓣位人工瓣多处瓣周漏

脏各部位的实时动态三维立体图像，可从不同方位和角度实时显示人工瓣装置及其周围结构的空间立体形态和活动，确定瓣周漏口的部位、大小、形态、与瓣环的关系，定量测量瓣周反流，尤其是对二尖瓣瓣周漏的显示直观而且全面。

瓣周漏的形态需借助三维超声重建，主要分为圆形、椭圆形、新月形、筛孔状、裂隙状、不规则形，纵轴可为长管状、扭曲管或隧道型、漏斗状结构。瓣周漏的形状很大程度上决定了手术的方式、手术成功与否和效果。

目前常用于二尖瓣瓣周漏诊断的为 3D ZOOM 模式，它是用于显示局部组织放大模式的三维图像，通过旋转角度，可调整二尖瓣至外科视野模式，准确定位瓣周漏的位置和形态，并测量大小和范围（图 10-18）。由此使得 RT3D-TEE 评估非常准确，具有其他显像技术无法比拟的优势。在瓣周漏封堵之前，RT3D-TEE 还可以给临床医生提供以下信息：漏口位置、大小、形态，漏口边缘的规整程度，漏口数量，反流束的情况。

（1）漏口位置：旋转 3D 图像并调整至外科视野，即左心耳在左侧，主动脉在前方，房间隔在右侧。以顺时针方向，确定主动脉为 12 点位，正对主动脉的后壁为 6 点位，左心耳为 9 点位，正对左心耳侧为 3 点位。通过描述漏口位于几点至几点位，可帮助临床医师判断具体的位置。

（2）漏口大小：小漏口，漏口范围不超过瓣环的 10%；中等漏口，漏口大小在瓣环 10% ～ 20% 之间；大漏口，漏口范围超过瓣环 20%。

（3）漏口形态：新月形，漏口曲线沿瓣环弯曲走行；裂隙状，漏口的长度远远大于宽度；椭圆形，漏口的长度与宽度相似；隧道型，弯曲的椭圆形，心房面开口较大。

（4）漏口边缘：分为规整或不规整。

（5）漏口数量：分为单发或多发。通常需结合二维、三维及彩色多普勒图像来确定。

（6）反流束情况：需要确定反流束为偏心性还是中心性，多束还是单束。

由于扫描角度原因，主动脉瓣位人工瓣 RT3D-TEE 图像多数情况下会受到伪像干扰，因此没有二尖瓣图像清晰，而三尖瓣位或肺动脉瓣位人工瓣由于距离经食管探头距离相对较远，因此，图像质量较主动脉瓣更差。

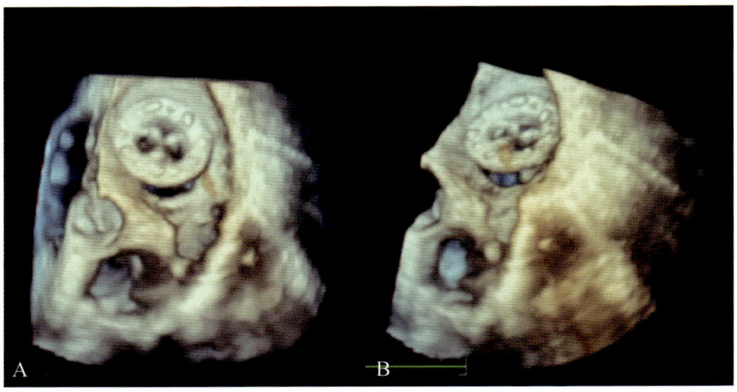

图 10-18　实时三维经食管超声心动图显示二尖瓣位人工瓣（生物瓣）的瓣周漏

A. 二尖瓣位人工瓣近左心耳开口处与自身瓣环组织分离，即瓣周漏；**B.** 经食管实时三维超声心动图可显示其位置、大小、范围、方向等空间立体结构信息

第三节　超声心动图对瓣周漏介入治疗的指导性价值

由于经食管超声心动图图像清晰，不干扰手术视野和介入操作，因此目前已经普遍应用 RT3D-TEE 进行瓣周漏封堵术中实时监测，有助于介入操作顺利进行。术前，通过超声观察，进一步确定漏口的数目、大小和累及范围；术中，协助观察导丝、鞘管和封堵器的位置，指引导丝

经由主动脉逆行到达主动脉瓣的瓣周漏，或者经由腔静脉、右心房穿过房间隔或由心尖部切口到达二尖瓣的瓣周漏，帮助确定导丝、鞘管和封堵器穿过了病患瓣膜的瓣周漏漏口，而非瓣口[22-23]（图 10-19）。

RT3D-TEE 在术中有助于判断导丝和鞘管的位置，在封堵器打开时，观察封堵器的两个盘状结构是否充分张开，并且分别位于漏口和瓣根部的两侧，继而将漏口闭合（图 10-20A，B），通过做牵拉试验，以证实封堵器固定良好。在封堵器释放以后，再用彩色多普勒血流显像观察漏口处封堵器周围有无明显残余反流，如果残余反流较多，需要在漏口处再次置入另外的封堵器，此时，需要超声协助观察导丝及鞘管是否穿过了残余的漏口，新的封堵器与已放置的封堵器没有重叠、干扰和缠绕，且能够有效封闭残余漏口（图 10-20C），对于瓣周漏缺损范围较大者，此点尤为重要。在封堵器释放完毕之后，超声可实时评估残余反流的多少，观察封堵器安放之后人工瓣膜启闭是否受到阻碍，以及观察有无卡瓣、血栓等现象（图 10-21 至图 10-23）。

总体来说，经胸超声心动图（TTE）检查是发现瓣周漏的筛查方法[23]；经食管超声心动图（TEE）可比经胸超声心动图更清楚地显示漏口大小、位置，及微小反流束，可以进一步评判瓣周漏的情况。三维超声可较清楚地辨别瓣周漏与瓣叶之间的关系、瓣周漏与周围组织的结构，对瓣周漏封堵前后有一定指导作用[24]。超声心动图除能确定瓣周漏外，还能评价瓣叶功能、漏口和人工瓣的位置关系，确定是否合并血栓、赘生物及感染性心内膜炎。心腔内超声（ICE）更加清晰明确，对瓣周漏诊断、监测及介入指导有更大的指导意义，但因其为有创性，故而临床使用受限[25]。

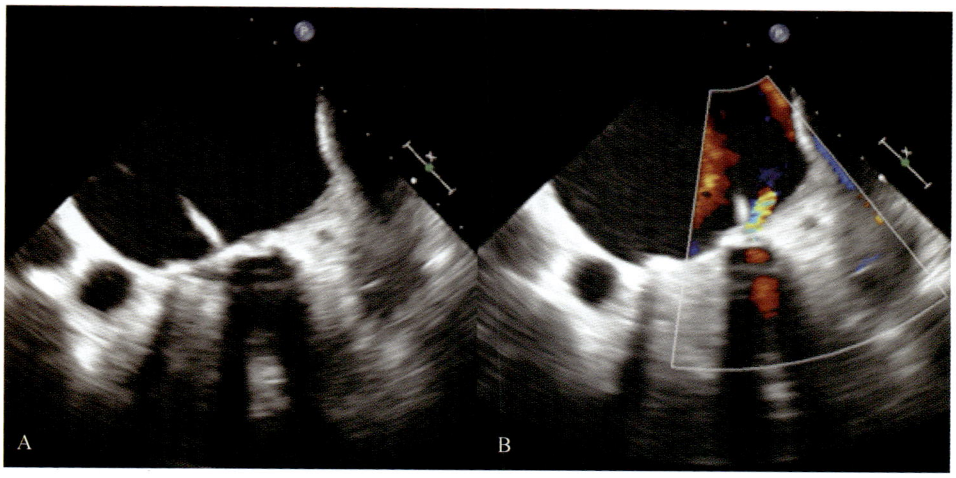

图 10-19　术中经食管超声心动图显示导丝通过二尖瓣位人工瓣的瓣周漏口

A. 二维超声心动图显示导丝穿过二尖瓣位人工瓣的瓣周漏口；**B.** 彩色多普勒超声心动图证实导丝穿过处的人工瓣瓣周漏处反流

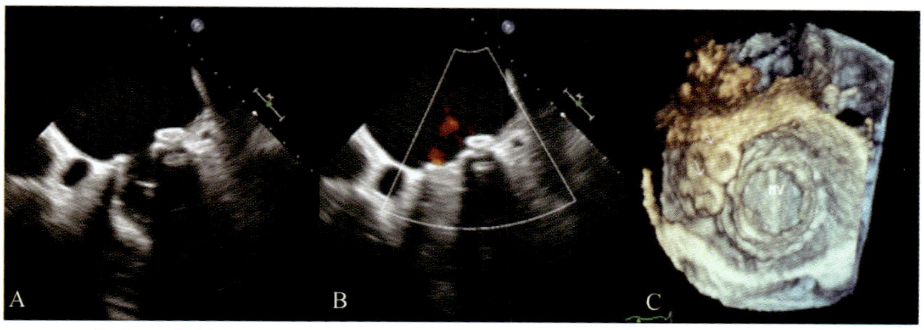

图 10-20　术中经食管超声心动图显示封堵器置入后二尖瓣位人工瓣的瓣周漏口被封闭

A. 二维超声心动图显示二尖瓣位人工瓣的瓣周漏处封堵器；**B.** 彩色多普勒超声证实封堵器放置处人工瓣的瓣周反流消失；**C.** 术后，前外侧瓣周漏漏口处置入 2 枚封堵器（白色箭头）

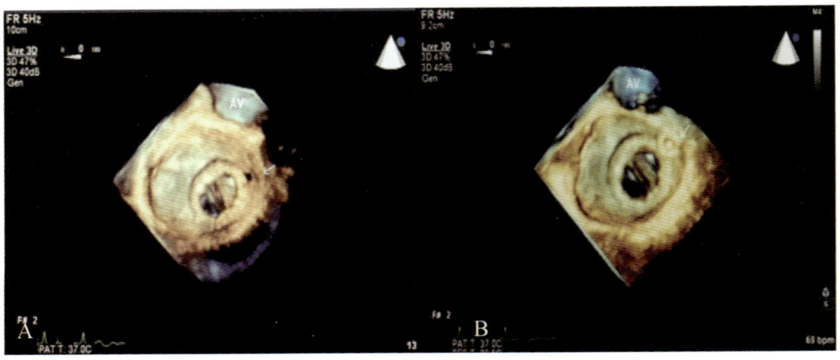

图 10-21　实时动态三维经食管超声心动图示瓣周漏呈类圆形，大小为 6 mm×5 mm，位置为前内象限

A. 封堵器植入后 PVL 完全堵闭；**B**. 不影响人工瓣功能

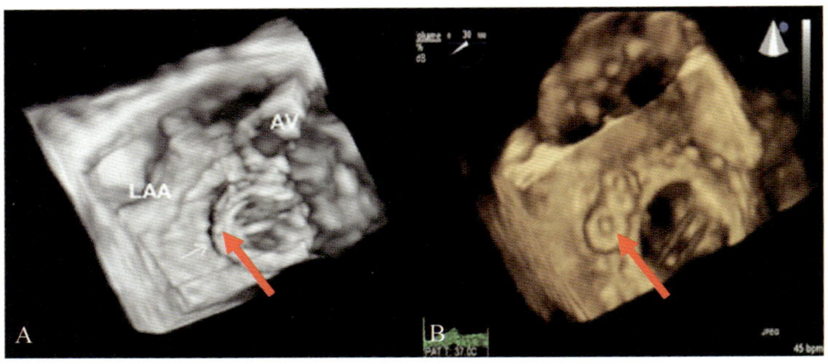

图 10-22　A. 实时三维经食管超声心动图显示瓣周漏呈新月形，大小为 6 mm×29 mm，位置为前外象限（2 点～6 点）。B. 2 枚封堵器植入后瓣周漏基本封堵完善，且不影响人工瓣功能

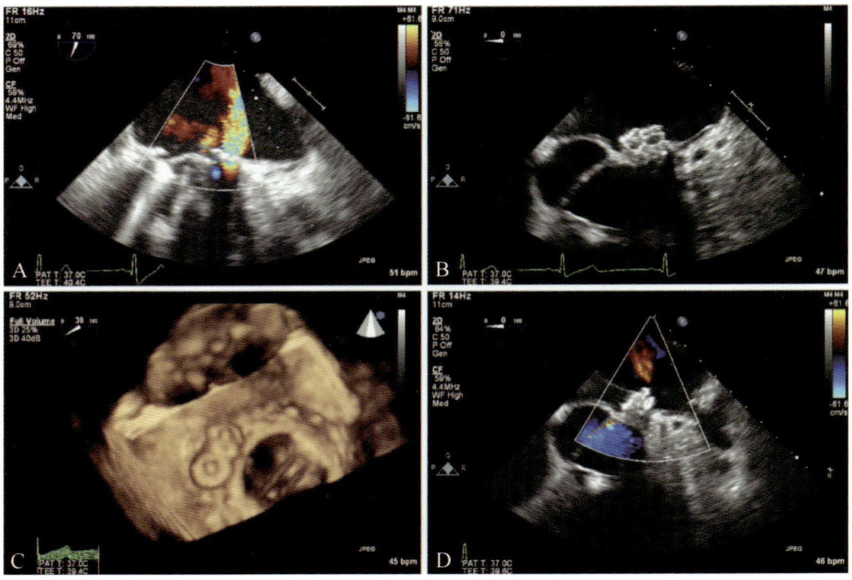

图 10-23　超声心动图评估瓣周漏封堵术后封堵器和人工瓣关系，结合彩色多普勒判断封堵术效果和残余反流

第四节　瓣周漏的 CT 影像学特征

目前关于心脏 CTA 及三维重建技术用于瓣周漏的报道较少，主要用于主动脉瓣、二尖瓣瓣周漏并需要采用经心尖途径完成的病例。在过去十余年中，多层螺旋 CT 在硬件及后处理软件方面

有了飞速发展，实现了真正意义上的血管三维容积血管成像。64 排以上 CT 机型均可以获得良好的心脏图像，结合心电门控技术，对于主动脉瓣及二尖瓣可以清晰显示。基于 CTA 具有快速、无创、大视野、高的时间分辨率及空间分辨率，以及强大的后处理功能等优势，CTA 技术已成为瓣周漏介入治疗中一种非常有效的辅助决策工具[15, 26]。以下从瓣膜正常、异常及术后瓣周漏的 CTA 影像诊断几个方面逐一介绍，因作者所在中心应用 CT 机为西门子的双源 CT，以下重点介绍该机型扫描模式。

一、主动脉瓣金属瓣置换术后 CTA 分析

主动脉瓣区可见圆环形高密度金属影，电影序列检查可显示金属瓣叶在心室舒张期开放，在收缩期关闭。

（1）检查方法：增强单层或连续容积扫描可显示瓣周漏的具体部位，电影序列检查用于观察瓣膜的启闭、心功能、反流量的计算。

（2）容积扫描 CTA：主动脉瓣瓣环周围造影剂外溢，轻度者可呈现小囊状凸出造影剂充盈，重度者呈扇贝状凸出。窦部不规则、变形、增大。左心室可增大（图 10-24）。

（3）电影序列检查：可以很好地显示主动脉瓣人工瓣启闭活动。当产生瓣周漏时，造影剂从瓣周漏漏出，除可观察到上述征象外，血流动力学表现相当于主动脉瓣关闭不全时状态。电影序列还可计算瓣口反流量及评价心功能。

（4）主动脉瓣瓣周漏与外科手术野表盘对应的 CTA 影像[23]：将主动脉瓣圆形人工瓣视为表盘，需找到重要的 3 点、6 点、9 点、12 点四处位置，主动脉瓣对应二尖瓣方向为主动脉人工瓣表盘 12 点，12 点对侧为 6 点，右冠状动脉开口一般位于人工表盘 7 点或 8 点方向，略下方定位人工表盘 9 点，9 点对侧为 3 点（多为左冠状动脉开口方向）。结合 VR 三维后处理图像可立体直观显示瓣周漏的位置及漏口与周围组织的关系。

（5）主动脉瓣瓣周漏 CTA 诊断流程：心脏平扫时无法识别瓣周漏，需增强扫描。横轴位逐层观察机械瓣膜外周有异常斑片状造影剂影，为直接征象。再通过多平面重建（MPR）技术冠、矢、轴三种不同角度观察机械瓣及周围情况，确定漏口位置并测量大小。除确定有无瓣周漏以外需观察心脏是否合并其他征象：描述左右心室、心房腔有无血栓，心肌有无增厚，冠状动脉有无狭窄，心包有无异常及心功能等信息。另外，CTA 三维重建可以提供封堵术后的立体影像（图 10-25）。

二、二尖瓣瓣周漏介入术前 CTA 表现及与外科手术定位关系

二尖瓣瓣周漏术前 CTA 不仅需要提供瓣周漏位置、大小信息，还需要为临床提供介入治疗途径条件信息[27]（图 10-26）。

（1）检查方法：增强单层或连续容积扫描可

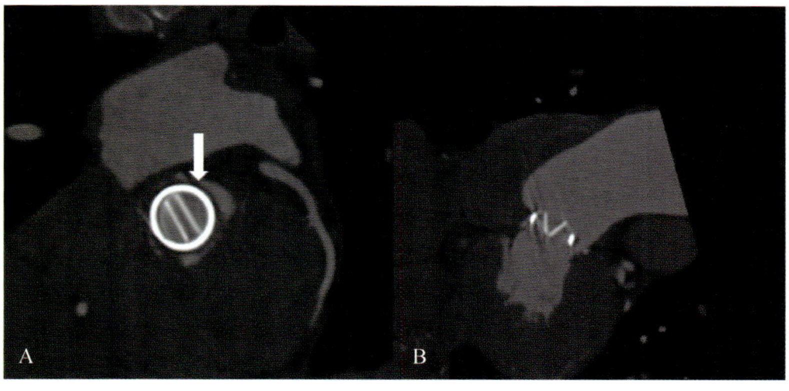

图 10-24　主动脉瓣瓣周漏 CTA 图像

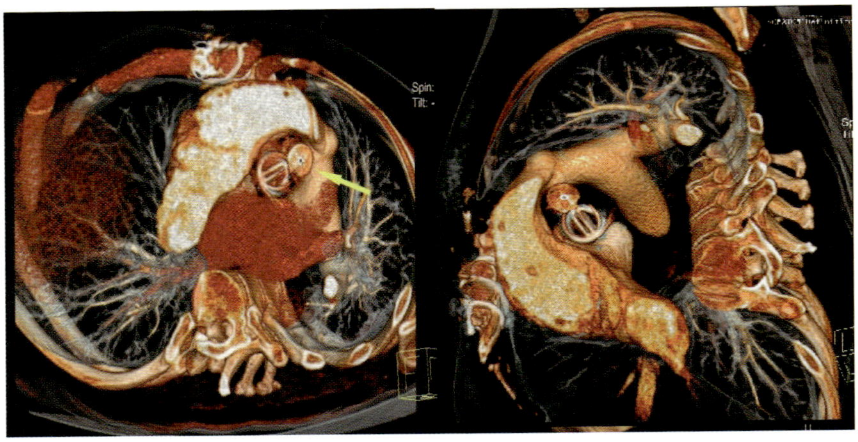

图 10-25　CTA 评估主动脉瓣瓣周漏封堵术后封堵器和人工瓣关系

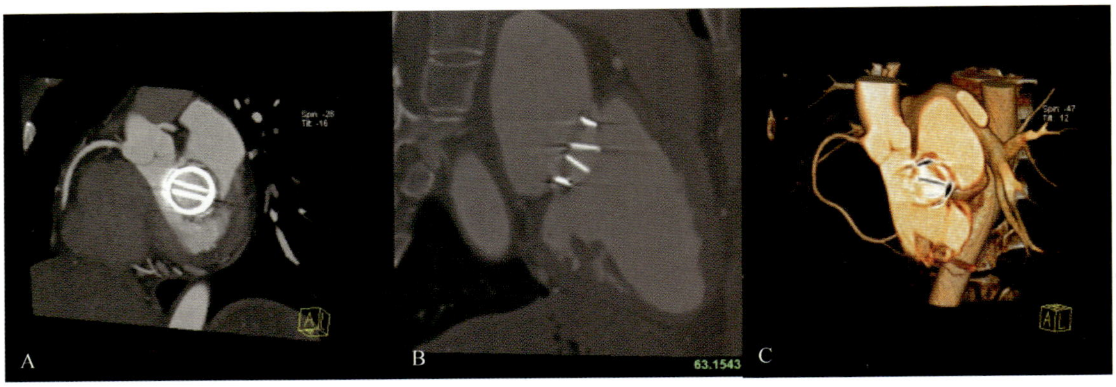

图 10-26　二尖瓣瓣周漏 CTA 及三维重建影像

显示瓣周漏的具体部位，电影序列检查用于观察瓣膜的启闭、心功能、反流量的计算。

（2）容积扫描 CTA：二尖瓣瓣环周围造影剂外溢，轻度者可呈现小囊状凸出、造影剂充盈，重度者呈扇贝状凸出。瓣环大小无变形。左心室可增大。

（3）电影序列检查：螺旋 CT 电影序列检查可以很好地显示二尖瓣人工瓣启闭活动。当产生瓣周漏时，造影剂从瓣周漏漏出，除可观察到上述征象外，血流动力学表现相当于二尖瓣关闭不全时的状态。电影序列还可计算瓣口反流量及评价心功能。

（4）二尖瓣瓣周漏与外科手术野表盘对应的 CTA 影像[22，28]：二尖瓣圆形人工瓣视为表盘，左心耳对应于该表盘 9 点方向，表盘对侧为 3 点方向；12 点方向为主动脉瓣侧，12 点方向对侧则为 6 点方向。影像科医生通过 CTA 单层容积图像诊断瓣周漏并不困难，如结合 VR 三维后处理图像可立体直观显示瓣周漏的位置及漏口与周围组织的关系（图 10-27）。二尖瓣瓣周漏部位最常见于瓣膜的前内侧（在 10 点与 11 点之间）和后外侧（在 5 点与 6 点之间），也有研究显示二尖瓣瓣周漏部位最常见于 10 点与 2 点之间（45%）以及 6 点与 10 点之间（37%）。瘘口直径以术中探查结果为准，分成小型 1 ～ 2 mm，中型 3 ～ 5 mm 和大型 6 ～ 15 mm。解剖形态单一，圆形，小至中度漏或瓣周漏与瓣膜边缘有一定距离，是介入治疗的理想适应证。如漏口直径大和呈新月形瓣周漏，外科手术困难，可作为相对适应证。

（三）双源 CT 瓣周漏诊断的评价

无创检查超声心动图，特别是经食管超声心动图对于心脏瓣膜疾病及瓣周漏的诊断有重要价值，是目前首选的检查方法。CTA 在瓣周漏诊断中并非是常规的检查方法。但是 CTA 有较高的时间分辨率和空间分辨率，心电门控扫描不但可

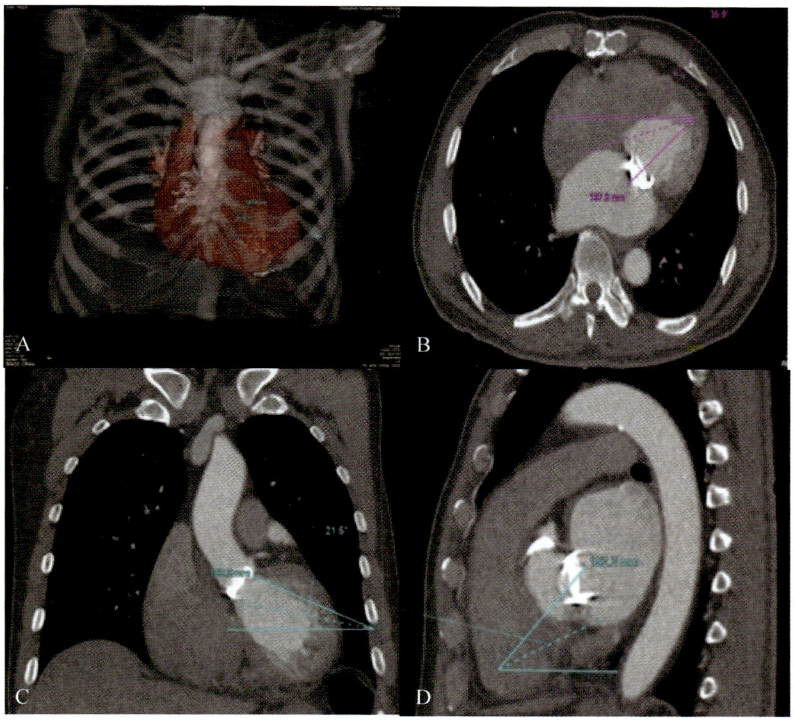

图 10-27　三维 CTA 成像显示二尖瓣瓣周漏位置并确定左心室心尖部穿刺部位以及穿刺方向和角度

以显示瓣膜的结构、术后置换的金属瓣，也可以清楚显示金属瓣周围有无漏出的造影剂。因此，CTA 可对瓣周漏做出准确的解剖诊断。

虽然回顾性心电门控技术扫描辐射剂量较前置门控扫描高，但是心脏瓣膜疾病患者多数存在心律不齐，且年老者居多，瓣周漏为微小病变；综上考虑再结合作者的工作经验，建议采用回顾性心电门控技术扫描。该方法可行全期相重建动态观察人工瓣的启闭活动，当产生瓣周漏时，可观察到造影剂从瓣周漏出。另外，该方法还具有可评价心功能等优点。在实际工作中有些瓣周漏在介入造影中不易显示，CTA 术前三维后处理成像可显示最佳角度，便于介入术中投照角度显示，缩短手术时间（图 10-27）。文献显示对于约 15% 的心脏瓣膜疾病合并冠心病患者，双源 CT 检查冠状动脉狭窄有着较高的敏感性、特异性及准确性。双源 CT 还可评价心脏其他疾患，如左心房有无血栓、心肌病、心功能不全等。

第五节　三维（3D）打印与瓣周漏介入治疗

目前国内只有少数心脏中心开展了瓣周漏介入封堵治疗。自 2011 年起西京医院陆续报道了其开展通过不同介入手术途径行主动脉瓣及二尖瓣瓣周漏介入封堵治疗的相关经验，手术成功率可达 90% 以上，手术例数也居于国内领先[29-30]。除此之外，西京医院率先探索在国内结合 CT 三维重建以及数字影像 3D 打印技术辅助瓣周漏介入治疗，取得了 3D 打印技术辅助治疗瓣周漏的初步经验[30]（图 10-28）。

通过对复杂瓣周漏患者特异性模型的 3D 打印，我们可以更为直观地观察瓣周漏的形态和空间位置（图 10-29）。借此，术者可以通过研究 3D 模型，选择术中合适的投射角度，并预先选择相对封堵效果较好的封堵器。术后，通过 3D 打印患者的复查结果，可以评估介入封堵的效果，评估有无残余瓣周漏、卡瓣、封堵器移位等现象（图 10-30）。

总之，随着外科换瓣手术的广泛开展以及近

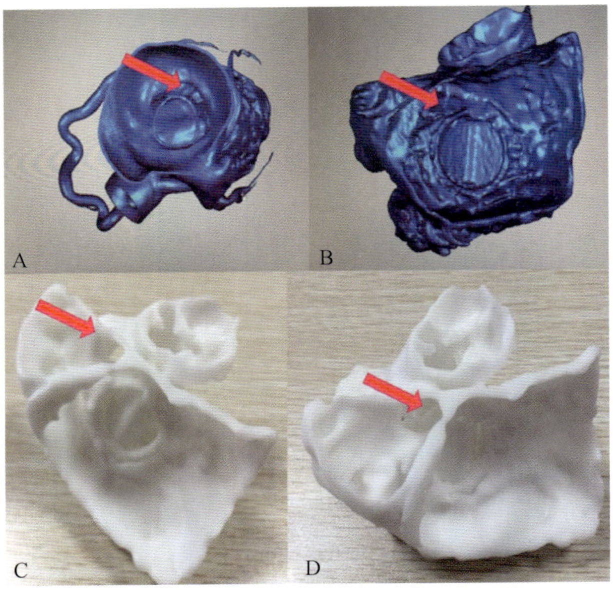

图 10-28　3D 打印技术显示瓣周漏位置及形态的效果图与实物图

（红色箭头所示为瓣周漏口）

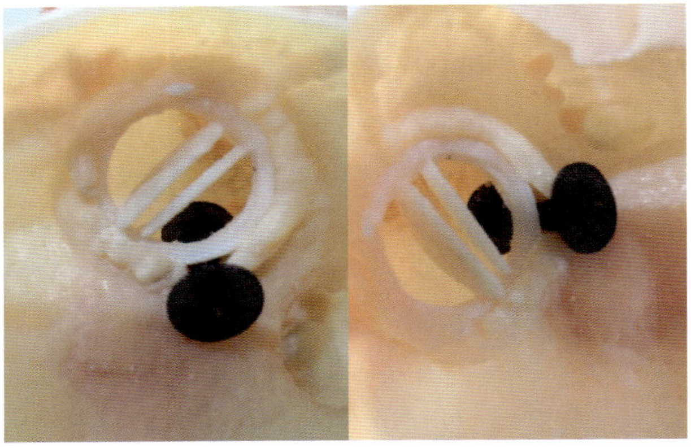

图 10-29　3D 打印技术显示瓣周漏位置及形态，帮助选择适合封堵器

年来经导管瓣膜置换的广泛开展，瓣周漏的患者日益增加，经导管封堵人工瓣置换术后瓣周漏是安全和有效的，由于其具有创伤小、恢复快等特点，在具备适应证和手术高危的患者中可作为替代手术的治疗选择。随着三维超声技术、心腔内超声（ICE）的不断发展，能为瓣周漏提供更好的检测方法及更加精确的指导介入治疗，另外，随着瓣周漏专用介入设备的进一步设计、研发，瓣周漏的介入治疗将会有蓬勃的发展，瓣周漏的患者将在最大程度上获得介入治疗益处。

尽管该项技术仍有一定局限性，瓣周漏封堵术后中远期疗效也有待随访，但是作为一项新兴技术应在不断实践中进一步评估。未来希望有国内更多中心参与协作，充分借助影像手段术前准确有效地确定瓣周漏，目前临床资料显示介入封堵治疗瓣周漏可取得满意的效果，解除患者的病痛，简化治疗方式，降低医疗成本，但是介入治疗瓣周漏仍然有一定的局限性，对于瓣周漏大于瓣环 1/4 病例的介入封堵治疗疗效不确定，同时因为瓣周漏形态各异，目前临床上尚无一款专门针对瓣周漏的封堵器；期待适合瓣周漏形态和结构的新型封堵器研制成功并制定统一操作规范。瓣周漏的发生有一定的随机性，个性化治疗较强，根据 3D 打印瓣周漏的实体模型，可以明确瓣周漏的位置，缩短通过瓣周漏的时间，选择合适的封堵器；甚至根据瓣周漏的不同形状通过 3D 打印制造个性化的封堵器，提高介入封堵疗效，减少并发症发生。

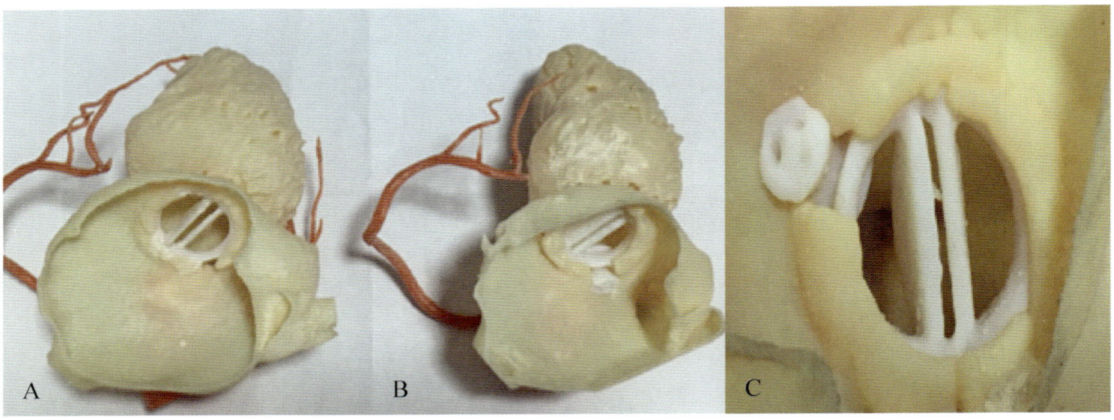

图 10-30　3D 打印模型显示瓣周漏术前形态及术后封堵效果

参考文献

[1] Afzal S, Kleinebrecht L, Hellhammer K, et al. First-in-man: successful interventional closure of severe paravalvular leakage after surgical rapid deployment aortic valve replacement. European Heart Journal, 2018, 39(18): 1655.

[2] Bocksch W, Grossmann B, Geisler T, et al. Clinical outcome and paravalvular leakage of the new balloon-expandable Edwards Sapien 3 valve in comparison to its predecessor model (Edwards Sapien XT) in patients undergoing transfemoral aortic valve replacement. Catheterization and Cardiovascular Interventions: Official Journal of the Society for Cardiac Angiography & Interventions, 2016, 88(3): 466-475.

[3] Cruz-Gonzalez I, Barreiro-Perez M, Valverde I. 3D-printing in Preprocedual Planning of Paravalvular Leak Closure: Feasibility/Proof-of-concept. Revista Espanola de Cardiologia, 2018, 10.1016/j.rec.2018.04.008.

[4] Di Martino LF, Vletter WB, Ren B, et al. Prediction of paravalvular leakage after transcatheter aortic valve implantation. The International Journal of Cardiovascular Imaging, 2015, 31(7): 1461-1468.

[5] Geleijnse ML, Di Martino LF, Vletter WB, et al. Limitations and difficulties of echocardiographic short-axis assessment of paravalvular leakage after corevalve transcatheter aortic valve implantation. Cardiovascular Ultrasound, 2016, 14(1): 37.

[6] Guler A, Tavlasoglu M, Kadan M, et al. Transapical closure of mitral paravalvular leakage. European Journal of Cardio-Thoracic Surgery, 2013, 43(4): 861-863.

[7] Guo X, Tian Z, Liu Y, et al. Preoperative immunosuppressive therapy reduces paravalvular leakage after aortic valve surgery in patients with aortic regurgitation attributable to Behcet's disease. Clinical and Experimental Rheumatology, 2016, 34(6 Suppl 102): S26-S33.

[8] Hammerstingl C, Lickfett L, Nickenig G. Real-time three-dimensional transesophageal echocardiography for guidance of interventional closure of paravalvular leakage. European Heart Journal, 2009, 30(8): 915.

[9] Heo YH, Kim SJ, Lee SY, et al. A case demonstrating a percutaneous closure using the amplatzer duct occluder for paravalvular leakage after tricuspid valve replacement. Korean Circulation Journal, 2013, 43(4): 273-276.

[10] Lenk K, Hagendorff A, Laufs U, et al. Retrieval of an embolised occluder with an alligator forceps during staged paravalvular leakage closure. Clinical Research in Cardiology: Official Journal of the German Cardiac Society, 2019, 10.1007/s00392-019-01419-9.

[11] LF MDM, OI IS, Vletter WB, et al. Quantitative Doppler for Estimation of Paravalvular Leakage after Transcatheter Aortic Valve Implantation. The Journal of Heart Valve Disease, 2016, 25(3): 289-295.

[12] Maeda K, Kuratani T, Torikai K, et al. Impact of electrocardiogram-gated multi-slice computed tomography-based aortic annular measurement in the evaluation of paravalvular leakage following transcatheter aortic valve replacement: the efficacy of the OverSized AortiC Annular ratio (OSACA ratio) in TAVR. Journal of Cardiac Surgery, 2013, 28(4): 373-379.

[13] Morisaki A, Kato Y, Takahashi Y, et al. Mitral Valve Replacement with Half-and-Half Technique for Recurrent Mitral Paravalvular Leakage. The Journal of Heart Valve Disease, 2015, 24(3): 320-322.

[14] Nakayama T, Okada A, Hasegawa T, et al. Feasibility of transcatheter prosthetic paravalvular leakage closure: a single-center, exploratory safety evaluation study of transcatheter closure of prosthetic paravalvular regurgitation in Japan (STOP PARA study). General Thoracic and Cardiovascular Surgery, 2018, 10.1007/s11748-018-1049-0.

[15] Nijenhuis VJ, Swaans MJ, Post MC, et al. Open transapical approach to transcatheter paravalvular leakage closure: a preliminary experience. Circulation Cardiovascular Interventions, 2014, 7(4): 611-620.

[16] Park SJ, Kim YW, Yoo JS, et al. Management of recurrent paravalvular leakage in a very high-risk patient: a case report. The Korean Journal of Thoracic and Cardiovascular Surgery, 2015, 48(1): 59-62.

[17] Pavicevic J, Nguyen TD, Caliskan E, et al. Aortic valve calcium score is a significant predictor for the occurrence of post-interventional paravalvular leakage after transcatheter aortic valve implantation-Results from a single center analysis of 260 consecutive patients. International Journal of Cardiology, 2015, 181: 185-187.

[18] Qian Z, Wang K, Liu S, et al. Quantitative Prediction of Paravalvular Leak in Transcatheter Aortic Valve Replacement Based on Tissue-Mimicking 3D Printing. JACC Cardiovascular Imaging, 2017, 10(7): 719-731.

[19] Sanchez-Recalde A, Moreno R, Galeote G, et al. Immediate and mid-term clinical course after percutaneous closure of paravalvular leakage. Revista Espanola de Cardiologia, 2014, 67(8): 615-623.

[20] Sinning JM, Vasa-Nicotera M, Werner N, et al. Interventional closure of paravalvular leakage after transcatheter aortic valve implantation. European Heart Journal, 2012, 33 (19): 2498.

[21] Stundl A, Rademacher MC, Descoups C, et al. Balloon post-dilation and valve-in-valve implantation for the reduction of paravalvular leakage with use of the self-expanding CoreValve prosthesis. EuroIntervention, 2016, 11 (10): 1140-1147.

[22] Swaans MJ, Michiels V, Nijenhuis VJ, et al. Transcatheter mitral paravalvular leakage closure: A beautiful last resort. Journal of Cardiology Cases, 2014, 10 (4): 147-149.

[23] Tokunaga S, Cho T, Izubuchi R, et al. Cuff leakage, not paravalvular leakage, in the Carpentier Edwards PERIMOUNT Magna Ease aortic bioprosthesis. Interactive Cardiovascular and Thoracic Surgery, 2015, 21 (6): 796-797.

[24] Weber M, Mellert F, Nickenig G, et al. Transapical transcatheter aortic valve replacement with simultaneous paravalvular leakage closure in a patient with severely degenerated aortic valve bioprosthesis. European Heart Journal Cardiovascular Imaging, 2014, 15 (9): 1058.

[25] Wendt D, Al-Rashid F, Kahlert P, et al. Low Incidence of Paravalvular Leakage With the Balloon-Expandable Sapien 3 Transcatheter Heart Valve. The Annals of Thoracic Surgery, 2015, 100 (3): 819-825; discussion 25-6.

[26] Suh YJ, Hong GR, Han K, et al. Assessment of Mitral Paravalvular Leakage After Mitral Valve Replacement Using Cardiac Computed Tomography: Comparison With Surgical Findings. Circulation Cardiovascular Imaging, 2016, 9 (6): e004153.

[27] Werner N, Kilkowski C, Fraiture B, et al. How should I treat recurrent severe paravalvular leakage after successful interventional closure of a symptomatic paravalvular leak with four plug devices following complicated bioprosthetic aortic valve replacement ? The importance of closely monitoring patients after interventional procedures. EuroIntervention, 2017, 13 (7): 888-892.

[28] Xu CN, Liu Y, Li XF, et al. Efficacy of interventional therapy on paravalvular leakage after mitral valve replacement. Zhonghua xin xue guan bing za zhi, 2016, 44 (3): 238-243.

[29] 李晓峰，刘洋，陈文生，等. 15 例主动脉瓣周漏的介入治疗. 中华胸心血管外科杂志，2015，31 (12): 748-751.

[30] 杨剑，刘洋，唐嘉佑，等. 瓣周漏的微创介入治疗. 中国循环杂志，2016，31 (1): 74.

11 左心耳封堵术的介入治疗与影像学应用

（苏　晞）

第一节　经皮左心耳封堵治疗概述

心房颤动（AF）是一种常见的心律失常，是缺血性卒中的一个重要危险因素。共识[1]指出：① AF 患病率随着人口老龄化而增加；② AF 是缺血性卒中的独立危险因素，特别是随着年龄的增长，25% 高龄患者卒中发生与 AF 相关；③长期口服抗凝药（OAC）华法林，可以显著降低 AF 患者的卒中风险；④与华法林相比，NOAC 产生类似或更大的降低风险作用，尤其是出血性卒中。指南[2]推荐：CHA2DS2-VASc 评分中定为卒中和体循环栓塞风险中−高危 AF 患者需口服抗凝药治疗。然而，这一有效预防措施并没有得到充分落实，不规范治疗的安全性也是需要考虑的问题。有研究证实[3-4]，国人 CHA2DS2-VASc 评分 ≥ 2 的 AF 患者接受抗凝治疗比例为 36.5%；接受抗凝治疗患者 1 年内停药比例高达 44.4%。

一、左心耳封堵治疗的机制、适应证和禁忌证

左心耳（LAA）被认为是 AF 患者血栓栓塞的主要来源[5]，而经皮左心耳封堵（LAAC）是不能长期抗凝治疗 AF 患者预防卒中的一种替代治疗策略[6]。随机对照研究的长期随访结果、观察性队列研究的数据，证实了 LAAC 与华法林抗凝治疗相比，能够减少 AF 患者缺血性卒中的风险。

LAA 是胚胎时期原始左心房（LA）的残余附属结构，形成于胚胎发育的第 4 周[7]。LAA 位于左上肺静脉（LSPV）与左心室游离壁之间，基底部靠近冠状动脉回旋支主干，后上方与 LSPV 毗邻。LAA 多呈长管钩状结构，形态变异较大，长度通常为 16 ～ 51 mm，开口直径为 10 ～ 40 mm[8]。通过计算机断层显像（CT）、磁共振成像（MRI）和经皮选择性 LAA 造影可以显示 LAA 形态。LAA 具有收缩及舒张功能，其收缩功能参与左心室的充盈，舒张功能与 LA 的容量−压力调节有关。AF 时 LA 内压力增高，LAA 开口明显增宽，心耳呈球形或半球形改变，LAA 的充盈和排空速度降低，心耳壁的不规则内向运动难以产生足够的 LAA 排空，加之 LAA 内肌小梁凹凸不平，易使血流产生漩涡，导致血液在 LAA 淤积，进而产生血栓形成的病理基础[7]。

1. 经皮 LAA 封堵适应证

CHA2DS2-VASc 评分 ≥ 2 分的 AF 患者，同时具有下列情况之一：①不适合长期口服抗凝者；②服用华法林，INR 达标的基础上仍发生卒中或栓塞事件者；③ HAS-BLED 评分 ≥ 3 者。术前应作相关影像学检查以明确心耳结构，除外其结构不宜封堵的患者。

2. 经皮 LAA 封堵禁忌证

① LA 内径 > 65 mm、经 TEE 发现心内血栓 /LAA 浓密自发显影、严重二尖瓣病变或心包积液 > 3 mm；②预计生存期 < 1 年；③低卒中风险（CHA2DS2-VASc 评分 0 或 1 分）或低出血风险（HAS-BLED 评分 < 3 分）；④有需华法林抗凝治疗的除 AF 外其他疾病；⑤存在卵圆孔未闭合并房间隔瘤和右向左分流；⑥需要接受择期心外科

手术患者。目前虽无证据证实，心功能低下为经皮 LAA 封堵的不利因素，但对于射血分数（EF）< 35% 或 NYHA 心功能分级Ⅳ级且暂未纠正者，不建议进行 LAA 封堵[6]。

二、左心耳封堵治疗的手术流程

全麻或局麻状态下，连接压力监测，TEE 指导、监测手术过程。经右股静脉入路，经房间隔穿刺进入 LA 内，给予静脉肝素抗凝并维持活化凝血时间（ACT）大于 250 s。加硬导丝通过穿刺鞘将头端置于 LSPV 内，沿加硬导丝送封堵输送鞘至 LSPV 内，经鞘管送猪尾导管至鞘管头端，在猪尾导管保护和引导下，调整鞘管进入 LAA 内。通常在右前斜（RAO）30° + 足位（CAU）20° 对 LAA 进行造影，以充分展示 LAA 口部最大直径。根据造影结果并结合 TEE 测量结果评估 LAA 口部直径，必要时可补充其他体位对 LAA 特殊解剖结构包括心耳颈部形状、心耳长度、是否存在分叶，以及 LAA 与肺静脉之间的位置关系进行评估，根据 LAA 口部直径测量结果以及 LAA 结构特点，选择尺寸合适的封堵装置。通过输送鞘管将封堵器送至 LAA 口部锚定区，经 LAA 造影和 TEE 检查确认封堵器位于最佳释放位置后，展开封堵器。通过重复 LAA 造影和经 TEE 检测确定封堵效果和稳定性，并确认封堵器未影响毗邻器官，透视下进行牵拉试验，于 TEE 监视下确认封堵器植入是否稳定。如效果满意，则释放封堵器，回撤鞘管，结束手术。如封堵效果不佳，则应回收封堵器重新放置或更换不同直径封堵器，直至达到最佳封堵效果。

三、左心耳封堵治疗最新研究结果

LAAC 早期临床研究主要是 PROTECT-AF 试验[9]和 PREVAIL 试验[10]，研究对象为血栓栓塞风险高、适合长期抗凝治疗、术后可接受抗凝治疗方案的 AF 患者。试验证实，在卒中风险高危 AF 患者中，LAAC 在减少心脑血管不良事件复合终点事件方面优于华法林。新近的临床数据包括 PROTECT-AF 试验长期随访结果、PREVAIL 试验长期随访结果，两个随机、大样本、有随访结果的临床试验 meta 分析，LAAC 前瞻性观察队列研究结果，其目的是进一步评价 LAAC 的安全性和有效性。

PROTECT-AF 试验长期随访结果[11]。平均随访（3.8±1.7）年（2625 患者年），LAAC 减少卒中、体循环栓塞和心血管死亡复合疗效终点不劣于 / 优于华法林治疗［RR 0.60（95% CI，0.41 ～ 1.05），非劣效性后验概率 > 99.9%，优效性后验概率 = 96%］；LAAC 能够减少心血管（CV）和全因死亡率［HR 0.40（95% CI，0.21 ～ 0.75），$P = 0.005$ 和 HR 0.66（95% CI，0.45 ～ 0.98），$P = 0.04$］；由于手术并发症的影响，随访初期 LAAC 的安全性事件发生率较高，但在随访结束时，两组患者的安全性事件发生率基本相同，这主要是由于药物治疗组出血事件发生率增加所致。

PREVAIL 试验长期随访结果[12]。新近公布长期（平均 18 个月，1626 患者年）随访结果，主要临床疗效终点事件发生率 6.5%（封堵治疗组）和 5.1%（华法林治疗组）［RR1.32（95%CI，0.77 ～ 2.12）］，鉴于置信区间范围较宽，封堵疗效不劣于长期华法林治疗的结论无法确定，未能达到非劣效性的主要原因是华法林组缺血性卒中发生率明显低于预期。LAAC 组患者安全事件发生率 2.2%，新术者的参与并不影响手术成功率、不良事件发生率。术后 7 天缺血性卒中、体循环栓塞等次要终点，封堵治疗不劣于华法林治疗。

PROTECT-AF 和 PREVAIL 的 meta 分析[13]。通过对 PROTECT-AF 试验和 PREVAIL 试验长期随访数据的分析，进一步评估 LAAC 与适合抗凝治疗的 AF 患者经华法林治疗后结果比较。主要疗效终点事件（CV/ 不明原因死亡、卒中或体循环栓塞）发生率，二者相似［HR 0.82（95% CI，0.58 ～ 1.17），$P = 0.27$］；各种原因的卒中和体循环栓塞事件发生率，二者也相似［HR 0.96（95% CI，0.60 ～ 1.54），$P = 0.87$］；CV 或不明原因的死亡率、全因死亡率，LAAC 组明显低于华法林治疗组，二者有显著的统计学差异［HR0.59（95% CI，0.37 ～ 0.94），$P = 0.027$ 和 HR 0.73

（95% CI，0.54 ～ 0.98），$P = 0.035$］；出血性卒中在 LAAC 组显著减少［HR 0.20（95% CI，0.07 ～ 0.56），$P = 0.0022$］；术后 7 天缺血性卒中和体循环栓塞发生率在 LAAC 组数值上有所增加，但统计学上没有显著性差异［HR 1.40（95% CI，0.76 ～ 2.58），$P = 0.24$］；与华法林治疗相比，LAAC 患者卒中致残率明显降低［HR 0.41（95% CI，0.19 ～ 0.90），$P = 0.027$］。

PROTECT-AF 试验和 PREVAIL 试验的另一个 meta 分析[14] 显示，术后 6 个月药物治疗结束后 LAAC 患者大出血事件显著减少［事件发生率 1% 患者年 *vs*. 3.5% 患者年，RR 0.28（95% CI，0.16 ～ 0.49），$P < 0.001$］，以胃肠道出血和颅内出血减少为主。

ASAP 研究长期随访结果[15]。与 PROTECT-AF 试验和 PREVAIL 试验入选患者多有抗凝治疗适应证不同，ASAP 研究为有抗凝治疗禁忌证的 AF 患者接受 LAAC 安全性和有效性的前瞻性、多中心观察性研究。术后双联抗血小板治疗 6 个月，继之单一抗血小板治疗，平均随访时间 55.4 个月。缺血性卒中或体循环栓塞年发生率 1.8%（95% CI，0.9% ～ 3.3%），比 CHADS2 评分相同、单一阿司匹林治疗 AF 患者人群的预期事件发生率降低约 75%。抗凝治疗禁忌的 AF 患者 LAAC 疗效的评价，将在 ASAP-TOO 试验中得到进一步的评估。

Watchman 的早期临床应用经验。在 LAAC 一系列临床试验中，术后 7 天手术相关的不良事件发生率逐渐降低（从 8.7% 降至 4.5%）。Watchman 封堵设备在美国上市后，开展了一项多中心、前瞻性注册研究[16]，研究目的是评估临床应用时的手术安全性和并发症发生率。共有 3822 名患者在 169 个中心接受了 382 个术者的治疗，没有手术经验的术者完成了一半的病例。手术成功率 95.6%，平均手术时间 50 min，并发症发生率 1.36%，常见并发症为需干预治疗的心包积液（1.02%），其中 2/3 需外科干预；手术相关的卒中率、死亡率均为 0.078%；器械栓塞率 0.24%。其结果进一步证实 Watchman 封堵设备 LAAC 临床应用的安全性，但由于是注册研究，可能存在术后事件数据统计不足的情况。

Ewolution 注册研究 2 年随访结果[17]。Ewolution 研究是一项前瞻性、多中心、观察性研究，目的是分析封堵治疗患者的血栓栓塞事件、出血和死亡率的实际临床结果，评估 LAAC 的安全性和长期疗效。对 47 个中心的 1020 名 Watchman 设备植入患者进行前瞻性随访，中位随访时间为 2 年。受试人群年龄较大［（73.4±8.9）岁］，卒中（311 例缺血性卒中 / 短暂性脑缺血发作、153 例出血性卒中）和出血（318 例严重出血）风险高，其中 49% CHA2DS2-VASc 评分 ≥ 5，40% 有 3 项以上危险因素（高血压、肾 / 肝功能异常、卒中、出血史或倾向、INR 值不稳定、老年人、药物 / 酒精），72% 口服抗凝治疗禁忌。随访期间，161 例患者（16.4%）死亡，22 例卒中（1.3/100 患者年，与历史数据相比减少 83%），47 例出现主要非手术出血事件（2.7/100 患者年，与历史数据相比减少 46%），缺血性或出血性卒中和出血率较既往缺血性卒中（－ 76% *vs*. － 41%）或出血性卒中（－ 81% *vs*. 67%）及既往出血（－ 85% *vs*. － 30%）率的历史数据持续降低，早期停止抗栓治疗的患者出血率较低，早期停用双联抗血小板治疗的患者出血率最低，而有出血史患者出血率最高，随访期间在 34 例患者（4.1%）中观察到装置血栓，与药物治疗方案无关（$P = 0.28$）。

Amulet 是 ACP 的第二代产品，其设计提高了设备稳定性、定位能力，降低了残余漏、与设备相关血栓发生率。Amulet 设备试验数据目前仅限于几个小的可行性、单中心研究和一个全球观察性注册研究。**Amulet 全球观察性注册研究**是一项大型前瞻性、非随机对照研究[18]。全球 61 家医院共 1088 例 AF 患者入选，为血栓栓塞和出血高危人群，平均 CHA2DS2-VASc 评分为（4.2±1.6），78% 患者 HAS-BLED 评分 ≥ 3 分，83% 患者有抗凝治疗禁忌证。主要手术并发症发生率为 3.2%（95% CI，2.2% ～ 4.4%），包括 1.2% 心包积液或心脏压塞、0.9% 血管并发症、0.2% 围术期卒中、0.2% 死亡、0.1% 围术期设备相关栓塞。出院时，54% 患者接受双联抗血小板治疗，18.9% 抗凝治疗，23% 单一抗血小板药物治疗，2% 无抗栓治疗。62% 患者术后（2.4±0.8）个月接受

TEE 随访，残余漏发生率 1.8%，设备血栓发生率 1.5%，晚期器械栓塞发生率 0.1%。术后 7 天至 3 个月内 CV 死亡、缺血性卒中、体循环栓塞的复合终点发生率为 1.4%（95% CI，0.8% ～ 2.3%）。

这项前瞻性、全球性试验支持这一假设，与 Watchman 封堵设备进行的随机临床试验相比较，其手术相关事件和设备相关血栓形成发生率相对较低，并发症发生率相似或更低。有待进一步的临床随访来评估其减少卒中的疗效，这需要通过临床研究来证实其有效性。Amulet 封堵器的几个随机试验在设计或进行中，包括 STROKECLOSE（脑出血后的 AF 患者应用 LAAC 预防卒中）试验、Amulet 设备左心耳封堵试验。

四、临床和研究证据的不足

尽管 AF 患者 LAAC 安全性和有效性研究的数据量不断增加，但证据结果仍然存在差异，尤其是对栓塞高危 AF 患者缺血性卒中风险的影响。PROTECT-AF 试验和 PREVAIL 试验结果显示与华法林治疗相比，接受 LAAC 治疗患者缺血性卒中风险相对较高。其可能的解释：①长期抗凝治疗是一种全身性治疗措施，可以减少高栓塞风险 AF 患者非 AF 机制的缺血事件；② PREVAIL 试验中没有得出结论性的发现，主要原因是华法林队列组出现了非真实性、超低缺血性卒中发生率；③在 PROTECT-AF 试验中，围术期设备相关卒中发生率高于近期的试验结果，可能与早期设备性能和手术操作流程有关。未来还需要更多的临床研究数据来证实 LAAC 治疗的有效性。

同时，目前也缺乏 LAAC 与新型口服抗凝药（NOAC）的随机对照临床试验。meta 分析表明，LAAC 和 NOAC 在减少出血性卒中方面都优于华法林，且 LAAC 优于 NOAC，两者之间没有显著统计学差异。LAAC 和 NOAC 的安全性和有效性对比将由 PRAGUE-17 试验完成——比较 NOAC 治疗和 Watchman 或 Amulet 设备 LAAC 治疗的安全性和有效性。

五、LAAC 患者的选择

LAAC 最佳患者选择必须考虑三个方面的风险因素：手术并发症的风险、患者未行抗凝治疗时的血栓栓塞风险、患者长期抗凝治疗时的出血风险。CHA2DS2-VASc 评分和 HAS-BLED 评分是重要的风险评估方案。其他考虑因素包括患者依从性和患者自己选择。患者不应该有其他需要长期抗凝治疗的原因（如人工机械瓣、复发性深静脉血栓形成）；二尖瓣狭窄患者也应避免，其左心房血栓并不来自左心耳。

六、结论

LAAC 是不能长期口服抗凝药治疗 AF 患者预防卒中的一种替代治疗策略。临床试验随访结果表明，与长期华法林治疗比较，以 Watchman 设备进行 LAAC 显著减少致残性卒中、出血性卒中、心血管和全因死亡率，术后药物治疗结束后大出血发生率大幅度减少，手术安全性逐年明显改善。患者的选择必须依赖于三个风险因素的解释：左心耳封堵的手术风险、无抗凝治疗患者的血栓栓塞风险和长期抗凝治疗患者的出血风险。正在进行的临床试验将提供 Amulet 封堵设备的安全性和疗效与 Watchman 封堵设备相比较的结果，及不适合抗凝治疗 AF 患者 Watchman 封堵治疗的疗效。

第二节 左心耳的超声影像学特点

左心耳（left atrial appendage，LAA）来源于原始左心房（left atrial，LA），其主要由原始肺静脉及其分支的吸收形成[19]。它具有不同于左心房的发育特点、超微结构和生理特征。LAA 位于心包范围内，与左心室的自由壁密切相关，因此其排空和充盈可能受左心室功能的显著影响。LAA的生理特性和解剖关系使其理想地适合在左心室收缩期间和左心房压力高的其他时期起到“减压室”的作用，这些特性包括LAA在左心房体内的位置；与左心房相比，LAA的扩张性增强；LAA中含有高浓度的心房利钠因子（ANF）颗粒；和LAA的神经元配置。

LAA的外观是略微扁平的管状结构，具有锯齿状，与心房的静脉部分有狭窄的连接。相比之下，右心耳是宽而呈三角形的，具有宽的连接。与右侧不同，LAA与心房的连接处在外部或内部均没有顶或凹槽标记[20-21]。右心耳和左心耳内部均为小梁结构，平行排列，呈梳状（因此称为梳状肌），右心耳肌小梁比左心耳更丰富，梳状肌丰富程度使得能够从形态上区别左心耳及右心耳，这在某些复杂的先天性心脏病病例诊断中很有帮助。

LAA的体积变化很大，从0.7 ml到19.2 ml。LAA的入口尺寸也有很大变化，最小直径为5～27mm，最大直径为10～40 mm。同样，LAA的长度变化很大，范围从16 mm到51mm。在70%的病例中，左心耳主轴明显弯曲或呈螺旋状，这可以解释在不同成像平面中经食管超声心动图观察时体内LAA的形状和大小存在差异[22]，来自心房颤动患者的心耳体积较大，入口较大，分支较少，并且比窦性心律患者的心耳更宽。

LAA位于心包内相对固定的范围内，与左心房的其他部分相比能缩短更多，并且具有明显的收缩模式。与心房收缩一致，心耳的收缩引起血流进一步向前流动，接着是可能由心耳的弹性引起的另一个反向血流[23]。由于左心室在心脏舒张期间扩张，它会填充心包内空间，通过压缩游离壁和固定心包之间LAA的下侧壁帮助心耳排空；此外，心室充盈产生腔内抽吸效应，影响心房的排空和充盈，从而影响心耳。LAA的排空和充盈程度可能更多地受左心室变化的影响而不是LAA功能，这有助于解释左心室功能障碍患者心房颤动相关卒中的发生率较高[24]。

左心耳超声影像评估可采用经胸超声心动图（transthoracic echocardiography，TTE）及经食管超声心动图（transesophageal echocardiography，TEE）（图11-1及图11-2）。由于肋骨、肺气的干扰，经TTE仅在少部分人群中可清晰显示左心耳，但TEE能清晰地显示左心耳内部结构以及梳状肌的分布，TEE的敏感性和特异性分别为100%和99%，阳性预测值为86%，LAA诊断血栓的阴性预测值为100%[25]。

TTE的左心耳切面是在标准的大动脉短轴切面基础上，保持探头在胸壁的位置不动，然后将探头稍微立直一点（此时探头同胸壁可能夹角为60°左右），同时再将探头稍微逆时针旋转一点（大概5°左右），此时肺动脉主干影消失，大致相当于肺动脉主干位置，同左心房相连的牛角形结构就是左心耳。TEE的左心耳切面是在食管中段，从主动脉短轴切面稍微后退并旋转，即为观察左心房的理想切面，探头前方为左心房，其前方为

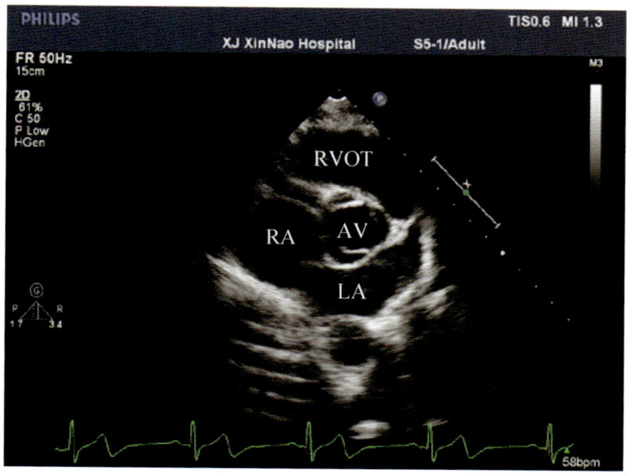

图 11-1　TTE 显示左心耳

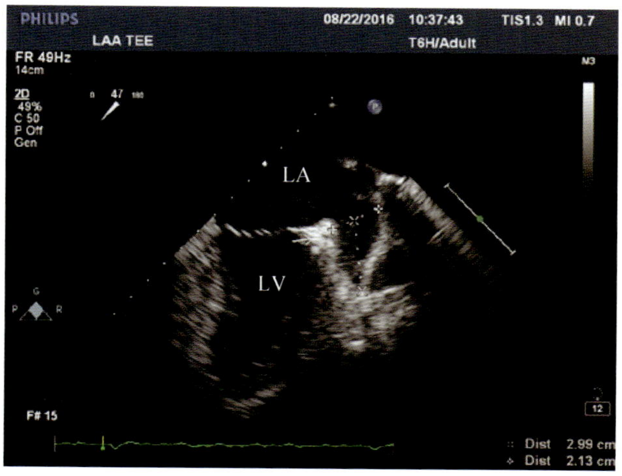

图 11-2　TEE 显示左心耳

左心耳，一般呈契形，尖端朝前，底部连接左心耳，左心耳内有梳状肌，其余腔内无回声，探头角度 0° ~ 180° 均可扫查左心耳结构。

TTE 及 TEE 均又包含二维（two dimention，2D）超声心动图及三维（three dimention，3D）超声心动图形式（图 11-3）。3D TEE 成像是一项相对较新的发展，可改善对 LAA 解剖结构的评估。

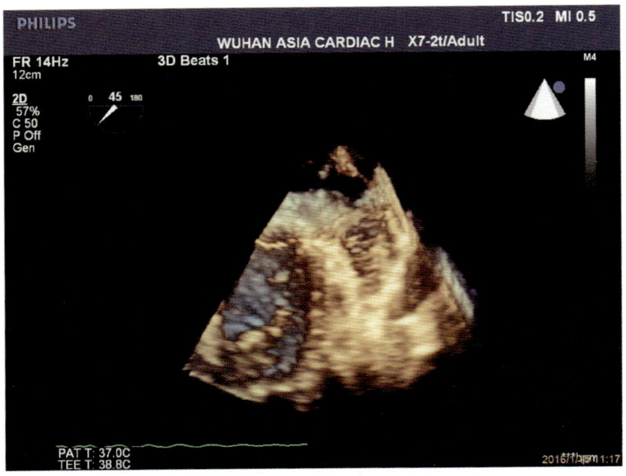

图 11-3 3D TEE 显示左心耳

尽管 2D TEE 由于更好的帧速率而提供更高分辨率的图像，但 3D TEE 通过克服与 2D 成像相关的一些限制（例如不适当的成像平面），允许更全面地评估 LAA。此外，3D TEE 提供了相邻结构之间更好的分离和区分，以及对 LAA 复杂形态以及周围结构的更完整和全面的评估[26-27]。

在 LAA 图像不是最理想的情况下，超声造影剂可增强 LAA 的可视化。多普勒超声心动图可帮助更好地评估 LAA 功能，排除 LAA 血栓[28]。

LAA 分为 4 种形态类型（图 11-4），其中“鸡翅”型（图 11-4A）最常见（48%），其次是“仙人掌”型（图 11-4B）（30%），“风向袋”型（图 11-4C）（19%）和“花椰菜”型（图 11-4D）（3%）[29]。“花椰菜”型超声心动图下总长度短且具有复杂的内部特征。“仙人掌”型具有明显中央叶和次级小叶，而“风向袋”型可见明显小叶，“鸡翅”型具有明显小叶，其近端或中间部分具有明显的弯曲，在距离孔口一定距离处向后折叠，并且其具有次级小叶。

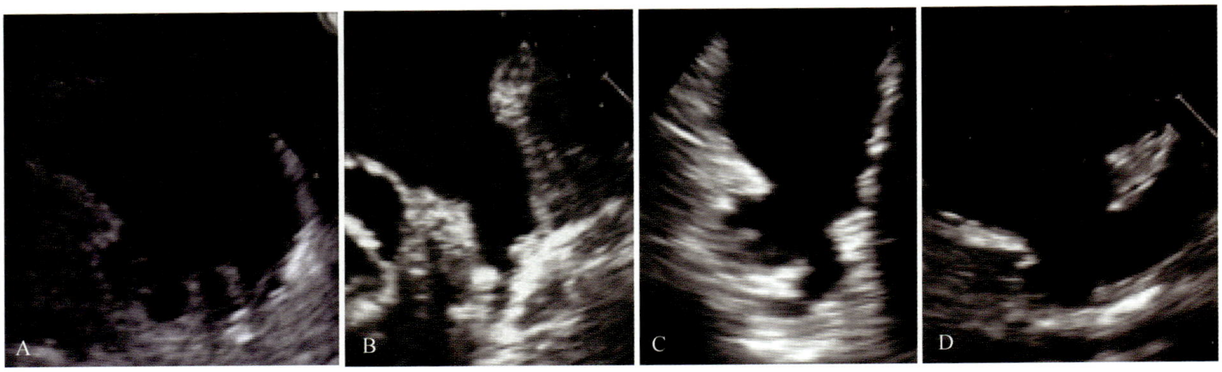

图 11-4 TEE 显示不同类型左心耳形态

第三节 超声心动图在左心耳封堵术中的指导价值

心房颤动（房颤，atrial fibrillation，AF）大约占总人口的 0.4% ~ 1%，预计到 2050 年发病率将增加一倍，这对医疗保健提出了重大挑战[30]。无论房颤是阵发性、持续性还是永久性，都会使栓塞性卒中的发生率增加 5 倍，使死亡风险[31]增加 3 倍。AF 是每年 5% 的非抗凝患者发生大约 25% 的缺血性卒中的主要原因[32]。与非 AF 相关的卒中相比，由于房颤导致的心脏栓塞性卒中预后更差，12 个月相关死亡率高达 30% 且有更高的发生永久性神经功能障碍的风险[33]。LAA 是 AF 背景下最常见的血栓形成部位，窦性心律时，LAA 的正常收缩和 LAA 内充足的血流降低了其腔内形成血栓的风险，AF 时，LAA 收缩性和功能降低，起到静止袋的作用，更容易形成血栓。LAA 血栓在急性（＜ 3 天）AF 患者中高达 14%[34]。此外，即使接受治疗性抗凝治疗的 AF 患者，血栓形成也可能发生。在评估 AF 患者以确定心源性栓塞并发症风险时，特别是在进行心脏复律之前，应特别注意 LAA。

抗凝治疗一直是并且仍然是 AF 卒中预防的主要方法，但有大量患者对抗凝治疗有相对或绝对的禁忌证。资料显示 AF 引起的卒中 90% 以上的血栓来源于 LAA[35]。因此，对于抗凝治疗有禁忌证的患者可从 LAA 封堵中受益。这些益处包括降低危及生命的出血风险。

目前，左心耳封堵方法分为两大类：心耳内置入封堵器封堵左心耳入口，以及心耳外器械结扎左心耳。目前 Watchman 是美国唯一批准的经皮左心耳封堵器。而 Amplatzer、Watchman、Wavecrest、LAmbre、Occlutech 和 LARIAT 都获得了欧盟 CE 的批准。心耳内经皮介入封堵术原理是通过左心耳封堵装置封闭左心耳入口，避免左心耳内的血栓脱落，防止 AF 引起的血栓栓塞事件发生。对于 CHA2DS2-VASc 评分≥ 2 分且同时具有以下条件之一的非瓣膜性 AF 患者，可行左心耳封堵治疗以预防血栓栓塞事件：①不适合长期口服抗凝药物治疗。②华法林抗凝治疗且国际标准化比值（INR）达标的基础上仍发生脑卒中或栓塞事件。③抗凝治疗出血风险评分（HAS-BLED 评分）＞ 3 分。

多平面经食管超声心动图（TEE）是目前用于筛选 LAA 介入封堵适应证患者的主要方式。

TEE 在介入术前确定 LAA 中是否存在血栓及评估 LAA 形态，基底部入口直径和左心耳深度，以此选择封堵 LAA 所需封堵器的尺寸大小，还需要排除房间隔的异常结构，如房间隔膨胀瘤或异常占位等。左心耳基底部入口直径及大小通常由二维 TEE 的四个不同角度切面测量所得：①四腔心切面（0 ～ 20°），通过轻微弯曲或退缩探头以充分展现 LAA 结构（图 11-5A）；②主动脉瓣短轴切面（45° ～ 60°）（图 11-5B）；③两腔心切面（90°）（图 11-5C）；④主动脉瓣长轴切面（120° ～ 135°），逆时针转动探头可充分展现 LAA 结构（图 11-5D），通常选择直径大于 LAA 口的装置以确保足够的锚定以稳定定位。左心耳入口直径测量位置为左心耳壁左回旋支起始水平与左

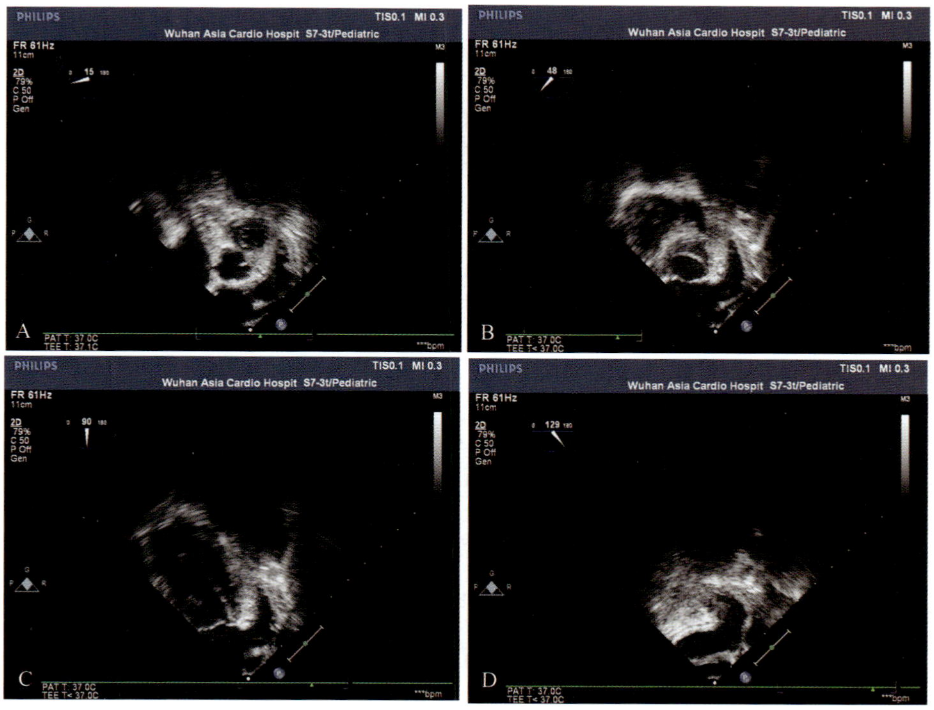

图 11-5　TEE 评估左心耳基底部直径及左心耳深度平面标准切面

上肺静脉延长嵴以下约 2 cm 之间距离，适合放置封堵器的左心耳入口直径范围为 17 ～ 31 mm；左心耳深度测量位置为左心耳直径中点与左心耳顶点间距离，四个角度测量所得数据中，分别取最大入口直径及深度[36]。

TEE 在介入术中指导房间隔穿刺、引导鞘管的操作路径、指导封堵器的释放、评价封堵效果（其中包括封堵器位置、残余分流大小、心腔内有无血栓等）。在整个手术过程中还需要关注心包腔积液的变化（图 11-6）。

（1）在 TEE 指导下行房间隔穿刺。从 100° ～ 130° 扫查，清晰显示房间隔、上腔静脉及下腔静脉，穿刺点选择在房间隔中部卵圆窝后下方，此处房间隔最薄弱，利于穿刺，形成“帐篷顶”征。

（2）送入长导丝到左心耳内，置换鞘管，造影显示左心耳形态，术者根据 CT 测量、造影测量及 TEE 测量结果，选择封堵器型号。

（3）选择合适尺寸的封堵器，经输送系统送入封堵器，于透视下缓慢释放封堵器，牵拉试验完成后，再次行左心房造影及 TEE 评价封堵效果，有无残余分流（残余分流＜ 3 mm）、有无血栓形成等，测量术后封堵器腰部压缩直径，记录压缩比（压缩比＝压缩后腰部直径 / 封堵器原直径）。

围术期超声心动图是左心耳介入封堵最重要的成像模式，对于辅助 LAA 封堵器装置的输送和部署至关重要。当前围术期超声心动图选择的方法是多平面 2D TEE，但随着心内超声心动图（ICE）的出现，已逐渐提出将 ICE 作为一种可行的替代方案，在左心房内部，心房结构与 ICE 探头的距离越近，就可以使用越高的超声频率，从而在不牺牲超声组织穿透深度的情况下提供更高的图像分辨率，近端肺动脉或右心室流出的 ICE 成像可以提供更好的远端 LAA 横截面可视化图像[7]。与传统的 2D TEE 成像相比，使用实时 3D TEE（图 11-7 及图 11-8）可以提供额外的解剖信息并更清楚地显示心房结构空间关系。

尽管心房颤动患者可能从左心耳（LAA）封堵中获益，然而，植入 LAA 封堵器也会带来短期和长期风险。特别是，接受 LAA 封堵器放置的患

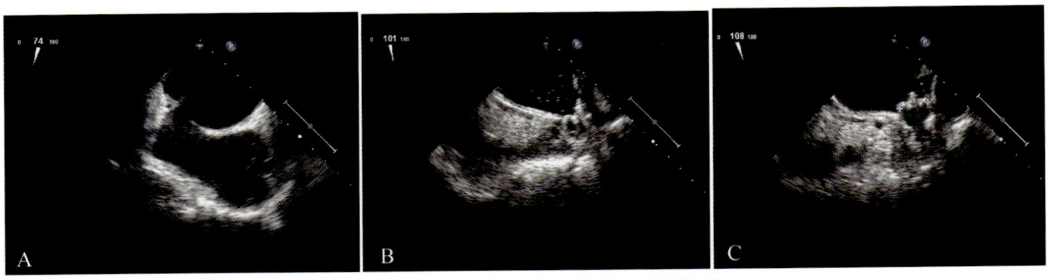

图 11-6　TEE 指导左心耳介入封堵术

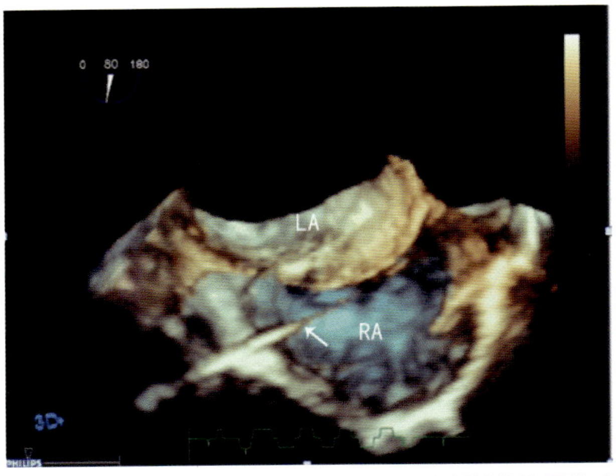

图 11-7　3D TEE 显示房间隔与箭头所示穿刺针的位置关系

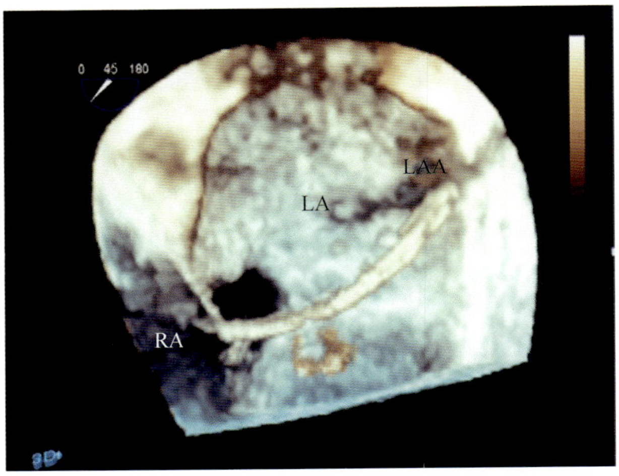

图 11-8　3D TEE 显示封堵器置入后封堵器位置

者会受到意外影响，即在左心房中有异物，可作为血栓形成的病灶。

经皮导管 LAA 封堵是一个相对较新的前沿性不断继续发展的技术，与其他结构性心脏病手术相比，一个多学科的团队可提升手术成功率，一个由专家组成的中心可帮助减少并发症发生。LAA 封堵减少 AF 患者卒中发生率的证据在不断积累，但也仍有几个问题需要解决。到目前为止，没有一个对不能接受抗凝治疗的高危 AF 人群的随机对照研究，也没有直接与传统口服抗凝治疗对照的研究，得出哪种方式更好的结论。此外，仍需要持续的前瞻性研究来证明每种封堵器的长期疗效和安全性以及确定特殊抗凝治疗或可能需要的抗血小板治疗方案。而且需要开发新技术来增强封堵器位置的稳定性，比如更好的引导导管，更安全进入心包的方式，以及更好的成像手段以保证手术流程更安全、手术时间更短。左心耳封堵的另一个重要方面是费用和报销问题。尽管各研究表明了 LAA 封堵的有效性，但 LAA 封堵的费用问题在许多国家仍然未能得到解决。尽管面临所有这些挑战，我们仍然对这个新技术持乐观态度，随着技术的不断更新，该领域将继续发展。

参考文献

[1] 黄从新，张澍，黄德嘉，等．心房颤动：目前的认识和治疗建议 -2015. 中华心律失常学杂志，2015，19(5)：321-384.

[2] January CT，Wann LS，Alpert JS，et al. 2014 AHA/ACC/HRS Guideline for the management of patients with atrial fibrillation：a report of the American College of Cardiology/American Heart Association Task Force on Practice Guidelines and the Heart Rhythm Society. Circulation，2014，doi：10.1016/j.jacc.2014.03.022.

[3] Chang SS，Dong JZ，Ma CS，et al. Current status and time trends of oral anticoagulation use among chinese patients with nonvalvular atrial fibrillation：The Chinese Atrial Fibrillation Registry Study. Stroke，2016，47（7）：1803-1810.

[4] Zhi-Zun Wang，Du X，Wang W，et al. Long-term persistence of newly initiated warfarin therapy in chinese patients with nonvalvular atrial fibrillation. Circ Cardiovasc QualOutcomes，2016，9（4）：380-387.

[5] Blackshear JL，Odell JA.Appendage obliteration to reduce stroke in cardiac surgical patients with atrial fibrillation. Ann Thorac Surg，1996，61（2）：755-759.

[6] 中华医学会心电生理和起搏分会，中华医学会心血管病学分会，中国医师协会心律学专业委员会．左心耳干预预防心房颤动患者血栓栓塞事件：目前的认识和建议．中国心脏起搏与心电生理杂志，2014，28（6）：471-486.

[7] Al-Saady N，Obel O，Camm A. Left atrial appendage：structure，function，and role in thromboembolism. Heart，1999，82（5）：547.

[8] Qamruddin S，Shinbane J，Shriki J，et al. Left atrial appendage：structure，function，imaging modalities and therapeutic options. Expert Rev Cardiovasc Ther，2010，8（1）：65.

[9] Reddy VY，Sievert H，Halperin J，et al. Percutaneous left atrial appendage closure vs warfarin for atrial fibrillation：a randomized clinical trial. JAMA，2014，312（19）：1988-1998.

[10] Holmes DR，Kar S，Price MJ，et al. Prospective randomized evaluation of the watchman left atrial appendage closure device in patients with atrial fibrillation versus long-term warfarin therapy（PREVAIL）. J Am Coll Cardiol，2014，64（1）：1-12.

[11] Reddy VY，Sievert H，Halperin J，et al. Percutaneous left atrial appendage closure vs warfarin for atrial fibrillation：a randomized clinical trial. JAMA，2014，312：1988-1998.

[12] Reddy VY，Doshi SK，Kar S，et al. 5-Year outcomes after left atrial appendage closure：from the PREVAIL and PROTECT AF trials. J Am Coll Cardiol，2017，70：2964-2975.

[13] Holmes DR，Jr.，Doshi SK，Kar S，et al. Left atrial appendage closure as an alternative to warfarin for stroke prevention in atrial fibrillation：a patient level meta-analysis. J Am Coll Cardiol，2015，65：2614-2623.

[14] Price MJ，Reddy VY，Valderrabano M，et al. Bleeding outcomes after left atrial appendage closure compared with long-term warfarin：a pooled，patient level analysis of the WATCHMAN randomized trial experience. JACC Cardiovasc Interv，2015，8：1925-1932.

[15] Sharma D，Reddy VY，Sandri M，et al. Left Atrial appendage closure in patients with contraindications to oral anticoagulation. J Am Coll Cardiol，2016，67：2190-2192.

[16] Reddy VY，Gibson DN，Kar S，et al. Post-approval U.S.

experience with left atrial appendage closure for stroke prevention in atrial fibrillation. J Am Coll Cardiol, 2017, 69: 253-261.

[17] Boersma LV, Schmidt B, Betts TR, et al. Implant success and safety of left atrial appendage closure with the WATCHMAN device: peri-procedural outcomes from the EWOLUTION registry. European Heart Journal, 2016, 37 (31): 2465-2474.

[18] Landmesser U, Schmidt B, Nielsen-Kudsk JE, et al. Left atrial appendage occlusion with the AMPLATZER Amulet device: periprocedual and early clinical/echocardiographic data from a global prospective observational study. Euro Intervention, 2017, 10.4244/EIJ-D-17-00493.

[19] L.D. Biase, J.D.Burkhardt, P.Mohanty, et al.Left atrial appendage an under recognized trigger site of atrial fibrillation.Circulation, 2010, 122: 109-118.

[20] P.Su, K.P.McCarthy, S.Y.Occluding the left atrial appendage: anatomical considerations.Heart, 2008, 94: 1166-1170.

[21] Y.Wang, L.DiBiase, R.P.Horton, et.al. Left atrial appendage studied by computed tomography to help planning for appendage closure device placement. JCardiovasc Electrophysiol, 2010, 21: 973-982.

[22] Mugge A, Kunn H, Nikutta P, et al. Assessment of left atrial appendage function by biplane transesophageal echo-cardiography in patients with non rheumatic atrial fibrillation: identification of a subgroup of patients at increased embolic risk. J Am Coll Cardiol, 1994, **23**: 599- 607.

[23] Akosah KO, Funai JT, Porter TR, et al. Left atrial appendage contractile function in atrial fibrillation. Influ-ence of heart rate and cardioversion to sinus rhythm. Chest, 1995, **107**: 690-696.

[24] The Stroke Prevention in Atrial Fibrillation Investigators. Predictors of thromboembolism in atrial fibrillation: II. Echocardiographic features of patients at risk. Ann Intern Med, 1992, **116**: 6-12.

[25] Manning WJ, Weintraub RM, Waksmonski CA, et al. Accu-racy of transesophageal echocardiography for identifying left atrial thrombi. A prospective, intraoperative study. Ann Intern Med, 1995, **123**: 817-822.

[26] H.Nakajima, Y.Seo, T.Ishizu, et al. Analysis of the left atrial appendage by three-dimensional transe-sophagealechocardiography.Am J Cardiol, 2010, 106: 885-892.

[27] D.Marek, D.Vindis, E.Kocianova. Real time 3-dimensional transesophageal echocardiography is more specific than 2-dimensional TEE in the assessment of left atrial appendage thrombosis .Biomed Pap Med FacUnivPalacky Olomouc Czechoslov, 2013, 157: 22-26.

[28] Agmon Y, Khandheria BK, Gentile F, et al. Echo-cardiographic assessment of the left atrial appendage. J Am Coll Cardiol, 1999, 34: 1867-1877.

[29] L.DiBiase, P. Santangeli, M.Anselmino, et al. Does the left atrial appendage morphology correlate with the risk of stroke in patients with atrial fibrillation ? Results from a multicenter study.J Am Coll Cardiol, 2012, 60: 531-538.

[30] Anderson JL, Halperin JL, Albert NM, et al. Management of patients with atrial fibrillation (compilation of 2006 ACCF/AHA/ESC and 2011 ACCF/AHA/HRS recommendations): a report of the American College of Cardiology/American Heart Association Task Force on Practice Guidelines. J Am Coll Cardiol, 2013, 61: 1935-1944.

[31] Camm AJ, Lip GYH, De Caterina R, et al. 2012 focused update of the ESC guidelines for the management of atrial fibrillation: an update of the 2010 ESC guidelines for the management of atrial fibrillation-developed with the special contribu-tion of the European Heart Rhythm Association. Europace, 2012, 14: 1385-1413.

[32] Welch W. A System of Medicine. 2nd ed. London: MacMillan and Co, Ltd, 1909.

[33] Blackshear JL, Odell JA. Appendage oblitera-tion to reduce stroke in cardiac surgical patients with atrial fibrillation. Ann Thorac Surg, 1996, 61: 755-759.

[34] Hoit BD, Shao Y, Gabel M. Influence of acutely altered loading conditions on left atrial appendage flow velocities. J Am Coll Cardiol, 1994, **24**: 1117-1123.

[35] Blackshear JL, Odell JA. Appendage obliteration to reduce stroke in cardiac surgical patients with atrial fibrillation. Ann Thorac Surg, 1996, 61: 755-759.

[36] HoIC, NeuzilP, MrazT, et al. Use of intracardiac-echocardiography to guide implantation of a left atrial appendage occlusion device (PLAATO), *Heart Rhythm*, 2007, 4: 567-571.

12 左心室重建术与影像学应用

（徐亚伟）

第一节　左心室室壁瘤的介入治疗概述

一、左心室室壁瘤的概念及流行病学

心血管疾病是目前导致人类死亡的第一大疾病。根据最新的权威统计资料显示，全球死亡患者中约有31.5%死于心血管疾病。而其中急性心肌梗死则是心血管疾病中最严重、死亡率最高的疾病，全球每年约一半的心血管死亡是由于急性心肌梗死导致。尤其在我国，近年来冠心病、心肌梗死的发病率及死亡率仍处于逐年上升的趋势，虽然冠心病介入治疗技术及新型药物飞速发展，但目前的疾病预后仍不容乐观。心肌梗死后由于心肌细胞严重损伤及心脏纤维化导致的瘢痕组织生成，可导致心腔显著增大及心力衰竭。左心室室壁瘤即是在急性心肌梗死，尤其是前壁心肌梗死后，由于心肌细胞坏死导致部分心腔的收缩功能下降或丧失，并在心腔内压力的作用下导致心腔向外膨出而形成，是急性心肌梗死常见的并发症。目前的报道提示其发生率大约为10%～30%。更值得关注的是，目前室壁瘤患者的预后仍极差，其5年生存率仅10%～24%，有报道称5年死亡率高达64%，这显著低于急性心肌梗死不并发室壁瘤的患者。而在我国目前心肌梗死网络救治体系仍不完善，人们对心肌梗死的认识仍不足的大背景下，室壁瘤的发生率仍高于欧美国家，因此针对室壁瘤的治疗是目前急性心肌梗死治疗中非常重要的一环。本章将对心肌梗死后室壁瘤的治疗，尤其是目前介入治疗的进展及影像应用做简要概述。

二、左心室室壁瘤的治疗

左心室室壁瘤的治疗包括药物保守治疗、外科治疗及近年来迅速发展的介入治疗。

药物治疗是贯穿整个室壁瘤治疗全过程的基础治疗。目前对于室壁瘤的药物治疗与心肌梗死后心力衰竭的治疗方案基本相同。根据大量临床随机对照研究的结果，目前已形成了以抗血小板、调脂、ACEI/ARB、β受体阻滞剂及醛固酮受体拮抗剂治疗为基础的心肌梗死后心力衰竭标准治疗方案。近年来，包括左西孟旦、重组BNP、LCZ696、伊伐布雷定、托伐普坦在内的多个新型抗心力衰竭药物有望进一步改善心肌梗死后心力衰竭患者的症状及预后。但针对存在室壁瘤的患者，药物治疗存在几大问题：①室壁瘤患者往往心功能，尤其是收缩功能较差，无法达到最优化的药物治疗。②严重室壁瘤患者由于瘤内血流淤滞而导致血栓风险大大增加，而接受抗凝治疗则会明显增加出血风险。③即使在使用了最优化治疗措施后，仍有大量患者的室壁瘤本身并无明显缩小。因此，在药物治疗的基础上，寻找能进一步改善室壁瘤患者心功能的干预措施成为了近年来外科手术及介入治疗领域的一大热点问题。

早期的室壁瘤干预治疗主要为外科左心室室壁瘤切除术。1958年Cooley医生在体外循环下完成了当代真正意义上的第一例左心室室壁瘤切除术。在此后的30多年，该技术无明显的完善和改进。该手术对于左心室的损伤及结构影响较大，无法获得满意的临床效果。因此在此基础上，

Hutchins、Brawley及Dor等外科医生通过圆形补片在室壁瘤切除后重建左心室形态，从而使得左心室形态更符合生理结构，随后的临床研究也证实左心室重建术可改善患者的预后。然而在后期更加严格和大样本的临床研究中，该术式的效果不尽如人意，5年生存率仅29%，因此在AHA/ACC的心力衰竭指南中，不推荐使用该术式治疗室壁瘤。

由于外科治疗室壁瘤的效果欠佳，加之近年来心血管介入治疗领域的飞速发展。经皮左心室重建术获得了极大的发展。一系列左心室重建装置问世，目前较为成熟的主要有2套左心室重建装置，分别为Parachute左心室重建装置及Revivent左心室折叠装置。

Parachute装置包括入路系统、输送系统和心室分区系统三部分。其工作原理是将异常收缩的室壁瘤与正常左心室隔离，通过减少左心室容积、降低左心室张力从而改善患者的心功能。由于该手术损伤较小，操作简便，安全性较高，被认为是具有广泛应用前景的室壁瘤介入治疗器械。目前临床上应用Parachute治疗的主要适应证包括①年龄＞18岁；②超声心动图提示左心室射血分数＜40%；③强化药物治疗3个月后HYHA分级仍Ⅱ～Ⅳ级。从目前国内外多个已公布结果的临床研究看，Parachute的有效性及安全性均较好，可作为室壁瘤的标准介入治疗装置之一。

Revivent左心室折叠装置是新近出现的用于治疗左心室室壁瘤的微创杂交手术方式。主要适用于左心室前壁及前间隔部具有连续性透壁瘢痕组织的室壁瘤患者。该手术需要在具有成熟介入心脏内科、心脏外科及麻醉科的中心开展。其手术通过胸前小切口直接穿刺室壁瘤的左心室游离壁及室间隔至右心室，然后通过静脉系统回路进行抓捕，最终建立颈内静脉-上腔静脉-右心房-右心室-室间隔-左心室-左心室游离壁的轨道。通过该轨道送入铆钉装置后收紧右心室至左心室游离壁，完成室壁瘤隔离。目前该术式在全球已完成160余例，我国王焱教授团队完成超过23例。初步的临床随访观察显示该术式可有效改善患者心功能及症状，未来可能成为介入治疗左心室室壁瘤的重要方式之一。但由于该术式完成例数仍较少，手术要求较高，操作相对复杂，因此仍需要更多临床研究验证其安全性及有效性。

三、左心室室壁瘤介入治疗的临床研究

近年来随着Parachute装置在全球的应用，多项关于parachute安全性和有效性的临床研究在美国、欧洲及我国开展。早期的欧美研究包括ParachuteCohort A研究和Parachute US研究。两项研究共纳入39例室壁瘤患者。随访3年的结果显示，5例患者因解剖结构异常无法植入装置，另外34例患者的器械植入成功率为91.2%（31/34），其中23名患者存活至3年，这23名患者中85%的心功能得到明确改善。基于以上研究显示出的安全性及有效性，Parachute装置2011年获得欧洲CE MARK认证并上市。目前已发表的最大规模Parachute临床研究为Parachute Ⅲ研究，该研究为前瞻性、多中心、非随机对照的观察性研究，共纳入欧洲20个中心的100例患者。目前1年随访结果显示器械植入成功率为97%，84例患者完成1年随访。其中7例患者出现操作或器械相关的主要不良心血管事件（MACE）。1年随访同时显示，左心室容积及6 min步行试验结果均达到有效性终点。在我国，由高润霖教授牵头的Parachute China试验在2016年发表其1年的随访结果，结果显示患者左心室舒张末期及收缩末期容积指数均显著下降，同时左心室射血分数及NYHA分级均有明显改善。基于以上临床研究结果，可初步证实Parachute左心室室壁瘤隔离装置具有较高的安全性及有效性。目前正在进行的Parachute Ⅳ研究计划入组478例患者，并随机分配为介入治疗组及药物治疗组，这是目前针对Parachute装置的首个多中心随机对照试验。未来该研究的随访结果将进一步明确Parachute装置的安全性及有效性。

Revivent左心室折叠术作为近年来新出现的介入治疗左心室室壁瘤手段，目前仍没有大规模的临床研究。目前仅有为数不多的小规模观察性研究。荷兰的一项研究共进行了9例手术（8位男性，1

位女性），手术成功率为100%。术前与术后即刻的左心室射血分数显示出明显改善［28%±8% 至 40%±10%（$P < 0.001$）］，左心室收缩末期容积指数及左心室舒张末期容积指数也均明显下降。该研究初步证实了该术式的安全性及术后即刻有效性，但仍需要更大规模、随访时间更长的研究来明确该手术的长期安全性及有效性。2018年的TCT大会上，来自我国的王焱教授报道了在该院实施该手术的20名患者6个月的随访结果。结果显示20名患者中19名成功实施了手术，1名因器械无法到达最佳位置而终止手术。术后6个月的随访显示2例患者发生MACE，1例患者术后48 h发生急性左心衰竭，最后因多器官功能衰竭死亡。另1例患者因术后残余分流导致心力衰竭入院。而术后3个月的磁共振成像随访显示患者左心室射血分数从26.2%上升到35.1%，左心室收缩末期容积指数从89.7 ml/m^{2}降至68.1 ml/m^2，且患者的6 min步行试验结果也显示运动耐量明显好转。从上述临床结果看，Revivent左心室折叠术是治疗左心室室壁瘤安全有效的介入治疗方案。但目前仍需要更大规模、长期、随机对照试验来明确该术式的安全性和有效性。

第二节　左心室室壁瘤的超声影像学特征

左心室室壁瘤是心肌梗死后常见的严重并发症之一，在心肌梗死愈合修复的过程中，变性坏死的心肌逐渐被纤维结缔组织替代，局部室壁变薄合并室壁运动丧失，在心室内压力作用下，向外膨出，形成室壁瘤。室壁瘤可显著影响心脏泵功能，进而导致室壁瘤内血栓形成、恶性心律失常、心脏破裂等，死亡率高，预后差。临床上，室壁瘤主要分为功能性室壁瘤和固定性室壁瘤[1]。前者主要是指心室壁尚未形成固定的瘤样结构，仅由于瘤区局部心肌变薄，收缩无力或消失，当收缩期心室内压力显著升高时，该部位心肌凸向外侧，舒张期可恢复正常，在形态上无明显界限。而后者是指梗死区由纤维结缔组织取代，弹性极差，僵硬无运动，收缩期及舒张期均向外凸出[1]。一般临床上功能性室壁瘤多见。

随着超声心动图的问世，对室壁瘤诊断率也显著提高。据文献报道，超声心动图发现室壁瘤的敏感性为93%，特异性为94%[2]。超声作为一种无创、便捷、准确的诊断方法，可以直观显示室壁瘤的大小、形态、位置、瘤壁及运动情况、附壁血栓等，也可估计左心功能，为手术治疗提供可靠依据，目前广泛应用于临床。运用实时三维超声心动图能够更加明确且清晰地显示患者左心室容积和生理功能表现状态，实现全面充分认识[3-5]。室壁瘤患者的超声心动图能清晰显示室壁变薄，病变区薄层的心室壁向外膨出，心脏收缩时丧失活动能力或呈现矛盾运动。此征象是室壁瘤最基本的表现（视频12-1）。室壁瘤多为1个，以左心室心尖部、左心室前壁常见。正常心肌可出现代偿性室壁增厚、运动增强，而室壁瘤瘤区心肌变薄，弹性差，收缩期室壁增厚率降低或消失。部分患者瘤区心肌呈弥漫性增强，这可能与局部心肌纤维化、心肌钙化有关，特别在陈旧性心肌梗死患者尤为显著。晚期患者可能会出现左心增大，且心功能指标出现降低。彩色多普勒超声可见室壁瘤内血流缓慢。有些患者可出现室壁瘤内伴附壁血栓形成，多为长块状，与室壁接触面积大，无运动；新鲜血栓回声较低，陈旧性血栓常呈弥漫性高回声。此外，也可常伴乳头肌功能不全及二尖瓣不同程度的关闭不全。

在行超声心动图诊断室壁瘤的同时，需要注意鉴别：①假性室壁瘤，为急性心肌梗死后，坏死心肌在心室腔内压力下变薄破裂。超声下可见

视频12-1　四腔心切面局部放大，可见心尖部典型的矛盾运动

左心室室腔外有一囊状无回声腔，有瘤颈与左心室相通，心内膜心肌断裂，有破裂口，开口小、瘤腔大，矛盾运动不明显。彩色多普勒超声下可见左心室腔与假性动脉瘤瘤颈处出现双向血流。②左心室憩室，分为肌型和纤维型。纤维型易与室壁瘤混淆。左心室憩室彩色多普勒超声显像收缩期可见自憩室到左心室腔内的血流信号。③心尖区心包囊肿，主要是心室壁外心包内圆形或类圆形无回声区，心室壁各层结构连续，左心室腔形态无改变，左心室腔与囊肿无沟通，彩色多普勒超声难以分辨。④心尖部心包部分缺如，其表现类似真性室壁瘤，左心室轮廓局限性异常膨出，但不同的是，室壁瘤在舒张期最突出。由于局部心包缺如，心室充盈时局部室壁缺乏和周围心包一样的限制层，是区别于真性室壁瘤在收缩期向外膨出的明显特征。

综上所述，超声心动图检查室壁瘤，无创、简捷、准确，然而却易受肺与患者体型的影响。此外，操作者水平也对其有较大影响，在实际操作中应尽量避免各种不利因素。随着超声诊断仪器图像质量的不断改进，超声心动图对室壁瘤的诊断价值会进一步提升。

第三节　超声心动图对左心室室壁瘤重建术的指导性价值

既往研究表明急性心肌梗死后约 33% 患者会出现左心室进行性扩张和重构，药物治疗效果差[6]。随着疾病进展，可发展为心力衰竭，增加死亡率[7]。心脏再同步治疗、左心室辅助装置、外科手术等虽然用于心力衰竭的治疗，但临床效果欠佳[7-8]。近几年，经皮左心室重建术（percutaneous ventricular restoration，PVR）作为心肌梗死后室壁瘤形成伴心力衰竭患者新的治疗方法，主要是经过导管于左心室内植入左心室隔离装置（left ventricular partitioning device，LVPD）隔离无活力心肌，改善左心室重构，提高左心室收缩功能。既往研究显示左心室舒张 / 收缩末期内径（LVEDV/LVESV）是衡量左心室重构的重要指标，患者术后 1 周会出现 LVEDV、LVESV 显著下降引起的短暂性每搏量降低，术后 1 个月即可恢复既往水平，术后 6 个月随访超声心动图 LVEDV、LVESV 等指标显示患者心肌重构明显改善，而心脏收缩功能、射血分数提升，此外，6 min 步行试验和 EQ-VAS 评分显示患者活动耐量和生活质量均有显著提高。

近年来，PVR 已成为治疗心肌梗死后心力衰竭比较有前景的手段之一，其安全性和可行性近年来已获得充分验证。早在 2012 年，首个关于评估 PVR 安全性和可行性的多中心前瞻性研究[9]，入选了 39 例陈旧性心肌梗死后前壁、心尖部室壁运动障碍或无运动，射血分数 15% ~ 40%，NYHA 心功能分级 Ⅱ ~ Ⅳ 级的心力衰竭患者，79% 成功植入 LVPD，随访 12 个月发生心脏不良事件比例为 13%，超声心动图显示 LVEDV、LVESV 显著下降，心功能分级和生活质量评分明显提升。23 例患者完成 3 年随访，52% 患者 NYHA 心功能分级明显改善，33% 患者无变化，15% 患者有进一步恶化，3 年累计心力衰竭住院率和病死率为 38.7%，研究结果提示 PVR 在一定程度上维持或改善心肌梗死后心力衰竭患者的临床预后和生活质量[10]。Parachute 是第一个基于导管技术设计的 PVR 装置，在缩小左心室容积、改善左心室形态的同时可以减少手术风险。2014 年美国心脏病学会年会公布的 Parachute 研究数据显示[11]，入选 111 例前壁心肌梗死后心力衰竭患者，行 Parachute 治疗的手术成功率 95.5%，1 年随访结果发现 54% 患者 NYHA 分级提高 1 级以上，32% 患者 NYHA 分级不变，平均 6 min 步行试验步行距离由 365 m 提高至 390 m。与既往非手术保守治疗数据相比，Parachute 优于保守治疗。

其中，2D-TTE 和 RT-3DTEE 作为评估 PVR 术疗效的手段之一有着其他影像学不可替代的重要作用[12-13]。首先，PVR 术前筛选患者需进行临床评估，如图 12-1 是上海某中心患者的术后评估结果。综合患者临床特点、心脏结构和功能决定是否适合接受此治疗。超声心动图是常用的筛查手段，与心脏 CT 或者 MRI 相比，其更简便、快速、廉价，临床应用广泛。可于术前评估射血分数、LVEDV、LVESV、每搏量、有无血栓等指标。其次，超声心动图可用于术中指导。在心尖四腔心切面，可仔细观察输送鞘管头端的位置、走向，到达并指向心尖顶端，于中央位置时释放 Parachute（图 12-2）。当封堵伞打开后，即刻行 TTE 评价封堵效果，采用彩色多普勒血流成像观察封堵伞周围有无残余血流信号（图 12-3，图 12-4），心包内有无液性暗区。最后，超声心动图可用于术后复查评估。观察封堵伞位置、形态（图 12-5），评估心功能，二尖瓣反流程度（图

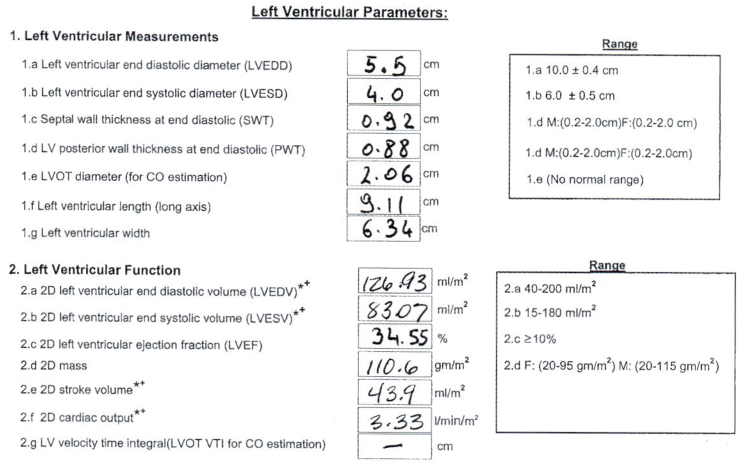

Left Ventricular Parameters:

1. Left Ventricular Measurements

			Range
1.a Left ventricular end diastolic diameter (LVEDD)	5.5	cm	1.a 10.0 ± 0.4 cm
1.b Left ventricular end systolic diameter (LVESD)	4.0	cm	1.b 6.0 ± 0.5 cm
1.c Septal wall thickness at end diastolic (SWT)	0.92	cm	1.d M:(0.2-2.0cm)F:(0.2-2.0 cm)
1.d LV posterior wall thickness at end diastolic (PWT)	0.88	cm	1.d M:(0.2-2.0cm)F:(0.2-2.0cm)
1.e LVOT diameter (for CO estimation)	2.06	cm	1.e (No normal range)
1.f Left ventricular length (long axis)	9.11	cm	
1.g Left ventricular width	6.34	cm	

2. Left Ventricular Function

			Range
2.a 2D left ventricular end diastolic volume (LVEDV)**	126.93	ml/m²	2.a 40-200 ml/m²
2.b 2D left ventricular end systolic volume (LVESV)**	83.07	ml/m²	2.b 15-180 ml/m²
2.c 2D left ventricular ejection fraction (LVEF)	34.55	%	2.c ≥10%
2.d 2D mass	110.6	gm/m²	2.d F: (20-95 gm/m²) M: (20-115 gm/m²)
2.e 2D stroke volume**	43.9	ml/m²	
2.f 2D cardiac output**	3.33	l/min/m²	
2.g LV velocity time integral(LVOT VTI for CO estimation)	—	cm	

图 12-1　上海某中心收集的经皮左心室减容术前的超声心动图数据

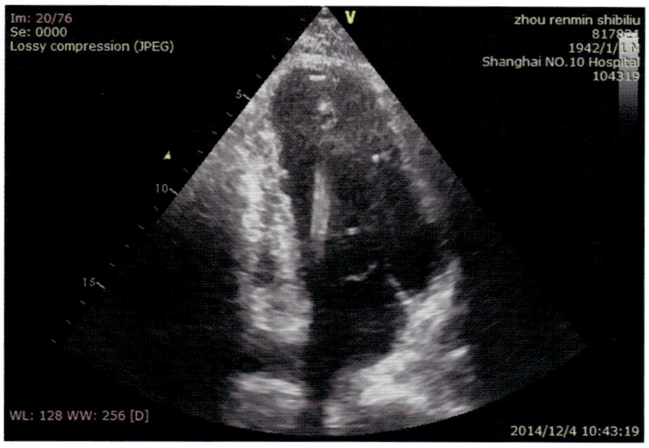

图 12-2　经皮左心室减容术中确认，确认输送鞘位于正中位置

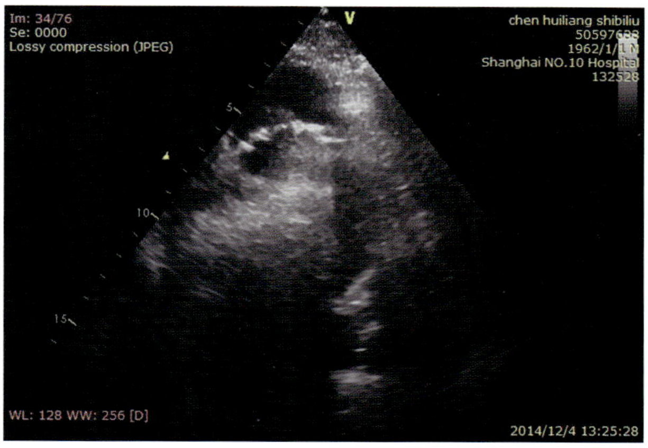

图 12-3　经胸超声心动图确认封堵伞情况

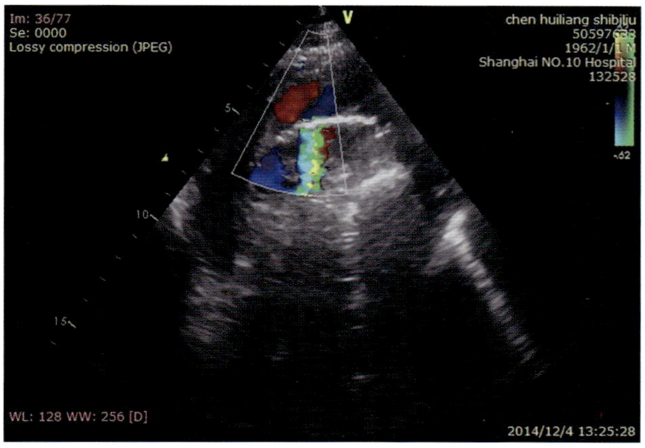

图 12-4　用彩色多普勒血流成像观察封堵伞周围有无残余血流信号

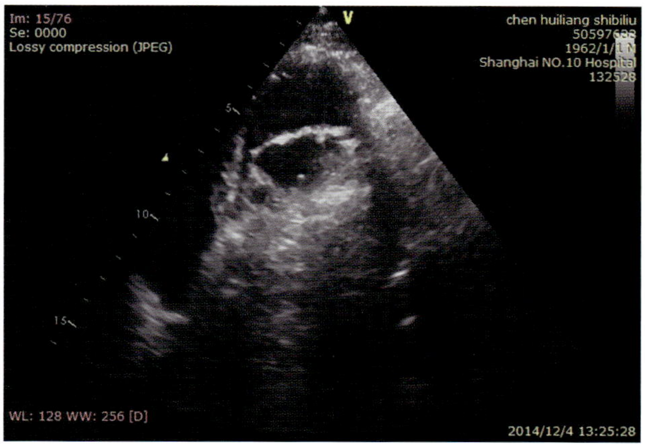

图 12-5　封堵伞位置、形态

12-6，图 12-7）、主动脉瓣反流程度（图 12-8），及有无其他瓣膜损害。

综上所述，超声心动图操作简便、快速、廉价，临床应用广泛，在左心室室壁瘤重建术中发挥重要作用。在术前筛选、术中指导、术后评估方面，超声心动图都有着其他影像学技术无可替代的作用。

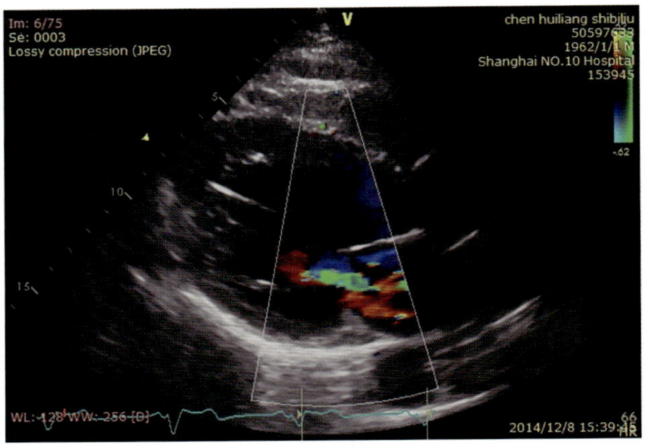

图 12-6　用彩色多普勒血流成像评估经左心室减容术后二尖瓣反流（左心室长轴切面）

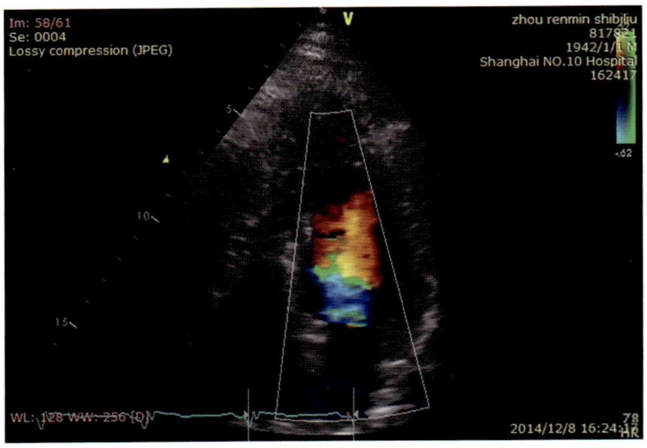

图 12-7　用彩色多普勒血流成像评估经左心室减容术后二尖瓣反流（四腔心切面）

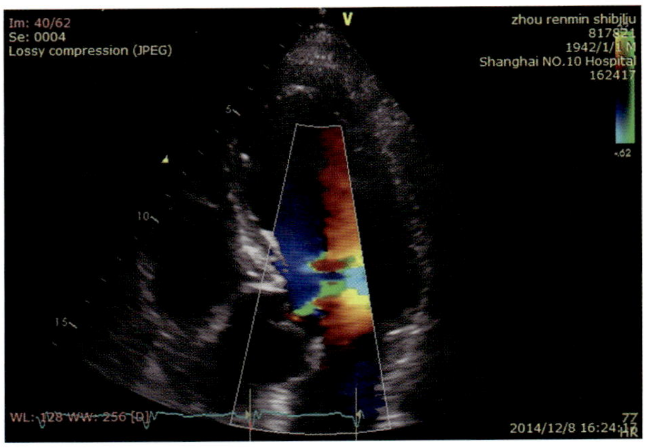

图 12-8　用彩色多普勒血流成像评估经左心室减容术后主动脉瓣反流

第四节　左心室室壁瘤的 CT/MRI 影像学特征

如前所述，左心室室壁瘤是心肌梗死后的严重并发症。心肌梗死后有 20% ～ 50% 的患者会发生心力衰竭，严重者会出现心脏破裂导致猝死。利用影像学技术早期发现和早期诊断左心室室壁瘤具有重要的临床意义，本节主要就左心室室壁瘤的 CT/MRI 影像学特征进行系统性介绍。

一、CT 断层扫描

诊断左心室室壁瘤的金标准是选择性左心室造影，还可以同时进行冠状动脉造影，不仅可以显示左心室室壁瘤的部位、大小、局部室壁外形及异常运动，有无附壁血栓，还可以明确显示相应部位冠状动脉的狭窄或阻塞程度。但其为有创检查，风险、费用、对操作者技术和设备要求较高，不能显示心室壁的病变，且只能提供二维图像，难以多体位观察，对于后壁、侧壁及间隔部室壁瘤的观察相对临床外科手术发现仍有一定的差距。超声心动图是目前临床应用最广泛的评估左心室结构和功能的技术，可以探测及半定量分析室壁瘤的大小、局部室壁反常运动的严重程度。但左心室形态并不规则，特别是心肌梗死的患者，由于左心室出现变形以及室壁瘤形成，按照几何学形态假设来计算左心室容积和射血分数的方法会有明显的误差，难以评估实际情况，且此种检查过于依赖操作者的技术水平，并缺乏可重复性。

随着 CT 断层扫描技术的发展，可快速准确地评估心脏情况。随着 CT 扫描的探测器排数的增加，时间空间分辨率迅速增加，心血管诊断进入 CT 时代。CT 下左心室室壁瘤的主要影像学特征为：

1. 局部心室壁变薄，心肌梗死节段可见清晰的分界线，肌小梁结构不清或消失，并且向外膨隆、扩大，呈囊袋状（图 12-9）。

2. 附壁血栓：心室内不强化的相对低密度的块影，也就是充盈缺损。

3. 动态电影可见整个周期的心脏运动，可直观观察到室壁运动减低，运动消失，反常运动。

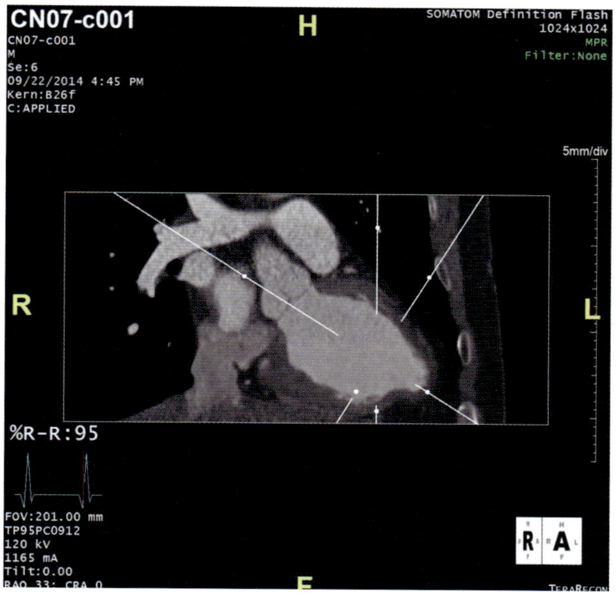

图 12-9　室壁瘤 CT 特点，局部心室壁变薄，心肌梗死节段可见清晰的分界线，肌小梁结构不清或消失，向外膨隆，扩大，呈囊袋状

二、心脏磁共振成像特点

心脏磁共振成像除了与心脏 CT 一样，可以清楚观察到心室室壁瘤（图 12-10A），也可以观察到明确的附壁血栓（图 12-11A）。在连续动态观察下，室壁瘤瘤颈在收缩期（图 12-10B）较舒张期（图 12-10C）更宽，可见局部灌注不足（图 12-10D）。

延迟增强可以观察到完整的条状延迟强化带，与邻近正常心肌相连续，无中断现象（图 12-10E、F）。附壁血栓无强化（图 12-11B、C），可以清楚地分辨出微小的附壁血栓。

动态电影可见整个周期的心脏运动，直观观察到室壁运动减低，运动消失和反常运动。

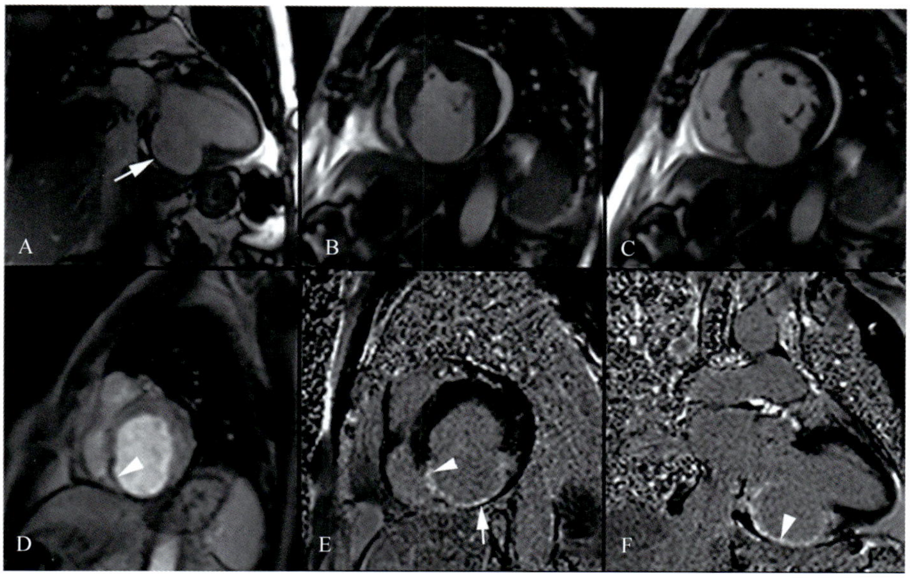

图 12-10　左心室室壁瘤 MRI 特点

A. 心室室壁瘤；在连续动态观察下，室壁瘤瘤颈在收缩期（B）较舒张期（C）更宽，可见局部的灌注不足（D）；E、F 为延迟增强：可以观察到完整的条状延迟强化带，与邻近正常心肌相连续，无中断现象[14]

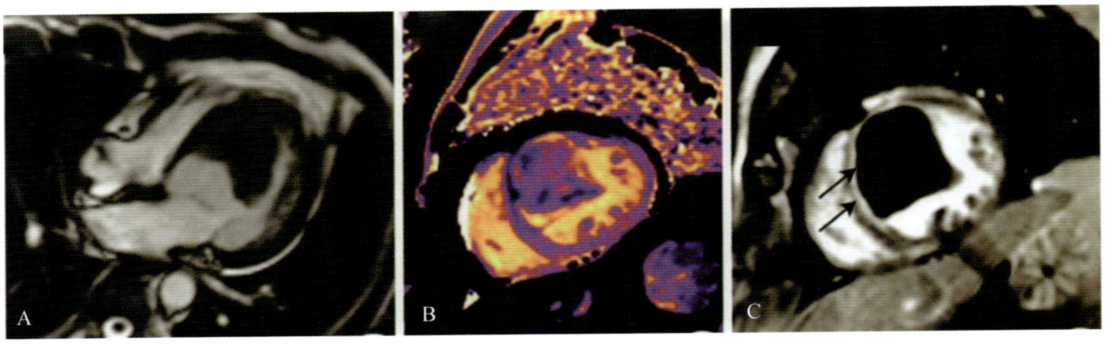

图 12-11 A. 四腔心切面示左心室中的团状充盈缺损（trufi 序列）；B. 增强前 T1 mapping 示血栓附着于室间隔及左心室前壁；C. 延迟强化示血栓附着处心内膜下条状延迟强化，呈高信号（箭头）[15]

总而言之，通过观察左心室室壁瘤的局部心室壁变薄，以及向外膨出，肌小梁结构不清等，结合心脏电影成像可以诊断心脏室壁瘤。

三、鉴别诊断

左心室游离壁局部膨出是一类临床上常见的心脏结构功能异常疾病，可由多种先天性和获得性病变引起，最常见的是真性室壁瘤，其他如假性室壁瘤、双腔左心室、左心室憩室、心室疝也可有类似表现，有时也需要与心包疾病鉴别。从另一方面来讲，同一个诊断可以由多种病因引起，例如左心室真性室壁瘤可由心肌梗死、心肌病、心肌炎等多种原因引起。

本章讲述的左心室室壁瘤专指真性室壁瘤，不包括假性室壁瘤。左心室室壁瘤的形成原因一般是在心肌梗死后，心肌坏死后由纤维组织替代形成局部瘢痕。因为与周围的组织相较，收缩力明显下降，导致局部呈囊性膨出，在心室的舒张期和收缩期出现固定的矛盾运动。由于心肌梗死大部分源于前降支闭塞，所以形成部位多见于左心室前壁心尖部。真性室壁瘤最常见的成因除了心肌梗死之外，也可以是心肌病、心肌炎、外伤、Chagas 病、结节病。

1. 左心室假性室壁瘤

与左心室真性室壁瘤相比，在病理机制、发病、常见部位、形态特点、破裂、手术的风险方面存在着明显的差异[16]。左心室假性室壁瘤是心肌破裂形成的包裹性血肿，心包壁层心肌破口为假性室壁瘤与心腔的交通口，瘤腔内可有血栓。左心室假性室壁瘤多发生在心肌梗死后数小时至 1 周内，以左心室下壁和后壁多见，死因多是急性心脏压塞。但其发生率低，约占全部心肌梗死的 0.1%。左心室假性室壁瘤较左心室真性室壁瘤更为凶险，死亡率更高，CT 表现：在心腔内造影剂的衬托对比下，左心室假性室壁瘤伴发的附壁血栓呈弧形或新月形无明显强化的低密度充盈缺损影；附壁血栓机化、钙化后则呈条形或斑片状高密度影依附于心肌内壁。MRI：假性室壁瘤瘤壁无规则延迟强化，与邻近正常心肌连续性中断，瘤体边缘通常可见边缘强化。

2. 双腔左心室

这是一种罕见的先天性心脏病。多在胎儿或者婴儿时期诊断，首选心脏磁共振检查。双腔左心室分为憩室型、发育不良型和侧壁瘤样型。异常走行的纤维束将左心室分隔为一个较大的主腔室和一个较小的副腔室，主副腔室同步收缩舒张，由于副腔室的压力较小，所以在收缩时主腔室的血液进入副腔室，导致副腔室膨出。其与室壁瘤鉴别点在于舒张和收缩的同步性。

3. 其他少见的先天性左心室游离壁膨出疾病

包括先天性左心室憩室和先天性左心室壁瘤（二者的组织学形态不同，先天性左心室壁瘤包含正常的心内膜和心外膜，但是肌层消失），和先天性或获得性的心包缺失导致心壁局限性向外突出的心室疝等。动态电影中，先天性心室憩室的室壁运动为正常或减弱、收缩期憩室腔变小，可与室壁瘤鉴别。

CT/MRI 可以清楚地诊断左心室室壁瘤的形成，同时可以对室壁瘤的瘤颈、瘤体的直径、室壁瘤瘤壁厚度、乳头肌水平位置、血栓负荷、钙化等参数进行评估，可有效预测患者预后，指导左心室减容术，评估左心室减容术效果（详见第五节）。

第五节　CT/MRI 对左心室室壁瘤重建术的指导性价值

在本部分，我们主要介绍 CT/MRI 对左心室室壁瘤重建术的作用。心室的形态和功能是紧密不可分割的，这是由心脏的特殊解剖结构决定的，这也是左心室重建术可以改善心功能的机制所在。

早在 1984 年，左心室重建术开始运用于临床（此时可植入性除颤器并未出现），用于治疗难治性室性心动过速，但在改善心功能方面收效甚微。随着手术方法的改进，治疗疾病的范围越来越广泛。外科左心室重建术可以恢复左心室正常的几何形状和容积，以达到改善左心室功能的目的。外科左心室减容术（SVR）的获益已经在入组 1198 名心肌梗死合并心力衰竭患者的 RESTORE 研究中得到证实[17]。

左心室隔离装置 Parachute 是目前唯一一款可用于人体完全经导管植入的左心室减容装置。目前已经获得欧盟欧洲共同体（CE）认证。其安全性和有效性已经得到了确认，首批使用该装置的 31 名患者的 3 年随访结果于 2014 年发表在 *Circulation* 杂志上[10]。该装置目标人群是前降支心肌梗死后心尖部运动减弱或室壁瘤形成的患者，通过经皮导管植入类似降落伞状左心室减容装置达到减少心室容积、恢复心室正常几何形状的目的，中断 Laplace 定律作用，提高患者心功能。该装置植入后，左心室腔被分为静态腔和动态腔，静态腔是瘢痕组织和（或）室壁瘤，动态腔是功能正常的心室腔。

不论是外科手术还是内科经皮介入左心室减容术，在进行术前评估时都需要完整精确地判断左心室局部形态。1628 年生理学家和胚胎学家 Harvey 发表了《心血运动论》，为心血管系统研究奠定了基础，但是当时对心脏的认识仅仅是一个泵血器官。1966 年，丹麦解剖学家 Nicolaus Steno 发现心脏是一个肌性器官，同时代的另外一位医生 Richard Lower 发现心脏的肌纤维是按一定的规律互相连接缠绕在一起的，但不明确具体规律。直到 1973 年，Torrent-Guasp 团队发表专著，提出心肌带理论，认为心脏是一条由心肌纤维经螺旋缠绕形成的“肌肉带”所构成的，这条心肌带起自肺动脉，止于主动脉，并形成两个环，称为基底环和心尖环。根据心肌带理论，心腔呈锥形是保证心脏收缩舒张最高效的形状，心肌纤维呈螺旋形缠绕在一起，也是产生有效射血和充盈的前提。室壁瘤的形成导致心脏呈球形，原本心尖螺旋结构内的心肌纤维由倾斜状变为水平状，也就是说心尖袢中的心肌纤维本来是交叉倾斜走行的，现在变成接近基底袢中心肌纤维的水平走行方向。本来心尖部心肌纤维可能产生 60% 射血分数的收缩，现在只能产生 30% 射血分数的收缩。通过外科手术或者经皮手术介入方案使心室腔重新变为锥形，有着重要的意义。在后续的研究中发现，左心室减容后，根据 Leplace 定律，室壁应力可下降，也有利于恢复左心室功能。所以说，精确评价心脏室腔的几何形状和容积，具有重要的意义。无论是外科手术或者经皮手术介入的左心室重建术，选择适合的患者是提高手术成功率和获得良好预后的有力保证。术前不仅要评估心功能和心腔体积等参数，对左心室纤维的收缩扭转评估也非常重要[18-19]。这些关键参数可以通过 CT/MRI 来获取。

一、CT 指导经皮左心室减容术

评估左心室减容装置与心内膜的相互作用等参数可以通过心脏计算机断层成像进行。在目前的临床应用中，我们主要是利用CT来进行Parachute植入装置患者的术前和术后随访，预估PVR对左心室几何形状的影响。PVR的术前CT评估包括：左心室收缩末期体积；左心室舒张末期体积；左心室舒张期长轴长度；左心室收缩期心室长轴长度；Parachute装置着陆区高度（心尖部至伞面锚定的距离，图12-12）；装置锚定区平面的舒张期平均直径、周长和面积（图12-13）；装置锚定区平面的收缩期平均直径、周长和面积（图12-14）；乳头肌水平位置；血栓负荷；钙化情况。

PVR术后的CT评估内容包括：减容装置锚定足到左心室尖端的距离（图12-15A）；镍钛骨架周围的移位面积（图12-15B）；在两腔心视图下，锚定区域实际平面与预计平面之间的夹角，下侧角度（图12-15C）和外侧角度（图12-15D），用于评估减容装置的朝向；在四腔心的视图下，锚定区域实际平面与预计平面之间的夹角（图12-15E）；被装置分隔的心腔静止区域的收缩期末体积和收缩末期体积，同时与术前评估一样，可以评估左心室的收缩功能（左心室射血分数）等。

MRI在经皮左心室减容术中也有一定的应用，除了和CT一样可以评价Parachute术前和术后的

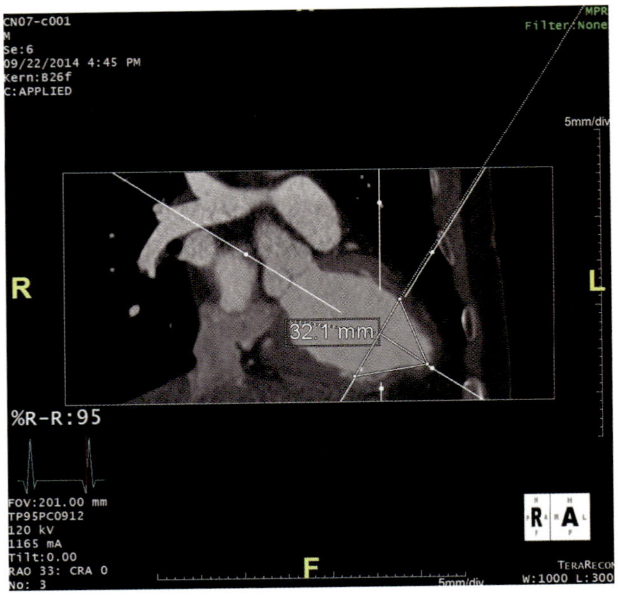

图12-12　心尖部至伞面锚定面的垂直距离

心功能、装置与左心室之间的相互关系外，也可以进行左心室几何形态参数测量及节段性心功能测量，包括可以进行心肌增厚率的测定和节段最大室壁收缩应力的计算。

CT、MRI在左心室减容术前、术后评估中发挥重要的作用，直接影响能否手术、封堵器的选择等关键决策。

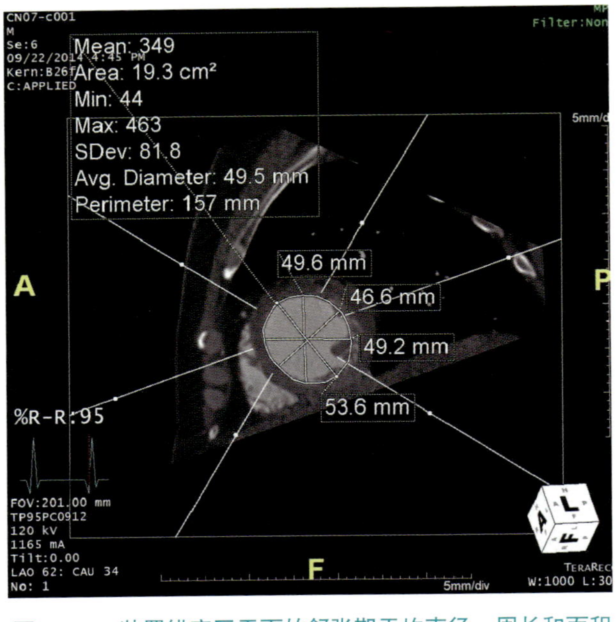

图12-13　装置锚定区平面的舒张期平均直径、周长和面积

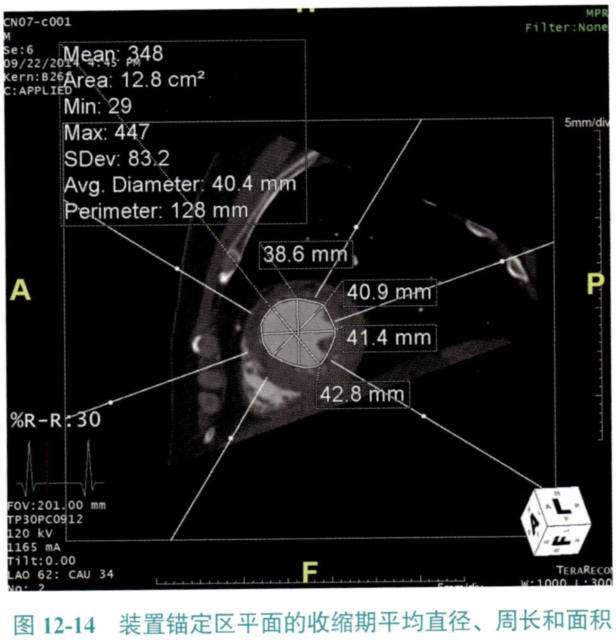

图12-14　装置锚定区平面的收缩期平均直径、周长和面积

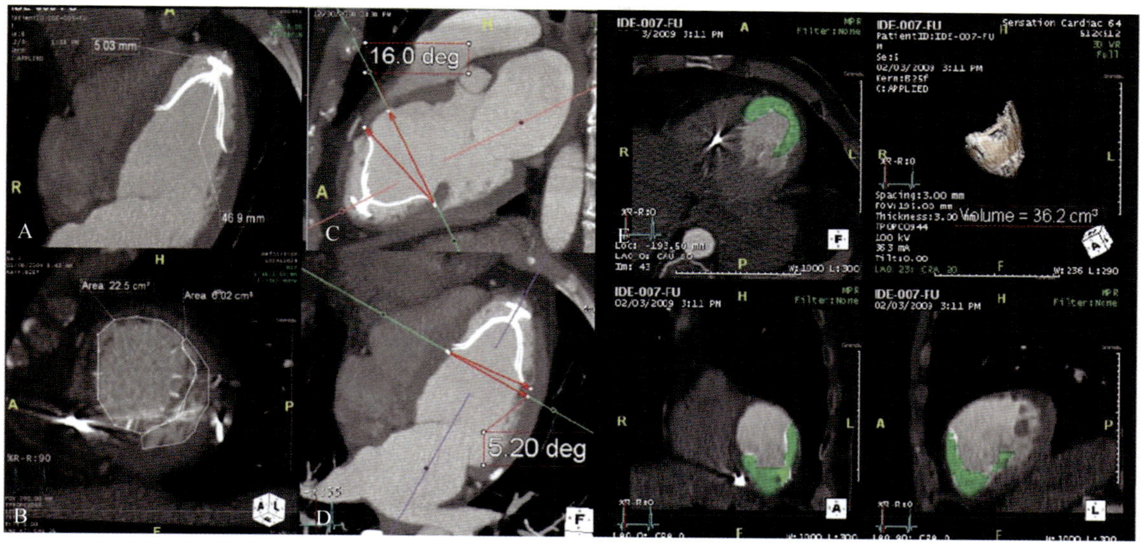

图 12-15 A. Parachute 装置足部到心尖的距离；B. 镍钛骨架周围的移位面积；C、D. 两腔心视图下，锚定区域实际平面与预计平面之间的夹角，内侧角度（C）和外侧角度（D）；E. 在四腔心视图下，锚定区域实际平面与预计平面之间的夹角[20]

第六节 ECT 在左心室室壁瘤重建术中的作用

左心室室壁瘤患者通常存在严重的左心室重构和左心室功能不全，单纯药物治疗可能导致预后不良。准确评估左心室室壁瘤（left ventricular aneurysm，LVA）患者的整体左心室功能、心肌灌注和心肌存活率，对于 LVA 的心脏危险分层和治疗策略至关重要。

目前，心肌灌注断层显像，尤其是单光子发射计算机断层扫描（single photon emission computed tomography，SPECT）与自动定量算法相结合，可同时评价心肌灌注和左心室功能，其价值已在冠心病患者中得到广泛验证，并在急性心肌梗死患者中展开相应研究。尽管严重的心肌灌注损伤和室壁活动完全丧失或下降会影响 SPECT 评估左心室容积和左心室射血分数（LVEF）的准确性，但与其他影像学平台相比，SPECT 在评价 LVA、LVEF 和节段性室壁活动障碍方面还是具有明显优势。接下来，我们也将简要介绍 SPECT 评估心肌灌注、LVA 和左心室功能不全方面的价值，并总结 SPECT 在左心室室壁瘤重建术中的作用。

一、SPECT 在评价心肌缺血和左心室功能中的价值

非侵入性心肌灌注 SPECT 显像（SPECT-MPI）是一种成熟的影像学诊断方法，它具有简单、无创、安全和诊断准确性高等优点。通过 SPECT-MPI 可以观察到心脏的血流灌注情况以及心肌的功能状态，简单来说，可以直接看到心肌是否存在缺血情况，同时评估怀疑或已知冠心病患者的心肌梗死，包括可逆性心肌缺血和不可逆性心肌梗死的位置、范围和严重程度（图 12-16）。SPECT-MPI 用于诊断心肌缺血并非一项全新的技术，它是目前国际上公认的诊断冠心病最可靠的无创性检测方法之一，美国每年 SPECT-MPI 病例数达到 800 多万例[21]。

D-SPECT 是用于核素心肌灌注显像的专用成像设备。相较于传统碘化钠（NaI）晶体的 SPECT，D-SPECT 有了长足的进步和发展，采用了最先进的全数字、碲锌镉（CZT）固态探测器，从而将灵敏度提高了 10 倍，分辨率提高了 2 倍，扫描速度提高了 10 倍。D-SPECT 检查主要是利

用放射性的同位素作为示踪剂（^{99}mTc-MIBI），将这种示踪剂注射入患者体内，其随血液流动，在心肌内聚集，使心肌成为 γ 射线的发射源，利用 D-SPECT 机器检测心肌发出的射线多少，就可以知道示踪剂在心肌内的分布情况，而心肌每个部位聚集放射性的多少与到达该部位的血流量的多少有关。因而，根据心肌局部放射性的多少可以分析心肌的血流灌注情况，判断是否存在心肌缺血。在 D-SPECT 检查图像上，那些能摄取一定量放射性示踪剂的心肌会在图像中呈现亮块。如果有心肌缺血，导致局部心肌摄取的示踪剂减少，图像就会偏暗（缺血越严重，缺血部位心肌的颜色就会越暗）。

冠状动脉血流储备（coronary flow reverse，CFR）是反映冠状动脉循环功能的重要指标之一，已逐渐被临床认识和应用。一般情况下冠状动脉即使狭窄达到 70% ～ 80%，冠状动脉通过自身的调节作用，仍能使静息状态的冠状动脉血流量维持正常，因而静息状况下可能不表现出心肌缺血，只有当心脏耗氧量增加即负荷（运动、劳累、情绪激动等）情况下心肌缺血才表现出来。为了准确诊断冠心病心肌缺血，核素心肌灌注显像时要做负荷试验。因此，2014 年的 ESC/EACTS 冠状动脉血运重建指南也指出，疑似冠心病患者，推荐使用 SPECT-MPI 进行筛查诊断；血运重建后的冠心病患者，推荐使用运动负荷 SPECT-MPI 进行评估[22]。

然而，SPECT-MPI，在诊断冠心病多支病变的缺血严重程度上准确性有限。相较于 SPECT-MPI，PET 具有更优越的空间和时间分辨率，能够测量绝对心肌血流量（myocardial blood flow，MBF），因此 PET-MBF 测量对冠心病患者尤其是多支病变患者的诊断价值更高。但是由于费用昂贵，临床应用受限[23]。

正在进行或已经完成的关于 SPECT-MPI 评估多支病变缺血严重程度的临床研究，更多会借助其他标志物来提高诊断准确性。Hung 等[24]提出三个定量指标，即缺血扩张（transit ischemic dilation）、负荷诱导的心肌顿抑（stress-induced stunning）和负荷诱导的心肌运动不同步（stress-induced dyssynchrony）。基于药物负荷下心肌缺血

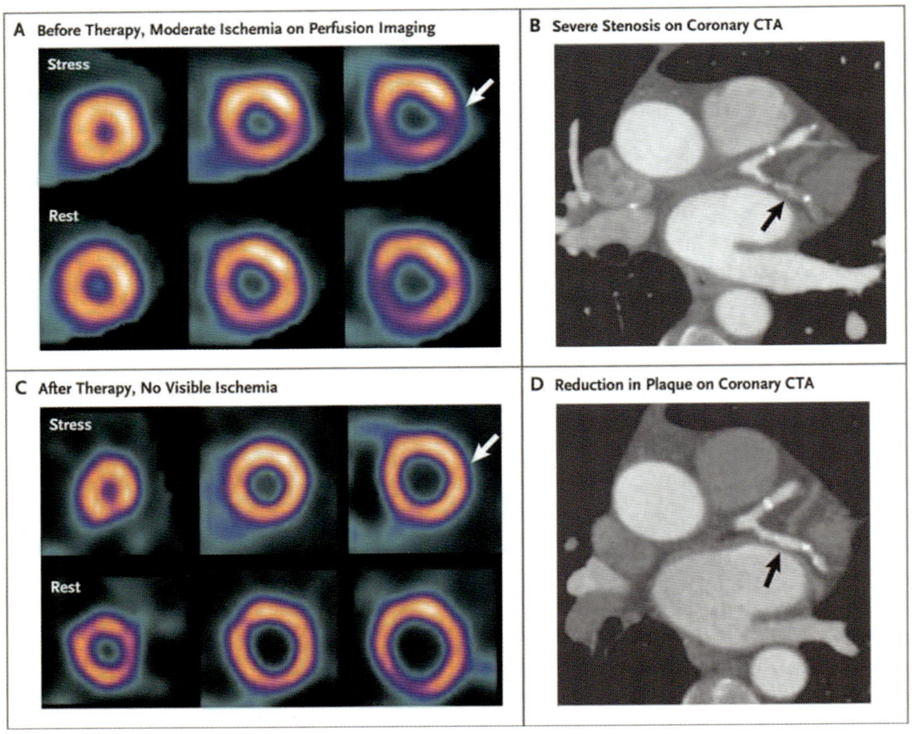

图 12-16 SPECT-MPI 结合冠状动脉 CTA 评估药物治疗逆转动脉粥样硬化斑块进展。A. 负荷心肌灌注显像显示左回旋支（LCX）供血区域呈中度缺血；B. 冠状动脉 CTA 提示 LCX 近段重度狭窄；C. 强化药物治疗结合饮食和运动后 4 年，负荷心肌灌注显像显示 LCX 供血区域未见明显心肌缺血；D. 强化药物治疗结合饮食和运动后 4 年，冠状动脉 CTA 提示 LCX 近段轻度狭窄[34]

可能导致节段性或全左心室的室壁活动障碍的概念，这三个指标被用作比较静息和负荷状态下左心室功能的主要参数。

Wei 等[25]通过比较 SPECT、PET 和 CMR 三个影像学平台发现，在 LVA 患者中，SPECT 和 PET 测量的左心室容积和 LVEF 与 CMR 测量的左心室容积和 LVEF 一致性良好。此外，有部分具有典型心绞痛症状患者，运动平板试验阳性，而冠状动脉造影示冠状动脉狭窄< 50%，被诊断为非冠状动脉梗阻性缺血性心脏病（INOCA）[26]。这类患者临床预后不良，不良事件发生率高。CFR 反映的是整个冠状动脉循环的血流储备能力，其正常值为 3 ～ 5，CFR < 2 提示明显心肌灌注不足，通常认为 CFR 下降是 INOCA 发病的主要机制之一[27]。D-SPECT 作为诊断心肌缺血的分子影像心脏专用机，其简单、无创伤、安全、诊断准确性高，是目前临床上常用的 CFR 测量工具。

二、SPECT 在左心室室壁瘤重建术中的作用

随着介入器械的不断发展和介入技术的不断精进，微创化的经皮心室重建术（percutaneous ventricular restoration，PVR）或经导管心室隔离成形术（transcatheter ventricular partitioning restoration，TVPR）已逐步成为左心室重建术的主流术式[28]。尽管如此，TVPR 由于缺乏充分临床证据，仍未列入缺血性心肌病或室壁瘤的治疗指南中。目前 Parachute LVPD 是唯一获得 CE 认证的左心室重建装置，已被证实可以有效降低左心室容积、提高存活心肌收缩力和提高 LVEF。Parachute FIM 研究经过 3 年随访证实了其有效性和安全性，入选者的左心室容积较术前显著下降，而 6 min 步行距离较术前显著增加[10]。然而，进一步开展的 Parachute Ⅳ研究在 2017 年宣布终止，目前仍不确定该项目申办方是否开展后续临床研究[29]。

国际上多项研究显示，在接受左心室重建术或心室同步化治疗的患者中，与超声心动图组织多普勒技术（TDI）相比，基于各种不同的 SPECT 设备及其各种不同的图像采集与处理方法的门控心肌灌注显像（G-MPI）相位分析技术对左心室收缩不同步的测定具有更好的重复性，且几乎不受人为因素的干扰[30]。研究者还发现，与超声心动图的斑点追踪技术相比，现在常规应用的各种 G-MPI 图像处理方法对室壁同步性分析都有同样的价值。一项多中心、随机临床对照研究（SPECT 指导左

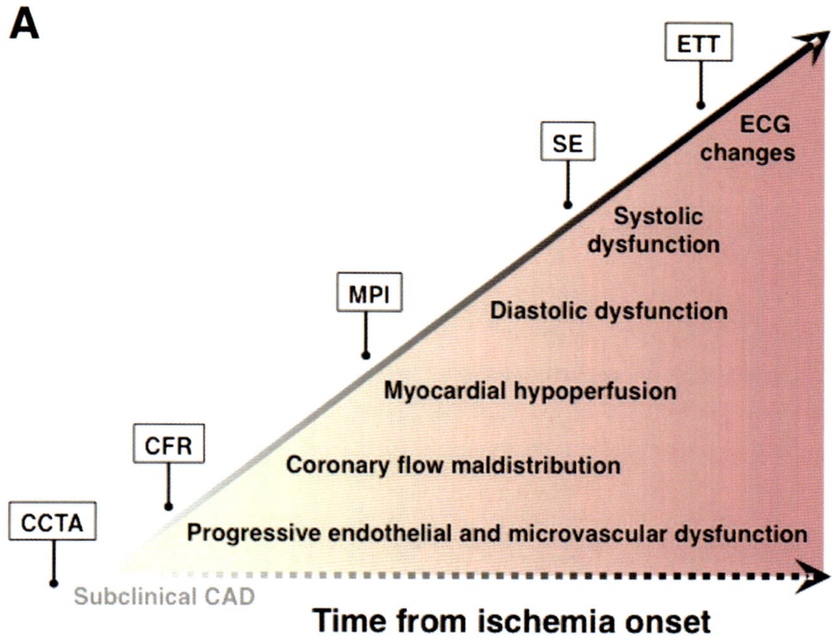

图 12-17　多模态心血管成像平台评价已知或可疑冠状动脉疾病患者。基于解剖的成像平台较基于灌注的成像平台能更早预测亚临床心血管事件的发生[35]

心室导线植入提高CRT疗效）目前已经顺利完成，对该研究结果的初步分析发现，SPECT指导组的患者术后左心室收缩末期容积（LVESV）下降和CRT应答率显著高于对照组[31]。此外，基于SPECT的左心室收缩同步性研究扩张型心肌病患者预后，发现左心室收缩不同步可独立预测心脏性死亡，其累计心脏性死亡率显著高于左室收缩同步的患者（55.6% *vs.* 6.7%，$P < 0.001$），优于传统的预后判断指标（NYHA分级、LVEF、QRS波增宽等，P均> 0.05），揭示心肌灌注显像评价左心室收缩同步性对判断扩张型心肌病患者预后有重要价值。以上研究证明，利用G-MPI及其相位分析技术，不但可以预测心功能不全患者的远期预后，还可以指导因心力衰竭接受CRT治疗的病例于术中优化左心室电极的安装位置，从而有效减少CRT无应答，提高CRT疗效；并且利用这一技术有望为CRT临床适应证的选择和疗效预测建立一个新的技术方法和标准[32]。此外，在LVA患者的长期随访方面，SPECT和PET同样具有优势，Zhang等[33]利用SPECT和PET对缺血性心肌病患者进行6年的随访，结果发现缺血性心肌病合并LVA患者接受血运重建和左心室重建术后不良事件发生率显著低于单纯接受血运重建组。

目前国际上仍缺乏有关SPECT指导的TVPR及预后评估的有关临床研究报道，但鉴于SPECT在评估心肌灌注、左心室容积和LVEF方面具有很高一致性和可行性，将来TVPR可以更多通过SPECT进行术前评估和术后随访[34-35]。

参考文献

[1] 徐付印，张桂兰. 心肌梗死后室壁瘤的超声诊断评价. 滨州医学院学报，2006，29（1）：63-64.

[2] 高长青. 左心室室壁瘤的外科治疗. 中华胸心血管外科杂志，2001，17（2）：125-127.

[3] 实时三维超声心动图评价室壁瘤患者左心室容积与功能的临床价值. 数理医药学杂志，2018，31（9）：61-62.

[4] 实时三维超声心动图评价原发性高血压病患者左心房容积和收缩功能的临床价值. 中国医药指南，2017，15（2）：30-31.

[5] 二维超声、实时三维超声和磁共振测量室壁瘤患者左心室容积和功能的对比研究. 中国循环杂志，2008，23（2）：123-126.

[6] de Kam PJ，Nicolosi GL，Voors AA，et al. Prediction of 6 months left ventricular dilatation after myocardial infarction in relation to cardiac morbidity and mortality. Application of a new dilatation model to GISSI-3 data. European heart journal，2002，23（7）：536-542.

[7] Chen J，Normand SL，Wang Y，et al. National and regional trends in heart failure hospitalization and mortality rates for Medicare beneficiaries，1998—2008. Jama，2011，306（15）：1669-1678.

[8] Shroyer AL，Collins JF，Grover FL. Evaluating clinical applicability：the STICH trial’s findings. Journal of the American College of Cardiology，2010，56（6）：508-509.

[9] Mazzaferri EL，Jr.，Gradinac S，Sagic D，et al. Percutaneous left ventricular partitioning in patients with chronic heart failure and a prior anterior myocardial infarction：Results of the PercutAneous Ventricular RestorAtion in Chronic Heart failUre PaTiEnts Trial. American Heart Journal，2012，163（5）：812-820.

[10] Costa MA，Mazzaferri EL，Sievert H，et al. Percutaneous ventricular restoration using the parachute device in patients with ischemic heart failure：three-year outcomes of the PARACHUTE first-in-human study. Circulation Heart Failure，2014，7（5）：752-758.

[11] Adamson P，Thomas M，Costa M，et al. pooled analysis of percutaneous ventricular restoration（pvr）therapy using the PARACHUTE® device in patients with ischemic dilated heart failure. Journal of the American College of Cardiology，2014，63（12，Supplement）：A903.

[12] 杨娇，杨娅，房芳，等. 经胸超声心动图在经皮左室重建术中的应用. 中国超声医学杂志，2016，32（2）：183-186.

[13] Fang F，Liu W，Zhao YX，et al. The patient’s selection of PARACHUTE（R）endoventricular partitioning device：The important role of detailed echocardiography. International Journal of Cardiology，2015，195：176-179.

[14] Sharma A，Kumar S. Overview of left ventricular outpouchings on cardiac magnetic resonance imaging. Cardiovascular Diagnosis and Therapy，2015，5（6）：464-470.

[15] 明星. 心脏MRI诊断左心室巨大附壁血栓合并室壁瘤形成1例. 中国医学影像技术，2018，2（34）：319-320.

[16] Frances C，Romero A，Grady D. Left ventricular pseudoaneurysm. Journal of the American College of

Cardiology, 1998, 32 (3): 557-561.

[17] Athanasuleas CL, Buckberg GD, Stanley AW, et al. Surgical ventricular restoration in the treatment of congestive heart failure due to post-infarction ventricular dilation. Journal of the American College of Cardiology, 2004, 44 (7): 1439-1445.

[18] Isomura T, Fukada Y, Miyazaki T, et al. Posterior ventricular restoration treatment for heart failure: a review, past, present and future aspects. General thoracic and cardiovascular surgery, 2017, 65 (3): 137-143.

[19] Domingues JS, Vale Mde P, Barbosa MP. Partial Left Ventriculectomy: Have Well-Succeeded Cases and Innovations in the Procedure Been Observed in the Last 12 Years? Brazilian Journal of Cardiovascular Surgery, 2015, 30 (5): 579-585.

[20] Alaiti MA, Fares A, Erglis A, et al. Evaluating the quality of implantation of percutaneous ventricular restoration device (Parachute (R)) by cardiac computed tomography. Catheterization and cardiovascular interventions: official journal of the Society for Cardiac Angiography & Interventions, 2017, 89 (4): E104-E11.

[21] 2013 American Society of Nuclear Cardiology. Med axiom nuclear survey. J Nucl Cardiol, 2014, 21 Suppl 1: 5-88.

[22] Authors/Task Force m, Windecker S, Kolh P, et al. 2014 ESC/EACTS Guidelines on myocardial revascularization: The Task Force on Myocardial Revascularization of the European Society of Cardiology (ESC) and the European Association for Cardio-Thoracic Surgery (EACTS) Developed with the special contribution of the European Association of Percutaneous Cardiovascular Interventions (EAPCI). Eur Heart J, 2014, 35 (37): 2541-2619.

[23] Hsu B. PET tracers and techniques for measuring myocardial blood flow in patients with coronary artery disease. J Biomed Res, 2013, 27 (6): 452-459.

[24] Hung GU. Diagnosing CAD: additional markers from myocardial perfusion SPECT. J Biomed Res, 2013, 27 (6): 467-477.

[25] Wei H, Tian C, Schindler TH, et al. The impacts of severe perfusion defects, akinetic/dyskinetic segments, and viable myocardium on the accuracy of volumes and LVEF measured by gated (9)(9) mTc-MIBI SPECT and gated (1)(8) F-FDG PET in patients with left ventricular aneurysm: cardiac magnetic resonance imaging as the reference. J Nucl Cardiol, 2014, 21 (6): 1230-1244.

[26] Montone RA, Russo M, Niccoli G. MINOCA: current perspectives. Aging (Albany NY), 2018, 10 (11): 3044-3045.

[27] Ahn SG, Suh J, Hung OY, et al. Discordance between fractional flow reserve and coronary flow reserve: insights from intracoronary imaging and physiological assessment. JACC Cardiovasc Interv, 2017, 10 (10): 999-1007.

[28] Hendriks T, Schurer RAJ, Al Ali L, et al. Left ventricular restoration devices post myocardial infarction. Heart Fail Rev, 2018, 23 (6): 871-883.

[29] Costa MA, Pencina M, Nikolic S, et al. The PARACHUTE IV trial design and rationale: percutaneous ventricular restoration using the parachute device in patients with ischemic heart failure and dilated left ventricles. Am Heart J, 2013, 165 (4): 531-536.

[30] Jiang Z, Liu Y, Xin C, et al. Normal stress-only myocardial single photon emission computed tomography predicts good outcome in patients with coronary artery stenoses between 40 and 70. Nucl Med Commun, 2016, 37 (9): 899-903.

[31] Li D, Li D, Feng J, et al. Quantification of myocardial perfusion SPECT studies in Chinese population with Western normal databases. J Nucl Cardiol, 2010, 17 (3): 486-493.

[32] Osborn EA, Jaffer FA. The advancing clinical impact of molecular imaging in CVD. JACC Cardiovasc Imaging, 2013, 6 (12): 1327-1341.

[33] Zhang X, Liu XJ, Hu S, et al. Long-term survival of patients with viable and nonviable aneurysms assessed by 99mTc-MIBI SPECT and 18F-FDG PET: a comparative study of medical and surgical treatment. J Nucl Med, 2008, 49 (8): 1288-1298.

[34] Keraliya A, Blankstein R. Regression of coronary atherosclerosis with medical therapy. N Engl J Med, 2017, 376 (14): 1370.

[35] Taqueti VR, Di Carli MF. Radionuclide myocardial perfusion imaging for the evaluation of patients with known or suspected coronary artery disease in the era of multimodality cardiovascular imaging. Prog Cardiovasc Dis, 2015, 57 (6): 644-653.

13 心肌梗死后室间隔缺损的介入治疗与影像学应用

（赵仙先）

第一节　心肌梗死后室间隔穿孔概述及介入治疗

一、概述

室间隔穿孔（ventricular septal rupture）是急性心肌梗死少见而严重的并发症，女性多于男性[1-2]。下壁心肌梗死占 30% ～ 50%，前壁心肌梗死占 50% ～ 70%；与无室间隔穿孔相比，有室间隔穿孔的患者中前降支完全闭塞更常见。室间隔穿孔大多发生在心肌梗死后 3 ～ 5 天，占急性心肌梗死患者的 1% ～ 3%，占心肌梗死总病死率的 5%。室间隔穿孔多发生在坏死心肌的边缘处，多为单一破裂口，一厘米至数厘米大小，可以是明确相通的孔洞，也可以是不规则或潜行的穿孔。前壁心肌梗死引起的室间隔穿孔大多靠近心尖部，而下壁心肌梗死引起的室间隔穿孔则在室间隔的基底部。室间隔穿孔的自然病程凶险，一旦发生，预后凶险，约 50% 在发病后 1 周内死亡，1 个月内死亡率高达 70% ～ 80%，会迅速出现心力衰竭、心源性休克，病死率高。内科保守治疗效果差。

在溶栓前年代室间隔穿孔通常发生在心肌梗死后 1 周，发生率 1% ～ 3%，溶栓治疗的广泛应用，对室间隔穿孔的自然病史产生了巨大的影响。在早年曾认为是增加室间隔穿孔的发生率，但后来发现，发生率是明显下降的。GUSTO-I[3]入选的 41000 例患者中，室间隔穿孔的发生率为 0.2%，比溶栓前年代下降了 5 ～ 10 倍。但自然病程发生了变化，过去心肌梗死至穿孔的平均时间为 5 ～ 6 天，现在提前了 1 天。与溶栓治疗一样，对急性心肌梗死的患者行 PCI 也可降低心脏破裂的发生率。Yip[4]等总结了 1312 例急性心肌梗死在 12 h 内行 PCI 的患者，室间隔穿孔的发生率为 0.23%，发生的平均时间为 25 h。同期 616 例在 12 h 内未行溶栓和 PCI 的患者，室间隔穿孔的发生率为 2.9%。Ikedadt 等回顾分析 1296 例急性心肌梗死患者，发生心脏破裂 45 例，占 3.5%。其中游离壁破裂 23 例，室间隔穿孔 20 例，乳头肌断裂 2 例。840 例 24 h 获得成功再灌注的患者，心脏破裂的发生率为 0.6%，而无再灌注的患者为 3.5%。急性心肌梗死是否会并发室间隔穿孔，在临床上难以预测。发生心脏破裂的危险因素或者易发因素为女性，高龄，急性心肌梗死 1 周内，初发透壁心肌梗死，无心力衰竭、心绞痛或冠心病史，急性心肌梗死发生前心脏不大，有高血压病史或者心肌梗死期间持续血压较高，急性心肌梗死后出现持久的或者反复的剧烈胸痛。尽管溶栓治疗降低了室间隔穿孔的发生率，但在某些患者却可促进心肌内血肿形成，加速室间隔穿孔的发生。广泛心肌梗死和右心室心肌梗死也是室间隔穿孔的危险因素。收缩压和舒张压水平与室间隔穿孔的发生率之间存在非线性关系。一些研究发现，室间隔穿孔与冠状动脉多支血管病变有关。然而，也有人认为在室间隔穿孔的患者中，单支血管病变的发生率可达 54%。室间隔穿孔可能与梗死相关动脉完全闭塞有关。在 GUSTO-I 试验中，57% 的室间隔穿孔患者存在梗死相关动脉的完全闭塞，无室间隔穿孔的患者仅为 18%。室间隔穿孔的患者通常侧支循环较差，间接支持丰富的侧支循环可减少心脏游离壁破裂的风险和室间隔穿孔的发生率。有心绞痛者，可通过反复心肌缺血预适应，刺激侧支循环形成，降低室间隔穿孔的发生率。

二、病理生理改变

室间隔穿孔的病理生理改变主要为冠状动脉管腔急性闭塞后导致心肌缺血、坏死，而产生大量炎症因子，促使大量嗜中性粒细胞进入心肌坏死区，而由凋亡的心肌细胞产生的溶解酶，会再次加速心肌的坏死，在此基础之上对于既往无缺血预适应而又不存在侧支循环的心肌组织，在心脏收缩及舒张的机械活动中，由于受到各种剪切力的作用极易发生心脏游离壁及室间隔的穿孔破裂。急性心肌梗死发生后最初 24 h 内所出现的室间隔穿孔常伴随较大的壁内血肿，一旦发生血流动力学变化往往是致命的。穿孔破裂发生数周之后可形成纤维瘢痕，根据室间隔穿孔的大小及形态的不同，可分为单纯型和复合型。单纯型室间隔穿孔表现为平直的、左右心室侧破裂口均位于同样的水平；而复合型室间隔穿孔表现为破裂口两侧存在迂曲不规则的匍行通道，常导致大量出血。单纯型室间隔穿孔，其穿孔部位多位于室间隔靠近心尖部，于前壁心肌梗死患者中多见；而复合型室间隔穿孔，常位于室间隔后部，伴乳头肌的断裂，下壁心肌梗死的患者中更多见，尤其是累及后室间隔基底部的穿孔多数见于下壁心肌梗死，预后更差。急性心肌梗死并发室间隔穿孔后，由于左心室内压明显高于右心室，从而产生左心室向右心室分流，进而加重右心室的容量负荷，使肺内血流量增加，也加重了左心容量负荷，导致肺淤血加重。急性心肌梗死后全身小血管，尤其是微动脉和毛细血管呈代偿性收缩状态，增加了体循环阻力，促使左向右分流量进一步增加，常迅速进展为心力衰竭、心源性休克等。分流量的大小主要取决于以下因素：破裂孔的大小，左、右心室功能，肺循环血管阻力和体循环血管阻力的大小以及两者之间的比值。

三、临床表现

大部分室间隔穿孔时表现为胸痛加重。血流动力学异常与穿孔的面积、速度有关，患者可在几小时内出现低血压或心源性休克、严重的左右心力衰竭（右心力衰竭明显）和新出现的杂音，杂音位于胸骨左缘第 3 ～ 4 肋间或心尖内侧，为粗糙、响亮的全收缩期杂音，50% 的患者可触及收缩期震颤，部分可闻及心包摩擦音，约 20% 患者可出现急性二尖瓣关闭不全的体征。

四、诊断标准

1. 急性心肌梗死符合 WHO 的诊断标准

①典型胸痛持续 30 min 以上；②两个相邻的导联 ST 段抬高超过 1 mm；③实验室检查：心肌酶谱增高。

2. 室间隔穿孔的诊断标准

①病程过程中突然加重的呼吸困难等症状；②体格检查：胸骨左缘中下部可闻及响亮的全收缩期杂音，多伴有细震颤；③超声心动图检查显示，室间隔回声连续性中断，多普勒有左向右分流，需除外腱索断裂；④左心室造影发现室间隔缺损，造影剂从左心室分流至右心室。

3. 室间隔穿孔的超声心动图特征

①二维超声心动图上间接特征为左心房、左心室内径明显增大。室间隔和（或）左心室壁节段运动异常，合并室壁瘤患者显示左心室下部心肌变薄，向外膨出，呈矛盾运动；直接特征为肌部室间隔不同大小回声失落。②彩色多普勒血流显像上间接特征为过二、三尖瓣五彩镶嵌反流束血流信号；直接特征为过室间隔左向右五彩镶嵌反流束血流信号。③自患者发病起彩色多普勒超声心动图连续观察室间隔穿孔直径可在一定范围内逐渐增大。

五、治疗

急性心肌梗死合并室间隔穿孔的治疗十分棘手，预后不良。要根据穿孔的大小、血流动力学是否稳定、患者的伴随情况、医院的治疗水平等因素决定治疗方式。包括内科保守治疗、外科手术治疗（室间隔穿孔修补术+旁路移植术）、经皮室间隔破裂口封堵术及支架植入术。

（一）内科治疗

如果室间隔穿孔较小，分流量不大，患者的血流动力学较稳定，可以在密切观察病情变化的情况下采用内科保守治疗，包括利尿剂、血管扩张药和正性肌力药物以及主动脉内球囊反搏（IABP）、体外膜式氧合（ECMO）和“心脏泵”等心室辅助装置给予支持治疗。药物治疗稳定病情仅仅是暂时的，大部分患者病情迅速恶化。其中 IABP 是目前较简易而效果确切的治疗左心低排血量综合征的方法，在有效降低心脏前负荷的同时能提高心脏的灌注压，有效改善周围循环和保证重要脏器供血，为手术或实施介入治疗创造时机和条件。

（二）外科手术治疗

手术修补室间隔破裂口仍是目前最有效的治疗手段，可改善室间隔穿孔患者预后，明显提高存活率。

1. 早期及晚期手术死亡率

近二十年的大多数研究显示，急性心肌梗死并发室间隔穿孔接受手术治疗的患者 30 天内死亡率为 30% ～ 60%。大多数学者认为，急性心肌梗死后室间隔穿孔手术治疗后的死亡率与穿孔的大小、手术时间、患者的血流动力学是否稳定、是否合并心源性休克有关，其中人为可控的因素就是手术时机的问题。随访 5 年和 10 年的累计生存率分别为 50% 和 32%。

2. 手术时机

美国 ACC/AHA 急性心肌梗死合并室间隔破裂治疗指南建议不论患者临床状态如何，均应立即进行手术干预治疗，改善预后。

既往普遍认为，急性心肌梗死并发室间隔穿孔后，因急性期梗死的心肌组织脆弱、水肿，不适合也难以进行手术修补，一般需等到心肌组织瘢痕形成再手术。但若患者病情较重、穿孔较大，由于左向右的大量分流，可在短时间内进展为心源性休克、心力衰竭甚至死亡，使患者失去手术的机会，及时手术治疗较保守治疗具有更高的远期生存率，减少致残率和死亡率。特别是室间隔穿孔后血流动力学处于不稳定状态，经内科积极治疗仍不能控制病情，循环功能迅速恶化，发生心源性休克、肺动脉高压、肾功能不全及体液平衡失调等表现时，虽然手术病死率高，但仍主张积极采取手术治疗。这部分患者急诊手术的死亡率相对较高，但对于保守治疗和择期手术而言，急诊手术的患者远期生存率明显提高。有研究表明，急诊手术生存的患者远期生存率较择期手术高。

对于穿孔较小，血流动力学处于稳定状态，病情相对较轻的患者，可先行内科保守治疗，待病情稳定或心肌组织瘢痕形成后再行手术修补，手术时机大约在心肌梗死后 4 ～ 6 周，这也是传统公认的最佳手术时机，病情相对平稳，穿孔周围的心肌组织水肿消退，纤维化已经形成。

3. 手术适应证

急性心肌梗死并发室间隔穿孔的同时合并以下情况者，应首选外科手术修补：

（1）并发室壁瘤。

（2）冠状动脉病变较重，适合外科冠状动脉旁路移植术。

（3）同时存在瓣膜病变，适合换瓣手术。

（4）病情特殊不能接受 X 线辐射。

（5）室间隔穿孔直径较大，封堵伞难以覆盖。

（6）穿孔位置不适宜进行内科封堵治疗。

尽管提倡早期手术治疗，但当病情进展至重度休克，中枢神经系统、肾及其他重要内脏器官衰竭时，应列为外科手术治疗的禁忌证。

外科手术修补部分可因室间隔局部水肿、充血、脆性增高等出现补片破裂再发室间隔穿孔，以及手术时间长、体外循环等因素引发重要脏器衰竭等并发症。最近几年内外科嵌合手术也在悄然兴起，即特殊室间隔缺损的外科经胸封堵治疗，于右心室表面选择适当的穿刺点，在经食管超声实时引导下，用输送鞘将封堵伞经右心室途径送入室间隔缺损的左心室侧进行封堵。外科经胸封堵室间隔缺损嵌合手术是一种简单、有效、安全的治疗方法，尤其是对于不能接受体外循环手术和内科介入封堵的患者，可以避免体外循环手术创伤大、术后并发症多及内科介入要接受一定剂量的 X 线辐射等，是一种较有前途的术式。

（三）内科介入封堵治疗

1. 适应证

急性心肌梗死合并室间隔穿孔有以下情况首选介入封堵：

（1）合并冠状动脉单支病变或支架置入术后晚发穿孔。

（2）年龄较高或拒绝接受外科手术。

（3）室间隔穿孔直径：一般报道破裂孔直径应≤ 20 mm。

（4）为外科手术做准备或外科手术后残余瘘。

2. 禁忌证

（1）穿孔直径大，不适合封堵。

（2）穿孔位置靠近重要结构如二、三尖瓣，主动脉瓣或穿孔位置靠近心尖部等。

（3）已经并发二、三尖瓣关闭不全或主动脉瓣脱垂。

3. 介入封堵的并发症　并发症主要有残余分流和机械性溶血。

（1）残余分流：多见于封堵器大小与室间隔穿孔的直径不适合。通过超声心动图或左心室造影可了解分流量的大小。小量分流多见，若患者临床症状明显改善，可随着封堵器内的血栓形成及血管内膜增生而消失，不需给予特殊处置。若分流量较大，影响血流动力学变化，患者临床症状未见好转，需将封堵器取出，再行介入手术或外科手术治疗。

（2）机械性溶血：由于红细胞的机械性损伤引起，多见于残余分流后，血流经过封堵器后造成溶血。若残余分流消失，溶血会随之消失。若残余分流较大，则需手术取出封堵器。可应用碳酸氢钠保护肾功能。

（3）二、三尖瓣关闭不全：多是由于封堵器距离二、三尖瓣太近或放置时操作不当所致。若轻微瓣膜关闭不全未引起临床症状及造成心功能恶化，可不予特殊处置。若严重瓣膜关闭不全造成大量反流，引起临床症状，应取出封堵器并同时行修补术。

（4）心律失常：多见于封堵器置入过程中或术后。常见室性、室上性心动过速及传导阻滞等，多为一过性，也有报道出现右束支传导阻滞。

其他并发症：封堵器移位、低血压、心搏骤停、心脏压塞、感染性心内膜炎及出血等。

介入封堵的优点是微创，操作方便，既可以为首选治疗方法，也可以为危重患者的外科手术提供支持，特别是老年患者，可快速改善血流动力学，提高生活质量，降低患者的死亡率。

秦永文教授于 2003 年在国内率先报道应用自主研发的室间隔穿孔封堵器成功为一例急性前壁心肌梗死心源性休克的患者进行了穿孔封堵术，术后恢复良好[5]。作者所在团队在 2014 年系统回顾了包括长海医院在内的国内 7 个中心在 2008—2012 年开展的 42 例心肌梗死后室间隔穿孔病例的介入治疗结果，有 9 例患者在心肌梗死后 2 周内行介入治疗，仅 2 例存活，而于 2 周后治疗的 33 例患者中只有 1 例死亡，提示在患者心功能许可的情况下尽可能在心肌梗死 2 周后开展手术，将极大提高手术成功率[6]。

第二节　心肌梗死后室间隔穿孔的影像学评估及其指导价值

一、心脏彩超

室间隔穿孔常见于前间隔及前壁心肌梗死，少数发生于下壁及下侧壁心肌梗死，穿孔部位多发于室间隔心尖段，其次为室间隔中段，基底段穿孔较少见。彩色多普勒显像及二维超声心动图是诊断室间隔穿孔的金标准，室间隔穿孔病死率较高，均发生于心肌透壁性梗死伴出血坏死区，预后差，应尽早诊断，尽早实施手术治疗，而超声心动图方便、无创，且能准确有效观察穿孔的位置及大小。当发生室间隔穿孔时，心脏彩超检查时二维超声显示室间隔连续中断，彩色多普勒显示室间隔连续中断处收缩期左向右分流，脉冲多普勒探及该处收缩期高速湍流曲线。超声心动图不但可以明确诊断心肌梗死后室间隔穿孔，还可判断影响患者预后的因素：左心室收缩功能及左向右分流量大小。室间隔穿孔需与先天性室间隔缺损相鉴别，先天性室间隔缺损自幼心脏听诊有杂音，超声心动图可见室间隔回声失落，发生的部位室壁断端回声增强，室壁厚度正常，无室间隔室壁运动异常。先天性室间隔缺损位于室间隔上部，一般位于膜周部，少部分位于室上嵴内，甚至靠近主肺动脉瓣。而急性心肌梗死后室间隔穿孔患者均有明确的心肌梗死病史，绝大多数是透壁性心肌梗死，心电图可明确诊断，穿孔部位一般位于肌部，大部分位于室间隔中下部。超声心动图是检测心肌梗死及其并发症直观而可靠的无创诊断方法，诊断符合率高，对指导临床治疗有着重要意义。另外，超声心动图还是心肌梗死后室壁瘤的首选检查方法，其优势甚至高于心血管造影或心室造影。超声心动图能同时清楚地显示室壁瘤及血栓附着位置，为目前诊断室壁瘤、心室附壁血栓等心肌梗死并发症最可靠、最常用的方法（图 13-1）。

二、心脏磁共振成像

虽然多普勒超声是一种可靠的非侵入性诊断室间隔穿孔的方法，但由于分辨率的缺陷以及心脏个体化的差异，心脏彩超很难准确测量穿孔的大小及确切部位。心脏磁共振成像是近年来发展的用于诊断心脏及大血管疾病的一种无创成像技术，适用于各年龄段人群。心脏磁共振成像具有良好的软组织对比分辨率，扫描视野大，可获得各个方位及不同角度的图像，并且避免了超声检查时容易受到肋骨、肺组织的干扰而影响结果的可能性。其对比度及分辨率远高于超声心动图，更利于心肌病变的显示。对于心肌梗死后室间隔穿孔的患者，心脏磁共振成像不但可以显示心脏结构、功能，还能较心脏彩超更准确地显示穿孔的部位及大小，另外，磁共振成像还可以评估心肌灌注以及残余心肌活力，评价心肌梗死范围和程度，这是心脏彩超无法比拟的（图 13-2）。

三、左心室造影及介入封堵术

左心室造影是诊断室间隔穿孔的最常用方法，通过明确的过隔血流确诊穿孔，并且可以估测过隔血流的多少及左心室射血分数，为明确手术指征及制订手术方案提供重要参考。特别是拟行介入治疗的患者，左心室造影可以明确室间隔穿孔的部位、形态、大小，方便建立介入治疗轨道以

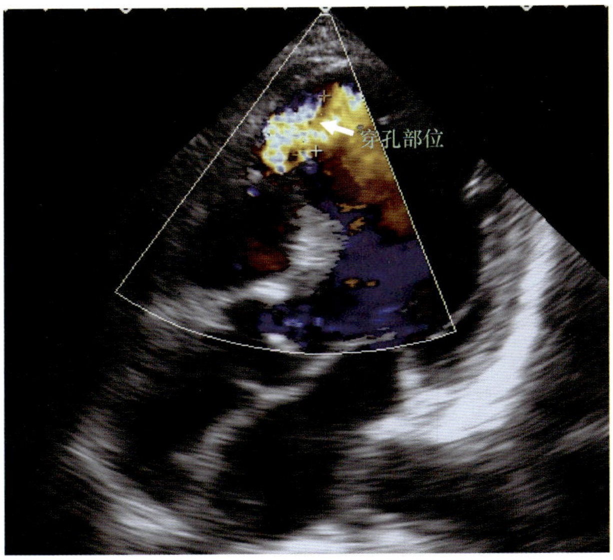

图 13-1　超声心动图显示心肌梗死后室间隔穿孔部位

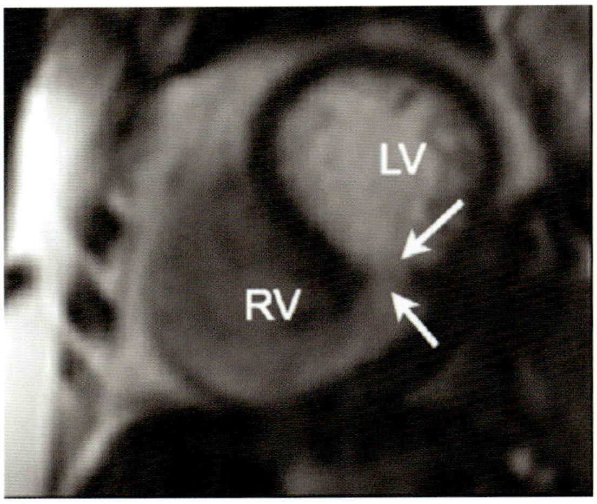

图 13-2　心脏磁共振成像提示穿孔部位位于室间隔中下部[7]

及选择合适的封堵器。

Mineo[8]及其团队于1995年首次报道了应用经导管封堵技术治疗急性心肌梗死后室间隔穿孔。与传统的外科手术相比，经导管封堵术为部分急性心肌梗死后室间隔穿孔患者提供了新的选择。急性心肌梗死后室间隔穿孔经导管封堵术，其手术方法与先天性心脏病膜部或肌部室间隔穿孔的治疗方法类似。近年来，介入封堵室间隔穿孔的病例报道越来越多，对介入治疗的认识也逐渐深入。国内自2001年开展室间隔穿孔的介入治疗以来，作者所在医院以及在其他医院治疗的病例累计超过数百例，在2周内行介入治疗的病例，大部分在住院期间死亡。国外也有在2周内介入治疗取得良好疗效的报道。因此，介入治疗时机的选择至关重要。介入治疗成功的经验和治疗失败或疗效差的原因有以下几点：心肌梗死早期由于血流动力学不稳定，病情不稳定，介入治疗成功率低，死亡率极高；适当的治疗时机是心肌梗死2周后，如病情允许，延长至4周后行介入治疗，可明显提高介入治疗的成功率。封堵器的大小也与成功率有关，国外最大的封堵器直径是24 mm，按照1∶1.5选择封堵器，最大的穿孔直径应是15 mm，因此大于15 mm的室间隔穿孔，不宜选择介入治疗。国内厂家对封堵器进行了改进，封堵器的边长加至7 mm，最大直径增加至32 mm，应用范围扩大，按照1∶1.5的比率可治疗缺损直径为20 mm，因此扩大了治疗范围和提高了治疗的成功率。国内介入治疗病例的室间隔穿孔直径明显大于国外文献资料，作者所在团队曾成功治疗穿孔直径20 mm的病例。此外封堵器植入后，容易并发溶血，其原因是封堵器中阻隔膜少，孔径大，经过从早期的5层增加至7层后，溶血发生率减低，但仍有发生。如能更换新型的高致密的阻隔膜，可减少溶血并发症。在介入治疗技术方面的发展和应用也对介入治疗的成功起到重要作用。目前常用的技术是保留导丝放置封堵器，其优点是当选择的封堵器不合适时，轨道仍保留，可及时更换大小合适的封堵器，避免反复建立轨道延长操作时间和增加心律失常和心力衰竭的危险。此项技术的应用明显缩短了操作时间和提高成功率，减少了并发症的发生率。对靠近心尖部间隔穿孔，国外专家均采用经颈静脉途径送入封堵器。经颈静脉途径操作不便，患者不适感重，国内基本上采用股动、静脉途径放置封堵器，实践证明是可行的。如采用非抗折鞘送入封堵器，鞘管容易打折，当鞘管打折，推送封堵器受阻时，可通过回撤鞘管或将鞘管拉向左心室侧，一般可顺畅地将封堵器送至穿孔处。另外，在封堵器释放前需要常规进行左心室造影，一般在保留导丝的条件下行左心室造影。可通过保留导丝的鞘管，送入小（2F）猪尾导管进行左心室造影。当封堵器的位置不良，或未能封堵大的缺损孔时，可进一步快速从容处理。除了封堵器械和技术方面的问题外，室间隔穿孔介入治疗中还会遇到的问题有封堵器移位，残余分流。早期封堵器移位或脱位，可能是坏死范围进一步扩大所致。作者的体会是，室间隔穿孔常常是多孔型的，介入治疗的要点是封堵大的穿孔，或尽可能覆盖入口，一般不同时放置两个或多个封堵器。

关于介入治疗和外科治疗的疗效比较，尚无大规模临床试验证实。但对于血流动力学不稳定的患者，介入封堵可更早地在危重患者中实施，部分或全部封堵室间隔穿孔，减少左向右分流，为下一步治疗争取时机，即可以作为一种过渡性的治疗措施。对于心肌梗死3～4周后，病情稳定的患者，如有合适的封堵器械和条件，介入治疗可能比外科手术更安全。

病例一

杨××，男，54岁，前壁心肌梗死，行支架植入术。心肌梗死后15天行室间隔穿孔封堵术，采用右侧股动脉、股静脉途径，造影提示穿孔较小，入口朝下（图13-3），应用多功能导管过隔，在肺动脉圈套（图13-4），建立轨道后发现导丝缠绕三尖瓣腱索（图13-5），退出股动脉侧多功能导管，换6F JR4.0导管至右心室，送另一根泥鳅导丝重新建立轨道，下腔静脉圈套（图13-6），植入14 mm-A7B3封堵器（图13-7）。

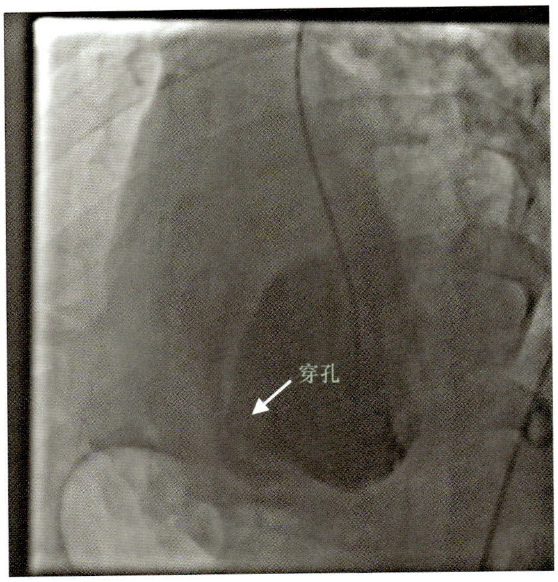

图 13-3　左心室造影提示室间隔穿孔，入口朝下

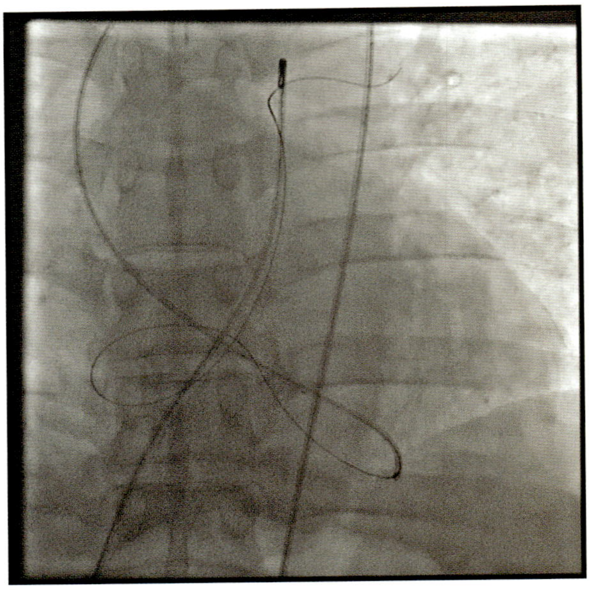

图 13-4　建立轨道，肺动脉圈套

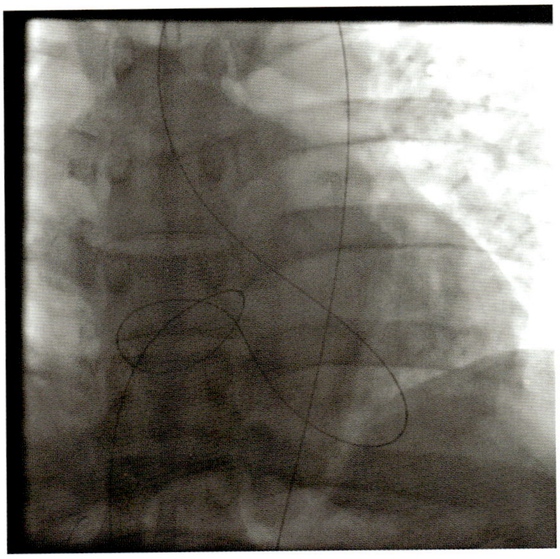

图 13-5　导丝缠绕三尖瓣腱索

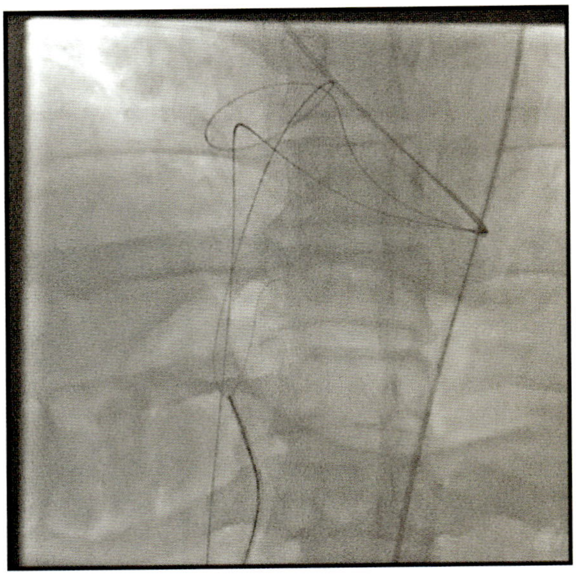

图 13-6　保留导丝重新建立轨道，下腔静脉圈套

病例二

卢××，男，72 岁，急性前间壁心肌梗死后 10 天转入我院，心肌梗死后 19 天行室间隔穿孔封堵术。造影提示穿孔部位位于室间隔中部，缺损较大（图 13-8），选用 24 mm-A7B3 封堵器成功封堵（图 13-9）。术前患者不能长时间平卧，心室率 150 ～ 160 次 / 分，术后患者胸闷症状明显缓解，第二天夜间即可平卧睡眠，心室率降至 80 ～ 90 次 / 分，术后 1 周行前降支支架植入术，支架植入术后 2 天出院。

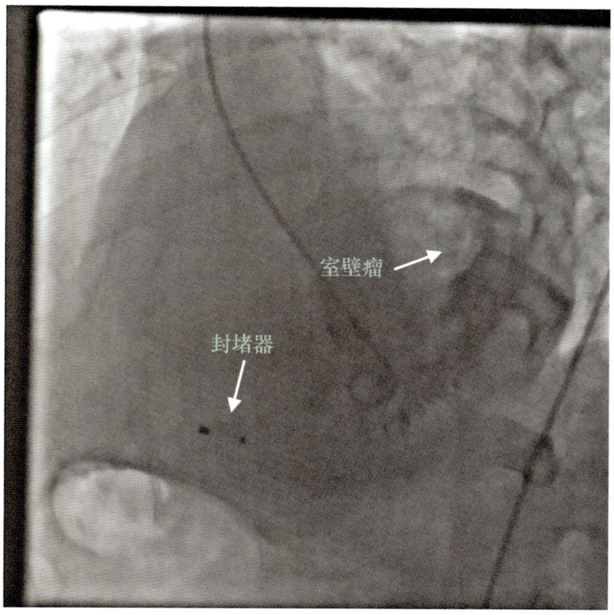

图 13-7 成功植入 14 mm-A7B3 封堵器

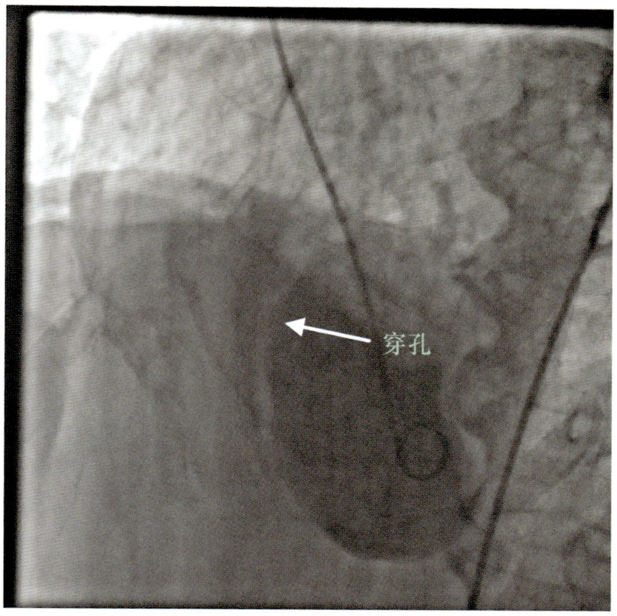

图 13-8 左心室造影提示室间隔穿孔位于室间隔中部

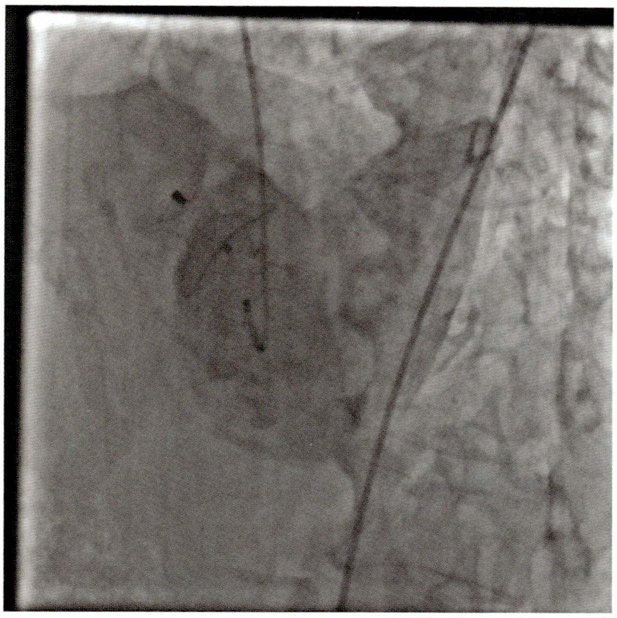
图 13-9 成功植入 24 mm-A7B3 封堵器

参考文献

[1] Pohjola-Sintonen S, Muller JE, Stone PH, et al. Ventricular septal and free wall rupture complicating acute myocardial infarction: experience in the Multicenter Investigation of Limitation of Infarct Size. Am Heart J, 1989, 117(4): 809-818.

[2] Topaz O, Taylor AL. Interventricular septal rupture complicating acute myocardial infarction: from pathophysiologic features to the role of invasive and noninvasive diagnostic modalities in current management. Am J Med, 1992, 93(6): 683-688.

[3] Crenshaw BS, Granger CB, Birnbaum Y, et al. Risk factors, angiographic patterns, and out- comes in patients with ventricular septal defect complicating acute myocardial infarction. GUSTO-I (Global Utilization of Streptokinase and TPA for Occluded Coronary Arteries) Trial Investigators. Circulation, 2000, 101: 27-32.

[4] Yip HK, Fang CY, Tsai KT, et al. The potential impact of primary percutaneous coronary intervention on ventricular septal rupture complicating acute myocardial infarction. Chest, 2004, 125(5): 1622-1628.

[5] 秦永文，赵仙先，李卫萍，等. 经导管闭合急性心肌梗死并发室间隔穿孔一例. 中华心血管病杂志，2003，31(11)：867-868.

[6] Xu XD, Liu SX, Liu X, et al. Percutaneous closure of postinfarct muscular ventricular septal defects: a multicenter study in China. J Cardiol, 2014, 64(4): 285-289.

[7] Dhaliwal S, Ducas R, Shuangbo L, et al. Multimodality cardiac imaging of a ventricular septal rupture post myocardial infarction: a case report. BMC Res Notes, 2012, 5: 583.

[8] Mineo K, Takizawa A, Shimamoto M, et al. Graded exercise in three cases of heart rupture after acute myocardial infarction. Am J Phys Med Rehabil, 1995, 74(6): 453-457.

14 冠状动脉瘘的介入治疗与影像学应用

（刘夙璇　赵仙先）

第一节　冠状动脉瘘的概述及介入治疗

冠状动脉瘘（coronary artery fistula，CAF）最早由德国解剖学家 Wilhelm Krause 于 1865 年提出，是一种冠状动脉未经过心脏毛细血管网而与心腔、冠状静脉、肺动脉等异常连接的冠状动脉畸形。冠状动脉瘘大多为先天性，胚胎时期冠状动脉循环及心肌发育异常，心肌窦状间隙退化不全而与冠状动脉保持交通，即形成冠状动脉瘘。冠状动脉瘘较为罕见，约占先天性心脏病的 0.3%，接受造影检查人群中检出率约 0.2%，普通人群中患病率约 0.002%[1-2]。也有极少数冠状动脉瘘是由后天因素引起的，包括外伤、大动脉炎、心肌活检、冠状动脉介入治疗、射频消融术以及瓣膜置换等医源性损伤等。

大多数冠状动脉瘘患者无明显临床症状，在行超声心动图检查或冠状动脉造影时偶然发现。出现症状最常见的原因是左向右分流引起容量超负荷而继发心力衰竭、冠状动脉窃血、心律失常、瘘破裂或栓塞、感染性心内膜炎等。由于这些潜在的并发症风险，冠状动脉瘘一经发现多积极进行传统的外科手术治疗。近年来，随着介入治疗技术的进步和新器械的研发，冠状动脉瘘封堵治疗在临床广泛开展，具有创伤小、恢复快、住院时间短等优势，已成为很多患者的首选治疗手段。作者所在中心在国内较早开展冠状动脉瘘介入治疗，其中第一例患者在 1994 年于全麻下进行左冠状动脉-右心室瘘外科手术，术中见瘘口位于三尖瓣隔瓣与后瓣交界处，直径约 18 mm，经补片修补后术中无残余瘘，术后 2 个月随访时发现瘘口再通，未予处置。2006 年该患者因全心衰竭、心源性肝硬化来院就诊，无法再次耐受开胸手术，作者所在中心为这名患者成功植入 16 mm 动脉导管未闭封堵器，经长期随访无残余分流、心功能显著改善[3]。在过去 10 余年，作者所在中心已为 215 例患者开展了介入治疗或开胸手术，积累了丰富的临床诊疗经验。

一、病理解剖

起源于右冠状动脉的冠状动脉瘘占了大多数，约为 56%；起源于左冠状动脉的冠状动脉瘘约为 35%；起源于双冠状动脉的冠状动脉瘘约为 5%。90% 的冠状动脉瘘引流于右心系统，最常引流的部位是右心室，约占 41%；其次是右心房，约占 26%；再次是肺动脉，约占 17%；左心室和上腔静脉分别约占 3% 和 1%。由于分流使瘘口前冠状动脉血流量显著增大而使血管显著迂曲、扩张，直径可达 7 ～ 30 mm。作者所在中心对过去 10 年收治的 215 例冠状动脉瘘患者进行临床资料分析发现，单支冠状动脉瘘占 62%、多支冠状动脉瘘占 38%；不同于文献报道，作者所在中心发现起源于前降支的瘘居多（占 61%），其次为右冠状动脉、回旋支、左主干；而最常见的引流出口是肺动脉（占 86%），其次是右心室（占 5%）、左心室（占 5%）、左心房（占 2%）、右心房（占 2%），以及右冠状动脉-左支气管动脉瘘 1 例。

需要进行鉴别的是另一种冠状动脉异常起源于肺动脉的先天性心脏病，又称为 Bland-White-Garland 综合征（图 14-1），1933 年由 Bland、White、

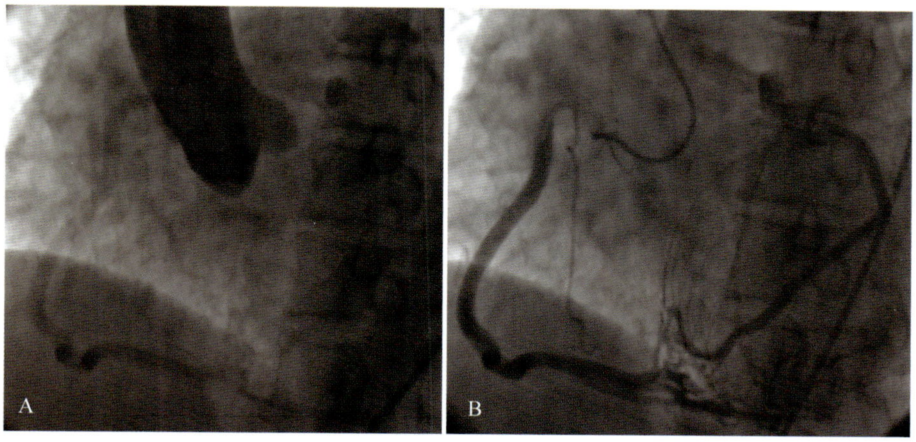

图 14-1 Bland-White-Garland 综合征

A. 主动脉根部造影未见左侧冠状动脉显影；B. 右冠状动脉造影通过侧支循环供应左冠状动脉并回流至肺动脉

Garland 三人首先报道，发病率较低，仅为 1/30 万，占先天性心脏病的 0.24% ～ 0.46%。传统超声心动图如未能显示冠状动脉的起源位置，易误诊为冠状动脉瘘，冠状动脉造影是诊断的金标准。95% Bland-White-Garland 综合征患者在 1 岁内死亡，仅少数患者因侧支循环建立良好可存活至成年，外科手术是最有效的治疗手段。

二、分型

冠状动脉瘘目前尚无统一的分型。目前有根据多种因素的各类分型方法，包括瘘的起源、出口、数目、形态、复杂程度等。Sakakibara 等根据瘘口开口部位不同将其分为 A、B 两型。A 型（近端型）：瘘口近端冠状动脉扩张、远端血流正常；B 型（远端型）：远端冠状动脉分支瘘入右心系统，冠状动脉全程扩张。Sakarupare 等按冠状动脉瘘引流位置不同将其分为 5 型，即Ⅰ型：引流入右心房；Ⅱ型：引流入右心室；Ⅲ型：引流入肺动脉；Ⅳ型：引流入左心房；Ⅴ型：引流入左心室。这些传统分型并不能作为选择治疗方法的依据。大量临床资料显示：冠状动脉瘘靶血管直径大小差异很大，细小者仅 2 mm 左右，粗大者可达 30 mm 以上。国内宋治远等[4]建议按冠状动脉瘘病变血管直径大小将其分为 3 型，即病变血管直径≤ 5 mm 为细小型，病变血管直径≥ 10 mm 为巨大型，介于两者之间为中间型。根据造影大小（仅适用单纯型大型瘘口）：＞ 2 倍参照血管远端直径为大型冠状动脉瘘，1 ～ 2 倍参照血管远端直径为中型冠状动脉瘘，＜ 1 倍参照血管远端直径为小型冠状动脉瘘。

三、病理生理变化

冠状动脉瘘根据其解剖的不同，导致的病理生理变化亦有所不同。一个重要病理生理变化是由于分流的存在，使得分流部位后的冠状动脉远端血流量减少，产生冠状动脉"窃血"现象，从而引起心肌灌注不足、心绞痛发作，尤其是患者有冠状动脉粥样硬化基础时，心绞痛可能是冠状动脉瘘患者的主要临床表现。

冠状动脉瘘另一个病理生理变化主要取决于瘘的大小、起源、走行和出口。瘘入右心系统和静脉系统的冠状动脉瘘，病理生理变化类似于左向分流型先天性心脏病。瘘入右心房、腔静脉或冠状窦者，其病理生理变化类似于房间隔缺损，如分流量大，会导致右心房和右心室的容量负荷过重。瘘入肺动脉者，其产生的病理生理变化类似于动脉导管未闭，即肺循环容量负荷和左心系统容量负荷过重，严重者可导致肺动脉高压。瘘入左心房或者肺静脉者，类似于二尖瓣反流，引起左心房的容量负荷过重。瘘入左心室者，使得左心室容量负荷过重，产生类似于主动脉瓣关闭不全的病理生理变化。冠状动脉瘘所致的以上病理生理变化，如果分流量大、时间长，均可导致充血性心力衰竭。

四、临床表现

冠状动脉瘘的临床表现取决于瘘管的大小及引流的部位。大多数患者并无临床症状，通常在行冠状动脉造影时偶然发现。出现症状最常见的原因是左向右分流引起容量超负荷，继而发生心力衰竭、冠状动脉窃血、心律失常等。瘘管直径大、分流量大的冠状动脉瘘，在婴幼儿时即可表现为充血性心力衰竭。中等以上大小的冠状动脉瘘，90% 在 20 岁以后出现症状，表现为活动后心悸、心绞痛、感染性心内膜炎等，极少数巨大的冠状动脉瘘可发展为冠状动脉瘤，甚至是冠状动脉夹层或破裂而引起患者猝死。

大多数患者缺乏典型体征。瘘管直径较大、分流量多的冠状动脉瘘，可产生相应的杂音。收缩期和舒张期杂音可出现渐强或渐弱表现，舒张期响度更大。引流至右心系统的冠状动脉瘘，杂音的特点是连续性杂音。瘘口位于右心室时，杂音在胸骨左缘第 4 ～ 5 肋间或剑突下最响，特点是舒张期为主的连续性杂音。瘘口在右心房时，则连续性杂音的位置在胸骨右缘第 2 肋间处最响；瘘口在肺动脉时，则连续性杂音在胸骨左缘第 2 肋间最响，与动脉导管未闭的杂音很难鉴别。瘘口入左心室时，仅可在胸骨左缘第 4 ～ 5 肋间闻及舒张期杂音，原因是心脏收缩时，左心室的压力与主动脉的收缩压相同，此时无分流，因此不产生收缩期杂音；而在心脏舒张期，左心室的压力明显低于主动脉的压力，从而产生主动脉-左心室分流，形成舒张期杂音。长期大量的分流，可引起充血性心力衰竭，产生左（右）心衰竭或全心衰竭的体征。

五、辅助检查

1. 心电图

多无特异性表现，分流量大而引起左、右心室肥大时，心电图可有相应的表现，并伴有 ST 段或 T 波的继发性改变。

2. X 线胸片

分流量少时，X 线胸片无特殊表现。分流量大时，多有心脏增大的表现。如引流到右心系统，可见肺血增多、肺动脉段凸出。引流到左心系统时，多表现左心室增大。如瘘口较大的畸形血管明显增粗，X 线胸片上有时可见心脏边缘异常膨出或呈现半圆形影，此影可能为异常扩张、迂曲的冠状动脉（图 14-2）。

3. 超声心动图

冠状动脉瘘起源不定、管腔走行复杂、瘘口部位多变，经胸超声心动图漏诊、误诊的情况屡见报道。利用微泡增强的声学造影检查有助于明确瘘的位置及冠状动脉扩张程度。较之经胸超声心动图，经食管超声心动图可以多平面精确显示瘘的起源、走行及引流位置的全程图像。其表现与分流量的大小和瘘口的部位有关。分流量少时，

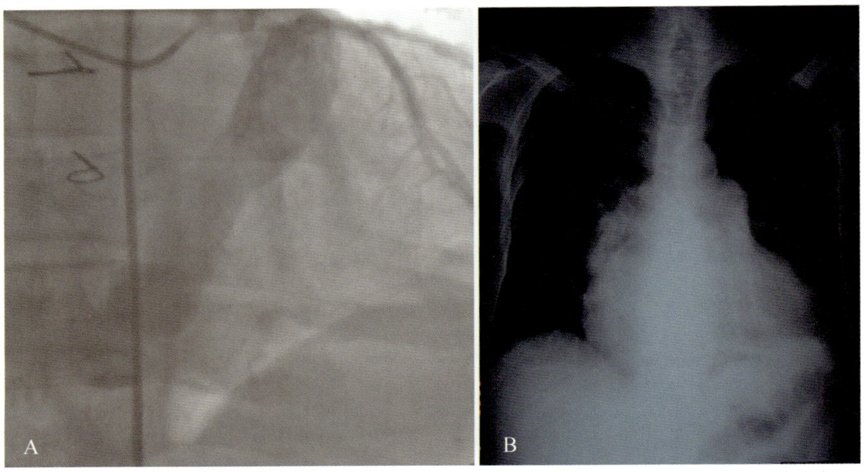

图 14-2　冠状动脉瘘 X 线胸片

A. 回旋支-右心室瘘外科封堵术后瘘口再通；**B.** 全心增大、肺动脉段凸出

心脏各腔室大小正常，仅在瘘口引流入心腔或血管处见到异常的花色血流，而且这种异常血流的起源一般在房室壁或肺动脉壁，是冠状动脉瘘较有特征的超声表现。如分流量大，累及的冠状动脉起始段会有不同程度的扩张，部分甚至呈瘤样扩张。冠状动脉的灌注 2/3 在舒张期完成，1/3 在收缩期完成。引流入右心或者左心房系统的冠状动脉瘘，因该部位的压力无论在收缩期及舒张期均低于冠状动脉压力，连续多普勒探及的是以舒张期为主的连续性血流频谱，常导致右心扩大，肺动脉亦可增宽。引流入左心室者，因收缩期左心室压力明显高于冠状动脉压力而无分流，而舒张期左心室压力明显降低而有血液瘘入左心室，故瘘口处仅有舒张期湍流频谱而无收缩期血流频谱。与一般左向右分流性先天性心脏病不同的是，冠状动脉瘘长期大量的左向右分流，会导致全心衰竭，类似于动-静脉瘘引起的全心衰竭。

4. 多层螺旋 CT（MSCT）检查

MSCT 检查是近年来发展迅速的一种新型无创检查方法，对诊断冠状动脉瘘有重要的价值。MSCT 通过三维重建、容积再现等方法，所获得的图像可以真实、直观地显示冠状动脉瘘的起源、形态、走行以及与邻近心腔、大血管的空间关系。对瘘口的大小、数量、汇入心腔的解剖位置以及管壁病变也可以清楚显示。其对冠状动脉瘘的诊断准确率明显高于超声心动图，尤其是对一些结构复杂、扭曲的冠状动脉瘘重建效果更佳。缺点是需要注射造影剂，有一定的 X 线辐射量。

5. 心脏磁共振血管造影（MRA）检查

MRA 多平面重建可清楚显示冠状动脉走行及瘘管流入和流出口，可以作为 CTA 的替代方案，尤其适合儿童、孕妇以及无法接受 X 线辐射的患者。然而，与 CTA 相比，MRA 的空间分辨率相对较差，对于远端血管的走行和心脏外结构显示效率不高，检查需要更长的时间，并且无法应用于体内有金属植入物等患者。

6. 冠状动脉造影检查

主动脉根部造影或选择性冠状动脉造影目前依然是诊断冠状动脉瘘的金标准，可动态观察瘘口处造影剂的喷射征象、瘘的形态及走行等，提供瘘的详细形态学及血流动力学信息，并可同步行介入治疗。对于较大的冠状动脉瘘，主动脉根部造影可清楚地显示冠状动脉瘘畸形血管的起源、走行和流入的心腔。对于较小的冠状动脉瘘畸形血管，则只能通过选择性冠状动脉造影，才能准确地显示瘘的起源和流入的心腔或血管。缺点是造影的图像是二维影像，可能会遗漏一些重要的解剖结构，有时需多体位、多次造影，方能显示瘘的开口位置和引流的心腔或血管。引流入右心系统时，心导管检查行血氧分析，会发现相应的心腔或血管部位血氧含量升高，并可计算 Qp/Qs。但在分流量少的冠状动脉瘘，血氧升高则不明显。

7. 冠状动脉血流储备分数（FFR）测定

如前所述，冠状动脉瘘引起临床症状的一个重要病理生理改变就是“窃血”，对于冠状动脉瘘是否封堵，多数中心仍是根据术者的个人经验。尤其是存在冠状动脉瘘合并临界的冠状动脉狭窄时，先堵瘘还是先植入支架？究竟是罪犯血管还是罪犯瘘引起的临床症状？哪一项治疗能解决患者的临床症状？对于这些问题，仅凭术者经验和冠状动脉造影二维影像无法进行客观评估。FFR 是近年兴起的评估冠状动脉血流功能学的重要检查，是冠状动脉存在狭窄病变情况下该处血管提供给心肌的最大血流量与理论上无狭窄情况下心肌所获得的最大血流量比值。目前无论欧美还是中国 PCI 指南，对于造影显示 50% ～ 90% 狭窄的稳定型冠心病患者，如果没有有创检查等缺血证据，均推荐行 FFR 检查（图 14-3），推荐类别Ⅰ，证据等级 A。鉴于 FFR 对于冠状动脉功能学检测中的重要意义，一些中心利用 FFR 指导冠状动脉瘘封堵，如果检测出 FFR ≥ 0.75，则考虑暂不进行封堵治疗，但是远期预后仍需要长期的随访[5]。近年兴起的定量血流分数（QFR）作为一种不需要压力导丝就能实现的无创功能学评估方法，相信在未来有望在冠状动脉瘘的评估中发挥更重要的作用，对于优化冠状动脉瘘封堵的精准治疗有深远意义，相关结果需要进一步的前瞻性临床试验证实。

8. 3D 打印

1986 年 Charles Hull 首先提出 3D 打印技术，

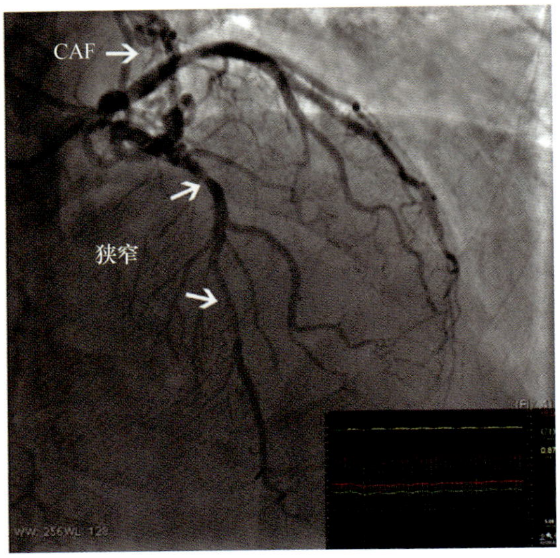

图 14-3　FFR 指导冠状动脉瘘（CAF）介入治疗

经过 30 年的发展已经广泛应用于生物医学研究，尤其是骨科、口腔科等学科。近年来，该技术也逐渐应用于复杂、少见的结构性心血管疾病，包括大血管畸形、复杂心脏瓣膜疾病等。冠状动脉瘘起源及出口多样，对一些形态及走行复杂多变的瘘，可以通过 3D 打印的形式个体化精准重现结构特征，有助于帮助介入医生判断手术入路和封堵器材的选择，减少并发症的发生。2017 年，Forte 等[6]报道 3D 打印技术对 4 例冠状动脉瘘患者进行解剖评估，并以模型为参考制定介入治疗策略。相信未来随着 3D 打印技术的进展，有望实现冠状动脉瘘患者封堵的“私人定制”，根据打印出来瘘的起源、大小、走行、出口等全面分析瘘的解剖特征，并进一步打印出个体化的弹簧圈、封堵器或者覆膜支架，更加精准地进行封堵治疗（图 14-4）。

六、治疗

2008 年美国心脏病协会 / 美国心脏学会（The American College of Cardiology/American Heart Association，ACC/AHA）成人先天性心脏病管理指南建议较大的冠状动脉瘘不论是否伴随症状均应行介入或外科手术封堵；小至中等冠状动脉瘘仅在有症状时（包括缺血、心律失常、不能解释的收缩或舒张功能不全）进行封堵；对无症状的小型冠状动脉瘘则不建议封堵[7]。介入治疗技术成功的关键是发现瘘口的解剖类型（瘘口大小、形态、起源、分布及单发或多发）、冠状动脉走行、有无侧支。

1. 适应证

目前经导管介入治疗已成为冠状动脉瘘治疗的主要方法，有取代外科手术治疗的趋势，其适应证如下：①有明显外科手术适应证的先天性冠状动脉瘘，不合并其他需要手术矫正的心脏畸形；②外伤性或冠状动脉介入治疗所致医源性冠状动脉瘘；③易于安全到达、能够清晰显影的瘘管；④非多发的冠状动脉瘘开口（单发冠状动脉瘘进行介入治疗的效果较好）；⑤冠状动脉瘘口狭窄、瘘道瘤样扩张；⑥少数情况下，冠状动脉一支或多支（多为间隔支）形成与心腔相连的多发的微

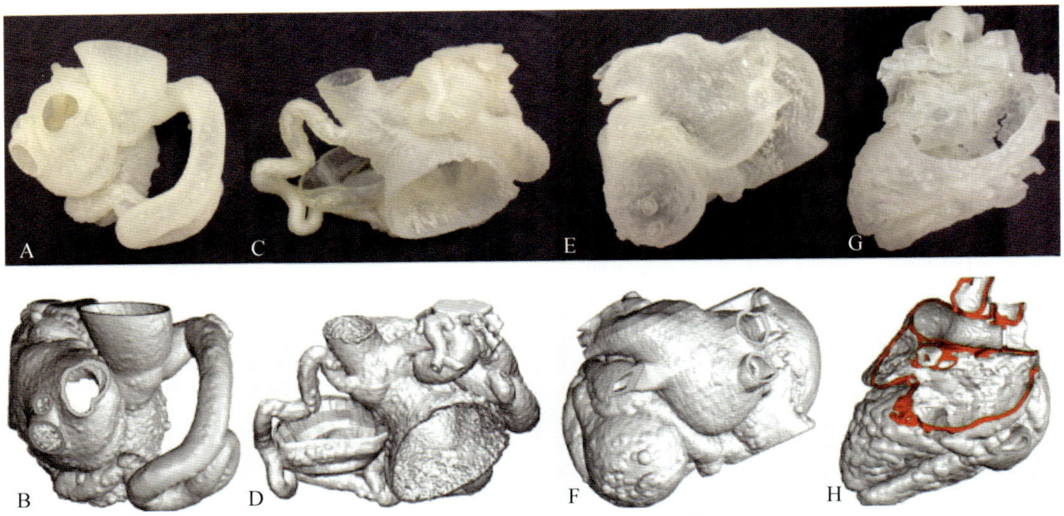

图 14-4　冠状动脉瘘患者 3D 打印模型

小血管网，可用覆膜支架进行封堵。

2. 禁忌证

①需要封堵的冠状动脉分支远端有侧支发出，该处心肌组织供血正常；②受累及的冠状动脉血管“极度”迂曲；③右心导管提示右向左分流，重度肺动脉高压；④封堵术前1个月内患有严重感染者；⑤冠状动脉瘘发生在单一冠状动脉或主干上；⑥巨大冠状动脉瘘无合适封堵器械者。

3. 封堵器械目前封堵治疗冠状动脉瘘的常用器械如下。

（1）可控弹簧圈：由美国Cook公司生产，有直径5 mm—5圈、8 mm—5圈等型号，推送可控弹簧圈的导丝顶端有与弹簧圈末端螺母相匹配的螺纹，末端附带一旋转柄，经5 F输送导管或者5 F Judkins右冠状动脉造影导管送入。

（2）动脉导管未闭封堵器：最初由美国AGA公司研制成功，用于临床治疗动脉导管未闭。封堵器由高弹性的镍钛记忆合金丝编织而成，由具有自膨胀性的固定盘及与之相连的“腰部”组成，外形呈蘑菇状，内充3～5层聚酯纤维膜。输送系统由金属推送杆和输送鞘管组成。推送杆顶端有螺纹，可与封堵器上的螺母相连接。进口的有6/4 mm、8/6 mm、10/8 mm、12/10 mm等型号供选用。国产的同类封堵器目前已基本取代进口的封堵器，可供选择型号更多。

（3）Amplatzer血管塞（Amplatzer plug）：由美国AGA公司研制，是一个由镍钛合金丝网制成的自膨胀型圆柱形装置，其两端采用铂金标记带固定，其中一端的铂金标记带上焊有一个不锈钢微螺母，以便与金属推送杆上的螺丝相连接。规格有4～16 mm多种型号，每个型号之间相差2 mm。与动脉导管未闭封堵器相比，最大的优点是所需输送鞘管较细，可通过5～8 F的鞘管输送和释放。主要用于外周血管异常通路的封堵，也可以用于冠状动脉瘘的封堵（图14-5）。

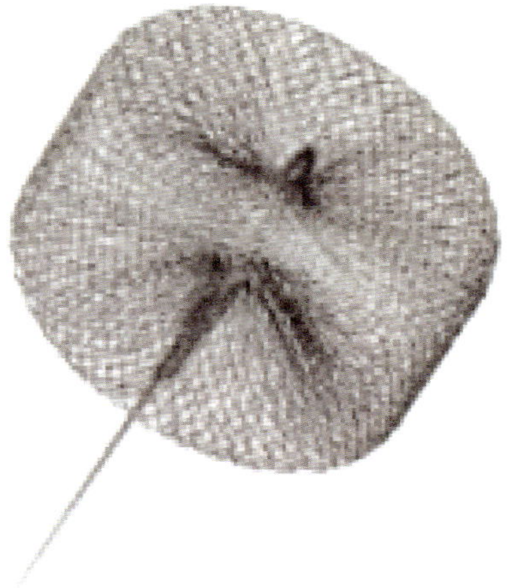

图 14-5　Amplatzer 血管塞

（4）PFM可控弹簧圈（Nit-Occlud）：德国PFM公司生产，属于可控性双螺旋弹簧圈，主要用于动脉导管未闭的封堵治疗。弹簧圈的头部和尾部较大，中间较小，呈倒圆锥形状。主动脉侧的直径较肺动脉侧的直径大。输送系统带有内芯和锁扣装置及控制手柄，具有释放和回收双重保险功能。可通过4～5 F输送鞘管释放（图14-6）。

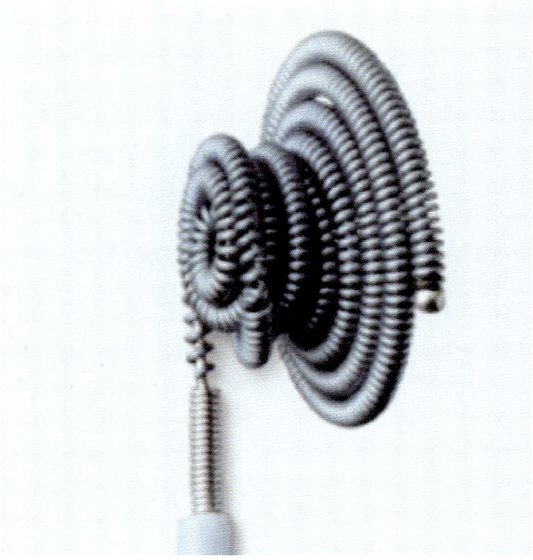

图 14-6　PFM 可控弹簧圈

（5）覆膜支架（JOSTENT PFTE）：瑞典JOMED公司产品，为球囊扩张型支架，由两层不锈钢丝编织而成的管状支架，两层不锈钢丝之间是一层聚四氟乙烯膜。覆膜支架最初用于治疗冠状动脉介入时发生的严重并发症，如冠状动脉穿孔或迟发动脉瘤形成。目前应用覆膜支架植入封堵治疗冠状动脉瘘，多用于同一血管段同时合并有瘘和狭窄的少数病例，可用一枚支架覆盖两个病变，起到事半功倍的效果（图14-7）。而对于没有粥样硬化病变的血管，植入覆膜支架堵闭冠状动脉瘘，目前尚存在一些争议。

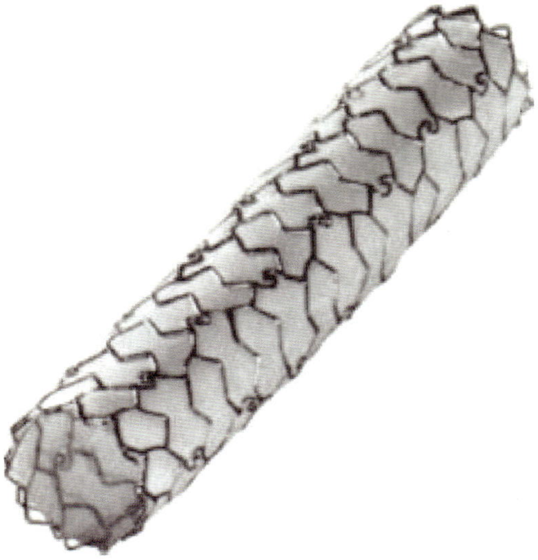
图 14-7　JOSTENT PFTE 覆膜支架

（6）弹簧圈及 Onyx 胶：包括电解脱及手动解脱弹簧圈，主要用于颅内动脉瘤及动静脉畸形的栓塞，目前越来越多地应用于其他部位血管疾病的栓塞，包括冠状动脉瘘的栓塞。Onyx 胶是由美国 MTI 公司生产的一种新型非黏附性液体血管内栓塞材料，其成分为乙烯-乙烯醇共聚物（EVOH），及其溶剂二甲基亚砜（DMSO）及显影剂钽粉，是一种永久性栓塞材料，根据次乙烯醇异分子聚合物溶解在二甲基亚砜中浓度的不同分为 Onyxl8、Onyx20、Onyx34（浓度依次为 6.0%、6.5%、8.0%）。次乙烯醇异分子聚合物浓度较低，所以其黏滞性较低，远端渗透能力强。其在畸形血管团内的沉淀析出是一种物理过程，故不会与导管粘连，有利于长时间注射，与其他栓塞材料相比有更高的可控性和弥散性，一次可以栓塞多个畸形团；弥散性能较好，直径小于 80 μm 的血管也能被永久性栓塞，在注入的过程中受控性较好、不会随意流动，只有受外推力时才会前进，并且会按照压力梯度从高向低弥散，使其在畸形血管团内更好地弥散，从而极大地提高了栓塞的效率。且当 Onyx 胶和血液或任何水溶剂接触时，溶剂 DMSO 可迅速挥发，EVOH 聚合物即结晶析出，像熔岩一样自外向内逐渐固化突变，最后成为一团包含有钽粉的海绵状固体物，从而闭塞病灶，在彻底固化完成之前，其液态中心仍可继续流动，与血管形状严密吻合，能完全地填塞病变部位。目前 Onyx 胶主要用于颅脑动静脉畸形及颅内动脉瘤的栓塞，我科借鉴其在脑血管病栓塞中的应用经验，已成功应用于冠状动脉肺动脉瘘的栓塞治疗，成功率达 100%，即时完全封堵率高，随访效果佳[8]（图 14-8）。

（7）其他：国产或进口的镍钛合金 VSD 封堵器、神经介入用于颅内动脉瘤填塞的电解脱弹簧圈（GDC）等也可以用于冠状动脉瘘的封堵，效果良好。可脱卸球囊用于治疗冠状动脉瘘，国外报道较多，国内少有报道。

七、介入治疗操作过程

1. 术前准备

（1）术前按左、右心导管检查的要求完善术前准备，并按规定签署知情同意书。

（2）有心功能不全者，应首先治疗心力衰竭，待病情稳定后再考虑行介入治疗。

2. 操作过程

（1）介入路径选择：如用弹簧圈封堵，常规选用桡动脉路径即可完成。如需建立动静脉轨道，作者所在中心首选桡动脉-股静脉路径，如存在桡动脉痉挛、扭曲等则改为股动脉-股静脉路径。

（2）成人或能配合手术的年长患儿，可在局部麻醉下进行治疗，婴、幼儿或不能很好地配合手术的年长儿，应在全身麻醉下进行操作。

（3）穿刺桡（股）动脉、股静脉，行心导管检查。一般先行冠状动脉造影检查，以明确瘘口的起源和大小。对于大的冠状动脉瘘，可先用猪

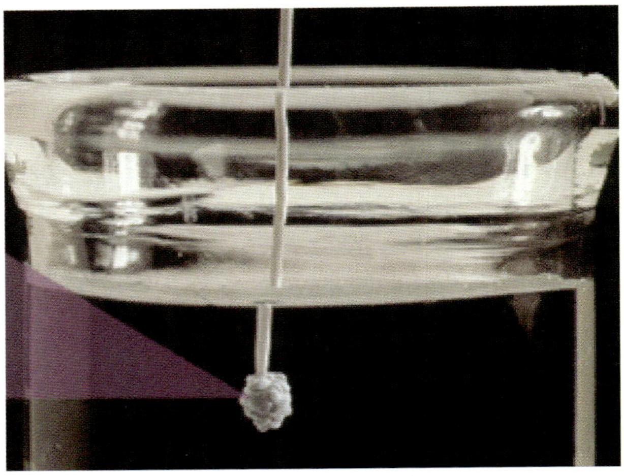
图 14-8　Onyx 聚合过程

尾导管行主动脉根部非选择性造影。对小的冠状动脉瘘，则应行选择性冠状动脉造影。应该注意的是，大多数的右冠状动脉-肺动脉瘘，起始部常位于右冠状动脉的开口处，造影时应特别注意仔细观察，以免遗漏。起源于左冠状动脉系统的瘘，则常需行多体位投照，以明确瘘口的起源。对于直径较粗、左向右分流量大的冠状动脉瘘，造影结束后，应行右心导管检查，测定肺动脉压力，计算左向右分流量（Qp/Qs）和肺血管阻力。但到目前为止，尚未见到由于冠状动脉瘘左向右分流引起艾森门格综合征的报道。

（4）封堵器械选择：一般而言，无论选择何种封堵器械，均应对瘘管的最窄处进行封堵，并尽量封堵瘘口的远端，以免影响瘘管近端的正常冠状动脉分支。值得注意的是，在一些大的冠状动脉瘘，由于瘘管内的压力低，封堵前造影，冠状动脉的正常小分支并不显影，而只在封堵远端的出口后方显影。术中要注意这部分血管受影响，以免引起心肌梗死或缺血。若选用弹簧圈封堵，应尽可能选择可控弹簧圈，所用弹簧圈的直径应比瘘管最窄处的直径大 20% ～ 30%。直径太小的弹簧圈，不能达到有效封堵的目的，而且释放后有发生脱落的可能。直径太大的弹簧圈，在靶血管处不能很好地形成有效的圆圈，达不到有效的封堵。如果继续前送弹簧圈，则其远端有可能跨过最窄处而到达瘘口的远端，释放后有发生脱落的危险；另一种情况是，输送导管被弹簧圈的回顶力顶出靶血管处而导致操作失败。若选择动脉导管未闭封堵器、Amplatzer 血管塞或 VSD 封堵器，所选封堵器械的直径应比瘘管最窄处直径大 2 ～ 4 mm。封堵器太小，易造成封堵器脱落；如封堵器选择太大，则封堵器在瘘管处的血管内不能很好地成形，也不能达到有效封堵的目的。

（5）封堵路径的选择

1）经动脉顺行封堵法：适合于瘘管直径较大，且相对走行较直的冠状动脉瘘的封堵，特别是引流入心腔的冠状动脉瘘。在导引导丝指引下（一般选用 0.032 英寸 ×260 cm 的亲水涂层导丝）将输送鞘管直接送至靶血管位置，然后送入封堵器。目前临床上应用的大多数输送鞘管带有侧臂，封堵器到位后可通过侧臂注入造影剂，观察封堵效果。一般不需要另外穿刺对侧股动脉用于封堵后造影。如选用冠状动脉介入指引导管，也可以通过“Y”字形接头注入造影剂，观察封堵效果。如封堵器大小合适，封堵效果良好，则可释放封堵器，并重复注入造影剂，观察最终的封堵效果。

对于相对较小的冠状动脉瘘，可以选用弹簧圈进行封堵，如选用弹簧圈进行封堵治疗，输送导管可选用 4 F 或 5 F 的导管，同样在导引导丝指引下将导管送到靶血管处，然后送入弹簧圈。第一个弹簧圈的定位和释放非常重要，一旦其准确到位，后续操作就相对简单而安全了。可根据需要置入一个或多个弹簧圈，以达到最佳封堵效果。但对于这类较小的瘘管，目前最常用的还是选用微导管作为输送鞘管，送入可控或不可控弹簧圈进行封堵。具体方法如下：通过股动脉或桡动脉路径插入 6 F 或 7 F 冠状动脉指引导管到冠状动脉开口处，通过指引导管送入 0.014 英寸的冠状动脉介入导丝和直径 2 F 的微导管，直至靶血管需要封堵的位置。退出导丝，通过微导管送入弹簧圈进行封堵，可根据需要送入一个或多个弹簧圈。难点是有时寻找靶血管开口处很困难。由于此类冠状动脉瘘，其走行多较扭曲，微导管有时很难被送到靶血管的远端。解决的方法是选用头端较柔软的冠状动脉导引导丝（如 Runthrough NS 导丝、SION 导丝）和支撑力强的指引导管（如 XB、EBU 指引导管）等。

目前通过微导管进行弹簧圈封堵的成功率很高，部分中心甚至接近 100%，但绝大多数在即刻不能完全封堵，在其后的造影随访中，尽管分流量较术前有所减少，然而超过半数的患者仍有较明显的残余分流。针对这种情况，作者所在中心借鉴脑血管病的介入治疗经验，采用弹簧圈联合 Onyx 胶进行封堵，取得了良好的效果，对 26 例患者进行封堵，成功率 100%，23 例患者即刻封堵完全，无残余分流，有 3 例患者存在少量的残余分流[8]。具体操作：在导丝的引导下将专用微导管（Onyx 胶具有一定腐蚀性，会使普通的微导管变形甚至损坏）送入或接近畸形团或者最狭窄部位，通过超选择造影来确认微导管位置是否合适，先送入 2 ～ 3 根弹簧圈，尽量成团，造影确认分流量明显减少，然后以 0.25 ml DMSO 缓慢冲洗微导管后缓慢注射 Onyx 胶。注射速度尽量要慢，防止冲击至远段进入功能血管或往近段反流至冠状动脉，具体量以达到满意的栓塞效果为准。

2）经股静脉路径逆行封堵法：适用于冠状动脉瘘的血管粗大、曲折盘绕、管道途径较长，从动脉途径难以到达理想的封堵位置，或瘘管的开口位于右心房或右心室者。方法是使用 6 F Judkin（JR4）右冠状动脉指引导管或 XB、EBU 左冠状动脉指引导管，超选至右冠状动脉或左冠状动脉开口处，插入 0.032 英寸 ×260 cm 的亲水涂层导丝，通过瘘管到达右心系统，然后通过股静脉送入圈套器，捕获导丝并将其拉出体外，建立动脉-静脉轨道。再通过股静脉途径，沿导丝送入输送鞘管，到瘘口上方，送入适当的封堵器进行封堵。之所以选用冠状动脉介入指引导管，而不是普通的多功能导管，是因为指引导管的内腔比普通多功能导管大很多，可以深插入瘘管内，在封堵前注射造影剂，有利于准确判断瘘管最狭窄处的直径。封堵器到位后，可注入造影剂，观察封堵的效果。

3）封堵试验：封堵试验是封堵治疗冠状动脉瘘的重要步骤，方法是将球囊放置于拟封堵的靶血管处，用稀释的造影剂完全充盈球囊，阻断血流，观察 15 ～ 20 min，如心电图出现 ST 段抬高或下移，T 波改变或患者出现心绞痛症状，则此类患者不适合行封堵治疗。由于近年来在冠状动脉瘘封堵中，封堵器械多选择可控释放装置，一旦封堵装置到位，如患者出现上述心肌缺血表现，可迅速回收，因此封堵前一般也可不行封堵试验。

4）术后处理：封堵治疗术后，按先天性心脏病封堵治疗术后处理，即静脉应用抗生素预防感染，传统的经验是肝素抗凝治疗 3 ～ 5 天，应用小剂量（2 mg/kg）阿司匹林 1 ～ 6 个月左右。进行抗凝、抗血小板治疗的目的是防止血栓延伸到封堵器械近端的冠状动脉内，也预防操作过程中导丝或导管可能对冠状动脉内膜造成的损伤，继发冠状动脉内血栓形成。然而，作者所在中心近年的经验是冠状动脉瘘封堵后，尤其是巨大右冠状动脉瘘的封堵治疗可以不予抗血小板治疗，瘘的近端血栓形成可以进一步将瘘口的部位封堵完全，而右冠状动脉开口部位由于血流的快速冲刷，血栓形成的风险较低。对于右冠状动脉心肌供血区域，作者所在中心通过对多例患者进行长达 5 年以上的随访发现，右冠状动脉瘘有效封堵后，左侧冠状动脉向右侧提供了丰富的侧支循环，在封堵后有效矫正了血流动力学异常，患者并无新发的胸闷、胸痛等症状（图 14-9）。对于术后停用抗血小板药物的长期有效性和安全性，作者所在

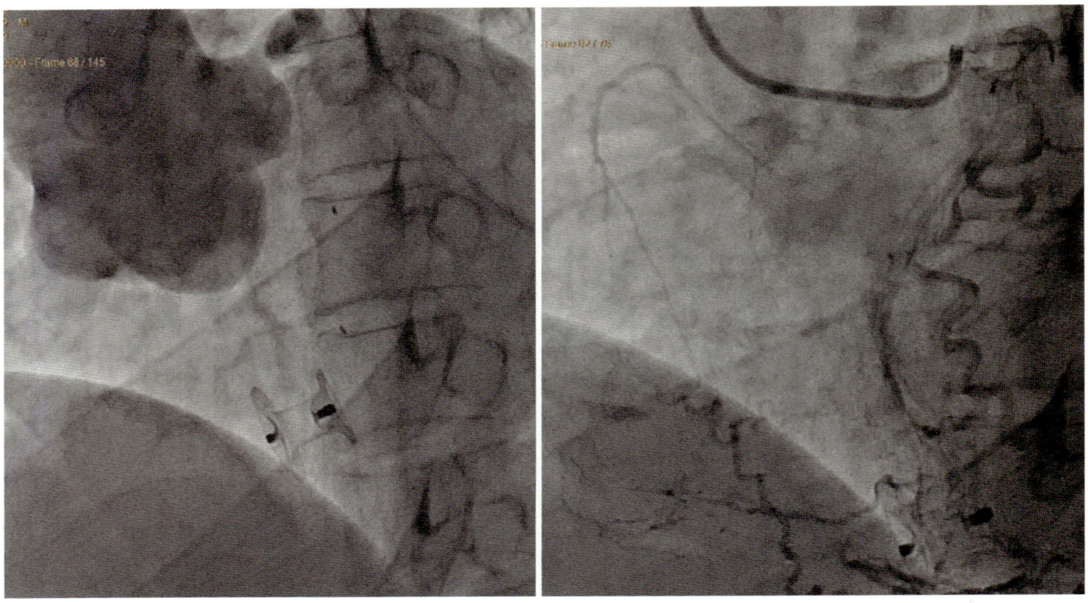

图 14-9　右冠状动脉巨大冠状动脉瘘封堵 7 年后左冠状动脉提供右侧侧支循环

中心仍在进一步随访中。

（6）并发症的处理

1）封堵器脱落：多与术中未能准确测量冠状动脉瘘管直径、瘘口的大小，从而使封堵器选择不当所致。预防的方法是尽可能选择可控释放封堵器械，确保封堵装置不会脱落后再释放。一旦发生封堵器脱落，多数情况下可以用介入的方法回收，必要时需行外科手术干预。

2）心肌缺血或急性心肌梗死：不常见，可能与正常供血冠状动脉支闭塞或冠状动脉内血栓形成有关。预防的方法是尽可能封堵瘘口的远端，术中使用足够量的肝素抗凝，术后给予短期的抗血小板治疗。

3）术后溶血：较少见，与残余分流有关。可先试用止血药物、糖皮质激素及碳酸氢钠治疗。如无效，则考虑重新封堵或外科手术治疗。

近年来随着封堵器械与输送装置的不断改进和完善，经导管封堵治疗冠状动脉瘘已成为主流方法，与传统的外科手术治疗相比，具有不需要体外循环、创伤小、痛苦小、操作安全和不遗留体表瘢痕的优点。介入医师良好的操作技术和选择合适的封堵器械是治疗成功的关键。

第二节　冠状动脉瘘的影像学评估及指导性价值

一、病例一　多发性冠状动脉–肺动脉瘘封堵

（一）病情简介及影像学评估

患者男，54 岁。2002 年 7 月因阵发性胸痛 2 天、加重 5 h，诊断“急性下壁心肌梗死”而入我院，并行尿激酶溶栓治疗，恢复良好。2003 年 1 月因阵发性室上性心动过速在外院行射频消融治疗，但之后仍时有胸闷胸痛，活动后加重。2004 年 4 月 23 日行冠状动脉造影，显示：右冠状动脉近段发出一直径 2.5 mm 的血管迂曲瘘至肺动脉（图 14-10A）；回旋支中段亦发出一迂曲血管瘘至肺动脉（图 14-10B）。因患者有心绞痛症状，决定实施右冠状动脉–肺动脉瘘封堵术。

（二）介入治疗

冠状动脉瘘的患者，部分以心肌缺血、心绞痛为主要临床表现，尤其是在存在冠状动脉粥样硬化的患者。该患者首发症状是急性下壁心肌梗死，溶栓后再发胸闷胸痛，但在之后的冠状动脉造影，并未发现有血流动力学意义的冠状动脉狭

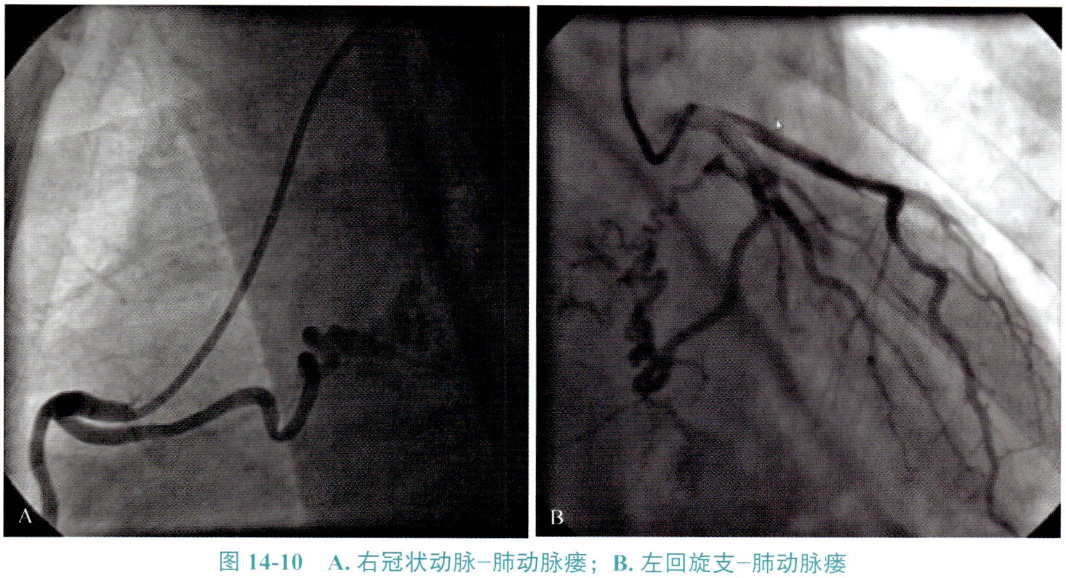

图 14-10　A. 右冠状动脉–肺动脉瘘；B. 左回旋支–肺动脉瘘

窄，而是发现患者存在多发性冠状动脉-肺动脉瘘，遂决定行封堵治疗。

经7 F股动脉鞘管，插入Judikin 7 F右冠状动脉指引导管，并超选至右冠状动脉开口处，经指引导管插入0.014英寸PTCA导丝（BMW）至右冠状动脉，并进入畸形血管远端，沿导丝送入Cordis 3.0 mm×20 mm球囊，以4 atm充盈球囊10 s，造影显示远端血流完全消失（图14-11A）。观察10 min，患者无特殊不适，心电图无变化，血压、心率正常。退出球囊，送入Cordis Prowler Pus微导管至畸形血管中段，先后送入Cook公司3 mm×4 mm和3 mm×3 mm非可控带毛弹簧圈各2个，20 min后造影显示畸形血管远端血液明显减少（图14-11B），退出微导管及指引导管，结束手术。

患者术后仍时有胸闷、胸痛，活动时加重。于2007年1月再次住院治疗。冠状动脉造影显示右冠状动脉-肺动脉瘘仍存在较多残余分流，可能与第一次封堵时弹簧圈释放位置太靠远端（图14-12A），以及左回旋支-肺动脉瘘分流量较大有关（图14-12B）。先对右冠状动脉-肺动脉瘘进行封堵，方法同第一次，封堵后远端血流量明显减少（图14-12C）。然后封堵左回旋支-肺动脉瘘，选用XB3.5指引导管，Cordis Prowler Plus微导管＋0.014英寸BMW PTCA导丝至畸形血管中段，先后送入Cook公司3 mm×4 mm和3 mm×3 mm非可控带毛弹簧圈各2个，造影显示封堵效果良好（图14-12D）。术后患者胸痛症状完全缓解，随访至今，无胸闷胸痛症状。

（三）影像学评估及指导性价值

第一次封堵仅对右冠状动脉-肺动脉瘘进行了封堵，而未对回旋支-肺动脉瘘进行干预。结果封堵后患者仍有心绞痛发作，再次造影显示第一次封堵的右冠状动脉-肺动脉瘘仍有较多的残余分流，分析原因可能与弹簧圈释放的位置太靠远端有关，这主要是由于当时的经验不足。第二次封堵治疗，吸取了第一次的经验教训，将弹簧圈释放至合适的位置，同时对回旋支-肺动脉瘘进行了封堵，最终取得了良好的效果。

二、病例二　冠状动脉瘘并发冠状动脉瘤的介入治疗

（一）病情简介及影像学评估

患者男，75岁，于2个月前晨起及劳累后反复出现胸闷、胸骨后压缩性胀痛，持续约1～2 min，同时伴心悸，心率最高达110次/分，休息可缓解。心脏彩超：左心房略增大；主动脉瓣少量反流（瞬时反流量均为3 ml）；左心室肌顺应性下降；左心室收缩功能正常。2010年12月21日冠状动

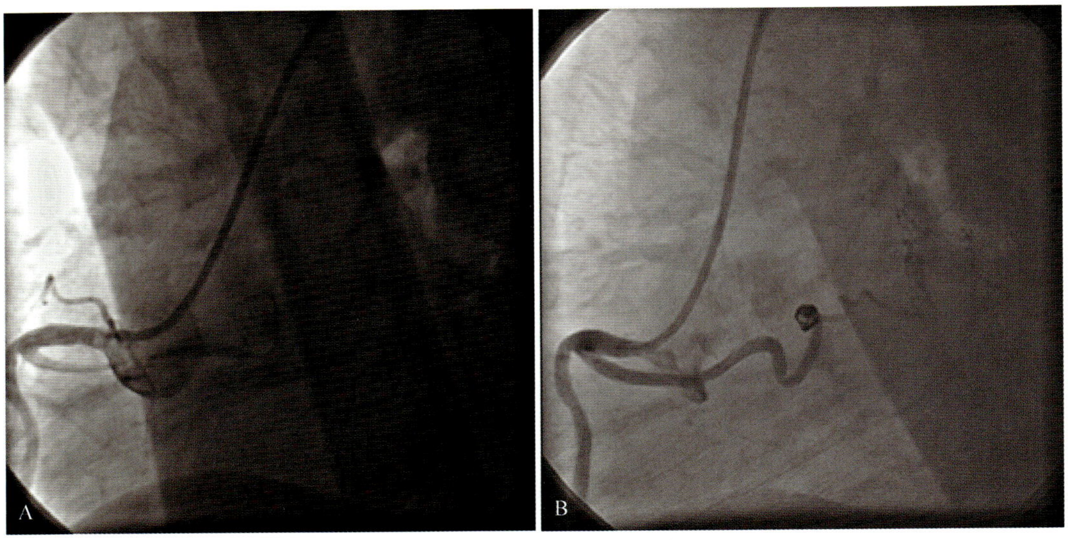

图14-11　A. 球囊封堵试验；B. 弹簧圈封堵后

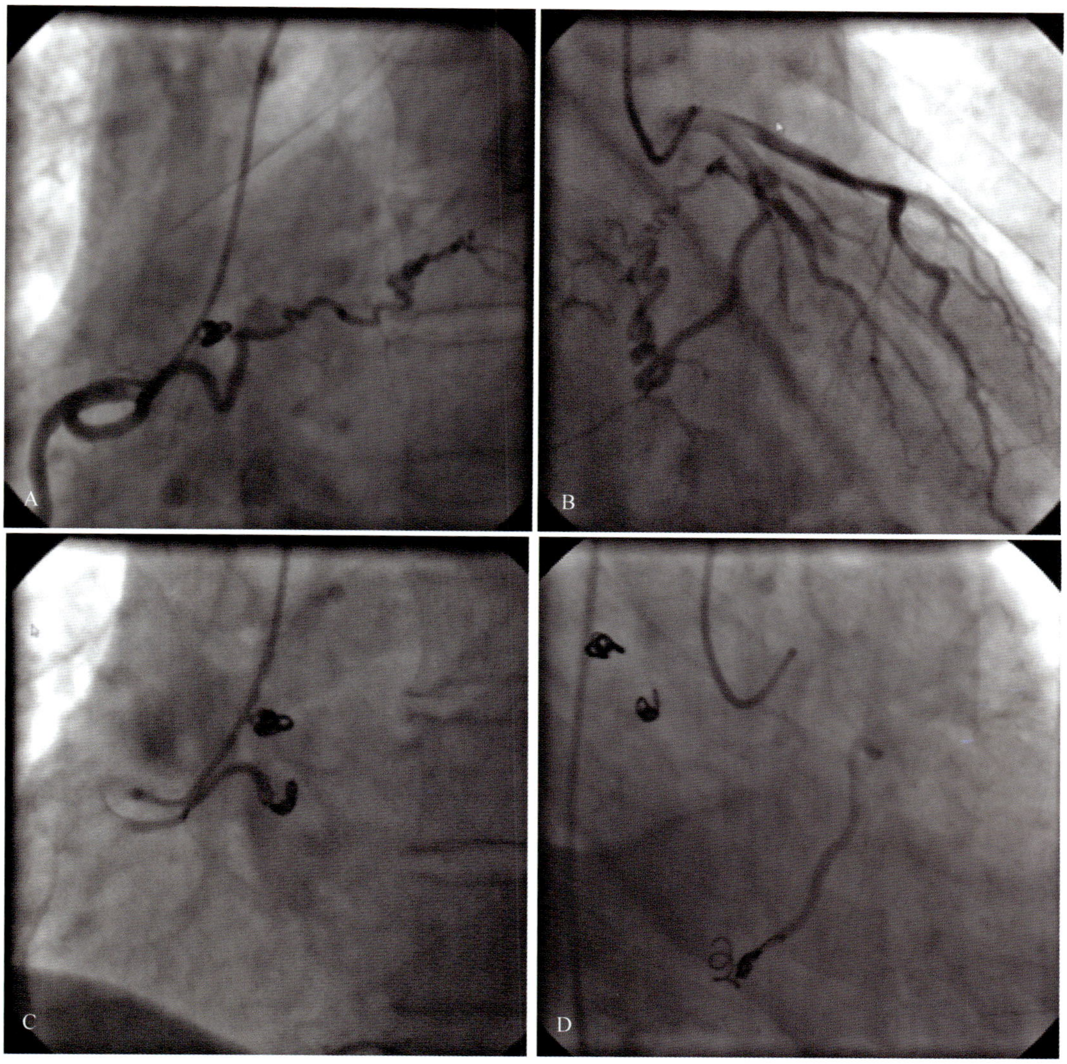

图 14-12 A. 右冠状动脉–肺动脉瘘残余分流；B. 左回旋支–肺动脉瘘；C. 右冠状动脉–肺动脉瘘再次封堵后；D. 左回旋支–肺动脉瘘封堵后

脉造影显示：左右冠状动脉系统未见明显狭窄。前降支近段发出一扭曲血管，直径约 3 mm，中段形成一球形血管瘤，直径约 3 cm（图 14-13A），瘤体远端血管扭曲，引流到肺动脉。右冠状动脉起始部发出异常血管，直径约 2.5 mm，迂曲引流到肺动脉，形成右冠状动脉–肺动脉瘘（图 14-13B）。因患者有心绞痛症状，冠状动脉未见明显狭窄，决定实施右冠状动脉–肺动脉瘘封堵术。

（二）介入治疗

选用 6 F XB3.0 左冠状动脉指引导管，超选至左冠状动脉开口处，将 Progreat 2.0 F 微导管及 0.014 英寸 Runthrough NS 导丝，送至冠状动脉瘤入口处（图 14-14A）。退出导丝，经微导管先后送入 2 枚 3 mm×10 cm NXT（The endovascular company）电解脱可控弹簧圈至动脉瘤入口处，造影示瘤体血供明显减少（图 14-14B）。进一步行右冠状动脉–肺动脉瘘封堵，将 6 F JR4 右冠状动脉指引导管插至右冠状动脉开口处，送入 Progreat 2.0 F 微导管及 0.014 英寸 Runthrough NS 导丝至瘘的中段，先后送入 2 枚 3 mm×10 cm NXT（The endovascular company）电解脱可控弹簧圈，造影显示该血管远端血流明显减少（图 14-14C），手术成功。

（三）影像学评估及指导性价值

该患者为老年男性，临床表现为不典型心绞

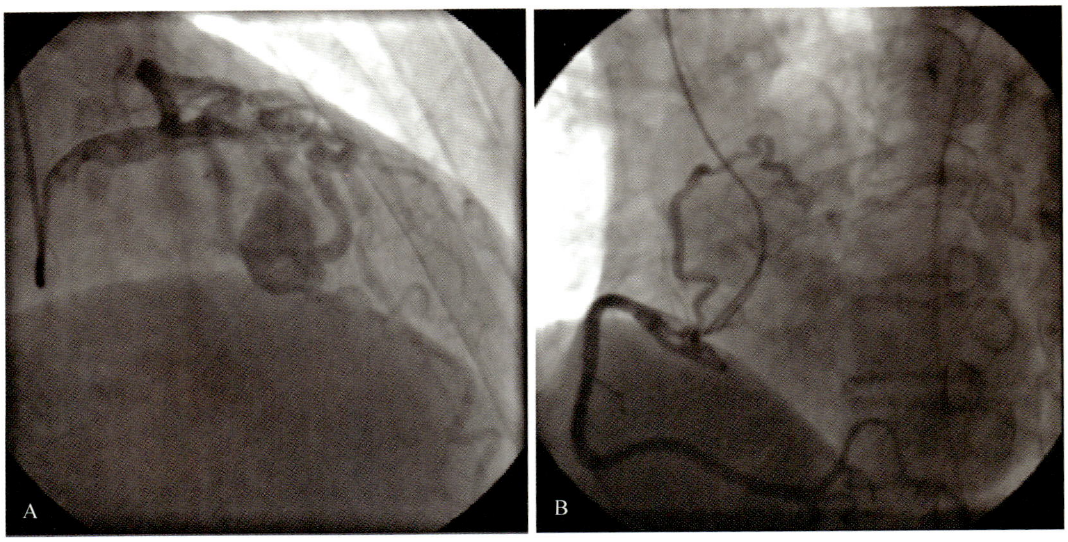

图 14-13　A. 冠状动脉–肺动脉瘘并冠状动脉瘤；B. 右冠状动脉–肺动脉瘘

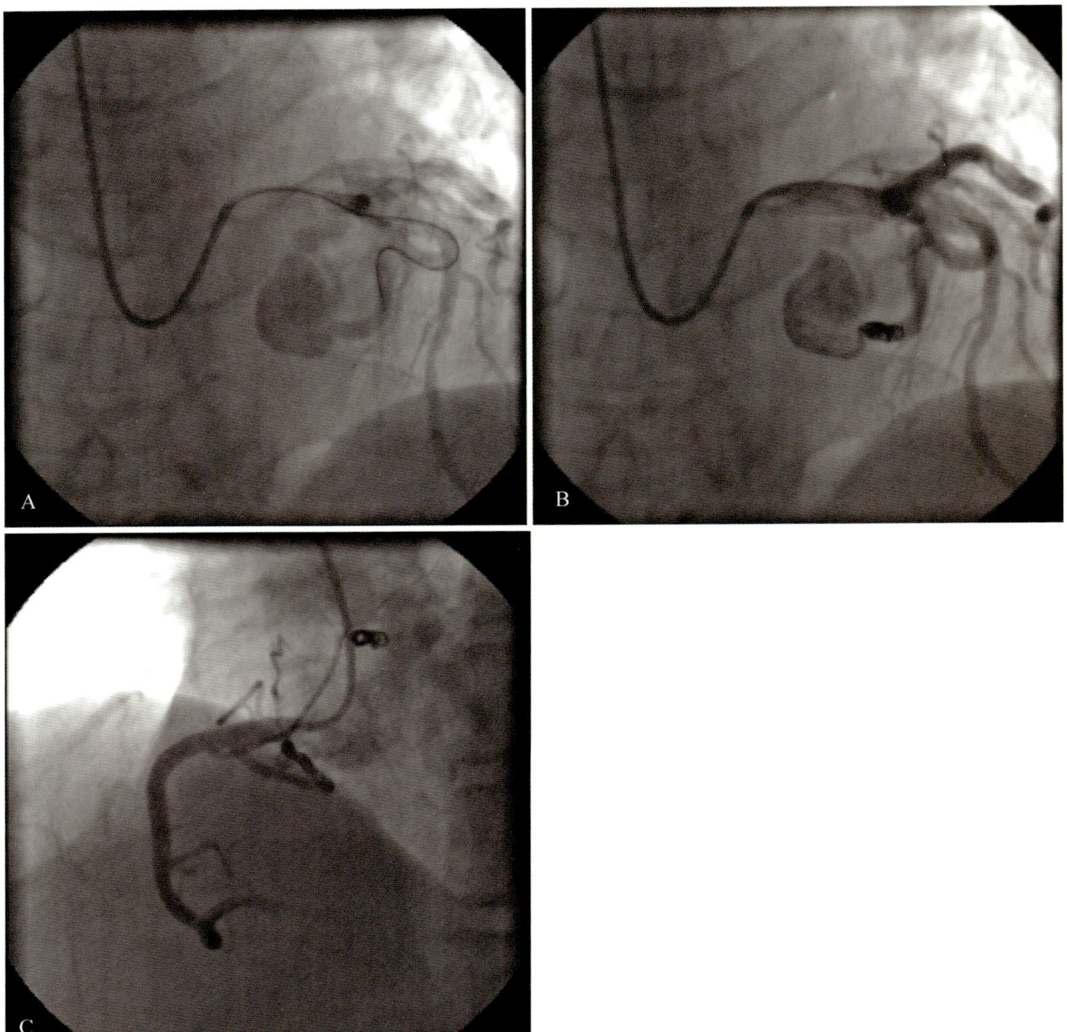

图 14-14　A. 微导管到位；B. 弹簧圈释放后；C. 右冠状动脉–肺动脉瘘封堵后造影

痛。造影发现左、右冠状动脉均存在冠状动脉瘘，且左冠状动脉-肺动脉瘘的畸形血管形成了巨大的瘤样扩张。研究显示，极少数冠状动脉瘘患者会发生猝死，可能由畸形的血管发生了瘤样扩张，继而瘤体破裂，引起急性心脏压塞所致。因此该患者存在心绞痛症状，并有冠状动脉瘤破裂的危险性，封堵治疗是强适应证。在治疗策略上，封堵器械选用了电解脱可控弹簧圈，增加了手术的安全性。该类弹簧圈的特点是所需输送导管较细，弹簧圈的解脱通过电解器进行。但操作过程需要一定的技巧，要求操作者具有良好的冠状动脉介入治疗基础，能熟练操控冠状动脉内导丝。另外，在微导管选用上，应尽可能选用小直径的微导管，此类微导管与较大直径的微导管相比更加柔软，容易通过迂曲的靶血管到达弹簧圈所要释放的位置。在推送释放弹簧圈的过程中，应全程在透视下进行，动作轻柔、缓慢，避免操之过急而将微导管弹出，使操作过程失败。

三、病例三　同期治疗冠状动脉狭窄和冠状动脉瘘

（一）病情简介及影像学评估

患者男，70 岁，反复发作心悸 20 年余，1 个月前因劳累后出现夜间心前区疼痛，呈压榨样，伴大汗，就诊于当地医院，心电图提示慢性冠状动脉供血不足。体检：未发现明显阳性体征。冠状动脉造影显示：左前降支分出对角支后局限性狭窄 80%，远端及对角支无明显狭窄，回旋支无明显狭窄，但远端迂曲延伸与肺动脉异常交通，形成回旋支-肺动脉瘘（图 14-15）。考虑患者心绞痛症状与前降支狭窄和左回旋支-肺动脉瘘均有关系，决定同期行冠状动脉内支架植入术和冠状动脉-肺动脉瘘封堵术。

（二）介入治疗

经桡动脉鞘管插入 6 F XB3.5 左冠状动脉指引导管至左冠状动脉开口处，导入 0.014 英寸

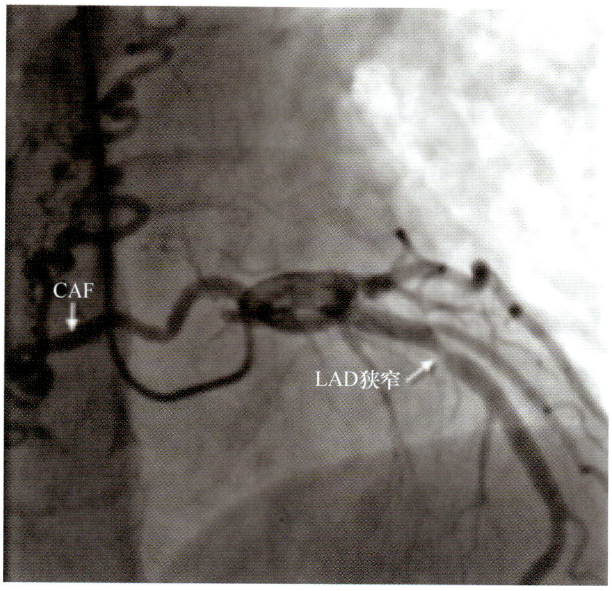

图 14-15　A. 左冠状动脉造影显示冠状动脉-肺动脉瘘和左前降支（LAD）狭窄

Runthrough NS 导丝到前降支远端，于前降支中段植入 4.0 mm×10 mm 药物洗脱支架一枚，再造影显示支架贴壁良好，无残余狭窄（图 14-16A）。退出 Runthrough NS 导丝，与 2 F Progreat 微导管一起至回旋支瘘管远端，退出导丝，沿微导管送入 Helix 3 mm×10 cm 电解脱弹簧圈至回旋支远端，造影显示回旋支远端血流明显减少（图 14-16B），通过电解器释放弹簧圈，手术成功。

（三）影像学评估及指导性价值

相当一部分冠状动脉瘘的患者是因“心绞痛”行选择性冠状动脉造影时偶然发现的，部分患者同时存在冠状动脉狭窄和先天性冠状动脉瘘。对于此类患者，对于有血流动力学意义的冠状动脉狭窄（一般狭窄程度达 75% 以上），可以同时完成冠状动脉内支架植入和冠状动脉瘘的封堵治疗。如果瘘的血管起源于冠状动脉狭窄处，首选的治疗方法是植入覆膜支架，既封堵了冠状动脉瘘，又解除了冠状动脉狭窄，起到“一石二鸟”的作用。该患者冠状动脉狭窄位于左前降支，而瘘血管起源于左回旋支，因此采取了先行冠状动脉内支架植入，再行冠状动脉瘘封堵的治疗策略，取得了良好的治疗效果，同时避免了患者接受二次手术，减轻了患者痛苦。由于术中所用的冠状动

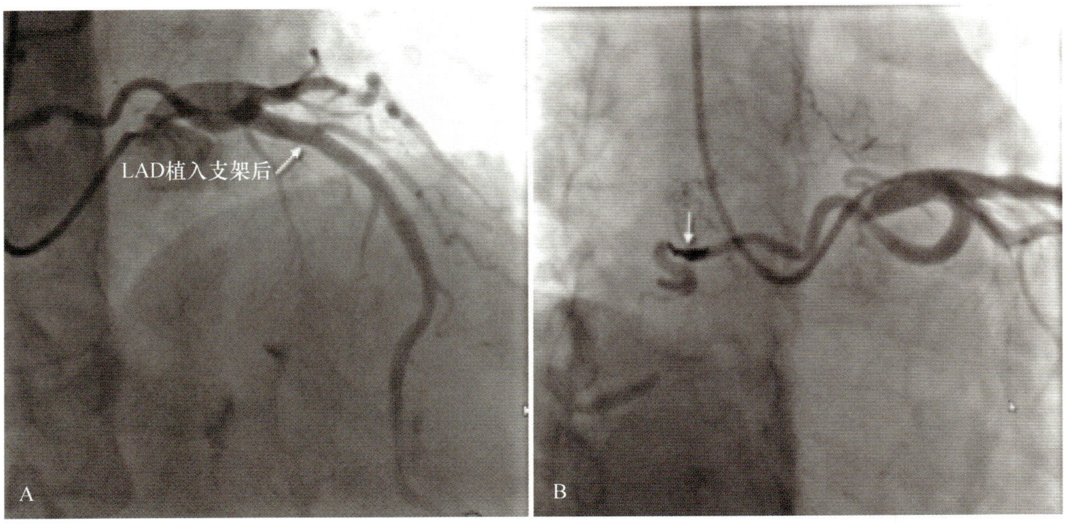

图 14-16　A. 前降支植入 4.0 mm×10 mm 支架；B. 封堵后造影，分流消失

脉指引导管、PTCA 导丝等器械均可用于冠状动脉瘘的封堵治疗过程，也极大地减轻了患者经济负担。

四、病例四　巨大左冠状动脉-右心室瘘介入治疗

（一）病情简介及影像学评估

患者女，26 岁，体检发现心脏杂音 20 年。查体：心前区可闻及舒张期杂音。心脏彩超示：先天性心脏病，左冠状动脉-右心室瘘；心脏各房室大小正常；左心室收缩功能正常。在局麻下穿刺右侧股动脉，行冠状动脉造影，发现左冠状动脉回旋支异常粗大、迂曲，最后引流到右心室（图 14-17）。右冠状动脉未见异常。穿刺右股静脉，行右心导管检查，示右心室、肺动脉压力正常。

（二）介入治疗

经股动脉鞘管插入 6 F JL4 冠状动脉指引导管至左冠状动脉，再经导管插入 0.032 英寸 260 cm 超滑导丝，经回旋支瘘血管到达右心室、右心房，最终到上腔静脉（图 14-18A）。经股静脉鞘管插入 6 F 多功能导管到上腔静脉，用圈套器将超滑导丝拉出体外，建立右股动脉-冠状动脉瘘-右心室-右心房-下腔静脉-股静脉轨道（图 14-18B）。

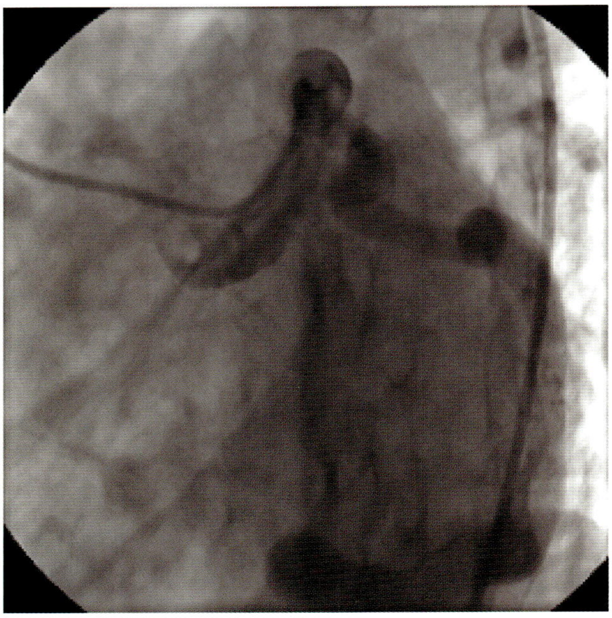

图 14-17　异常粗大、迂曲的回旋支-右心室瘘

将 6 F JL4 冠状动脉指引导管沿轨道钢丝深插至瘘血管的远端，注入造影剂，显示瘘管出口最窄径约 5 mm（图 14-18C）。退出股静脉鞘管，沿导丝插入 7 F 抗折输送鞘管，通过下腔静脉-右心房-右心室到冠状动脉瘘右心室开口处远端，退出扩张管，保留导丝。经输送鞘管送入 8 mm 动脉导管未闭封堵器（上海形状记忆合金材料有限公司）到瘘管开口处，释放后造影显示封堵器位置良好（图 14-18D），听诊杂音消失。术后心脏彩超示：左冠状动脉-右心室瘘封堵成功，封堵器位置良好，无残余分流。

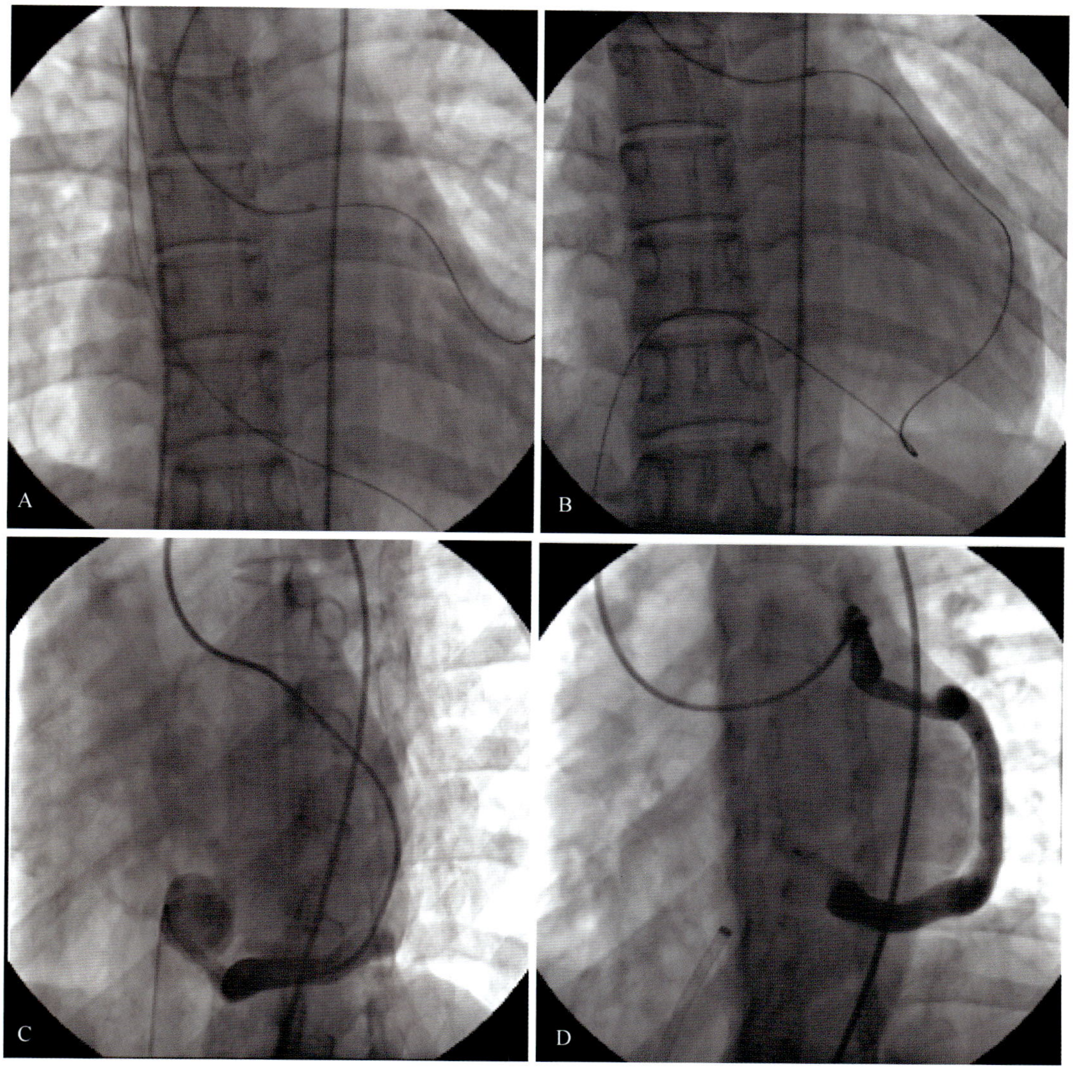

图 14-18 A. 导丝到达上腔静脉；B. 轨道建立成功；C. 造影显示瘘的最窄径；D. 封堵后造影

（三）影像学评估及指导性价值

本例患者属于巨大冠状动脉-右心室瘘，临床症状、体征典型，血流动力学改变明显，是经导管封堵治疗的强适应证。治疗策略选择了建立动脉-静脉轨道、经股静脉途径逆行送入封堵器的方法。治疗过程中，在建立了动脉-静脉轨道后，先将经股动脉插入的 6 F 冠状动脉指引导管，沿导丝深插到瘘血管的远端近右心室出口处，注入造影剂，进一步明确了瘘口的大小和位置，为封堵器大小的选择提供了更客观的依据。另外，通过股静脉途径，插入输送鞘管，一方面减少了输送鞘管对股动脉的损伤，另一方面逆行送入动脉导管未闭封堵器，使封堵器的带盘片侧位于压力高的一面，更符合动脉导管封堵器的设计理念，可以有效地避免封堵器释放后移位。

五、病例五　应用覆膜支架治疗冠状动脉-右心房瘘

（一）病情简介及影像学评估

患者男，68 岁，活动后胸闷 3 个月余，休息后可缓解。于外院行冠状动脉造影示：右冠状动脉未见明显异常，左回旋支见一瘘发出入右心房，尝试封堵失败，为进一步治疗入我院。局麻下行冠状动脉造影示：左主干、前降支未见明显狭窄，回旋支近段发出一直径约 8 mm 的瘘管，瘘管扭曲，最终流入右心房（图 14-19）。

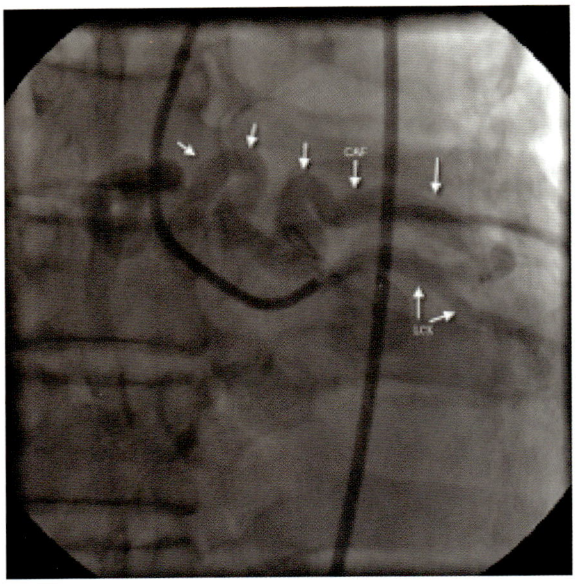

图 14-19　左回旋支瘘入右心房

（二）介入治疗

经股动脉鞘管送入 7 F XB3.5 冠状动脉指引导管至左冠状动脉开口处，经此导管送入 Progreat 微导管及 BMW 0.014 英寸导丝入瘘管内，退出导丝，沿微导管送入一枚 EV3 10 mm×30 cm 弹簧圈至瘘管内，因瘘管粗大、血流快，弹簧圈无法固定，随血流到达右心房。将 6 F 多功能导管经股静脉送入右心房，沿多功能导管送入圈套器，拟将 EV3 10 mm×30 cm 弹簧圈拉出体外，建立右股动脉-回旋支-瘘管-右心房-下腔静脉-右股静脉通道，但在此过程中，弹簧圈可脱解段与推送段自行断开，无法通过此方法建立轨道。将 7 F XB3.5 指引导管送至左冠状动脉开口处，送入 BMW 操作定向导丝至瘘管开口，再送入 0.032 英寸 260 cm 超滑导丝至瘘管中段，尝试将指引导管送入瘘管内，然后经指引导管送入血管塞（plug）进行封堵。但指引导管仅能被送至左回旋支，而无法被送入瘘管内。多次尝试成功后，患者突感胸痛，造影显示回旋支分出瘘管后部位出现夹层，远端无血流（图 14-20A）。立即送入 Runthrough NS 0.014 英寸 180 cm 导丝至回旋支远段，沿导丝送入 Voyager 2.5 mm×15 mm 球囊至回旋支夹层处，以 8 atm 的压力预扩张，退出球囊，送入 NC Mercury 3.5 mm×16 mm 覆膜支架至回旋支近段，支架近段覆盖瘘管开口、远端覆盖夹层入口。以 18 atm 压力、持续 10 s 扩张释放支架，退出支架球囊，再送入 MONORAIL 3.5 mm×12 mm 后扩张球囊到支架内，以 22 atm 压力、持续 10 s 扩张两次，再造影示支架贴壁良好，同时显示瘘管内血流明显减少（图 14-20B），10 min 后重复造影瘘管内血流基本消失（图 14-20C）。患者胸痛等症状缓解。退出球囊、导管、导丝，拔除股动脉鞘管，加压包扎，结束手术。术后 3 天复查心脏超声，术前存在的右心房内花色血流消失，说明冠状动脉瘘成功治愈。

（三）影像学评估及指导性价值

本例患者的回旋支-右心房瘘血管极度扭曲，且瘘血管较粗、血流速度快，尝试弹簧圈治疗失败后，决定通过 7 F 冠状动脉指引导管使用血管塞进行封堵。但由于回旋支开口的角度问题，经多次尝试，指引导管未能送入瘘管内，并引起回旋支夹层、远端血流中断。为治疗回旋支夹层而植入覆膜支架，同时将瘘血管的开口处闭合，最终取得了满意的疗效。然而，在实际操作中，笔者建议应尽量避免此类情况的发生，其潜在的危险是一旦发生冠状动脉夹层而又无法进行有效的治疗，会引起急性心肌梗死，严重时可造成不良后果。覆膜支架治疗冠状动脉瘘最适合的情况是瘘血管的起源处存在冠状动脉硬化，且存在有血流动力学意义的狭窄，植入覆膜支架，既可以封堵冠状动脉瘘，又可以解除狭窄。该患者植入覆膜支架，是无奈之举，但取得了不错的效果。

六、病例六　弹簧圈联合 Onyx 胶完全封堵巨大前降支-肺动脉瘘

（一）病情简介及影像学评估

病史：患者女，57 岁，活动后胸闷、气促 2 月余，休息数分钟可缓解，未予特殊诊治，其后上述症状反复发作，为进一步治疗入我院。既往：高血压病史 10 年，血压控制尚可。否认糖尿病、高脂血症病史。局麻下经桡动脉行冠状动脉造影示：左主干、前降支未见明显狭窄，前降支近段

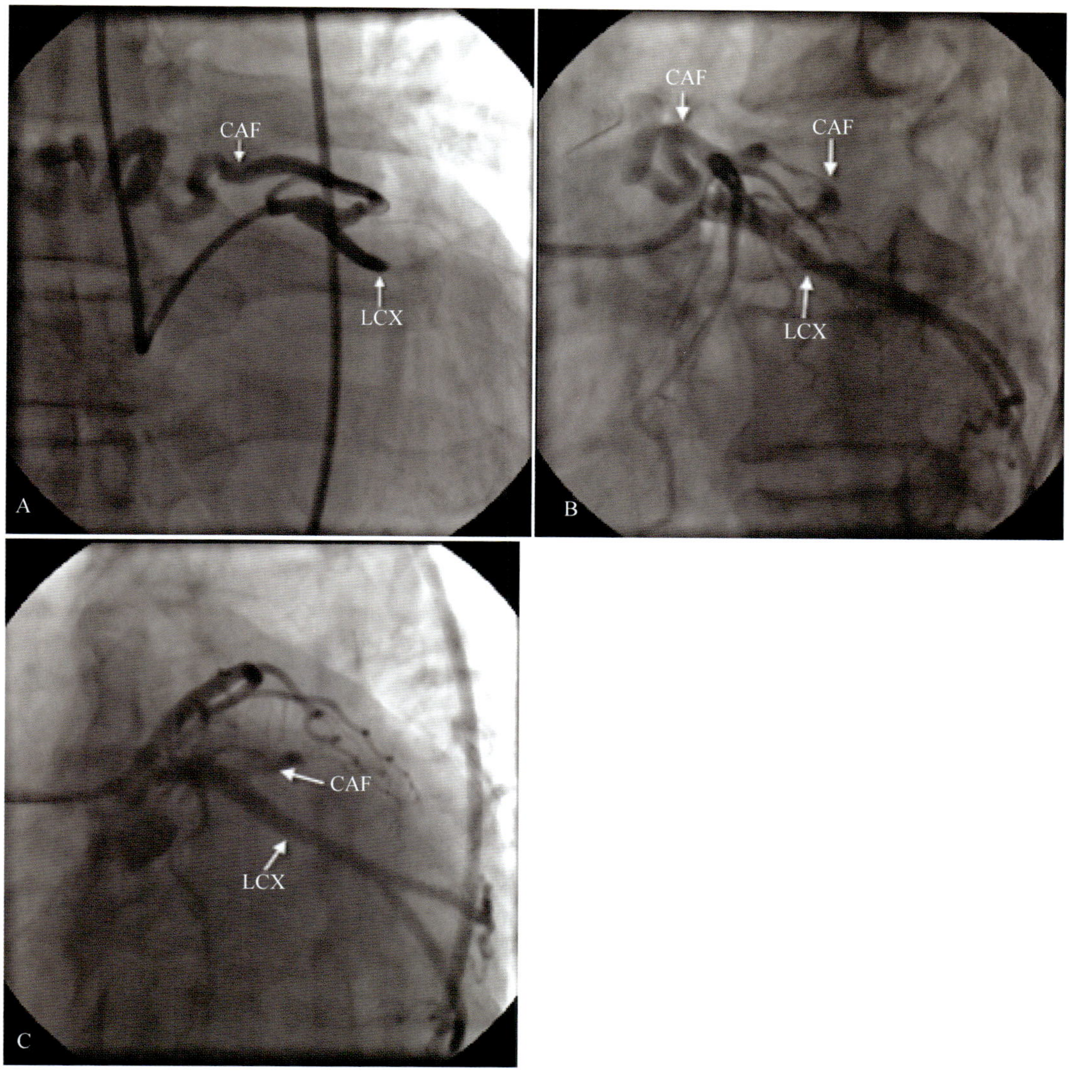

图 14-20　A. 回旋支（LCX）夹层，远端血流消失；B. 回旋支植入覆膜支架后造影；C. 最终结果

发出巨大的瘘管，瘘管较长且极度扭曲，最终流入肺动脉（图 14-21）。

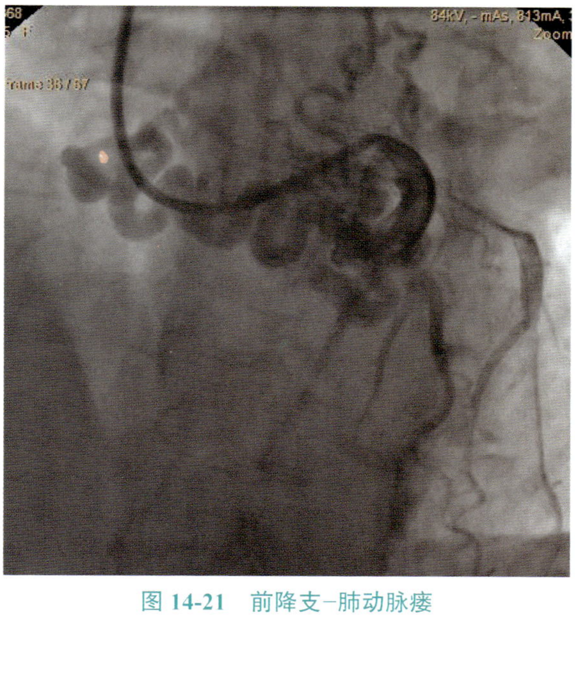

图 14-21　前降支-肺动脉瘘

（二）介入治疗

送入 6 F EBU3.5 冠状动脉指引导管至左冠状动脉开口处，经此导管送入 FINECROSS 微导管及 Runthrough 0.014 英寸导丝至瘘管中段，退出导丝，沿微导管送入 8 mm×30 cm、7 mm×30 mm、5 mm×20 cm 弹簧圈至瘘管内，造影提示仍有较明显的残余分流（图 14-22A）。退出微导管，送专用的 Mirage 导丝及 Rebar 微导管至瘘管内弹簧圈近段，造影提示微导管位于正确位置，2 mm 注射器抽取肝素盐水反复冲洗去除微导管内的造影剂，用专用注射器抽取 0.8 ml DMSO 溶液，充分注满

微导管死腔，垂直微导管，取下 DMSO 注射器，用剩余的 DMSO 注满微导管端口，抽取震荡后的 Onyx 胶，连接微导管尾端，注射器和微导管端口迅速垂直翻转，以便形成 Onyx 和 DMSO 之间的迅捷结合。以每分钟 0.16 ml 的速度缓慢而稳定地开始注射 Onyx 取代 DMSO，共注射约 1 ml，造影提示瘘管完全封堵（图 14-22B）。退出球囊、导管、导丝，拔除桡动脉鞘管，加压包扎，结束手术。

（三）影像学评估及指导性价值

随着心血管疾病介入治疗器材的不断改进与介入治疗技术的提高，通过介入治疗手段获得治愈的冠状动脉瘘患者逐渐增多。目前用于冠状动脉瘘封堵的器械主要是弹簧圈，但弹簧圈的即刻及远期完全封堵率均较低，很大一部分患者仍然有残余分流。Onyx 胶是由美国 MTI 公司生产的一种新型非黏附性液体血管内栓塞材料，其成分为 EVOH，及其溶剂二甲基亚砜（DMSO）和钽粉的悬浊液，目前常用于脑动静脉畸形及脑动脉瘤的封堵。EVOH 在畸形血管团内的沉淀析出是一种物理过程，故不会与导管粘连，有利于长时间注射，与其他栓塞材料相比有更高的可控性和弥散性。Onyx 其黏稠度高，弥散可控性好，在血液中的流动主要是靠导管的推注力，并且会按照压力梯度从高向低弥散，使其在畸形血管团内更好地弥散，从而极大地提高了栓塞的效率。且当 Onyx 胶和血液或任何水溶剂接触时，溶剂 DMSO 可迅速挥发，EVOH 聚合物即结晶析出，像熔岩一样自外向内逐渐固化突变，最后成为一团包含有钽粉的海绵状固体物，从而闭塞病灶，在彻底固化完成之前，其液态中心仍可继续流动，与血管形状严密吻合，能完全地填塞病变部位，使冠状动脉瘘有着较高的完全封堵率。本例患者瘘管较粗，植入 3 枚弹簧圈后仍有较大分流，疗效不理想，而且有溶血的风险，传统方法是继续植入弹簧圈，但会增加患者费用，而且即使再植入多枚弹簧圈仍不一定能够完全封堵，因此，我们借鉴了脑血管病介入治疗的方法和经验，在国际上首次应用 Onyx 胶联合弹簧圈封堵冠状动脉瘘，取得了良好的效果。当然，该方法有很多操作要点，需要经过专业的培训才能熟练掌握，否则盲目操作会导致严重的后果。

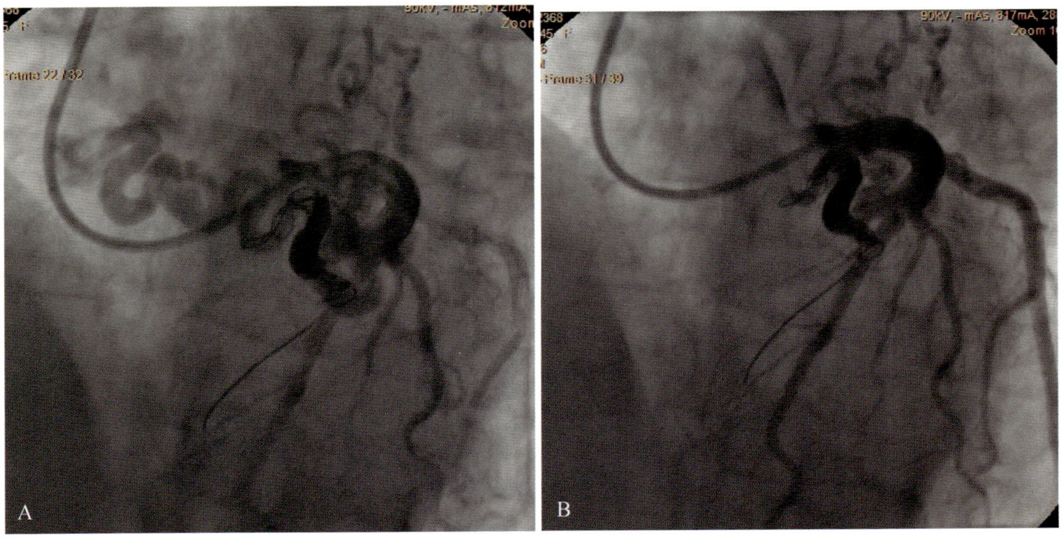

图 14-22　A. 植入 3 枚弹簧圈后仍有较大的分流；B. 注入 Onyx 胶后瘘前向血流完全消失

参考文献

[1] Yamanaka O，Hobbs RE. Coronary artery anomalies in 126，595 patients undergoing coronary arteriography. Catheterization and Cardiovascular Diagnosis，1990，21：28-40.

[2] Luo L，Kebede S，Wu S，et al. Coronary artery fistulae. The American Journal of the Medical Sciences，2006，332：79-84.

[3] 赵仙先 . 巨大冠状动脉–心室瘘外科手术后再通经导

管封堵治疗一例. 中华心血管病杂志，2007，8：771.
[4] 姚青. 先天性冠状动脉瘘的介入治疗现状. 心血管病学进展，2010，5：210.
[5] Ouyang F，Wu M，Peng H，et al. Fractional flow reserve，an effective preoperative guideline to a patient with a huge coronary artery fistula and tandem stenosis. International Journal of Cardiology，2015，199：333-334.
[6] Velasco Forte MN，Byrne N，Valverde Perez I，et al. 3D printed models in patients with coronary artery fistulae：anatomical assessment and interventional planning. EuroIntervention，2017，13：e1080-e1083.
[7] Warnes CA，Williams RG，Bashore TM，et al. ACC/AHA 2008 guidelines for the management of adults with congenital heart disease：a report of the American College of Cardiology/American Heart Association Task Force on Practice Guidelines (Writing Committee to Develop Guidelines on the Management of Adults With Congenital Heart Disease). Developed in collaboration with the American Society of Echocardiography，Heart Rhythm Society，International Society for Adult Congenital Heart Disease，Society for Cardiovascular Angiography and Interventions，and Society of Thoracic Surgeons. Journal of the American College of Cardiology，2008，52：e143-e263.
[8] Li P，Xu X，Zhang Z，et al. Combined use of coils and Onyx for transcatheter closure of coronary artery fistulae. EuroIntervention，2018，13：e2130-e2137.

15 栓塞性肺动脉高压的介入治疗与影像学应用

（曹云山 周 星）

第一节 慢性血栓栓塞性肺动脉高压简介

慢性血栓栓塞性肺动脉高压（chronic thromboembolic pulmonary hypertension，CTEPH）属于肺动脉高压第四大类[1]，病理特征为肺动脉管腔内存在未溶解机化的血栓和内膜纤维增生阻塞肺血管床，同时伴发阻塞部位远端和非阻塞部位的小血管重构，从而引起肺血管阻力（pulmonary vascular resistance，PVR）增加，肺动脉压（pulmonary hypertension，PH）增高，最终导致右心衰竭甚至死亡的恶性肺血管疾病[2-4]。迄今为止，CTEPH的确切发病机制尚不清楚，右心漂浮导管检查是诊断肺动脉高压的金标准，常用的无创和有创的影像学检查手段包括核素肺通气/灌注成像、CT肺血管成像、磁共振肺血管成像、肺动脉造影等。其中核素肺通气/灌注成像是CTEPH筛查的首要手段[1]。CTEPH患者确诊后需要终身抗凝治疗，主要治疗手段还包括肺动脉内膜剥脱术（pulmonary endarterectomy，PEA）、球囊肺动脉成形术（balloon pulmonary angioplasty，BPA）和靶向药物治疗。指南推荐应在有经验的肺动脉高压中心对所有确诊的CTEPH患者进行多学科评估，明确进行肺动脉内膜剥脱术的可行性；对不适合行外科手术或存在手术禁忌证的患者，可行改良经皮肺动脉球囊成形术和靶向药物治疗；靶向药物治疗主要适应证为：无法手术治疗的CTEPH患者、为适当改善血流动力学状态而行术前准备治疗、肺动脉内膜剥脱术后症状残余/复发的肺动脉高压[1]。目前，鸟苷酸环化酶激动剂利奥西呱是唯一具有CTEPH治疗适应证的药物[5]。

CTEPH的主要临床表现是劳力性呼吸困难，很多心肺疾病如心肌病、慢性阻塞性肺疾病等均可出现类似的临床症状，仅依靠病史、临床体征诊断非常困难，以至于CTEPH在临床上非常容易漏诊和误诊。

对于CTEPH患者来说，如果不治疗或治疗不及时，预后很差。有研究表明平均肺动脉压（mPAP）> 40 mmHg的患者5年生存率仅为30%，平均肺动脉压（mPAP）> 40 mmHg的患者约占10%[6]，CTEPH的及时诊断和准确治疗可以明显改善预后[7]。所以，准确了解CTEPH的流行病学、危险因素、病理生理变化、发病机制、诊治进展，对CTEPH的早期诊断和规范治疗至关重要。

第二节 CTEPH的流行病学、危险因素、发病机制及临床表现

一、流行病

一项meta分析显示美国、欧洲和日本的CTEPH的发病率分别为5.1/10万、3.3～5.0/10万和1.9/10万[8]。国内目前关于CTEPH的发病率缺乏登记大数据研究。通常认为CTEPH的发生与急性肺栓塞

（acute pulmonary embolism，APE）密切相关，国际 CTEPH 登记处（欧洲和加拿大）数据表明，75% 的 CTEPH 患者有急性肺栓塞的病史，而在日本，在 CTEPH 之前患有急性肺栓塞的概率仅为 15% ～ 33% [1, 9-10]。然而，另一项纳入 16 项关于 APE 研究（4047 例肺栓塞，随访 > 2 年）的 meta 分析显示，肺栓塞患者 CTEPH 的发生率仅为 0.56%，幸存者 CTEPH 的发生率仅为 3.2%，没有严重并发症的幸存者发生 CTEPH 的比率为 2.8% [11]。也有 meta 分析显示，肺栓塞后 CTEPH 的发病率为 0.1% ～ 10.2% [8]。在已发表的前瞻性研究中，经右心导管检查确诊的、急性肺栓塞后的肺动脉高压发生率为 0.4% ～ 6.2% [12]。急性肺栓塞患者 CTEPH 的发生率在不同研究中的差异很大，这很可能是由各研究样本量的大小、随访时间、检查手段的不同及部分患者首诊肺栓塞时已合并 CTEPH 等原因导致的，所以确定精确的 CTEPH 发病率是复杂的。CTEPH 既可能诊断不足，又容易高估急性肺栓塞后 CTEPH 的发病率，使实际发病率难以量化。无症状的急性肺栓塞以及影像诊断医生的专业知识不足、核素肺通气 / 灌注显像（V/Q 扫描）的较少使用使 CTEPH 诊断不足情况更加严重 [1]。

二、危险因素

不是所有的急性肺栓塞患者一定发展为 CTEPH，目前认为血栓栓塞事件史和反复肺栓塞是 CTEPH 的高危因素，尽管部分患者不能提供明确的血栓栓塞病史 [13-15]。目前已知的导致 CTEPH 的其他各种危险因素见表 15-1 [16]。

表 15-1　CTEPH 的常见危险因素

CTEPH 的危险因素
急性肺栓塞（PE）
复发性肺栓塞事件、大面积灌注缺损、诊断 PE 时肺动脉压力较高、特发性（无触发因素）PE
凝血因子相关危险因素：
Ⅷ因子、vWF、PAI-1 水平升高，纤维蛋白原结构异常，存在抗磷脂抗体及狼疮抗凝物，非 O 型血，脂蛋白（a）水平升高
医疗相关：
脾切除、心房心室分流术、静脉置管感染、慢性炎症性疾病、甲状腺功能减退、恶性肿瘤

三、发病机制

CTEPH 的发病与多种机制有关，普遍认为肺动脉（主肺动脉、叶动脉、段动脉、亚段肺动脉等）管腔被不溶解机化的血栓堵塞或小血管重构或两者同时发生，近端肺动脉（主肺动脉、叶动脉、段动脉）管腔被不溶解机化的血栓堵塞是触发因素 [4, 12, 15]。目前的研究证实以下因素与血栓不溶解有关：①炎症和感染：研究发现，与健康对照组相比，CTEPH 患者的 C 反应蛋白水平升高，行肺动脉内膜剥脱术后 C 反应蛋白降低 [17]。最近的结果证实了 C 反应蛋白以及白细胞介素（IL）-10、单核细胞趋化蛋白 -1、巨噬细胞炎症蛋白 -1α 和基质金属蛋白酶 9（matrix metalloproteinase-9，MMP-9）在 CTEPH 患者中显著升高 [18]。②生物和遗传因素：传统的遗传性血栓危险因素，如蛋白 C、蛋白 S 和抗凝血酶缺乏以及因子Ⅴ和Ⅱ的突变在 CTEPH 患者中并不比健康对照人群更常见 [19]。在一项前瞻性研究中，与特发性肺动脉高压患者和健康对照组相比，CTEPH 患者抗磷脂抗体和狼疮抗凝物水平、Ⅷ因子和血管性血友病因子（von Willebrand factor VWF）升高 [20]。有研究显示，与正常对照组相比，CTEPH 患者肺动脉内皮细胞超过 1600 个基因表达异常 [21]。③纤维蛋白原和纤维蛋白溶解异常：CTEPH 患者中，纤维蛋白原 Aα 链 -Thr312Ala 存在多态性，所有异常纤维蛋白的共同特点是可以抵御生理性溶栓 [4, 22]。④血小板功能：脾切除术是 CTEPH 的危险因素。一项研究显示与没有脾切除术的 CTEPH 患者相比，脾切除术的 CTEPH 患者的血小板微粒增加。与对照组相比，CTEPH 患者血小板计数减少，平均血小板体积增加，自发性血小板聚积增加 [22]，这些观察结果提示 CTEPH 患者处于血小板转换率较高的血栓前状态及血小板功能障碍在 CTEPH 发病中具有作用。⑤血管生成受损：对血栓溶解功能受损的小鼠动物模型研究表明，血管生成受损和血栓再通可能参与了 CTEPH 的病理生理机制[23-24]。在模拟人类深静脉血栓形成小鼠模型中，血管内皮细胞激酶插入结构域蛋白受体（flk-1）特异性缺失使血管生成障碍和血栓溶解延迟。在肺动脉内膜剥脱术（PEA）标本中观察到血管缺乏，提示血管生成不足是静脉血栓栓塞后闭塞血管重塑的关键机制。这些发现表明与 CTEPH 相关的诸如脾切除术、感染或异常的磷脂种类等因素导致血栓溶解过程中血管生成受损是其重要步骤[24]。CTEPH 患者 PEA 手术标本中与血管生成或血管再生、迁移相关的血小板因子 4、Ⅰ型胶原和 IP-10 等血管抑制因子增加，可能会导致血栓再通不足[23]。⑥小血管病变：近端（主、叶和段）肺动脉被机化的血栓阻塞是 CTEPH 的初始触发因素。然而，它并不是唯一引起肺动脉高压的机制。1993 年 MOSER 和 BLOOR 首次报道了在活检和尸检的 CTEPH 患者肺标本中观察到存在或多或少的严重肺小血管病变[25]。其他学者也发现在 CTEPH 患者存在与特发性肺动脉高压患者类似的小血管病变，包括肺小动脉内膜增厚、肺阻力血管重构、内膜偏心纤维化、内膜纤维肌性增生和丛状病变[2, 26]。血管重构不仅累及远端直径 0.1 ～ 0.5 mm 的肌层肺小动脉壁，甚至也可累及直径小于 0.1 mm 的小动脉和小静脉。肺动脉阻塞后，血流重新分布使非阻塞肺动脉暴露于高压状态以及剪切力的损伤，导致血管内皮功能障碍是上述肺小血管病变的原因，肺小血管病变导致肺血管阻力增加，最终发展为症状性 CTEPH。但是，有研究表明这种微血管病变不仅出现在非阻塞肺动脉近端的肺组织，同样出现在阻塞肺动脉远端的肺组织，这不能用肺血管床单独的血流重新分布来解释血管重构[12]。所以，关于 CTEPH 患者肺小血管重构的机制仍需要进一步研究。另外，部分 CTEPH 患者 PEA 后存在持续 / 残余肺动脉高压也证实了小血管病变的存在。

四、临床表现

CTEPH 的临床症状并不典型或不明显，早期诊断比较困难。通常有劳力性呼吸困难、进行性运动不耐受、疲劳等，后期运动性晕厥和进行性水肿普遍存在，这些症状都是非特异性的，尤其在合并慢性阻塞性肺疾病的患者中，因此 CTEPH 诊断常被延迟[26-27]。CTEPH 患者的 WHO 功能分级通常在Ⅲ～Ⅳ级，可以表现为右心室肥厚或右心衰竭的体征和症状，包括听诊第二心音亢进、第二心音病理性分裂、劳力性心绞痛、剑突下触及心尖抬举样搏动、颈静脉怒张、肝大、水肿和腹水等[16, 28]。

第三节　CTEPH 的诊断标准与治疗方法

一、诊断标准

CTEPH 的诊断标准是指肺栓塞经过正规抗凝治疗 3 个月后，核素肺灌注 / 通气扫描（ventilation/perfusion lung imaging，V/Q）明确提示存在一个及以上肺段肺灌注缺损或肺动脉 CT 血管成像（computed tomography pulmonary angiography，CTPA）、肺动脉造影（pulmonary angiography）出现典型的肺栓塞征象，静息状态下右心导管测量的平均肺动脉压（mean pulmonary artery pressure，mPAP）≥ 25 mmHg，肺动脉楔压（pulmonary artery wedge pressure，PAWP）≤ 15 mmHg，必须满足以上三个条件方可诊断，如果满足前两个条件只可诊断为慢性血栓栓塞性血管病（chronic thromboembolic disease，CTED）[16, 29-30]。CTEPH 仅依靠病史、临床症状及体格检查诊断非常困难，常见的其他心肺疾病如心肌病、缺血性心脏病、限制性或阻塞性肺疾病均可有相似的症状或体征[16]。无创影像学检查是筛查和明确 CTEPH 诊断的重要手段。X 线胸片及肺功能检查有助于除外气道疾病及肺实质性疾病[28]，心电图可发现与肺动脉高压相关或其他心脏疾病的表现，超声心动图可用于筛查怀疑有肺血管疾病的患者是否存在肺动脉高压及右心功能不全，核素肺灌注/通气扫描是筛查 CTEPH 的重要手段[16, 29]。指南推荐 CTEPH 的诊断流程为：依据症状、体征及病史等疑似 CTEPH 时进行胸部 X 线、肺功能、心电图、超声心动图等检查；除外其他疾病后完善核素肺灌注/通气扫描，结果正常即可除外 CTEPH，如结果异常，则需进一步完善 CTPA、右心导管等检查进一步明确诊断[16, 29]（表 15-2，流程图见图 15-1）。

二、CTEPH 治疗

1. 肺动脉内膜剥脱术（PEA）

欧洲呼吸学会（ERS）/欧洲心脏病学会（ESC）指南[1, 31]推荐肺动脉内膜剥脱术（PEA）作为 CTEPH 患者的首选治疗手段，PEA 可改善肺动脉高压、右心室功能障碍和肺血流动力学指标，预防其余肺动脉的小血管病变[32]。CTEPH 患者的 PEA 可行性应由呼吸科、放射科和外科医师等多学科专家组进行评估[28]。患者临床症状、肺栓塞的病变特点及部位、肺动脉高压和右心功能障碍的严重程度、肺血管阻力显示无广泛的小血管病变、外科技术的挑战、患者合并疾病以及对长期获益的期望水平都是决定是否手术的重要因素[32-33]。大部分外科中心实施 PEA 的肺栓塞病灶是位于主肺动脉、叶肺动脉和段肺动脉，有经验的外科中心可成功处理更多的段动脉远端及亚段动脉病变，因此经验丰富的外科中心建议所有有证据表明存在肺血栓栓塞疾病，包括远端病变的患者都可考虑实施 PEA[33-34]。尽管对于 CTEPH 患者，这是首选的治疗方式，但多达 1/3 的患者在实施 PEA 后可能患有持续性（或残余）肺动脉高压。持续性（或残余）肺动脉高压存在的原因是由于机化血栓切除不完全、有不可切除的远端病灶或合并小血管疾病。在国际 CTEPH 登记中心，16.7% 的患者术后存在肺动脉高压并与较高的早期死亡率相关[35]。PEA 后早期获益的血流动力学在中期内保持不变。然而，无论是近端还是远端病变，在成功实施 PEA 术后几年后，偶尔会出现复发性肺动脉高压或 CTEPH，这种情况比持续性肺动脉高压要少得多。可能是由于术后抗凝不充分进一步形成新血栓导致的。但目前对于持续性和复发性肺动脉高压的定义和管理尚无共识[33]。

表 15-2　CTEPH 检查手段[16]

检查技术	特征和支持性发现
胸部 X 线片	慢性肺栓塞：肺血少、非对称性中央肺动脉增大；胸膜疾病的证据 肺动脉高压：后期出现主肺动脉扩张，右心房或右心室扩大
心电图	右心室肥厚或电轴右偏
肺功能检查	肺部一氧化碳的扩散能力降低 轻度限制性通气障碍
超声心动图	肺动脉高压 右心房扩大 右心室扩大 三尖瓣反流速度增加
V/Q 显像	首选检查手段 通气显像正常合并灌注显像楔形缺损
CT 肺血管成像	CTPA 比 V/Q 扫描灵敏度低 右心室扩大 与血栓再通相关的阻塞远端肺动脉管腔变窄 支气管动脉侧支循环 肺实质呈“马赛克”灌注
磁共振成像（MRI）	评估肺血流动力学 右心室大小和右心功能评价 对比增强 MRA 具有和 CTPA 相似的敏感性
肺动脉造影和右心漂浮导管检查	评估病变部位和程度的金标准，对于段和亚段水平病变的检测敏感性高于 CTPA 确定手术的可及性 确定诊断的血流动力学评价

2. 球囊肺动脉成形术（BPA）

2001 年以来，日本学者提出了改良的 BPA 手术，用于由于不可实施 PEA 或 PEA 术后持续肺动脉高压和复发性肺动脉高压的 CTEPH 患者[15, 36-37]。非随机对照研究显示单个患者多个病变行 BPA 是必要的，术后 PVR 显著降低，血流动力学指标、6 min 步行距离和 WHO 功能分级明显改善。单中心的回顾性研究发现 BPA 术后持续的血流动力学获益（肺血管阻力和肺动脉压力的下降）中位时间是 2.8 年[38-39]。同

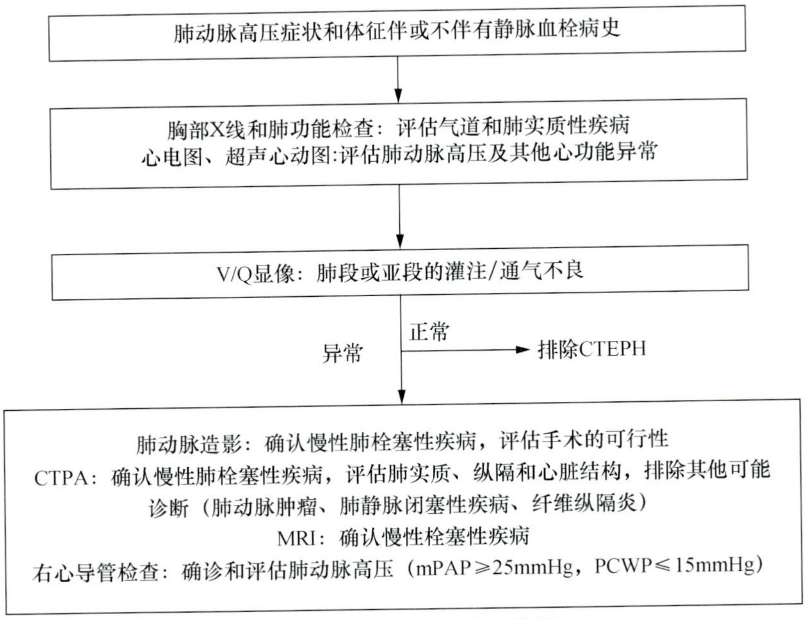

图 15-1　CTEPH 的诊断流程

PEA 相比，段动脉远端和亚段动脉病变更适用于 BPA[39]。关于这种治疗方式，许多问题仍未解决，比如患者的选择、出血风险、血管破裂、再狭窄率和其他并发症[39]。在最近的系列研究中，BPA 围术期死亡率为 0 ～ 10%[40]。BPA 最常见的两个并发症为肺血管损伤和再灌注肺水肿[39, 41]。尽管手术不断改进，操作相关的血管损伤仍然是 BPA 后的主要并发症[41]。基于 BPA 缺乏长期预后的随机临床试验（RCT）研究，2015 年 ESC 指南对 BPA 的推荐程度仅为Ⅱ b，C[42-43]，也有建议将 PEA 及 BPA 联合应用[42, 44]。对于不能行 PEA 且不宜应用靶向药物治疗的患者是否能真正从 BPA 中获益尚不完全清楚，仍需进一步大数据研究。

3. 药物治疗

药物治疗适用于不能接受手术治疗、PEA 术后存在持续性及复发性肺动脉高压的患者（图 15-2）[1, 16]。但必须强调的是，药物治疗

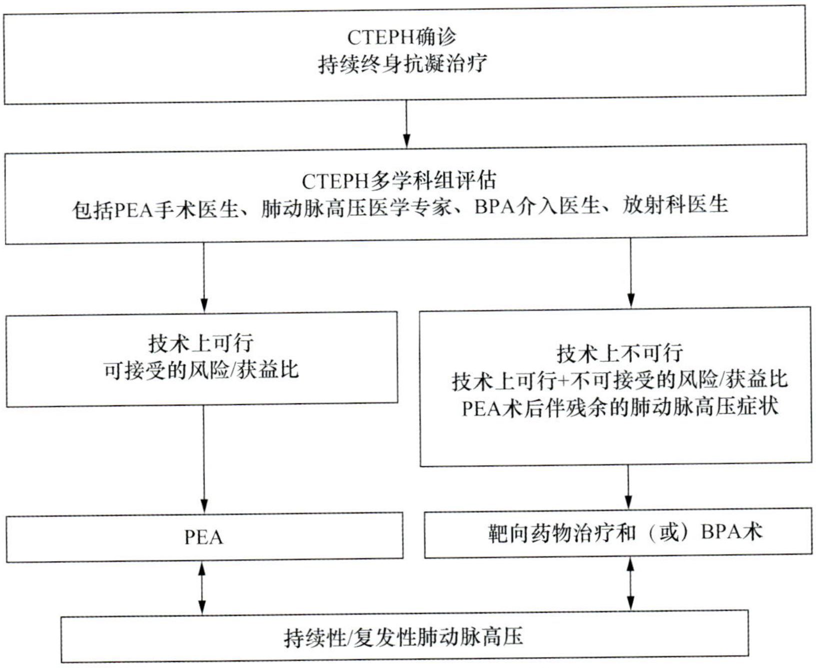

图 15-2　CTEPH 治疗策略[1, 16]

不能作为手术治疗的替代方案。目前有明确证据证明对CTEPH有效的药物只有利奥西呱[5]。利奥西呱作为可溶性鸟苷酸环化酶（soluble guanylate cyclase，sGC）激动剂作用于一氧化氮（nitricoxide，NO）细胞信号转导通路。NO是一种内皮舒张因子（endothelial relaxation factor，EGRF），具有强大的舒张血管平滑肌作用。NO激活sGC从而催化cGMP的合成。肺动脉高压患者NO合成不足，利奥西呱作为sGC激动剂可以直接激活sGC，也能稳定NO-sGC结合，从而上调第二信使cGMP。CHEST-1及CHENST-2研究表明利奥西呱能够有效降低肺血管阻力，并提高6 min步行距离，获益时间甚至长达1年[5，45]。

第四节　CTEPH的常用影像检查技术及影像学表现

从指南制定的CTEPH诊断流程中可以看出影像检查是CTEPH的诊断、鉴别诊断、病情评估过程中的关键环节。熟悉现有的影像检查技术在CTEPH诊断和疗效评价中的应用价值尤为重要。

目前广泛应用于肺血管病的无创影像学检查手段包括胸部X线平片、胸部平扫CT及CTPA、磁共振肺动脉血管成像（MRPA）、核素肺V/Q扫描和超声心动图。有创的检查手段包括选择性肺动脉造影和右心漂浮导管检查，肺动脉腔内影像技术［包括血管内超声（intravenous ultrasound，IVUS）和光学相干断层成像（optical coherence tomography，OCT）］。其中核素V/Q扫描是筛查CTEPH的首选重要影像手段，敏感性为90%～100%，特异性为94%～100%[46-47]。尽管如此，核素V/Q扫描在临床上并未得到充分使用。有研究显示只有57%的PAH患者接受核素肺V/Q扫描排除CTEPH的诊断[48]。我们国家由于医疗资源的不平衡、经济等原因，核素肺V/Q扫描的实际临床使用率可能更低。在一组CTEPH确诊病例研究中，发现核素肺V/Q扫描优于CTPA，敏感性分别为97.1%，51%[46]。但随着CT设备和扫描技术的不断更新，这种差异已经明显缩小。最近的一项研究表明，核素肺V/Q扫描和CTPA检测CTEPH具有良好的诊断效能，核素肺V/Q扫描的敏感性、特异性分别为100%、93.7%，准确性96.5%；CTPA的敏感性、特异性分别96.1%、95.2%，准确性为95.6%[47]。磁共振肺血管成像的优点是无电离辐射，除了能评估和检测肺动脉病变，同时还可评价肺血管血流动力学异常和右心功能。研究显示在CTEPH的诊断中，磁共振肺血管成像与核素肺V/Q扫描、CTPA有很好的一致性[16]。最近的回顾性研究评估了三维动脉对比增强肺灌注磁共振成像、平面核素肺V/Q扫描或SPECT扫描作为CTEPH筛查工具的准确性，研究表明三维动脉对比增强肺灌注磁共振成像与平面核素肺V/Q扫描相比，两者具有相似的敏感性（97%），与SPECT扫描相比，敏感性更高（100%），SPECT的敏感性为97%[49-50]。但由于磁共振的扫描时间比较长，扫描技术复杂，实际临床使用率并不高。肺动脉造影被广泛认为是显示CTEPH肺血管病变特征的金标准，但目前也受到先进的非侵入性影像检查手段的挑战[1]。CTPA目前广泛应用于CTEPH是否适宜手术的评估。在最近的报告中，与肺动脉血管造影相比，CTPA检测主肺动脉/叶肺动脉慢性血栓栓塞病变的敏感性和特异性分别为97.0%和97.1%，段动脉水平的敏感性和特异性分别为85.8%和94.6%[51]。先进的CT技术，包括双能CT（dual-energy CT，DECT）、心电门控CT、锥形束CT，都已成为详细评价肺动脉病变细节和治疗前评估非常有价值的技术，特别是肺动脉内膜剥脱术和经皮球囊肺动脉成形术术前针对段以下的远端肺动脉病变的评估，传统的肺动脉造影很可能无法提供远端血管病变的细节，而选择性肺动脉造影、心电门控CT扫描技术和锥形束 CT 能提供更多远端血管细节[52]。CTPA 在显示支气管动脉侧支方面也很有价值，支气管动脉侧支可能与更多的中心血管病变相关[53]。CTPA 同时还可观察肺实质、心脏从而获得更多的信息。超声心动图是首选的筛查肺动脉高压的检查手段，根据三尖瓣反流峰值流速可以估测肺动脉收缩压，同时可以看到右心房、右心室扩张等右心功能障碍的征象，但对于肺血管病变的判断存在困难。腔内血管成像技术可对血管腔和管壁形态学进行评估和进行血管功能评价，在 CTEPH 的鉴别诊断和指导介入治疗中有重要价值[54-55]。但由于检查费用昂贵，引入设备的医院相对较少，临床实际应用并不理想，相信随着社会和医院的发展，腔内血管成像技术在未来一定会发挥重要作用。总之，综合上述各种影像手段检查的准确性、检查手段的实际临床应用，CT 影像是判断肺血管、心脏、肺实质的关键核心影像技术。

一、肺动脉解剖

在学习肺动脉病变之前需要熟悉肺动脉的解剖分段以及断层解剖。特别是 CTEPH 的患者远端血管常常受累，所以掌握肺动脉解剖对于介入医生非常重要。

肺动脉自右心室的肺动脉口起始，在主动脉起始处的前方向左上后方斜升，达主动脉弓的下方，约平第 4 胸椎体下缘高度，分为左、右肺动脉入肺。右肺动脉在肺门处分为前干和叶间动脉，左肺动脉在肺门处分为上叶动脉、舌动脉和下叶动脉，肺段动脉与同名支气管伴行，上叶肺动脉发出的段动脉走行于同名支气管内侧，中叶、舌动脉、下叶动脉发出的段动脉走行于同名支气管外侧，段动脉的分支是亚段动脉。肺动脉的分段见图 15-3 至图 15-14 [CT 容积再现图像（volume rendering，VR）和示意图]，肺动脉的段血管 / 亚段血管的编号和名称见表 15-4，肺动脉断层解剖

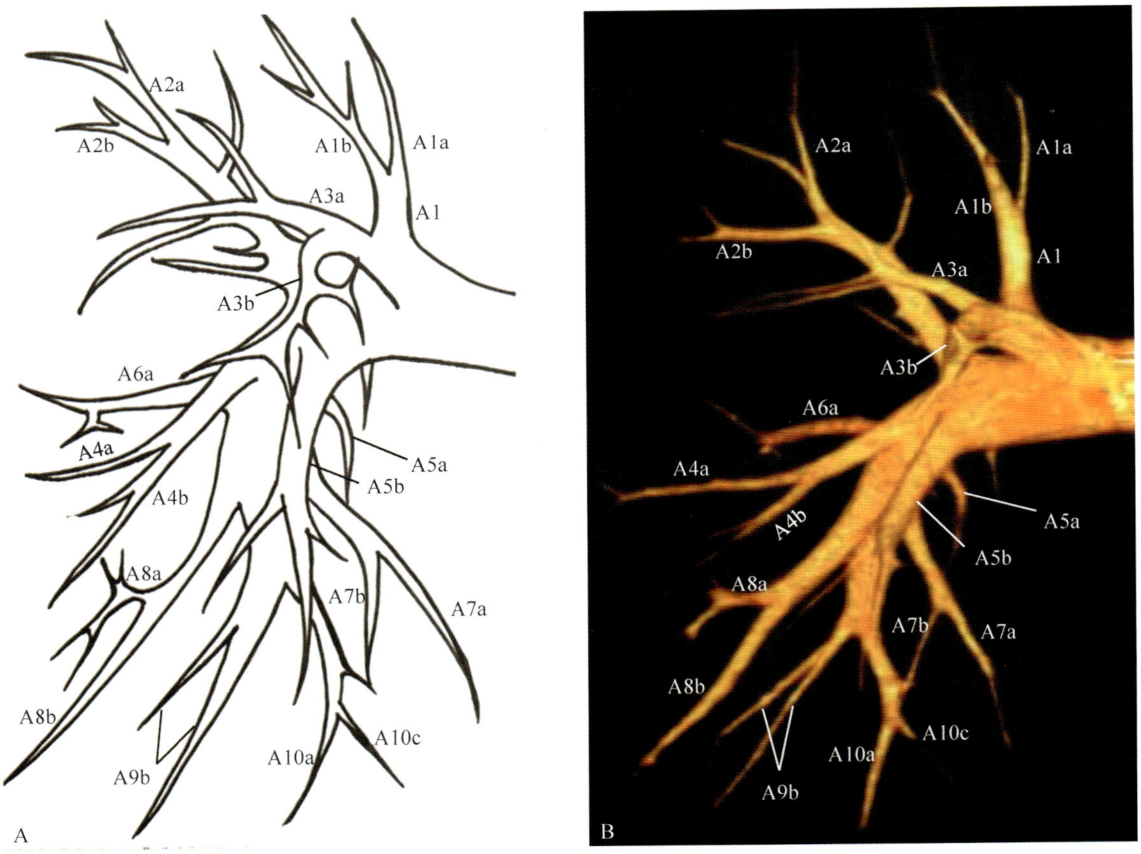

图 15-3　右肺动脉正位图像

A. 示意图；**B.** CT 容积再现（VR）图像。（示意插图刘宇婷绘）

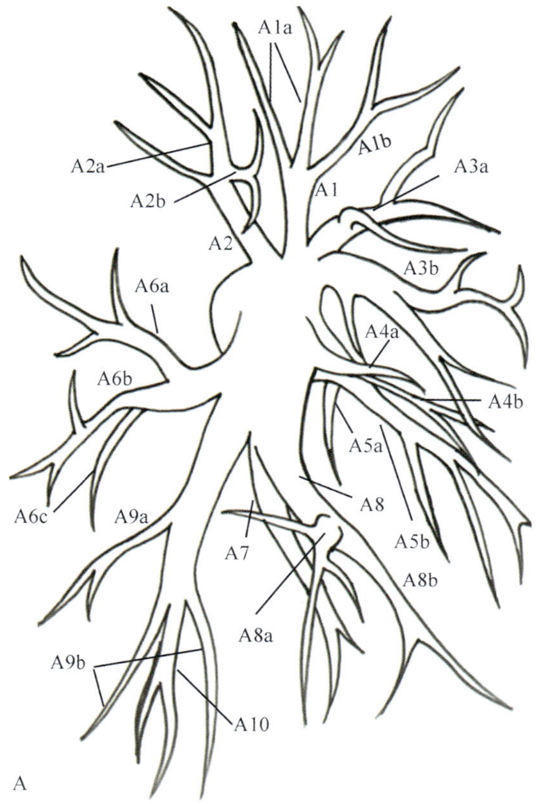

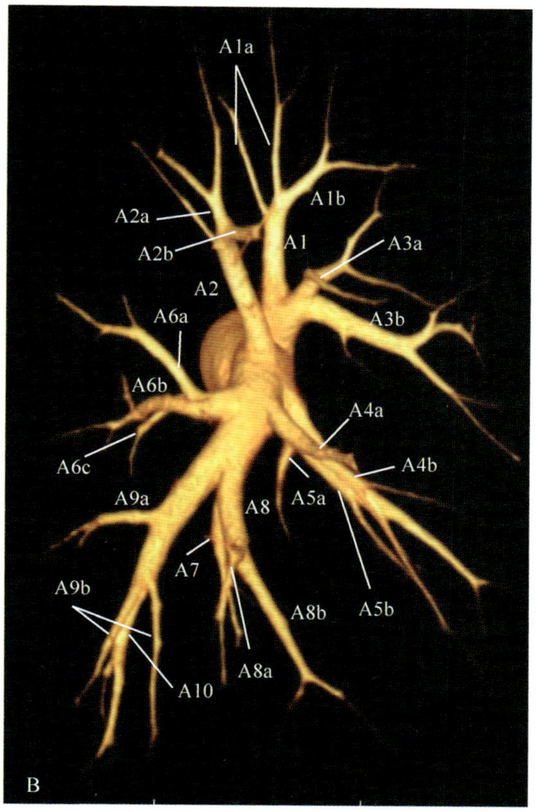

图 15-4 右肺动脉右侧位 90° 图像

A. 示意图；**B.** CT 容积再现（VR）图像。（示意插图刘宇婷绘）

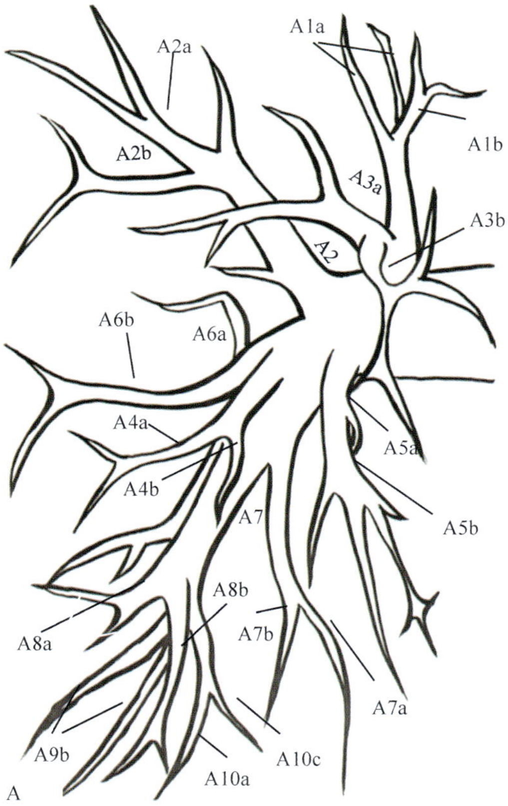

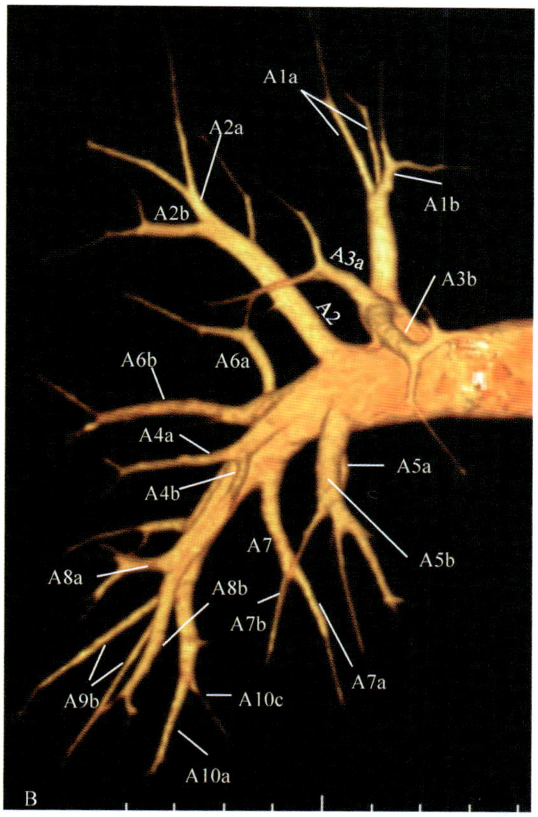

图 15-5 右肺动脉右前斜位 30° 图像

A. 示意图；**B.** CT 容积再现（VR）图像。（示意插图刘宇婷绘）

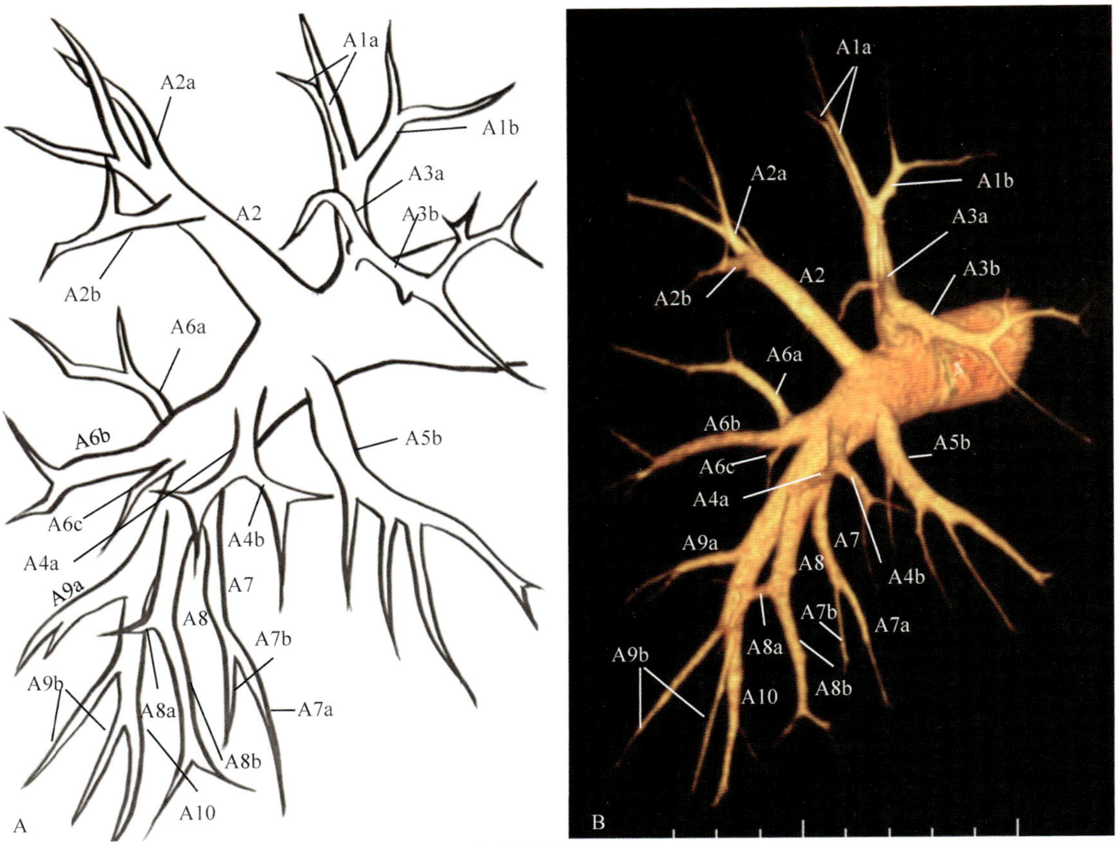

图 15-6　右肺动脉右前斜位 60° 图像

A. 示意图；**B.** CT 容积再现（VR）图像。（示意插图刘宇婷绘）

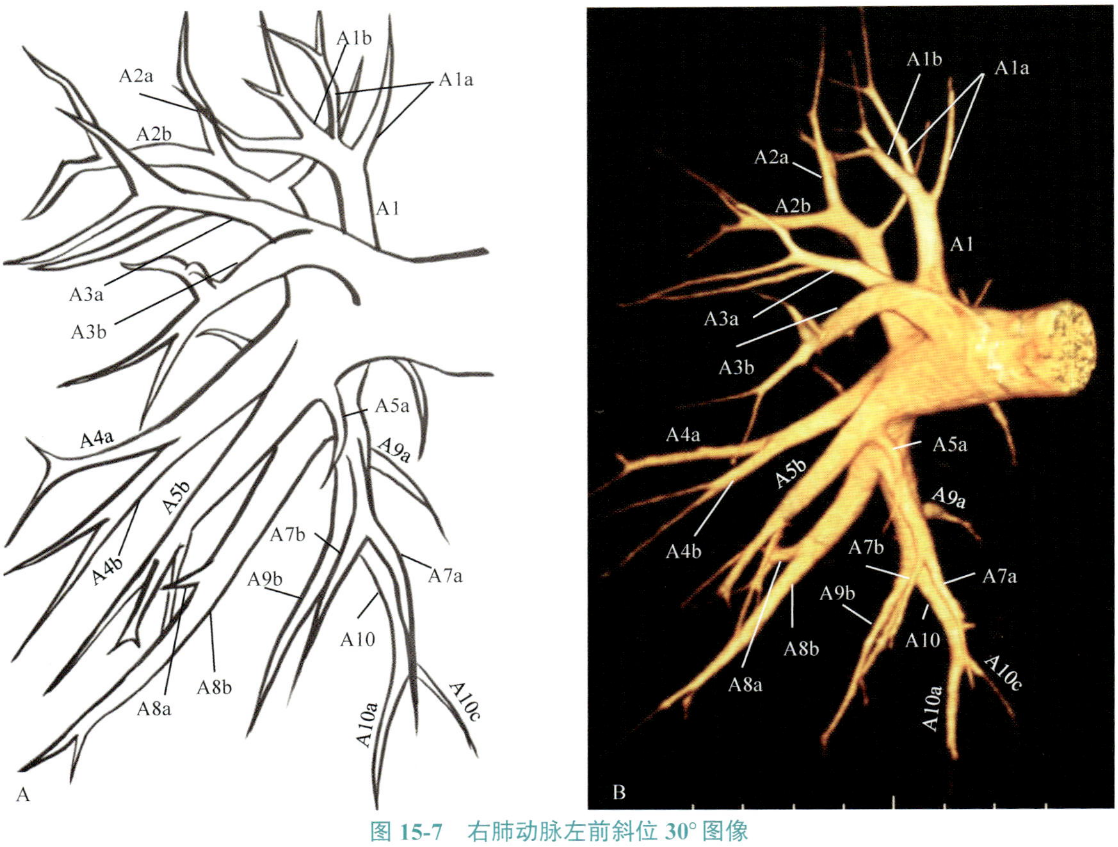

图 15-7　右肺动脉左前斜位 30° 图像

A. 示意图；**B.** CT 容积再现（VR）图像。（示意插图刘宇婷绘）

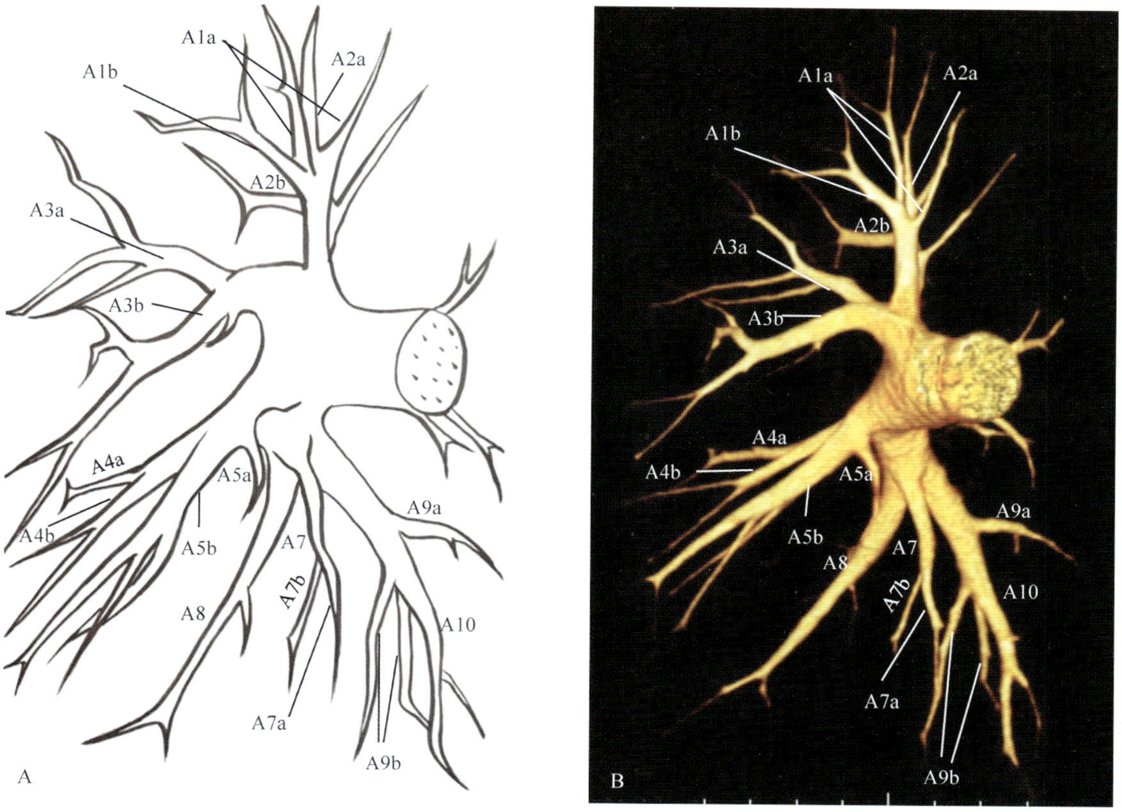

图 15-8　右肺动脉左前斜位 60° 图像

A. 示意图；**B.** CT 容积再现（VR）图像。（示意插图刘宇婷绘）

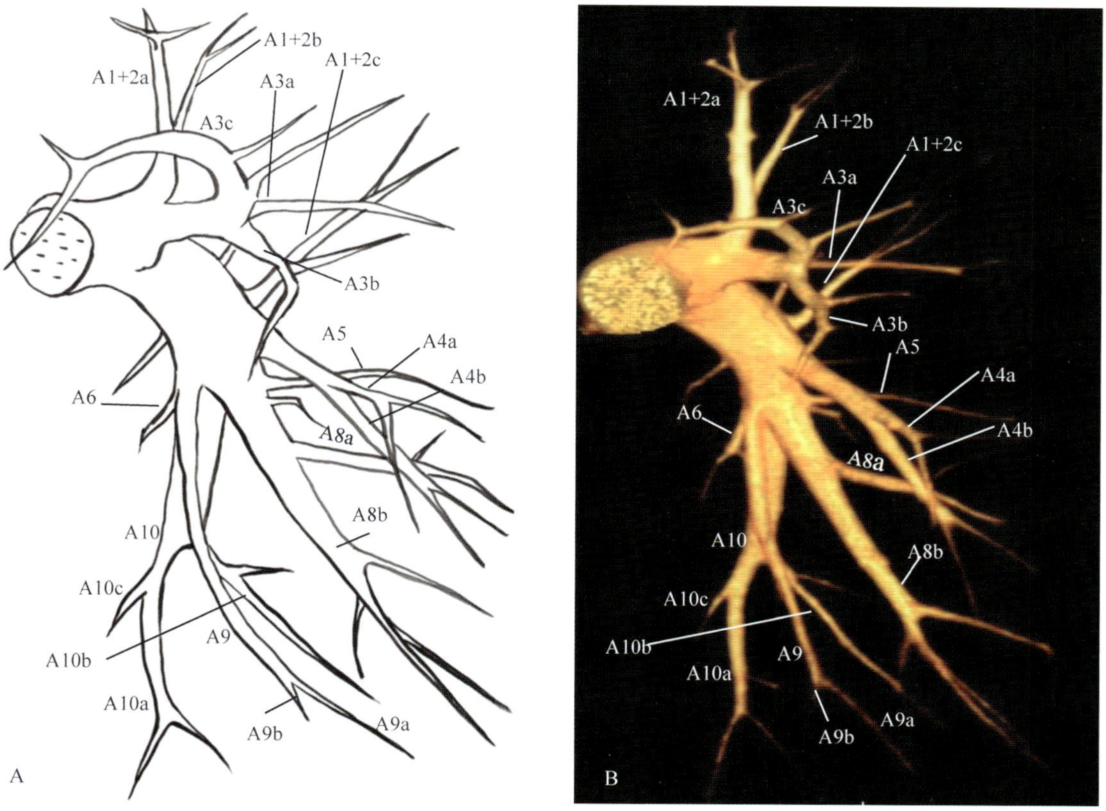

图 15-9　左肺动脉正位图像

A. 示意图；**B.** CT 容积再现（VR）图像。（示意插图刘宇婷绘）

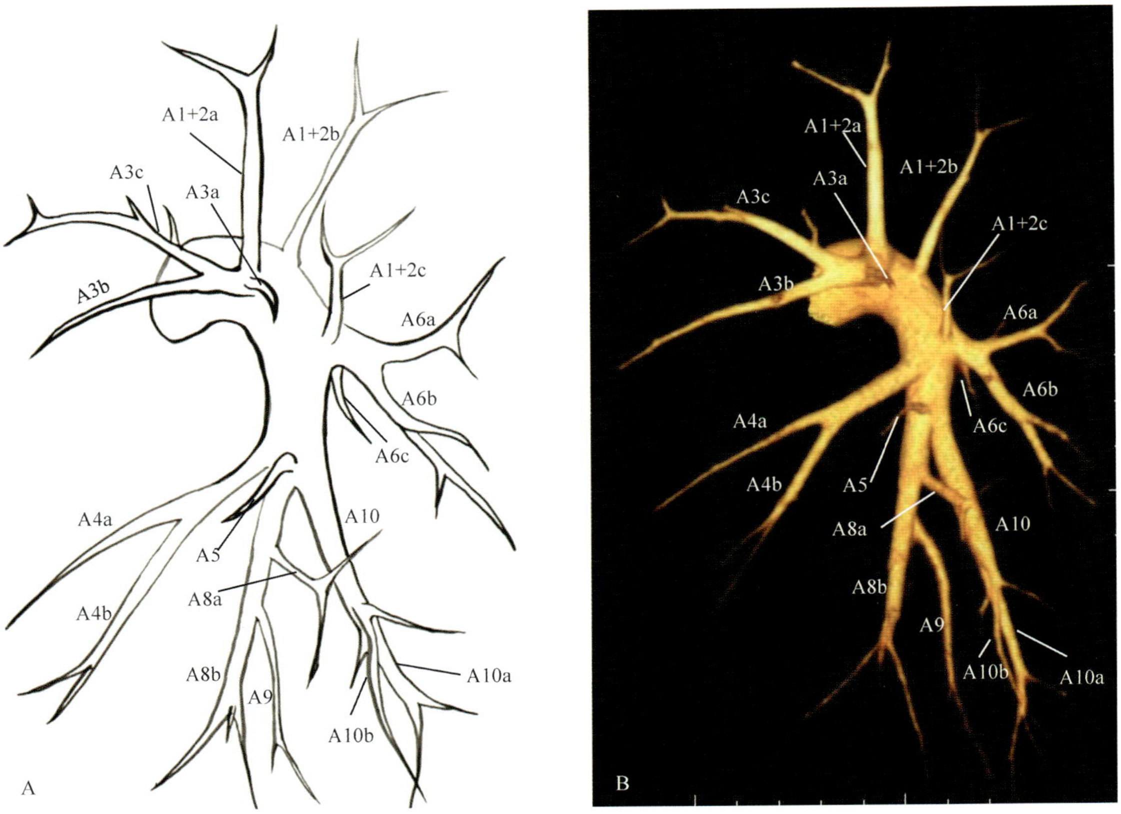

图 15-10　左肺动脉左侧位 90° 图像

A. 示意图；**B**. CT 容积再现（VR）图像。（示意插图刘宇婷绘）

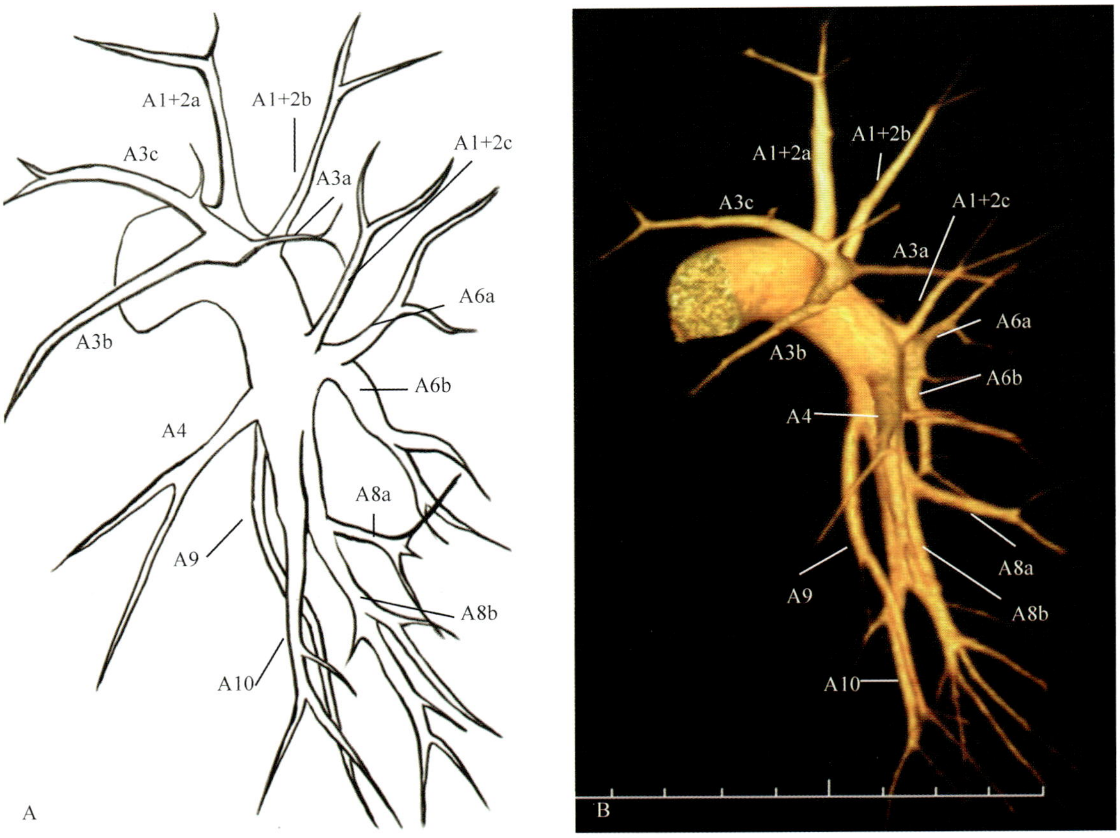

图 15-11　左肺动脉左前斜位 30° 图像

A. 示意图；**B**. CT 容积再现（VR）图像。（示意插图刘宇婷绘）

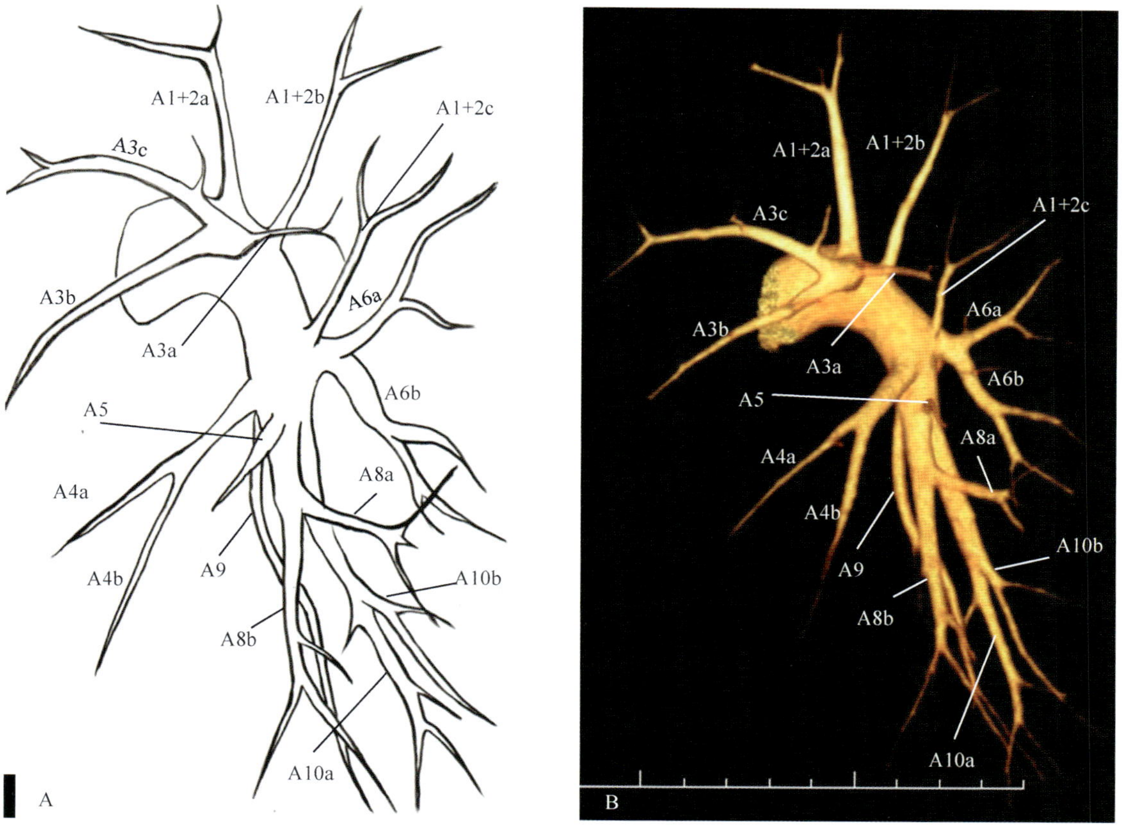

图 15-12　左肺动脉左前斜位 60° 图像

A. 示意图；**B.** CT 容积再现（VR）图像。（示意插图刘宇婷绘）

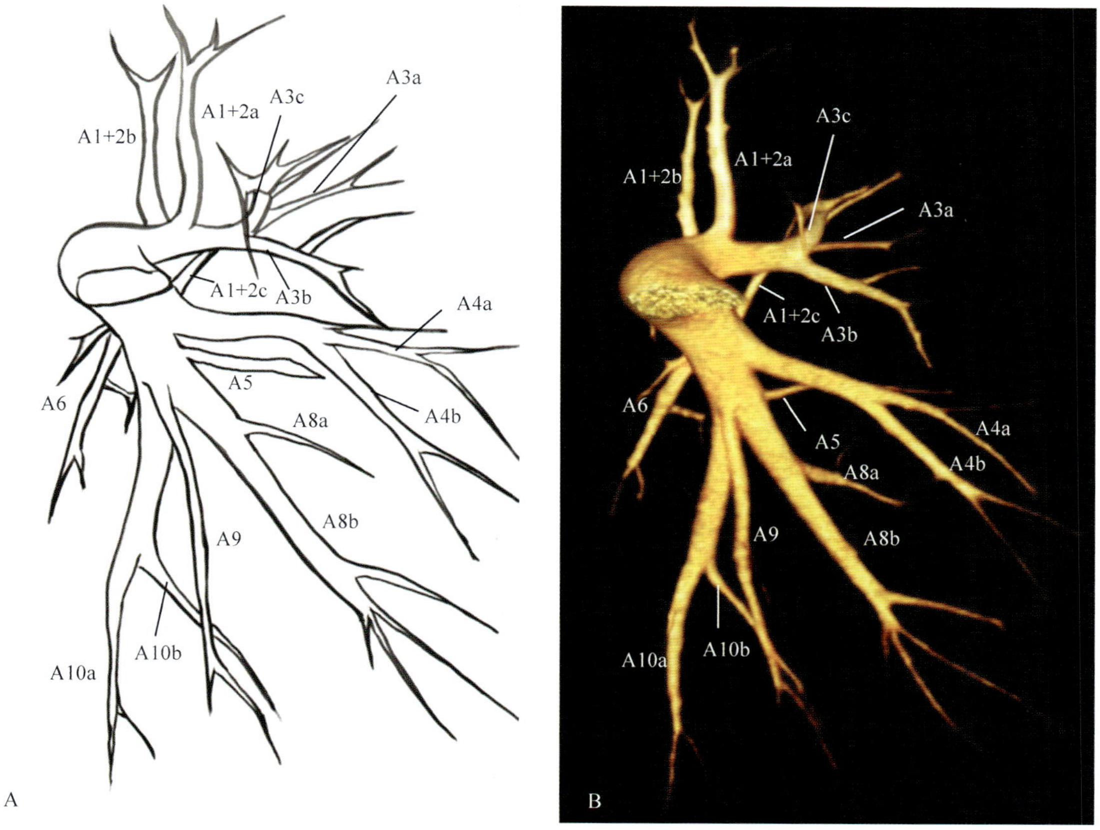

图 15-13　左肺动脉右前斜位 30° 图像

A. 示意图；**B.** CT 容积再现（VR）图像。（示意插图刘宇婷绘）

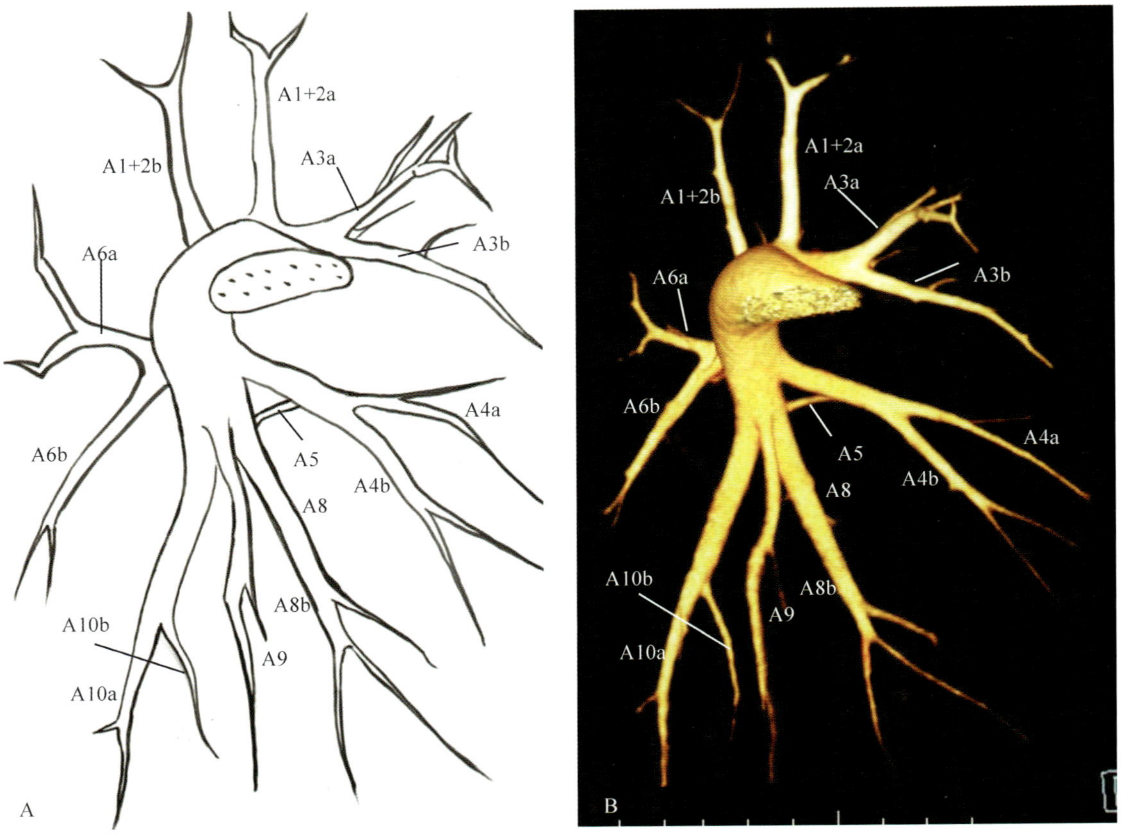

图 15-14　左肺动脉右前斜位 60° 图像

A. 示意图；**B.** CT 容积再现（VR）图像。（示意插图刘宇婷绘）

表 15-4　肺动脉段 / 亚段血管的编号

右肺动脉			左肺动脉		
	段	亚段		段	亚段
上叶	A1：肺尖动脉	a：肺尖支	上叶	A1 ＋ 2：肺尖后动脉	a：肺尖支
		b：前支			b：后支
	A2：后上叶动脉	a：后支			c：水平支
		b：水平支		A3：前上叶动脉	a：外侧支
	A3：前上叶动脉	a：外侧支			b：内侧支
		b：内侧支			c：上支
中叶	A4：外侧中叶动脉	a：外侧支	舌区	A4：上舌段动脉	a：外侧支
		b：内侧支			b：前支
	A5：内侧中叶动脉	a：上支		A5：下舌段动脉	a：上支
		b：下支			b：下支
下叶	A6：后下叶动脉	a：上支	下叶	A6：后下叶动脉	a：上支
		b：外侧支			b：外侧支
		c：内侧支			c：内侧支
	A7：内侧肺底动脉	a：后支		A8：前肺底动脉	a：外侧支
		b：前支			b：底支

表 15-4　肺动脉段 / 亚段血管的编号（续）

右肺动脉		左肺动脉	
段	亚段	段	亚段
A8：前肺底动脉	a：外侧支	A9：外侧肺底动脉	a：外侧支
	b：底支		b：底支
A9：外侧肺底动脉	a：外侧支	A10：后肺底动脉	a：后支
	b：前支		b：外侧支
A10：后肺底动脉	a：后支		c：内侧支
	b：外侧支		
	c：内侧支		

见图 15-15。必须强调的是肺段血管 / 亚段血管在不同的文献之间的标记是略有差别的，且在实际临床工作中发现，肺动脉的起源变异并不少见，比如段 / 亚段动脉单独起源或共干、亚段动脉缺如等。

二、慢性血栓栓塞性肺动脉高压的影像学表现

1. X 线胸片

CTEPH 患者，在 X 线胸片上能观察到肺动脉

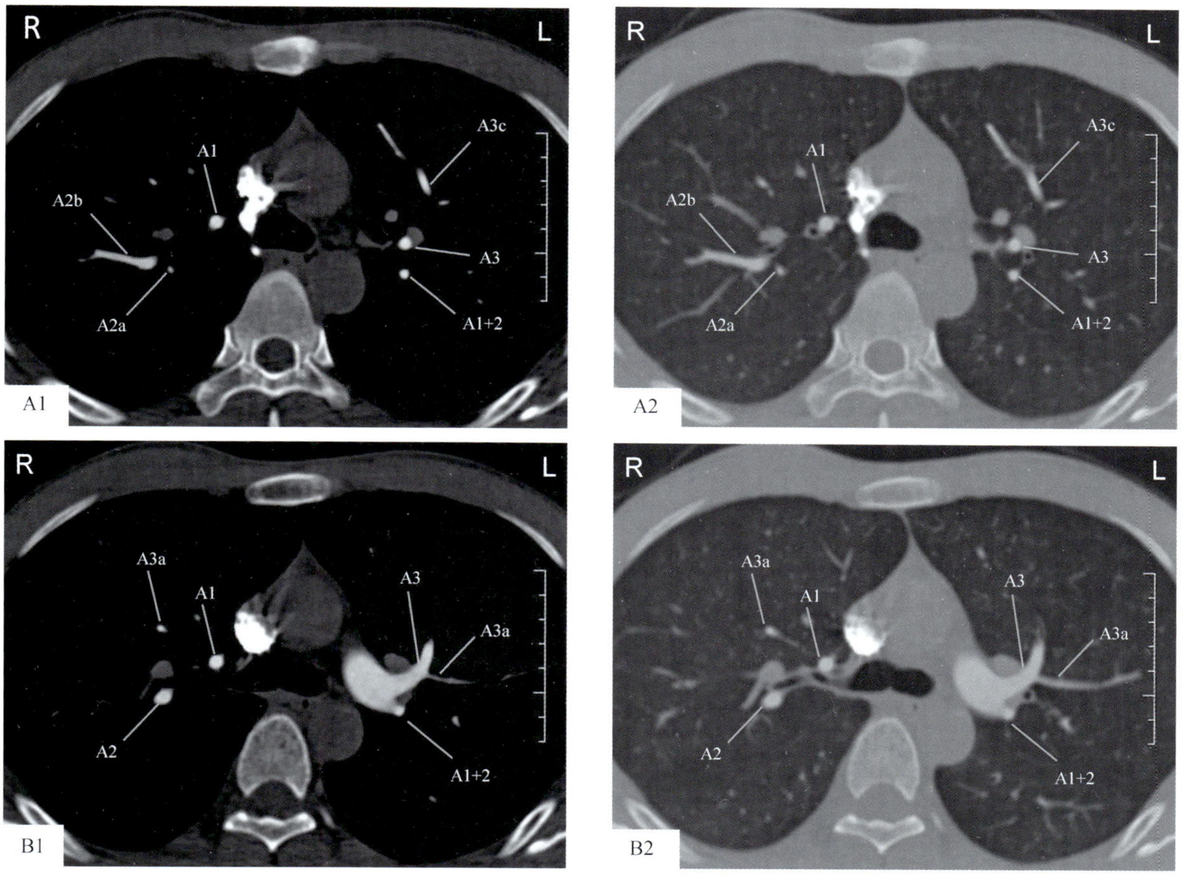

图 15-15　正常 CTPA 横断面

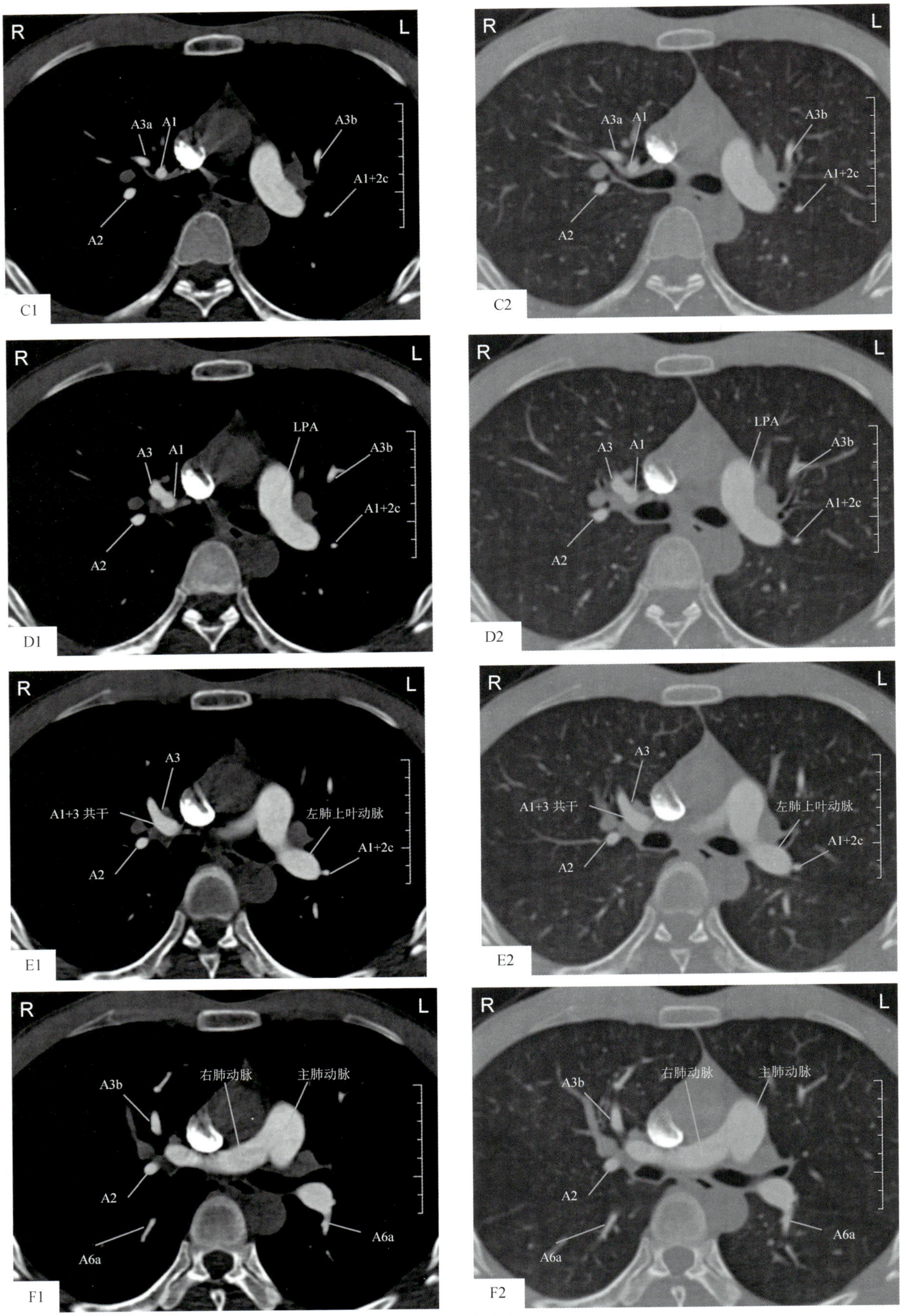
R
L
A3a
A1
A3b
A1+2c
A2
C1
C2
A3
LPA
D1
D2
A1+3 共干
左肺上叶动脉
E1
E2
右肺动脉
主肺动脉
A6a
F1
F2

图 15-15（续）

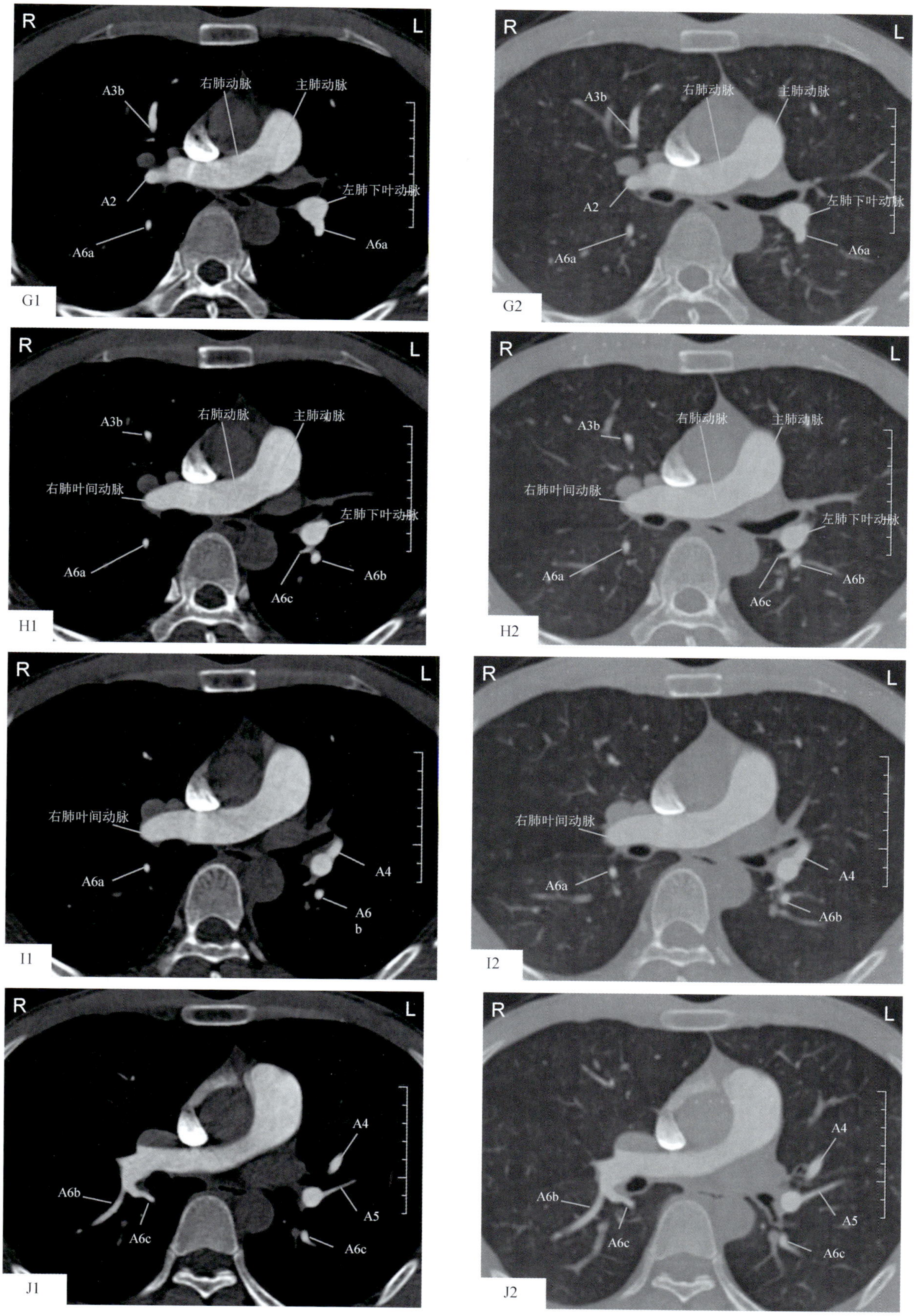
R
L
A3b
右肺动脉
主肺动脉
A2
左肺下叶动脉
A6a
A6a
G1
R
L
A3b
右肺动脉
主肺动脉
A2
左肺下叶动脉
A6a
A6a
G2
R
L
A3b
右肺动脉
主肺动脉
右肺叶间动脉
左肺下叶动脉
A6a
A6c
A6b
H1
R
L
A3b
右肺动脉
主肺动脉
右肺叶间动脉
左肺下叶动脉
A6a
A6c
A6b
H2
R
L
右肺叶间动脉
A6a
A4
A6
b
I1
R
L
右肺叶间动脉
A6a
A4
A6b
I2
R
L
A4
A6b
A5
A6c
A6c
J1
R
L
A4
A6b
A5
A6c
A6c
J2

图 15-15（续）

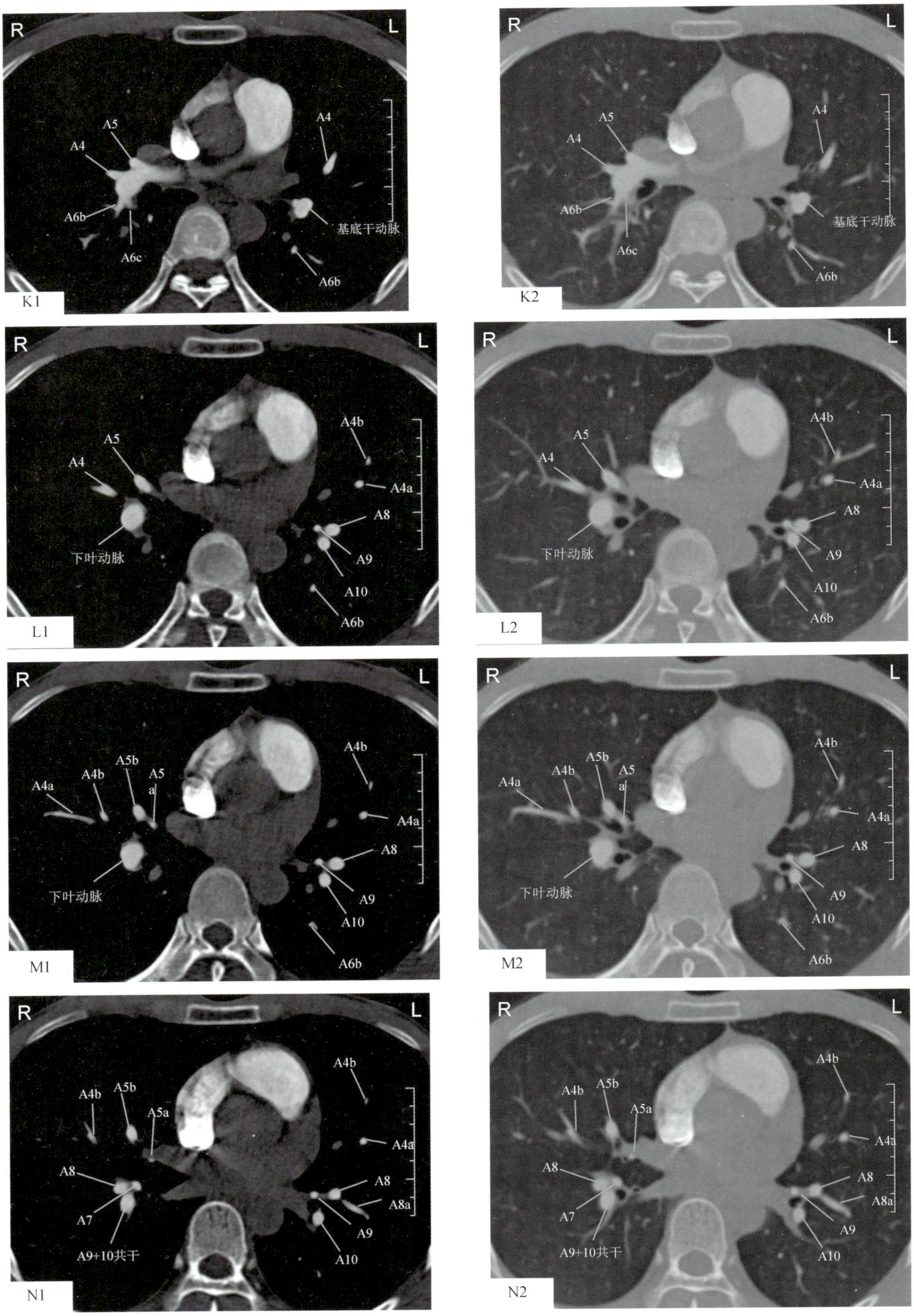
R
L
A5
A4
A6b
A6c
A4
基底干动脉
A6b
K1
R
L
A5
A4
A6b
A6c
A4
基底干动脉
A6b
K2
R
L
A5
A4
下叶动脉
A4b
A4a
A8
A9
A10
A6b
L1
R
L
A5
A4
下叶动脉
A4b
A4a
A8
A9
A10
A6b
L2
R
L
A4a
A4b
A5b
A5
a
下叶动脉
A4b
A4a
A8
A9
A10
A6b
M1
R
L
A4a
A4b
A5b
A5
a
下叶动脉
A4b
A4a
A8
A9
A10
A6b
M2
R
L
A4b
A5b
A5a
A8
A7
A9+10共干
A4b
A4a
A8
A8a
A9
A10
N1
R
L
A4b
A5b
A5a
A8
A7
A9+10共干
A4b
A4a
A8
A8a
A9
A10
N2

图 15-15（续）

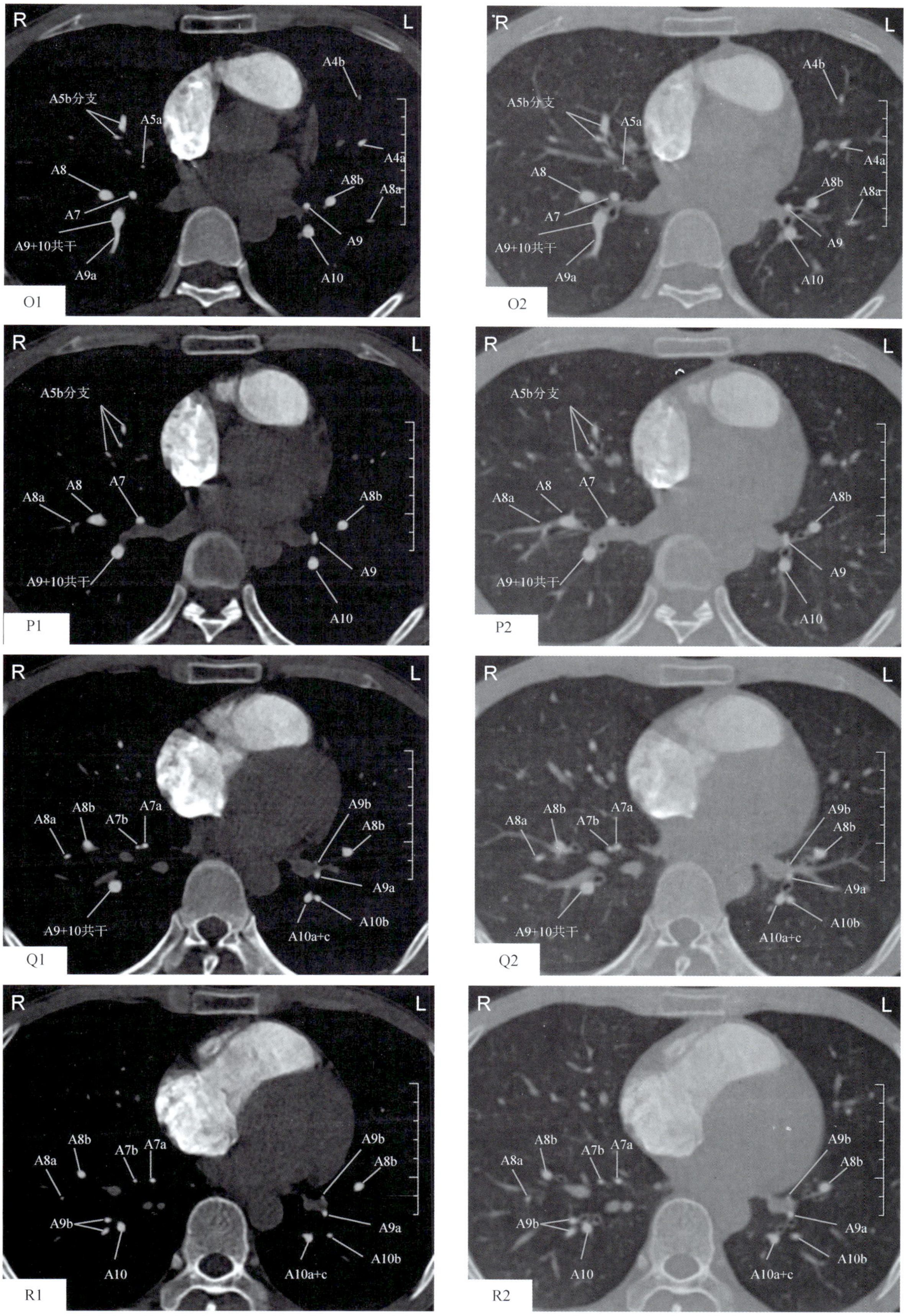
R
L
A4b
A5b分支
A5a
A4a
A8
A8b
A8a
A7
A9+10共干
A9
A9a
A10
O1
O2
A8a
A8
A7
A8b
A9+10共干
A9
A10
P1
P2
A8a
A8b
A7b
A7a
A9b
A9a
A10a+c
A10b
Q1
Q2
A9b
A10
R1
R2

图 15-15（续）

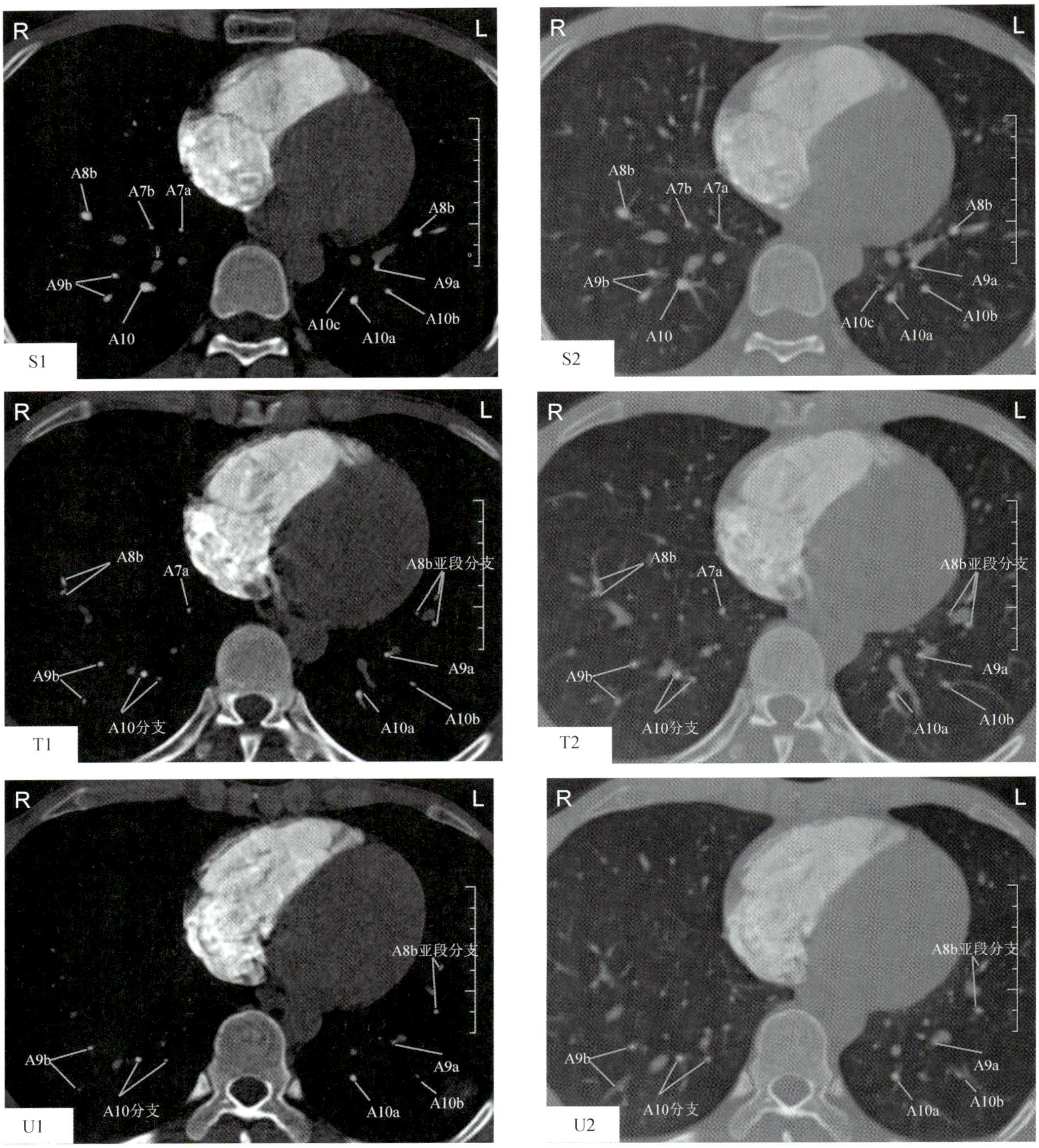

图 15-15（续）

段扩张膨隆并超出主动脉结的外侧缘，右侧叶间动脉横径大于 15 mm，右心增大征象（心胸比增大，心尖圆钝等），肺透光度不均匀等反应肺灌注缺损的征象[15]，以及胸膜增厚、粘连、肺实质内纤维灶等代表急性肺栓塞治疗后的后遗病灶等[56]（图 15-16）。但由于 X 线胸片前后重叠，且分辨率有限，反映肺灌注缺损的征象只对典型病例有提示意义，其敏感性和特异性均较低。

2. 肺核素通气 / 灌注扫描

肺核素通气扫描是经呼吸道吸入放射性微粒后，由于微粒的直径不同，可分别沉降于气管、支气管和各级细支气管及肺泡壁上，采用 γ 照相机或 SPECT 使气道及肺显像，若气道存在阻塞病变，放射性微粒不能通过阻塞部位，可观察到放射性分布缺损区来判断气道通畅和病变情况的诊断方法。肺核素灌注扫描是经静脉注射放射性微粒后，随血流随机一过性嵌顿在肺小动脉或毛

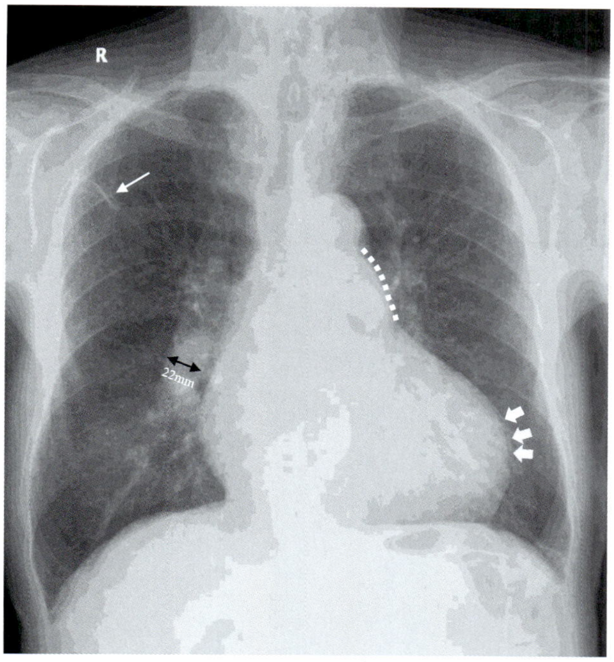

图 15-16 CTEPH 患者，肺动脉高压，肺动脉段向外膨隆（虚线），心影增大，心尖圆钝（白色粗箭头），右侧叶间肺动脉增宽，直径＞ 15 mm（黑色箭头），可见右肺上野条索灶（白色细箭头）

细血管内，在肺内的分布与局部肺血流量呈正比，通过显像可反映肺血流灌注情况的技术。正常影像表现为双肺轮廓完整，右肺影较左肺影大，两肺中间空白区为纵隔和心影，肺底轮廓受呼吸运动影响稍欠规整，双肺内放射性分布，除肺尖、周边和肋膈角处略显稀疏，其余部分放射分布均匀。肺通气 / 灌注显像一致，肺内无不匹配征象（图 15-17）。在通气扫描图像上可观察到大气道以及由于食管和胃吸入了放射性微粒而见放射性浓聚。肺通气 / 灌注扫描图像观察到≥ 2 个肺段明显灌注缺损，通气扫描与 X 线胸片均正常，或灌注缺损区大于异常的肺通气区域或异常的 X 线胸片区域；1 个较大或 2 ～ 3 个中等灌注缺损（每个肺段 25% ～ 75%），同部位的肺通气扫描与 X 线胸片正常；≥ 4 个中等灌注缺损，同部位的肺通气扫描与 X 线胸片正常均提示高度可能为肺血管阻塞性疾病（图 15-18，图 15-19）。

3. 胸部 CT

（1）CT 平扫：正常肺动脉段直径小于 29 mm 或小于同层面升主动脉，肺动脉的分支与支气管关系密切，各级肺动脉与伴行的支气管管径基本相同。心脏各心腔大小在正常范围内，无心包积液和胸腔积液。

（2）肺动脉 CTA：肺动脉 CTA（CTPA）是通

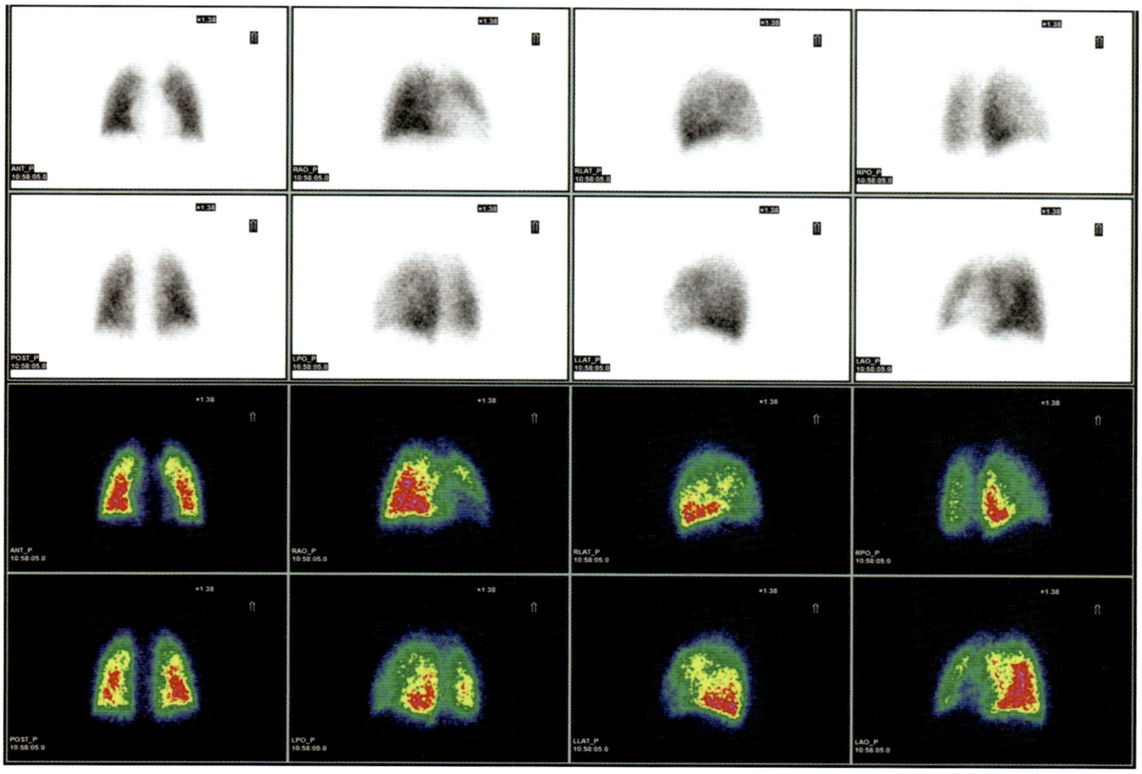

图 15-17 正常核素肺灌注图

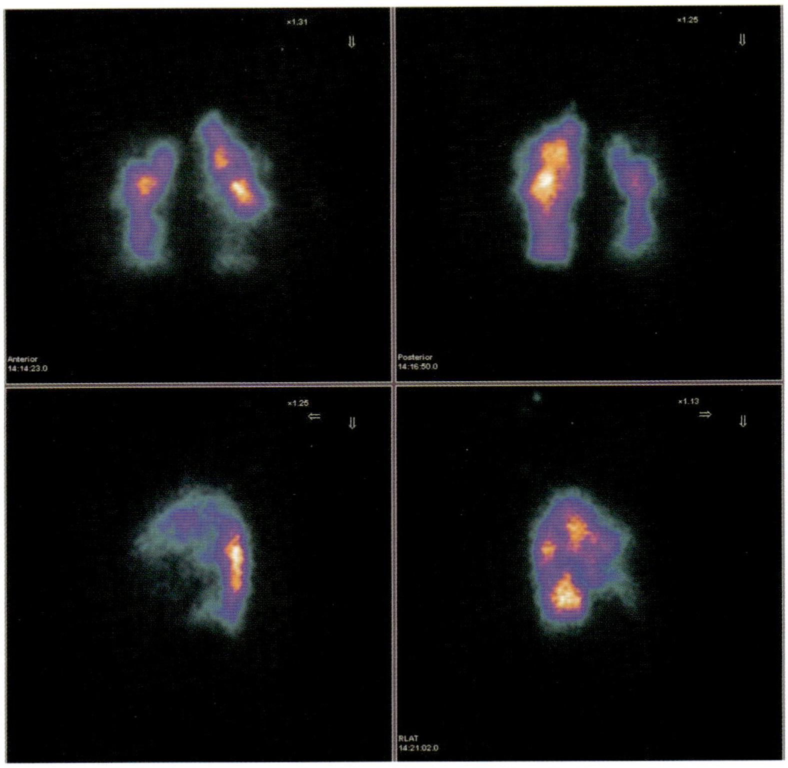

图 15-18　双肺可见多发楔形灌注缺损

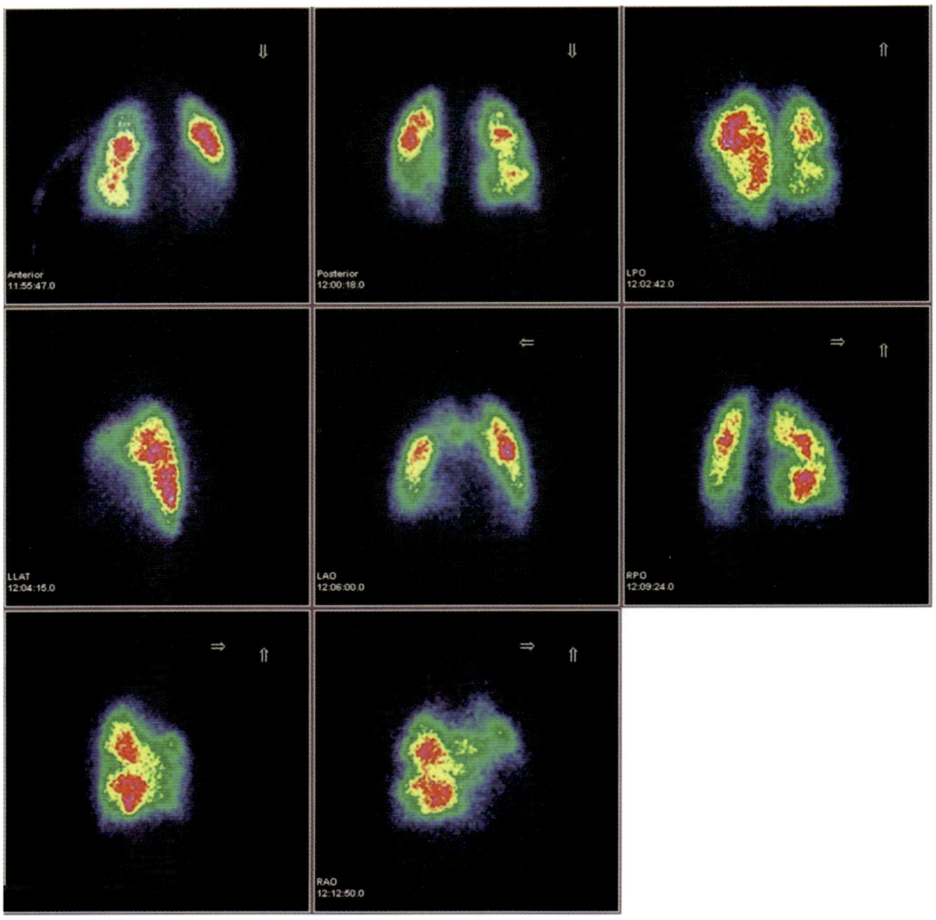

图 15-19　CTEPH 患者，女性，54 岁，间断气短 1 年，伴双下肢水肿 1 个月。肺核素灌注检查提示双肺多发楔形灌注缺损

过静脉高压注射碘造影剂，注射流速大于 3 ml/s，碘造影剂总量 30 ～ 50 ml，当造影剂在肺动脉管腔内到达峰值时间时启动扫描，扫描结束后采用薄层图像（层厚≤ 1.25 mm）重建，在后处理工作站采用容积再现技术、最大密度投影、多平面重建等后处理技术处理图像，清晰显示肺动脉的解剖和病变的影像技术。正常影像表现为肺动脉管腔形态光整，走行自然，管壁未见增厚，管腔内造影剂充盈均匀，未见充盈缺损（图 15-13）。

CTEPH 患者根据病情的严重程度，比如血管闭塞的数目和肺动脉高压的程度，CTPA 的表现有所不同，主要的 CT 表现包括肺动脉血管栓塞的直接征象、肺实质的改变以及肺动脉高压所致的右心负荷过重征象。

1）肺动脉血管栓塞的直接征象包括①完全闭塞，在 CTPA 图像上常表现为血管管腔截断，远端血管管腔变窄（图 15-20），肺动脉造影常描述为“袋征”；②部分闭塞性充盈缺损，血管腔内的网状、袋征分隔，反映血栓的部分融解、机化和再通（图 15-21C，D）；③在晚期，血栓还可表现为偏心、附壁充盈缺损，管腔突然变窄，管壁增厚（图 15-22，图 15-23，图 15-24F）；④血栓机化收缩可以引起血管腔局限环形狭窄，即环状病变，可伴狭窄以远段的管腔扩张（图 15-25）；⑤血栓合并钙化（图 15-24A ～ C）[15-16，56]。

2）CTEPH 患者可合并支气管动脉扩张或侧支开放：一般将支气管动脉的直径大于 2 mm 判定为支气管动脉扩张（图 15-24E）[53]，于 4 ～ 6 胸椎间起源于胸主动脉是支气管动脉的正常起源，其他起源者普遍认为是侧支开放。CTEPH 患者可观察到锁骨下动脉、肋间动脉、膈下动脉的侧支血管进入肺门供应肺组织。

3）CTEPH 患者肺动脉高压的 CT 征象：包括主肺动脉扩张，直径≥ 29 mm，同层面主肺动脉 / 升主动脉直径之比≥ 1；大于 3 ～ 4 个亚段肺动脉、3 级以上的段肺动脉血管管径 / 伴行支气管管径＞ 1[30]。

4）CTEPH 患者肺实质征象：CTEPH 患者在 CT 平扫和 CTPA 图像上可观察到马赛克征，马赛克征并不是 CTEPH 特异的征象，在小气道病变、肺实质病灶、血管病变时都可出现此征象，CTEPH 患者肺透亮区常提示肺血流灌注不足，某些情况下也代表 CTEPH 患者继发的小气道损伤引起的空气潴留[56]。密度相对高的肺实质区代表由于肺内血流重新分布导致非阻塞区域肺组织的血管过度灌注，侧支循环灌注增加的肺组织也可出现此征象（图 15-26B，C）[56]。有作者研究发现与常规肺重建图像（窗位：－ 500 Hu，窗宽：1500 Hu）对比，在纵隔重建图像上，将窗位值设定为等于在密度相对高的肺实质测定的 CT 值（窗宽：200 Hu）

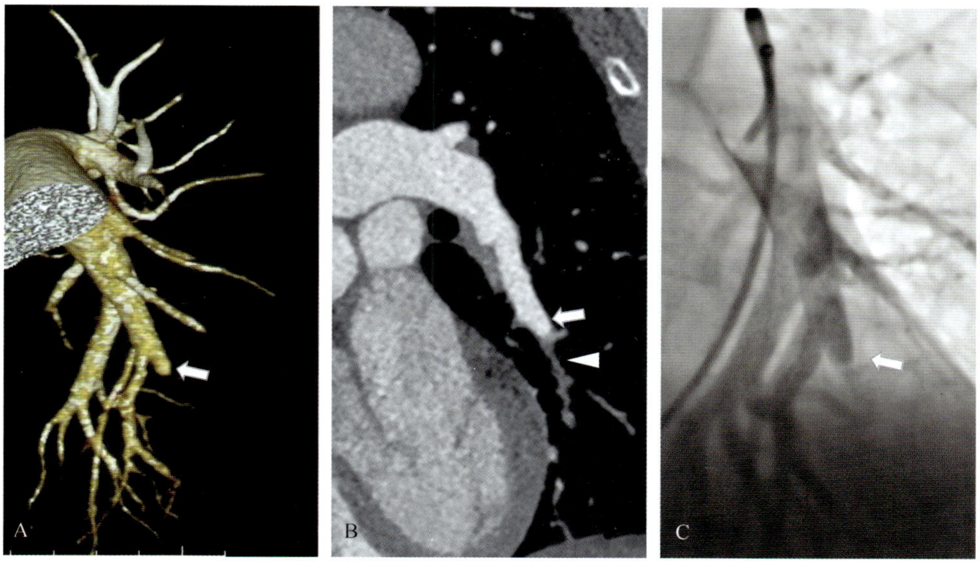

图 15-20　完全闭塞病灶。CT 的 VR（**A**）、CPR 图像（**B**）及造影图像（**C**）显示左侧 A8 完全闭塞病变（白色箭头），CPR 图像显示远端闭塞血管（白色箭头）

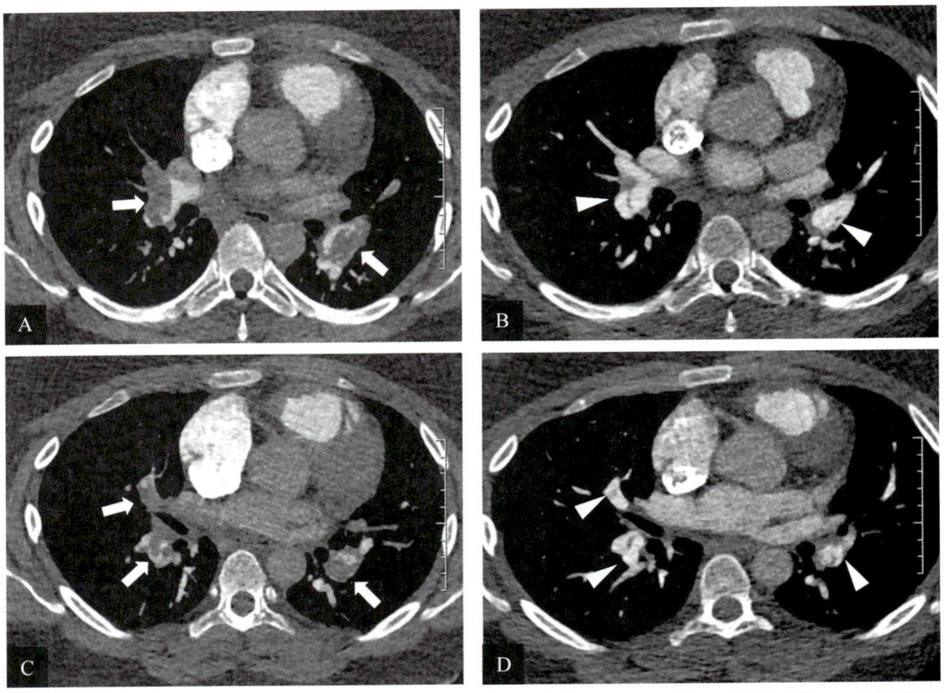

图 15-21　男性，29 岁，急性肺栓塞，CTPA（A，B）示右肺中叶动脉、A4/A5 段、叶间动脉、基底干动脉、左肺下叶基底干动脉管腔内充盈缺损，管腔形态略膨大（白色箭头）；规范抗凝治疗 4 个月后复查 CTPA（C，D）示血栓未完全溶解，表现为管腔内线状分隔及充盈不均匀的网状病变（白色三角箭头）

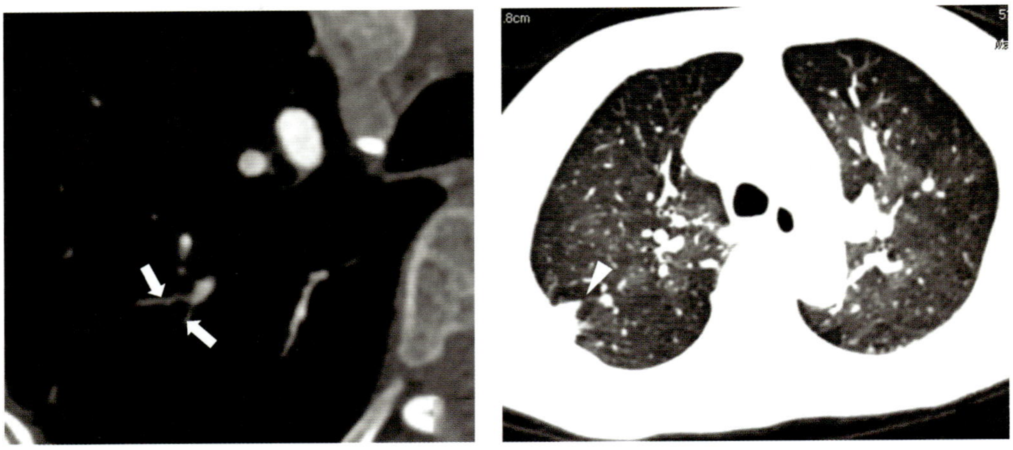

图 15-22　右肺 A2 分支（7 级）管腔突然变窄病变（白色箭头），对应供血肺组织近胸膜处可见楔形肺梗死灶（白色三角箭头）

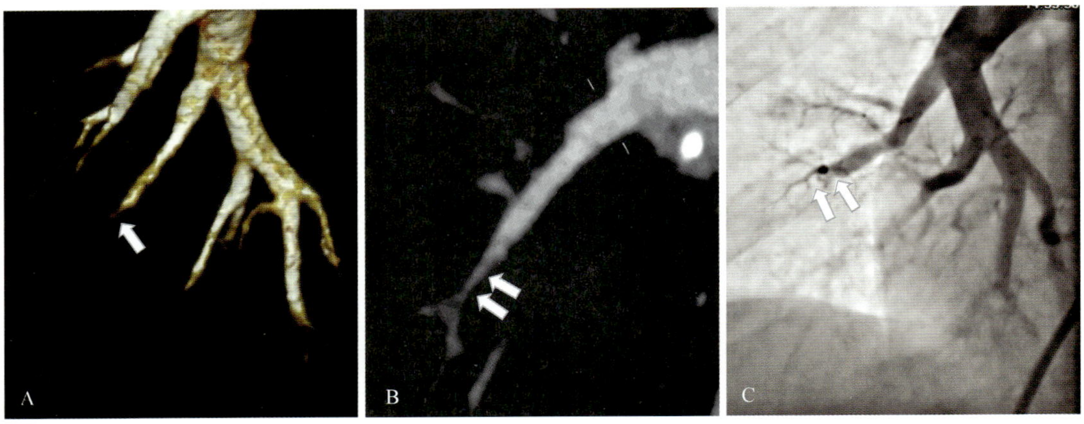

图 15-23　CTPA 的 VR（A）和 CPR（B）图像、造影图像（C）显示右侧 A10 亚段突然变窄病变（白色箭头）

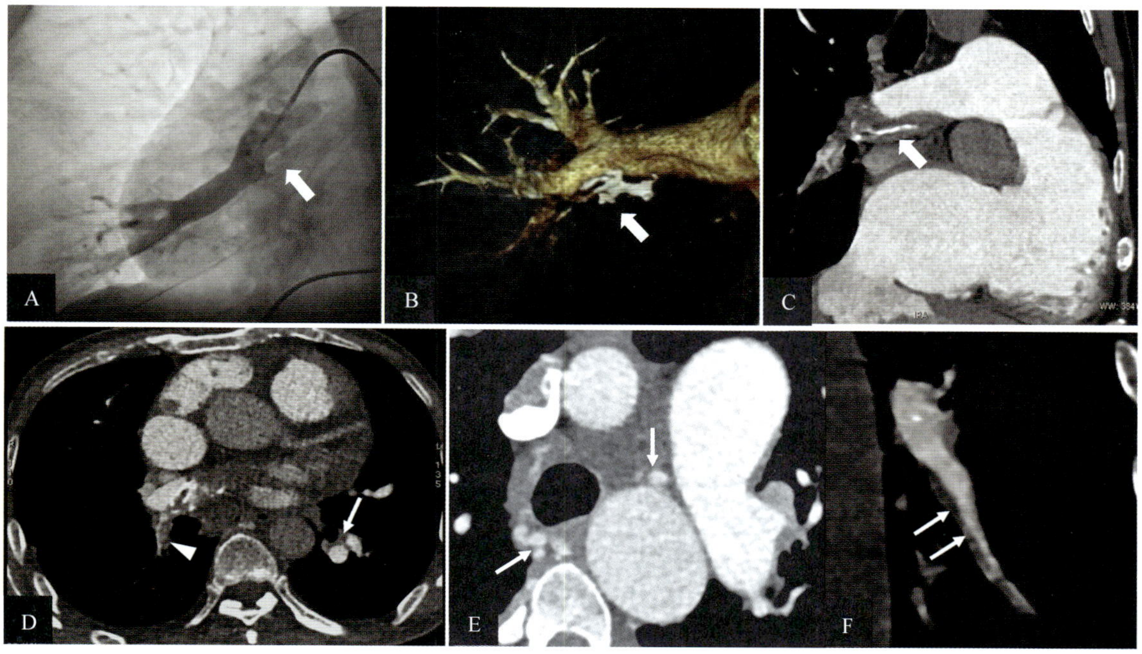

图 15-24 CTEPH 患者，男性，63 岁，劳力性呼吸困难 4 年。**A** ～ **C** 示右肺动脉、叶间动脉管腔内钙化血栓（白色箭头）；**D** 示右侧 A6 段可见附壁充盈缺损，管腔重度狭窄（白色箭头）；**E** 示支气管动脉扩张（白色箭头）；**F** 示左侧 A9 管壁偏心增厚（白色箭头）

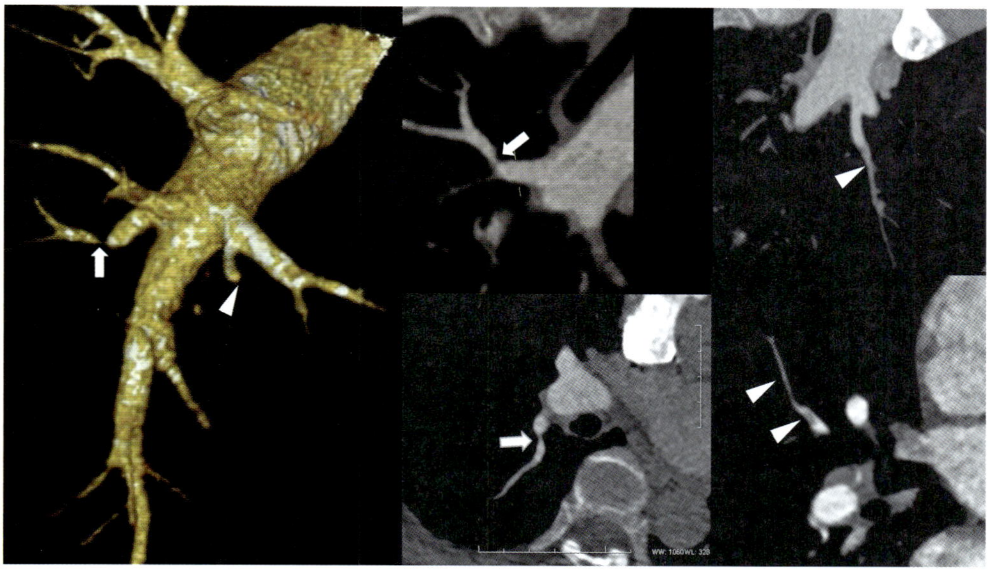

图 15-25 CT 的 VR（**A**）和 CPR（**B**）图像、造影图像（**C**）显示右侧 A6 亚段环状病变（白色箭头），A4 远段突然变窄病变，管腔低密度充盈缺损（白色三角箭头）

模式下，更容易发现和清晰显示 CTEPH 的马赛克征象，与 SPECT 的结果有很好的相关性[57]。CTEPH 患者还可观察到肺梗死的征象，表现为近胸膜分布的线条状、楔形、类三角形，尖端指向肺门的高密度病灶。

5）CTEPH 右心功能障碍的征象：右心室肥厚，室壁厚度大于 5 mm；右心室、右心房增大，右心室 / 左心室基底部横径比大于 1（图 15-26A）；右心功能不全时还可出现上下腔静脉的扩大，胸腔积液，心包积液。

（3）能谱 CT（DECT）：利用高电压和低电压，材料吸收特性的差异，例如碘在组织中的含量，获得碘灌注图，虽然不是真实的灌注图，而只是反映扫描时间点肺组织的碘含量，可用于肺灌

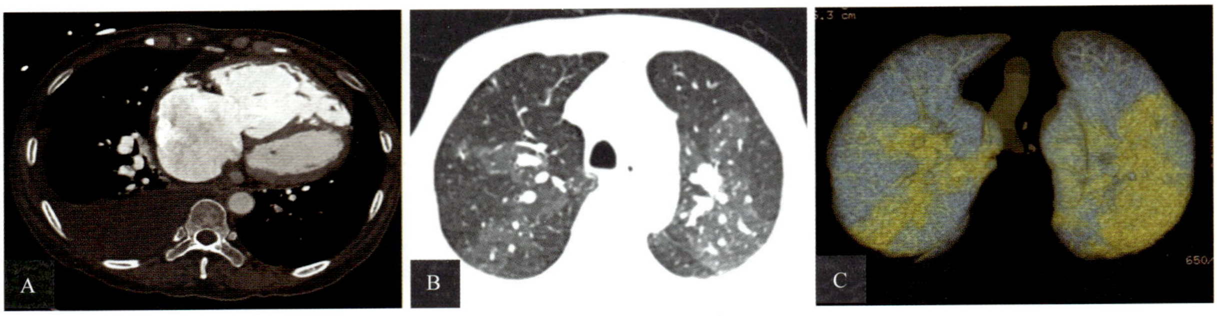

图 15-26　CTEPH 患者

A. 右心室、右心房明显增大，右心室肥厚；B、C. 双上肺马赛克灌注

注的评估。通过后处理软件可自动获得肺灌注图像，测量和比较不同肺段的灌注血容量（perfused blood volume，PBV）和碘含量来判定有无肺血管阻塞。在灌注伪彩图像上表现为染色均匀，未见楔形减低区，各肺叶、段测量的碘含量基本一致视为正常。DECT 图像灌注缺损表现为衰弱的楔形灌注减低区及碘含量的降低。

4. MRI 和 MRPA

在 CTEPH 的诊断中，发挥着越来越重要的作用。电影成像和相位对比速度编码磁共振成像可提供有价值的功能评价，在患者的随访中起到一定作用。但是，由于对于肺实质评价受限，目前磁共振成像仍不能作为 CTEPH 患者单一的影像学评价手段。在对比增强肺动脉磁共振（MRPA）图像上，CTEPH 患者中可观察到与 CTPA 肺血管病变相似的影像学表现，包括上述的不规则条状充盈缺损，环状、网状病变和闭塞病变等。但对于远端肺血管病变，由于与血管周围肺组织难以区分，MRPA 的评价和临床应用受限。最近的研究显示基于磁共振获得的 mPAP 和 PVR 与血管造影数据有很好的相关性[58]。心脏磁共振成像是目前无创评估心脏结构和功能的“金标准”，可用于 CTEPH 患者的右心功能评价。在磁共振电影序列中，可获得右心室横径、横径距离变化、横径距离变化分数、三尖瓣环平面收缩期位移、三尖瓣环距离变化分数、右心室面积变化分数等二维指标以及右心室舒张末期容积（right ventricular end-diastolic volume，RVEDV）、右心室收缩末期容积（right ventricular end-systolic volume，RVESV）、右心室舒张末期容积指数（right ventricular end-diastolic volume index，RVEDVI）、右心室收缩末期容积指数（right ventricular end-systolic volume index，RVESVI）、右心室射血分数（right ventricular ejection fraction，RVEF）等三维指标来评价右心室功能[59-60]。研究认为联合右心室舒张末期容积（right ventricular end-diastolic volume，RVEDV）/左心室舒张末期容积（left ventricular end-diastolic volume，LVEDV）比和右心室舒张末期容积指数（right ventricular end-diastolic volume index，RVEDVI）可增加右心室增大的检出率[61]。在纳入了肺动脉高压和 CTEPH 患者的研究中，发现与三尖瓣环平面收缩期位移相比，右心室面积变化分数是更好的评价 RVEF 的指标[62]。肺动脉高压患者磁共振延迟增强序列可观察到室间隔插入部的延迟强化，并且可视为不良预后的预测因子（图 15-27C）[63]。电影序列还可观察到收缩期室间隔向左心室弯曲，这是由于右心室超负荷、左右心室机械收缩不同步所造成的，导致左心室射血分数、左心室充盈量和每搏量减少（图 15-27）[64]。肺动脉高压患者右心室压力超负荷，右心室肺动脉失耦联被认为是右心室适应不良最终出现右心衰竭的原因。最近的研究发现肺动脉高压患者，基于磁共振电影成像获得的心肌应变参数与右心室肺动脉失耦联及右心室舒张末期僵硬度有关，有望成为替代侵入性检查评价右心室肺动脉耦联和右心室舒张末期僵硬度的无创检查手段[65]。

5. 右心漂浮导管和肺动脉造影

在 CTEPH 患者的诊断和治疗中，应用右心漂浮导管检查技术获得血流动力学参数是必需的。通常是静息状态下进行，血流动力学参数包括上下腔静脉压、右心房压、右心室压、肺动脉压、肺小动脉楔压、心输出量，以及计算获得肺

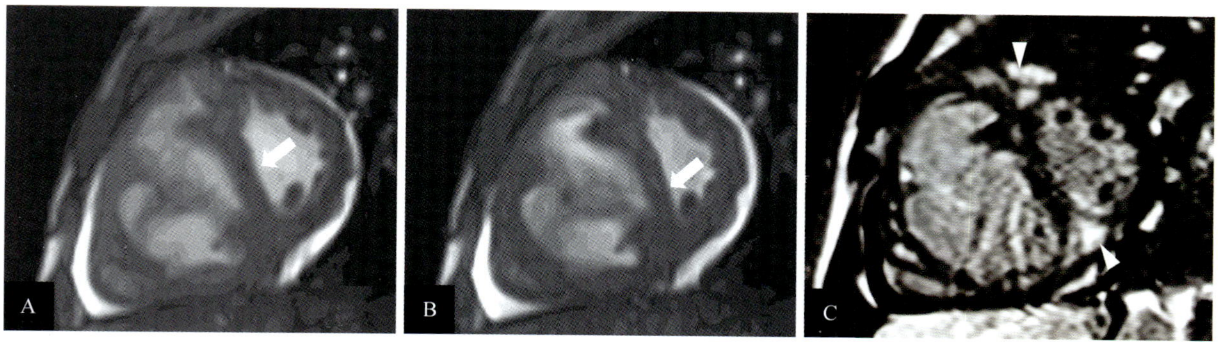

图 15-27 **A.** 短轴电影心室中部层面舒张末期，室间隔平直（白色箭头）；**B.** 同层面短轴电影收缩末期，室间隔向左心室弯曲（白色箭头）；**C.** 延迟增强序列显示室间隔插入部延迟强化（三角箭头）。测量：RVEF 19%；RVEDV 260 ml；RVESV 212 ml；RV 重量 234 g；RVEDVI 174 ml/m^2；RVESVI 140 ml/m^2

循环阻力、体循环阻力和心脏指数等指标。在部分慢性血栓栓塞性肺血管疾病患者中，静息状态下 mPAP 可以正常，此时，运动诱导的肺血流动力学评价就变得很重要[8]。可通过热稀释法和直接 Fick 法准确测量心排血量计算 PVR，PVR 是 CTEPH 手术预后和风险评估的重要因素。

尽管肺动脉造影是诊断 CTEPH 的“金标准”，但随着 CT 成像的应用，肺动脉造影检查数量逐步下降，且在检测 CTEPH 患者中，CTPA 对于段动脉病变显示优于肺动脉造影[27]。肺动脉造影的优势是在右心导管检查中可以同时进行肺动脉评估。传统的肺动脉造影无法显示末梢血管病变，而选择性将导管插入远端血管行肺动脉造影对末梢病变诊断非常有利，特别是确定 CTEPH 患者末梢血管有无网状和带状病变。CTEPH 患者重度肺动脉高压和右心功能不全的状态下，肺动脉造影高压注射碘造影剂有可能导致血管扩张和低血压，选择性导管肺动脉造影可减少造影剂的用量。

在临床和影像学表现上 CTEPH 主要需要与肺动脉高压分类中第四大类中的其他肺动脉阻塞性疾病和第五大类纤维纵隔炎导致的肺动脉狭窄和（或）肺静脉狭窄鉴别。其他肺动脉阻塞性疾病包括：肺动脉肉瘤、其他恶性肿瘤、转移性子宫平滑肌瘤、肺血管炎、先天性肺动脉狭窄和寄生虫阻塞等。

参考文献

[1] Kim NH, Delcroix M, Jais X, et al. Chronic thromboembolic pulmonary hypertension. Eur Respir J, 2019, 53 (1): 210.

[2] Dorfmuller P, Gunther S, Ghigna MR, et al. Microvascular disease in chronic thromboembolic pulmonary hypertension: a role for pulmonary veins and systemic vasculature. Eur Respir J, 2014, 44 (5): 1275-1288.

[3] Yamaki S, Ando M, Fukumoto Y, et al. Histopathological examination by lung biopsy for the evaluation of operability and postoperative prognosis in patients with chronic thromboembolic pulmonary hypertension. Circulation Journal, 2014, 78 (2): 476-482.

[4] Lang IM, Dorfmuller P, Vonk Noordegraaf A. The pathobiology of chronic thromboembolic pulmonary hypertension. Annals of the American Thoracic Society, 2016, 13 Suppl 3: S215-221.

[5] Ghofrani HA, D'Armini AM, Grimminger F, et al. Riociguat for the treatment of chronic thromboembolic pulmonary hypertension. N Engl J Med, 2013, 369 (4): 319-329.

[6] Madani M, Ogo T, Simonneau G. The changing landscape of chronic thromboembolic pulmonary hypertension management. European respiratory review: an official journal of the European Respiratory Society, 2017, 26 (146), 10.1183/16000617.0105-2017.

[7] Inami T, Kataoka M, Yanagisawa R, et al. Long-term outcomes after percutaneous transluminal pulmonary angioplasty for chronic thromboembolic pulmonary hypertension. Circulation, 2016, 134 (24): 2030-2032.

[8] Gall H, Hoeper MM, Richter MJ, et al. An epidemiological analysis of the burden of chronic thromboembolic pulmonary hypertension in the USA, Europe and Japan. European respiratory review: an official journal of the European Respiratory Society, 2017, 26 (143), 160121.

[9] Pepke-Zaba J, Delcroix M, Lang I, et al. Chronic thromboembolic pulmonary hypertension (CTEPH): results from an international prospective registry. Circulation, 2011, 124 (18): 1973-1981.

[10] Ogawa A, Satoh T, Fukuda T, et al. Balloon pulmonary angioplasty for chronic thromboembolic pulmonary hypertension: results of a multicenter registry. Circulation Cardiovascular Quality and Outcomes, 2017, 10 (11): 186.

[11] Ende-Verhaar YM, Cannegieter SC, Vonk Noordegraaf A, et al. Incidence of chronic thromboembolic pulmonary hypertension after acute pulmonary embolism: a contemporary view of the published literature. Eur Respir J, 2017, 49 (2): 129-132.

[12] Simonneau G, Torbicki A, Dorfmuller P, et al. The pathophysiology of chronic thromboembolic pulmonary hypertension. European respiratory review: an official journal of the European Respiratory Society, 2017, 26 (143): 226-228.

[13] Lang IM, Pesavento R, Bonderman D, et al. Risk factors and basic mechanisms of chronic thromboembolic pulmonary hypertension: a current understanding. Eur Respir J, 2013, 41 (2): 462-468.

[14] Kim NH. Group 4 Pulmonary Hypertension: Chronic thromboembolic pulmonary hypertension: epidemiology, pathophysiology, and treatment. Cardiol Clin, 2016, 34 (3): 435-441.

[15] Schmitt-Opitz I, Ulrich S. Chronic thromboembolic pulmonary hypertension. Swiss Med Wkly, 2018, 148: w14702.

[16] Mahmud E, Madani MM, Kim NH, et al. Chronic thromboembolic pulmonary hypertension: evolving therapeutic approaches for operable and inoperable Disease. Journal of the American College of Cardiology, 2018, 71 (21): 2468-2486.

[17] Quarck R, Nawrot T, Meyns B, et al. C-reactive protein: a new predictor of adverse outcome in pulmonary arterial hypertension. Journal of the American College of Cardiology, 2009, 53 (14): 1211-1218.

[18] Quarck R, Wynants M, Verbeken E, et al. Contribution of inflammation and impaired angiogenesis to the pathobiology of chronic thromboembolic pulmonary hypertension. Eur Respir J, 2015, 46 (2): 431-443.

[19] Wolf M, Boyer-Neumann C, Parent F, et al. Thrombotic risk factors in pulmonary hypertension. Eur Respir J, 2000, 15 (2): 395-399.

[20] Bonderman D, Turecek PL, Jakowitsch J, et al. High prevalence of elevated clotting factor VIII in chronic thromboembolic pulmonary hypertension. Thrombosis and Haemostasis, 2003, 90 (3): 372-376.

[21] Gu S, Su P, Yan J, et al. Comparison of gene expression profiles and related pathways in chronic thromboembolic pulmonary hypertension. International Journal of Molecular Medicine, 2014, 33 (2): 277-300.

[22] Marsh JJ, Chiles PG, Liang NC, et al. Chronic thromboembolic pulmonary hypertension-associated dysfibrinogenemias exhibit disorganized fibrin structure. Thrombosis Research, 2013, 132 (6): 729-734.

[23] Zabini D, Nagaraj C, Stacher E, et al. Angiostatic factors in the pulmonary endarterectomy material from chronic thromboembolic pulmonary hypertension patients cause endothelial dysfunction. PloS One, 2012, 7 (8): e43793.

[24] Alias S, Redwan B, Panzenboeck A, et al. Defective angiogenesis delays thrombus resolution: a potential pathogenetic mechanism underlying chronic thromboembolic pulmonary hypertension. Arteriosclerosis, Thrombosis, and Vascular Biology, 2014, 34 (4): 810-819.

[25] Moser KM, Bloor CM. Pulmonary vascular lesions occurring in patients with chronic major vessel thromboembolic pulmonary hypertension. Chest, 1993, 103 (3): 685-692.

[26] Held M, Grun M, Holl R, et al. Chronic thromboembolic pulmonary hypertension: Time delay from onset of symptoms to diagnosis and clinical condition at diagnosis. Deutsche Medizinische Wochenschrift, 2014, 139 (33): 1647-1652.

[27] Gopalan D, Delcroix M, Held M. Diagnosis of chronic thromboembolic pulmonary hypertension. European Respiratory Review, 2017, 26 (143).

[28] Kim NH, Delcroix M, Jenkins DP, et al. Chronic thromboembolic pulmonary hypertension. Journal of the American College of Cardiology, 2013, 62 (25 Suppl): D92-99.

[29] Galie N, Humbert M, Vachiery JL, et al. 2015 ESC/ERS Guidelines for the diagnosis and treatment of pulmonary hypertension: The Joint Task Force for the Diagnosis and Treatment of Pulmonary Hypertension of the European Society of Cardiology (ESC) and the European Respiratory Society (ERS): Endorsed by: Association for European Paediatric and Congenital Cardiology (AEPC), International Society for Heart and Lung Transplantation (ISHLT). European Heart Journal, 2016, 37 (1): 67-119.

[30] Working Group on Pulmonary Vascular Diseases of

Chinese Society of Cardiology of Chinese Medical A, Editorial Board of Chinese Journal of C. Chinese guidelines for the diagnosis and treatment of pulmonary hypertension 2018. Zhonghua Xin Xue Guan Bing Za Zhi, 2018, 46 (12): 933-964.

[31] Galiè N, Humbert M, Vachiery J-L, et al. 2015 ESC/ERS Guidelines for the diagnosis and treatment of pulmonary hypertension. European Heart Journal, 2016, 37 (1): 67-119.

[32] Madani MM. Surgical treatment of chronic thromboembolic pulmonary hypertension: pulmonary thromboendarterectomy. Methodist DeBakey Cardiovascular Journal, 2016, 12 (4): 213-218.

[33] Jenkins D, Madani M, Fadel E, et al. Pulmonary endarterectomy in the management of chronic thromboembolic pulmonary hypertension. European Respiratory Review, 2017, 26 (143).

[34] Jenkins D. Pulmonary endarterectomy: the potentially curative treatment for patients with chronic thromboembolic pulmonary hypertension. European Respiratory Review, 2015, 24 (136): 263-271.

[35] Mayer E, Jenkins D, Lindner J, et al. Surgical management and outcome of patients with chronic thromboembolic pulmonary hypertension: results from an international prospective registry. The Journal of Thoracic and Cardiovascular Surgery, 2011, 141 (3): 702-710.

[36] Feinstein JA, Goldhaber SZ, Lock JE, et al. Balloon pulmonary angioplasty for treatment of chronic thromboembolic pulmonary hypertension. Circulation, 2001, 103 (1): 10-13.

[37] Mizoguchi H, Ogawa A, Munemasa M, et al. Refined balloon pulmonary angioplasty for inoperable patients with chronic thromboembolic pulmonary hypertension. Circulation Cardiovascular Interventions, 2012, 5 (6): 748-755.

[38] Delcroix M, Lang I, Pepke-Zaba J, et al. Long-term outcome of patients with chronic thromboembolic pulmonary hypertension: results from an international prospective registry. Circulation, 2016, 133 (9): 859-871.

[39] Mahmud E, Behnamfar O, Ang L, et al. Balloon pulmonary angioplasty for chronic thromboembolic pulmonary hypertension. Interv Cardiol Clin, 2018, 7 (1): 103-117.

[40] Olsson KM, Wiedenroth CB, Kamp JC, et al. Balloon pulmonary angioplasty for inoperable patients with chronic thromboembolic pulmonary hypertension: the initial German experience. Eur Respir J, 2017, 49 (6).

[41] Ejiri K, Ogawa A, Fujii S, et al. Vascular injury is a major cause of lung injury after balloon pulmonary angioplasty in patients with chronic thromboembolic pulmonary hypertension. Circulation Cardiovascular Interventions, 2018, 11 (12): e005884.

[42] Lau EM, Tamura Y, McGoon MD, et al. The 2015 ESC/ERS Guidelines for the diagnosis and treatment of pulmonary hypertension: a practical chronicle of progress. Eur Respir J, 2015, 46 (4): 879-882.

[43] Nagao M, Yamasaki Y, Abe K, et al. Energy efficiency and pulmonary artery flow after balloon pulmonary angioplasty for inoperable, chronic thromboembolic pulmonary hypertension: Analysis by phase-contrast MRI. European Journal of Radiology, 2017, 87: 99-104.

[44] Anderson RJ, Malhotra A, Kim NH. Pulmonary hypertension: evolution of pulmonary arterial hypertension and chronic thromboembolic pulmonary hypertension. Journal of Thoracic Disease, 2016, 8 (Suppl 7): S562-565.

[45] Simonneau G, D'Armini AM, Ghofrani HA, et al. Riociguat for the treatment of chronic thromboembolic pulmonary hypertension: a long-term extension study (CHEST-2). Eur Respir J, 2015, 45 (5): 1293-1302.

[46] Tunariu N, Gibbs SJ, Win Z, et al. Ventilation-perfusion scintigraphy is more sensitive than multidetector CTPA in detecting chronic thromboembolic pulmonary disease as a treatable cause of pulmonary hypertension. Journal of nuclear medicine: official publication, Society of Nuclear Medicine, 2007, 48 (5): 680-684.

[47] He J, Fang W, Lv B, et al. Diagnosis of chronic thromboembolic pulmonary hypertension: comparison of ventilation/perfusion scanning and multidetector computed tomography pulmonary angiography with pulmonary angiography. Nuclear Medicine Communications, 2012, 33 (5): 459-463.

[48] McLaughlin VV, Langer A, Tan M, et al. Contemporary trends in the diagnosis and management of pulmonary arterial hypertension: an initiative to close the care gap. Chest, 2013, 143 (2): 324-332.

[49] Rajaram S, Swift AJ, Telfer A, et al. 3D contrast-enhanced lung perfusion MRI is an effective screening tool for chronic thromboembolic pulmonary hypertension: results from the ASPIRE Registry. Thorax, 2013, 68(7): 677-678.

[50] Johns CS, Swift AJ, Rajaram S, et al. Lung perfusion:

MRI vs. SPECT for screening in suspected chronic thromboembolic pulmonary hypertension. Journal of Magnetic Resonance Imaging: JMRI, 2017, 46 (6): 1693-1697.

[51] Sugiura T, Tanabe N, Matsuura Y, et al. Role of 320-slice CT imaging in the diagnostic workup of patients with chronic thromboembolic pulmonary hypertension. Chest, 2013, 143 (4): 1070-1077.

[52] Ogo T, Fukuda T, Tsuji A, et al. Efficacy and safety of balloon pulmonary angioplasty for chronic thromboembolic pulmonary hypertension guided by cone-beam computed tomography and electrocardiogram-gated area detector computed tomography. European Journal of Radiology, 2017, 89: 270-276.

[53] Shimizu H, Tanabe N, Terada J, et al. Dilatation of bronchial arteries correlates with extent of central disease in patients with chronic thromboembolic pulmonary hypertension. Circulation Journal: official journal of the Japanese Circulation Society, 2008, 72 (7): 1136-1141.

[54] Inohara T, Kawakami T, Kataoka M, et al. Lesion morphological classification by OCT to predict therapeutic efficacy after balloon pulmonary angioplasty in CTEPH. International Journal of Cardiology, 2015, 197: 23-25.

[55] Ishiguro H, Kataoka M, Inami T, et al. Diversity of lesion morphology in CTEPH analyzed by OCT, pressure wire, and angiography. JACC Cardiovascular Imaging, 2016, 9 (3): 324-325.

[56] Renapurkar RD, Shrikanthan S, Heresi GA, et al. Imaging in chronic thromboembolic pulmonary hypertension. J Thorac Imaging, 2017, 32 (2): 71-88.

[57] Kasai H, Tanabe N, Fujimoto K, et al. Mosaic attenuation pattern in non-contrast computed tomography for the assessment of pulmonary perfusion in chronic thromboembolic pulmonary hypertension. Respir Investig, 2017, 55 (5): 300-307.

[58] Swift AJ, Rajaram S, Hurdman J, et al. Noninvasive estimation of PA pressure, flow, and resistance with CMR imaging: derivation and prospective validation study from the ASPIRE registry. JACC Cardiovascular Imaging, 2013, 6 (10): 1036-1047.

[59] Kind T, Mauritz GJ, Marcus JT, et al. Right ventricular ejection fraction is better reflected by transverse rather than longitudinal wall motion in pulmonary hypertension. Journal of Cardiovascular Magnetic Resonance, 2010, 12: 35.

[60] Dong C, Zhou M, Liu D, et al. Diagnostic accuracy of computed tomography for chronic thromboembolic pulmonary hypertension: a systematic review and meta-analysis. PloS One, 2015, 10 (4): e0126985.

[61] Altmayer SP, Patel AR, Addetia K, et al. Cardiac MRI right ventricle / left ventricle (RV/LV) volume ratio improves detection of RV enlargement. Journal of Magnetic Resonance Imaging, 2016, 43 (6): 1379-1385.

[62] Hoette S, Creuze N, Gunther S, et al. RV Fractional area change and TAPSE as predictors of severe right ventricular dysfunction in pulmonary hypertension: A CMR study. Lung, 2018, 196 (2): 157-164.

[63] Freed BH, Gomberg-Maitland M, Chandra S, et al. Late gadolinium enhancement cardiovascular magnetic resonance predicts clinical worsening in patients with pulmonary hypertension. Journal of Cardiovascular Magnetic Resonance, 2012, 14: 11.

[64] Marcus JT, Gan CT, Zwanenburg JJ, et al. Interventricular mechanical asynchrony in pulmonary arterial hypertension: left-to-right delay in peak shortening is related to right ventricular overload and left ventricular underfilling. Journal of the American College of Cardiology, 2008, 51 (7): 750-757.

[65] Tello K, Dalmer A, Vanderpool R, et al. Cardiac magnetic resonance imaging-based right ventricular strain analysis for assessment of coupling and diastolic function in pulmonary hypertension. JACC Cardiovascular Imaging, 2019, 30878422.

索　引

K

L

M

N

P

Q

R

S

T

V

W

X

Y

Z